非抜歯矯正治療

Molar Oriented Orthodonticsの実際

有本博英
ARIMOTO Hirohide
賀久浩生
John K. KAKU
篠原範行
SINOHARA Noriyuki
[著]

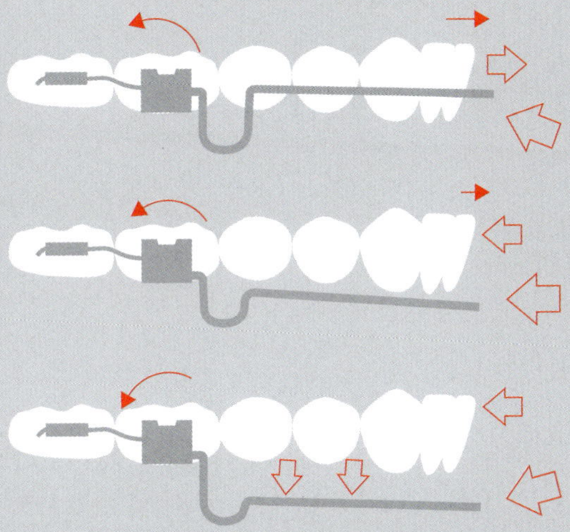

医歯薬出版株式会社

This book is originally published in Japanese
under the title of :

HIDASSHI KYOUSEICHIRYOU
—Molar Oriented Orthodontics–NO JISSAI—
(Molar Oriented Orthodontics)

ARIMOTO, Hirohide
E-Smile International Orthodontics
John K. Kaku
Super Smile International Orthodontics
SINOHARA, Noriyuki
SmileOn Orthodontics

ISHIYAKU PUBLISHERS, INC.
7-10, Honkomagome 1 chome, Bunkyo-ku,
Tokyo 113-8612, Japan

RECOMMENDATION

The evolution of clinical-scientific knowledge in the field of orthodontics rapidly modifies the diagnostic and therapeutic approaches, along with new product proposals.
Today's attention towards prevention and the latest aesthetic trend has taken orthodontics back to a non-extractive therapeutic approach, if possible.

In this specific area, the book "Non-Extraction Treatment by Molar Oriented Orthodontics" (MOO) collects the experience of the three authors, from diagnosis to therapy, through a vast selection of pictures and clinical cases.
I am especially delighted to recommend this book, on the basis of friendship and a deep professional respect built over a long and significant clinical and scientific collaboration.
Doctors Arimoto, Kaku and Sinohara were speakers on the subject at courses organized by the Second University of Naples (Naples, Italy) in 2006-7-8, and also, up to today, at cultural events organized by the Italian Society of Non-Extraction Therapy (SINET).
Their MOO derives from N. Cetlin's philosophy, updated and non-compliance oriented.
The concept behind their innovation is the repositioning of the upper and lower molars, which in most malocclusion cases are mesio-lingual rotated, mesial inclined, and lingualized.
The lip bumper on the lower arch re-balances the lingual and perioral muscles.
The use of mini-screws connected to the Nance button in the GMD is recommended in order to limit the loss of anchorage, whereas a set of mini-plates connected to the Transpalatal Bar favours molar intrusion in hyperdivergent cases.

The authors are devotees of the subject, which they approach with seriousness and enthusiasm.
The book, clearly and fluently written, is up to date and very interesting, aimed at both the young and at the expert professional, and is a definite contribution and enhancement to the orthodontic profession.

September, 2011

Adolfo Ferro
SINET President

推薦の言葉

歯科矯正領域では，臨床的–科学的知識の発展とともに，新しい装置が次々と開発され，診断と治療のアプローチを急速に変化させてきた．しかし，今日の予防歯科への関心と最近の審美的トレンドは，歯科矯正を可能な限り非抜歯のアプローチに戻そうとしている．

本書『非抜歯矯正治療—Molar Oriented Orthodonticsの実際』は，非抜歯の矯正治療という特徴的な分野において経験と実績を重ねた3人の著者の，膨大な症例とその写真を通してまとめられた，診断から治療に至る集大成である．

私はこの本を推薦できることをとてもうれしく思っている．なぜなら著者ら3人とは，長きにわたり臨床的–科学的な仕事を共同で行ってきており，友人でありまたプロフェッショナルとしてとても尊敬しているからである．有本先生，賀久先生，篠原先生には2006年，7年，8年にわたってナポリ第二大学の特別講師を務めてもらい，今日に至るまで，イタリア非抜歯矯正研究会 (SINET) でも毎年講演を引き受けていただいている．

彼らのMOOという方法は，N. Cetlinの哲学から導きだされたものであり，患者の協力を要しないテクニックに志向して改善を重ねられた．そのコンセプトの革新性の背後にある概念は，ほとんどの不正咬合でみられる臼歯の近心舌側傾斜とローテーションを，まずリポジションしていくという発想である．下顎のリップバンパーは，舌側と頬側の筋バランスを再構築し，GMDのナンスボタンと口蓋のミニスクリューを固定するのはアンカーロスを防ぐのに推奨できるだろう．また，トランスパラタルバーと口蓋のプレートを使って臼歯を圧下する方法は，ハイアングル傾向の症例に有効である．

著者たちはこの非抜歯というテーマに真剣に情熱を持って取り組んでいる．本書にはこのテーマの最新の情報が，明瞭に，かつ流れるように書かれており，とても興味深いものになっている．若いドクターからエキスパートまでぜひお読みいただきたい．本書が矯正歯科という領域に貢献し，その幅を広げることは間違いないといえよう．

2011年9月

前ナポリ第二大学歯科矯正学講座教授

イタリア非抜歯矯正学会　会長

Adolfo Ferro

非抜歯による矯正治療について，以前から先導的な立場の3人の著者の努力を纏めた労作が本書である．矯正治療に関する教科書的な，あるいは啓発的なものは時折出版されるが，これほど集中的にその理念（本書では哲学）から臨床にいたるroad mapが，見事にかつ詳細に描かれたものは，珍しい．

矯正臨床の初心者にはやや難解な部分もあり，また例えば「サステイナブル」といった言葉のように，意味がまだ日本語としても定着していない箇所もあるが，新たな horizonを拓こうとする時には必ずぶつかり，また乗り越えるべき壁である．

一方，「絶対に抜歯する」と主張する矯正医はいないとは思うが，成人患者の急増という現場では，『抜歯もまた避けられない（C.Case)』傾向になるのも，また事実である．

抜歯・非抜歯に関わらず，新たな発見が本書の随所に秘められている．例えば時折遭遇する，歯肉のリセッションの自動的？修復など，がそれである．十分に刺激的なヒントだ．

公的な抜歯論争は1911年にスタートしたが，2011年になってその答えの1つが『非抜歯矯正治療』として日本から発信された．

世界の矯正歯科界に与える影響は，深く静かに進行するものなので，現時点で測ることは出来ないかもしれないが，非抜歯に関する先達の，N. Cetlin，R. Greenfield両師の業績を凌ぐ力量を思わせる，歴史に残る1冊になるはずである．

ゆっくり時間をかけて読むに値する，学ぶことの多い著作である．

2011年9月

昭和大学名誉教授　福原達郎

本書の推薦文を依頼されたとき，即座にお受けした．著者の先生達とは以前から面識があり，それぞれに求道的で経験豊富な矯正歯科医であることと，日本非抜歯矯正研究会を立ち上げて研鑽を重ね，今秋にはその第17回総会を開催されるので，これまでの研鑽の軌跡と成果が見事に整理されているに違いないと考えたからである．

本書は，治療哲学，治療戦略，治療戦術，MOOの臨床，の4編で構成されている．この構成は，矯正歯科の領域ではユニークで新鮮な驚きを与えるかもしれない．しかし，「治療」を「経営」に置き換えてみれば，ごく当たり前の論理過程であることが分かる．優れた企業の経営者なら，しっかりした経営哲学を基盤として，どのような経営戦略を描き，それをどのような経営戦術として展開するかを常に考えているはずだからである．

最初の「治療哲学」では，文字通り著者らが基盤とする治療哲学が熱く語られている．すなわち子供の成長過程で，理想的な咬合形成のラインから何かの理由でそれた結果として不正咬合という形態変異が起こるので，最初に臼歯の整直と遠心移動を行って臼歯の位置づけを正し，それを基準にして切歯を配列すると広く丸い歯列弓形態が得られ，その正常咬合は安定的に維持されるという．この「治療哲学」が本書の立脚点であり，『非抜歯矯正治療』の起点となるところである．

読者にはまず「治療哲学」を，最初にしっかりと読んで頂きたいと願っている．

2011年9月

鹿児島大学名誉教授　伊藤学而

序文

本書は『非抜歯矯正治療』というタイトルですが，「非抜歯」矯正について書かれた本ではありません．

臼歯を中心とした診断と治療の考え方から詳細なテクニックに至るまでを解説したものであり，TADやフリクションフリー・歯周再生治療などの最新トピックを踏まえたさまざまなカテゴリーの治療例を記したものであり，サステイナブルな視点の歯科治療の哲学について示したものです．

思えば，非抜歯矯正という言葉はさまざまな感情的反応を引き起こしてきました．

無診断・素人考え・非現実的・非抜歯ビジネス・患者集め・歴史の振り子・専門医の敵・嫌悪・批判・嘲笑・オプティミスト・原理主義．

矯正歯科医の集まりで，90%以上非抜歯などと言おうものなら常にこのような「大騒ぎ」になってしまいます．

しかしながら，結局のところ，矯正治療で歯を抜かねばならないかどうかという問題は，歯を並べるのに十分な場所があるかどうかという問題に帰結します．場所があれば抜く必要はないし，場所がなければ抜かねばならない．その，場所の問題を本質的に論じた研究はそう多くありません．その中の1つは，井上・伊藤・亀谷らが行った，「咬合の小進化と歯科疾患－ディスクレパンシーの研究」です．

1992年，横浜で開催された日本臨床矯正歯科医会でディスクレパンシーをテーマに井上直彦先生が講演されたとき，私（有本）は，「現代人が小進化の過程でディスクレパンシーをもつ状態になっているというのはよくわかりました．では，そのような状況の中で矯正歯科医として何ができるとお考えですか？」と質問しました．

先生は，「何も，ないですね」と即答され，会場はどよめいたのです．

私は，井上先生にはその意味を十分理解して返答していただいたと思っています．矯正歯科医の仕事はディスクレパンシー状態の現代人のつじつま合わせなのです．言い換えればそれが矯正歯科医のチャレンジです．

チャレンジの方向は2種類あります．抜歯をしてTooth Materialを少なくするか，歯槽歯列を発達させて十分なスペースをつくるかです．

Tweedはアーチレングスディスクレパンシーを小臼歯抜歯で解消して，連続性の絶たれた歯列から問題のない咬合をつくる方法を確立しました．

Rickettsはポステリアーディスクレパンシーの問題を指摘し，佐藤はこれが骨格性不正咬合の成立に関連すると指摘しました．

一方，MOOフィロソフィーの原点であるCetlinは特にディスクレパンシーについて触れていません．なぜでしょうか．そこにディスクレパンシーが存在しなかったからです．つまり，本書で述べるような，臼歯のリポジションがディスクレパンシーを解消していたと考えられるのです．

ディスクレパンシーのつじつまを合わせるために，抜歯をしてきちんとした咬合を与えるのが矯正歯科医の仕事ならば，歯槽歯列を発達させてきちんとした咬合を与えるのも矯正歯科医の仕事と言えます．

本書はそのような，ディスクレパンシーに対する1つのチャレンジについて書かれています．

臼歯の位置づけを直せば，小臼歯抜歯をせずに済んでしまうことが多いので，結果的に非抜歯となるだけの話．その意味で，私たちのことを非抜歯主義者と騒ぐのは間違いです．本書を読めば，私たちがそんな道徳（Moralist）で歯を抜くなと言っているのではなく，単に臼歯中心主義（Molarist）なのだということがわかることでしょう．

もう1つのチャレンジとして本書に書かれているのは，矯正治療の目指すべきゴールについてです．

矯正治療の質は何で評価されてきたでしょうか？　審美性と機能性，そして最終的には長期安定性ということが最も重要視されています．そのために，犬歯間幅径を変化させないこと，アーチフォームを維持すること，下顎切歯の角度などが議論されてきたのです．しかしこれはどのような年齢の患者にも言えることでしょうか？　どのような患者でも成長・成熟・加齢・衰退というライフサイクルがあり，そのライフステージに応じた個別に理想的な咬合のゴールというのがあるのではないでしょうか？

そういう意味で，矯正治療のゴールとしては，審美性と機能性と長期安定性だけではバランスが悪く，不十分なように思えます．多くの患者が10代で治療を終えますが，人間の顔はそこからまだまだ変化していきます．そのような状態で，長期安定性ということを“不変”という概念でとらえるのは無理があります．たとえばEirewは早期加齢について指摘しているし，Vanarsdallは狭窄歯列が歯周組織の長期予後に悪影響を及ぼすと指摘しています．また，Roseは抜歯狭窄歯列の症例を歯周再生治療で歯槽骨再生をしつつスペースをつくって非抜歯形態のアーチに戻した事例について述べています．

そういう観点からは，矯正治療のゴールはサステイナブルなものでなければなりません．サステイナブルという言葉は環境問題などでよく使われますが，長期的に周囲環境と調和し，周りによりよい影響を与え，持続可能性があるということです．原子力発電は，サステイナブルなエネルギーとは言えないからこそ議論されるのです．矯正治療のゴールは，口腔の健康状態を患者のサステイナブルなライフサイクルのライン上にのせることです．矯正治療の終わりは，新しい変化の始まりなのですから．

本書のベースとなっているテクニックはGreenfieldのCADテクニックです．Cetlinの唯一の弟子である彼が継続的に来日してその詳細なテクニックを指導してくれたからこそ，このようにまとめることができました．ここに，深く感謝の意を表します．また，本書は有本・賀久・篠原の共著です．3人はこの15年間，公私にわたる付き合いの中でさまざまな場所で最新情報を学び，お互いの症例で議論し，知識をブラッシュアップしてきました．本書はどの1人が欠けてもできなかったでしょう．矯正歯科医としてこのような知己をもてたことはとても幸せなことです．最後にこの3人を常に叱咤激励してくれている（株）オーラルケアの大竹さんに感謝したいと思います．

2011年9月

有本博英　賀久浩生　篠原範行

Introduction

はじめに

『君は全然違う種類のケースを

すべて同じ方法で治しているというのかね』

R G "Wick" Alexander
2002年，京都にて

不正咬合にはさまざまな種類が存在する．まずはこれらの症例をみていただきたい．

これらの症例の治療には，マルチブラケットシステム，CAD（coordinated arch development），TAD（temporary anchorage device），RAP（regionally accelerated phenomena），PAOO（periodontally accelerated osteogenic orthodontics）など多くのテクニックを使っている．

もちろん不正咬合の治療法に唯一というものはない．矯正専門医が診断したとしても，これらの症例の治療法としてさまざまなものが提案されるだろう．どれが正しく，どれが間違っていると簡単にいうことはできない．しかし，ここに掲げた症例の治療に共通するたった1つのコンセプトがある．それが「臼歯のリポジション」という概念である．症例を咬合面からみると，明らかに臼歯の位置づけに変化がみられるということがわかるだろう．これこそが「MOO（molar oriented orthodontics）」という概念に基づいた治療である．

本書の目的は，

① なぜ臼歯のリポジションが必要なのか

② どのように臼歯のリポジションをするのか

③ 臼歯のリポジション後に，どのように切歯を位置づけるか

というようなテーマを多くの症例とともに紹介し，不正咬合の治療においてMOOを適応する重要性を示すことにある．

Case 1 永久歯列期のⅡ級1類

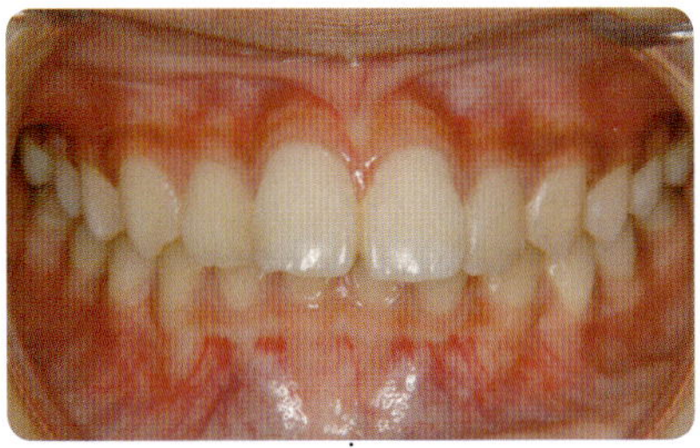
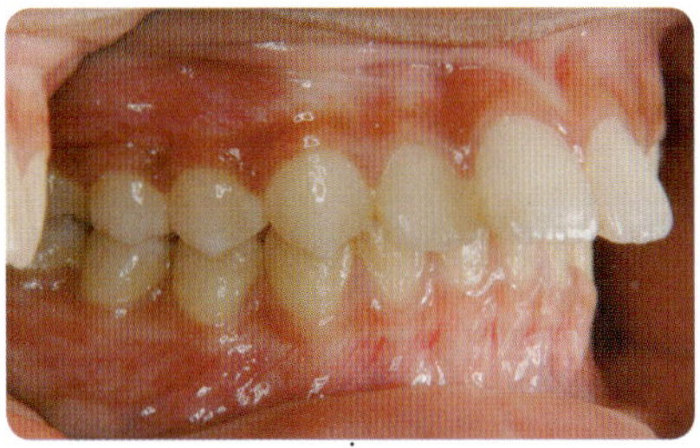
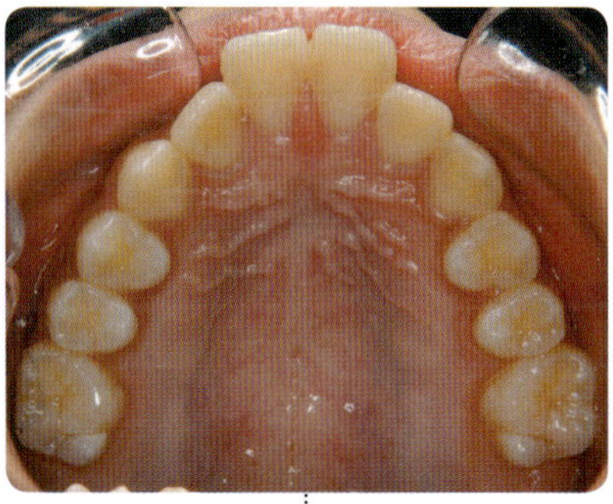
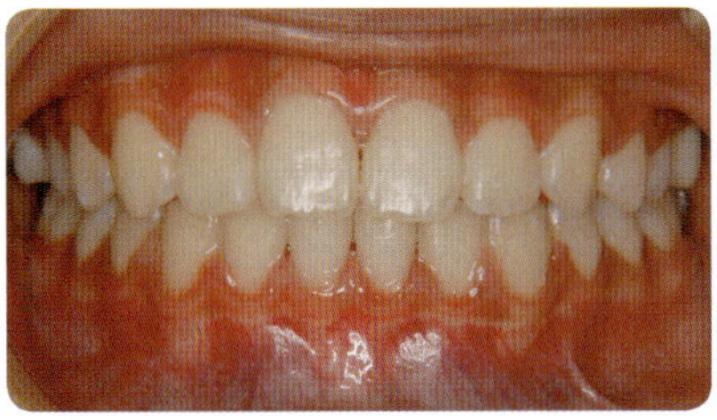
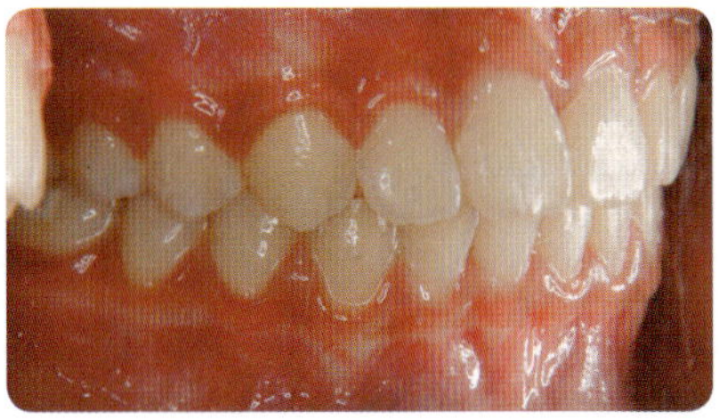
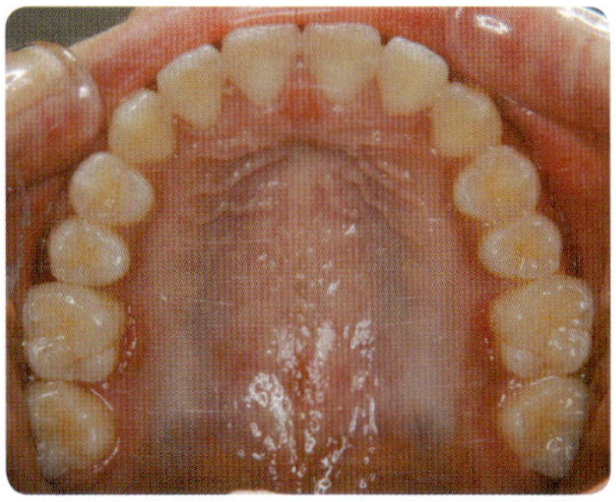

▶初診時，10歳0カ月の女児．上顎臼歯をACCOとヘッドギアで遠心移動．下顎臼歯はリップバンパーによるアップライトによって治療．

Case 2 成長期のⅡ級2類

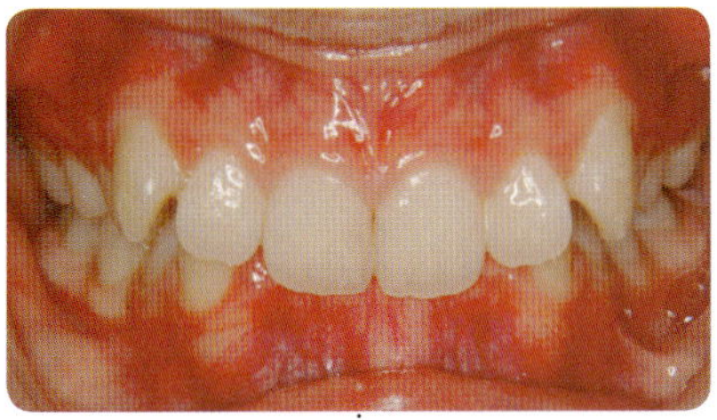
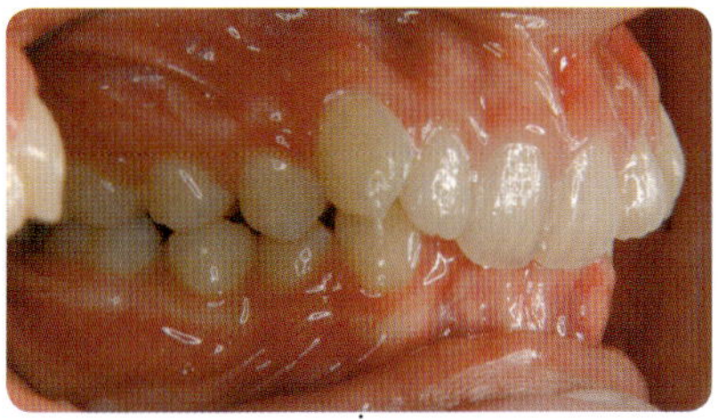
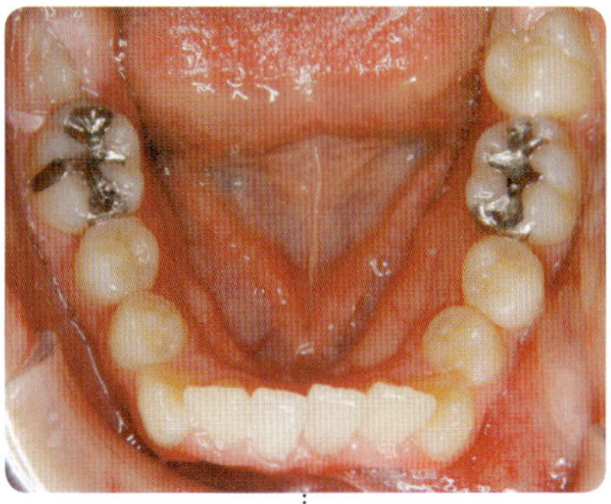
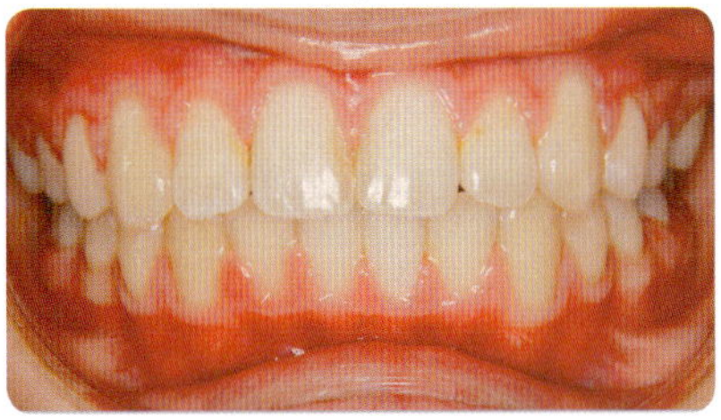
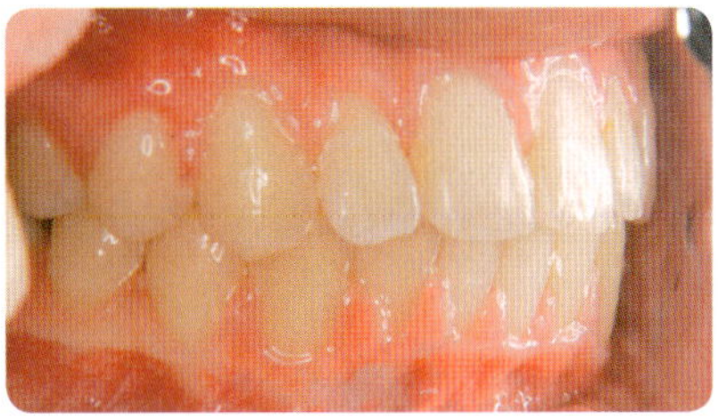
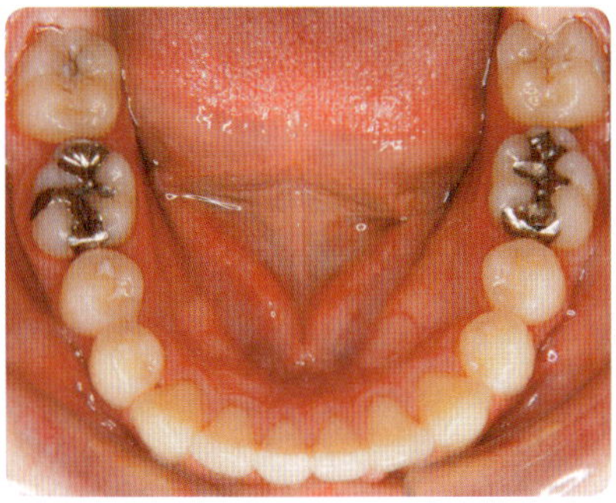

▶初診時，12歳10カ月の女児．上顎歯列のHyraxによる緩徐拡大とGMDによる臼歯の遠心移動，下顎臼歯のリップバンパーによるアップライトによって治療．

Case 3 成人のシビアな叢生

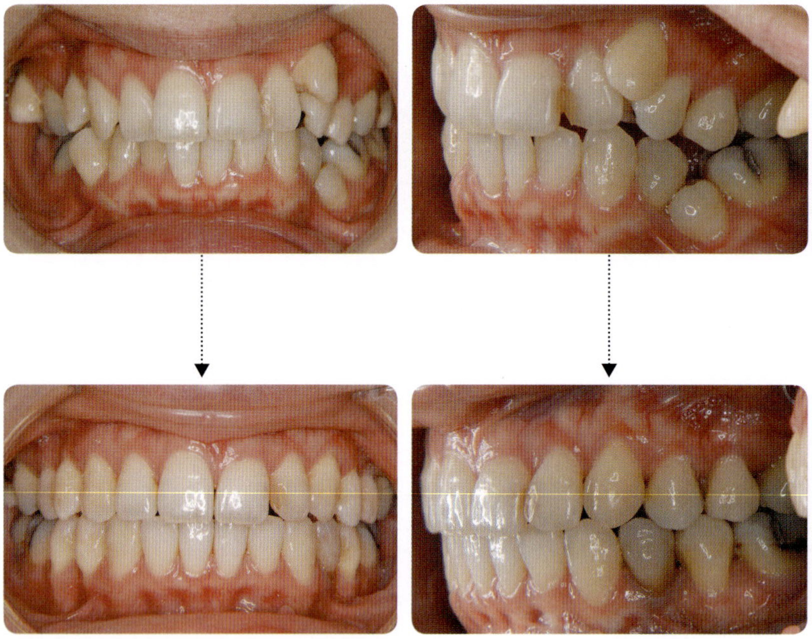

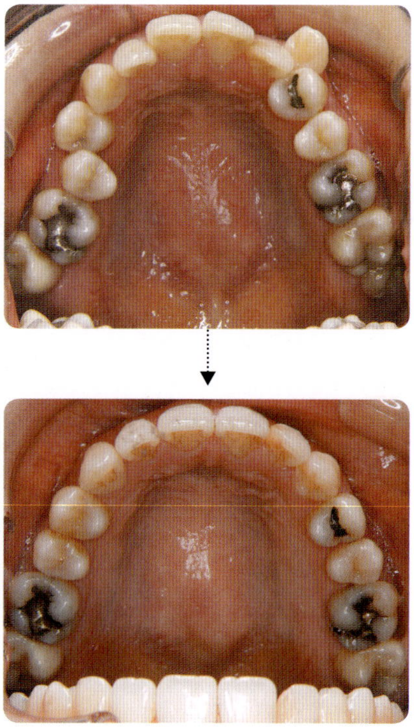

▶初診時，35歳の成人女性．⌊3 のブロックアウト，⌈5 の近心傾斜，$\frac{7}{7}|$の鋏状咬合を伴う．上顎歯列のHyraxによる緩徐拡大とModified Nanceによる臼歯の遠心移動，下顎のリップバンパーによる臼歯のアップライトによって治療．

Case 4 ハイアングルⅢ級叢生

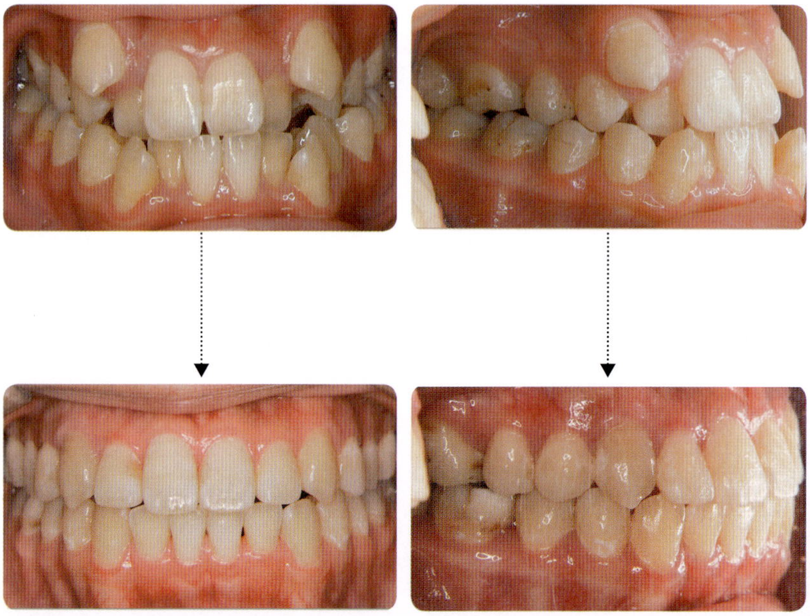

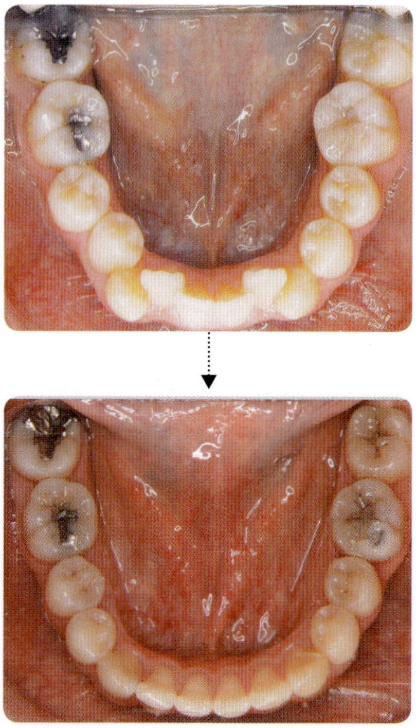

▶初診時，16歳1カ月の女性．上顎のアーチレングスディスクレパンシーは19mm．SN/MP44°．治療後のSN/MPに変化なし．上顎歯列のHyraxによる緩徐拡大とGMDによる臼歯の遠心移動，下顎臼歯のリップバンパーによるアップライトによって治療．

Case5　慢性歯周疾患と重度のガミースマイルを伴う叢生

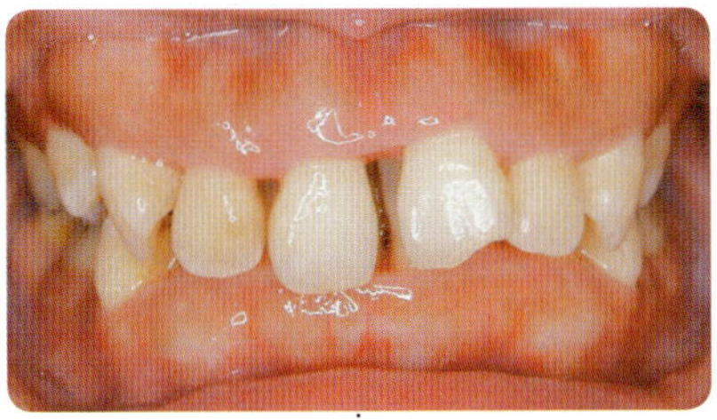
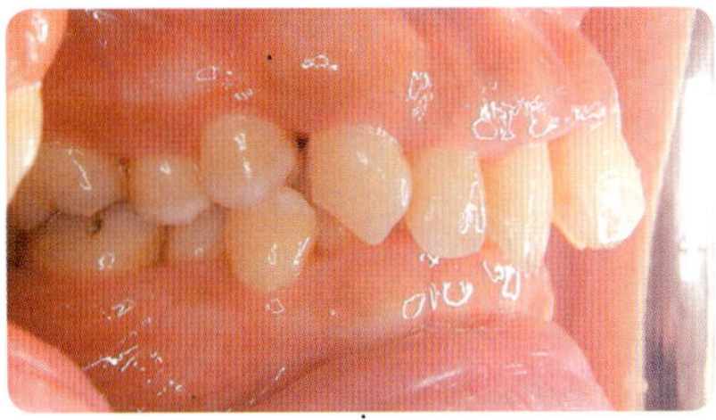
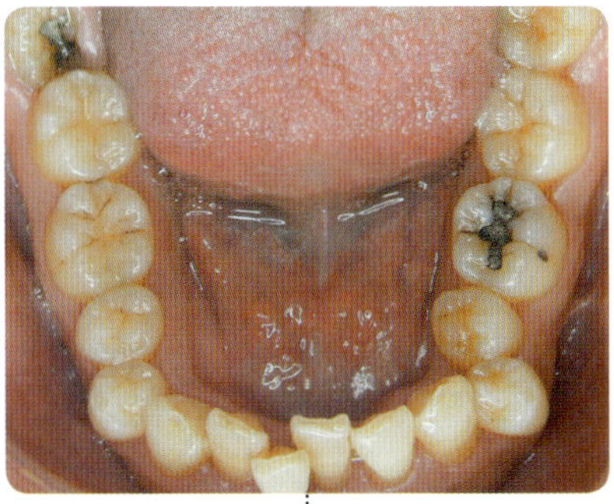
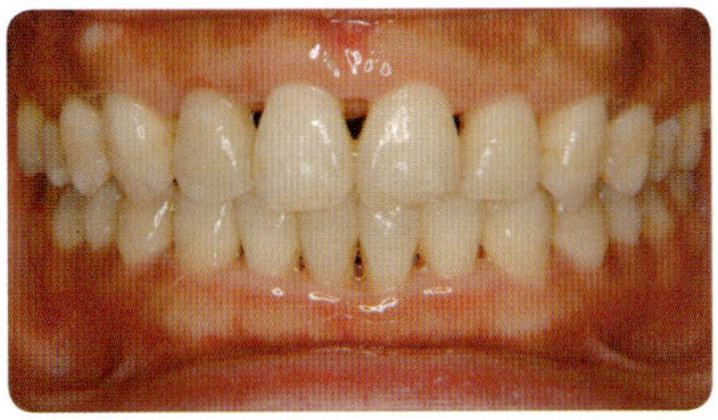
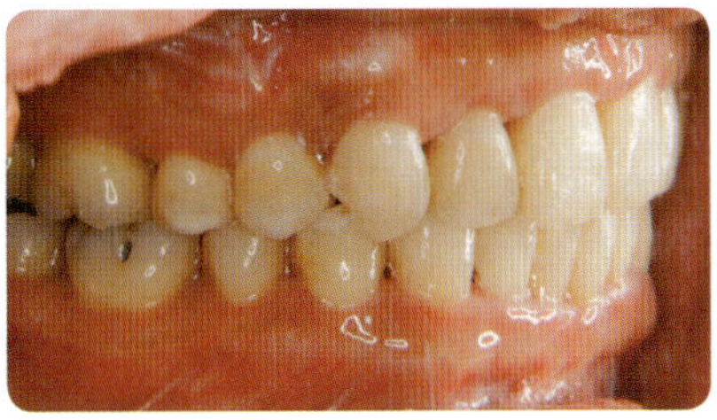
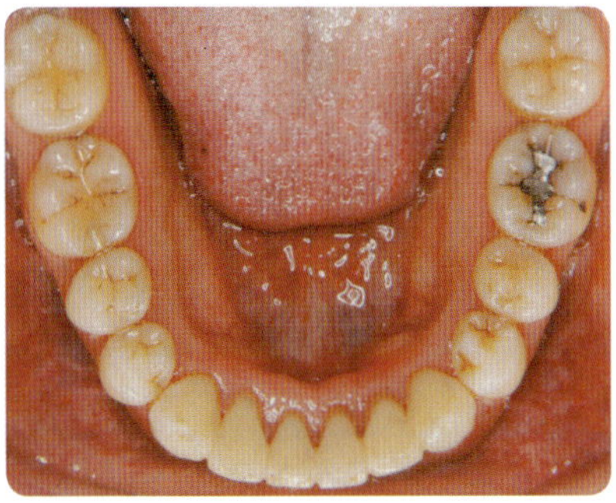

▶初診時，32歳6カ月の女性．上顎歯列プレートによる緩徐拡大と下顎臼歯のリップバンパーによるアップライト，Skeletal Anchorage Systemを併用した上顎前歯の圧下によって治療．
（☞p.238：Case16）

Case 6　中等度の歯周病を伴う叢生

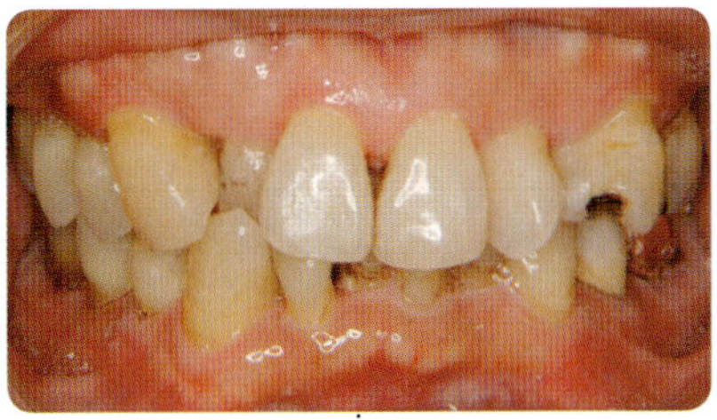
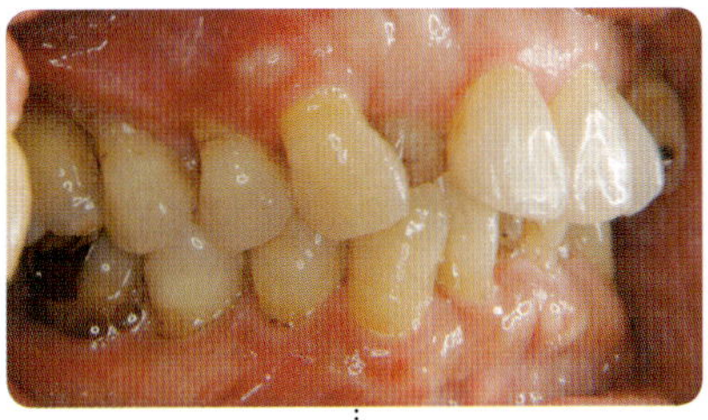
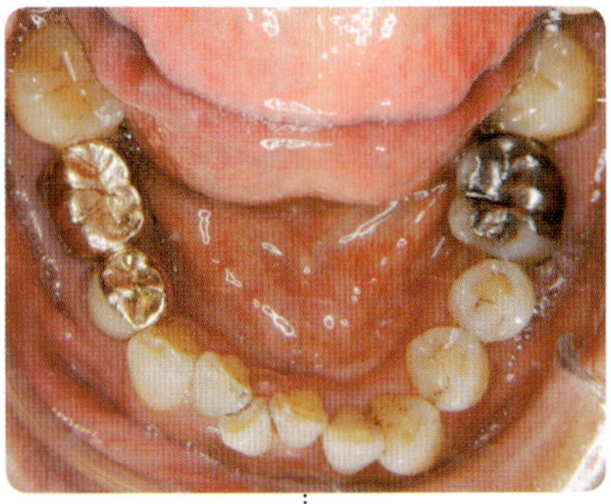
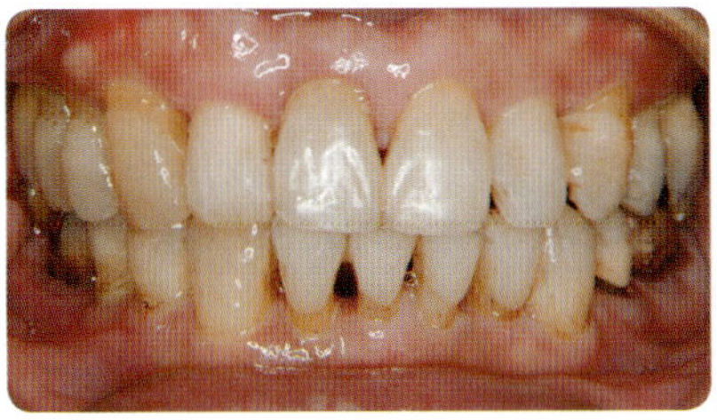
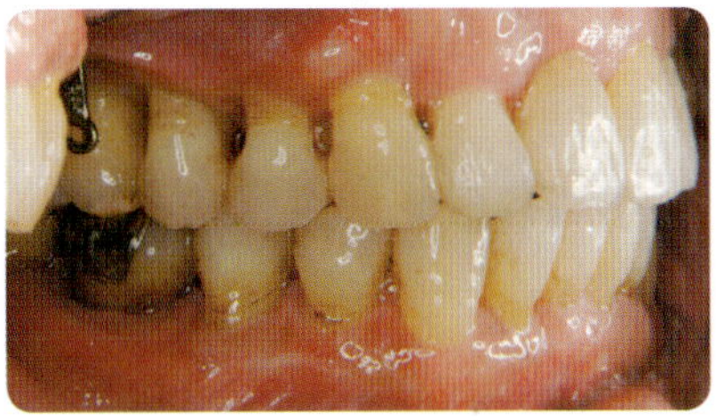
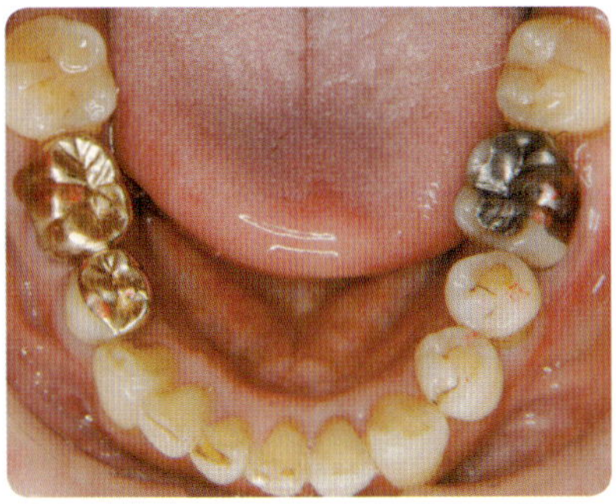

▶初診時，57歳7カ月の男性．上下左右チタンプレートを使用して側方歯群から臼歯にかけて遠心にアップライト．同時にPAOO(periodontally accelerated osteogenic orthodontics)を施術．動的治療期間は10カ月．
（☞p.232：Case15）

c o n t e n t s

I

治療哲学

Philosophy of
Molar
Oriented
Orthodontics

『とても興味深い．多くを学んだ』

Robert L Vanarsdall Jr

2007 年，第 1 回イタリア非抜歯矯正学会にて

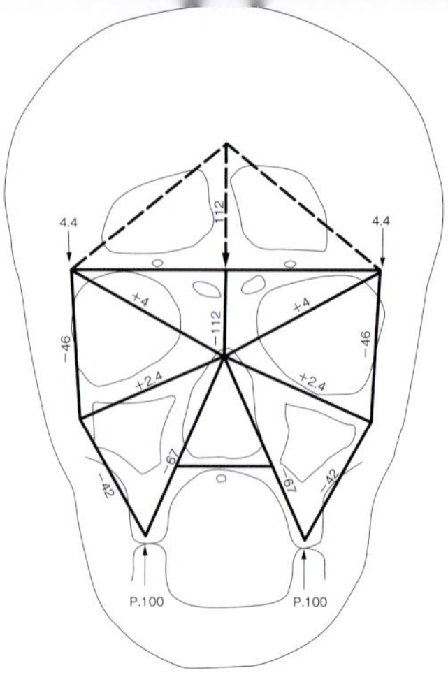

1 IOOとMOO

不正咬合の成立には骨格形態と大きさ・歯周組織・歯の位置づけ・歯の形態と大きさ・筋肉・関節・姿勢・呼吸など多くの関連要因がある．矯正歯科医は，歯を顎骨の中で移動させるというメインのツールを使って，これらの関連要因のバランスの中で，個々の患者に対する理想的な咬合状態を与えることを目標とする．その際に基準となるものは何か．これを明確にするために，エッジワイズシステムを確立したCharles Tweedと，非抜歯矯正治療の伝説的臨床家であるNorman Cetlinについて振り返ってみよう．

1 ▶ Charles Tweed

Tweed（**図1**）は，Angleの最後の高弟といわれる．Angleが現代歯科矯正学の父といわれる最も大きな功績の1つは，エッジワイズ装置の発明であったが，これはAngleが1930年に死去する2年前のことであり，Angleは，エッジワイズ装置での治療法を完成させるようTweedに託したという．エッジワイズブラケットは確かに歯のポジションを3次元的に位置づけることができるブラケットであり，エッジワイズ以前にそのような装置はなかった．しかし同時に，彼は神が無駄なものをおつくりになるはずがない，という強い信条をもって小臼歯抜歯を強く否定し，さらに，大臼歯をkey of occlusionとして，特に上顎第一大臼歯の位置づけは，自然の状態ですでに安定して正しい位置づけをとっているので，変える必要はないものとしていた．いまも使われるAngleの不正咬合の分類は，上顎第一大臼歯を基準としたものである．

このような状況下で歯を配列するとどうなるだろうか？　いくら最新にして最高（the latest and best[1)～4)]）と言われたエッジワイズブラケットをもってしても，大臼歯の位置を変えずに小臼歯非抜歯で歯を配列すると，上下顎前突という結果になったであろうことは想像に難くない（Tweed 1932[5)]）．Tweedはこのような治療の結果として突出してしまった顔貌，特にプロファイルに満足できなかったという．1900年代半ばのアメリカ南部という社会的背景もあるかと思われる．彼は，霊長類と現代人のプロファイルを比較して，現代人にとってどういうプロファイルがバランスのとれたものであるかを考察し，突出したオトガイは人類進化の特徴であると述べ，オトガイが小さく口元の突出したプロファイルは“進化の遅れ”もしくは“不完全な進化”とまで

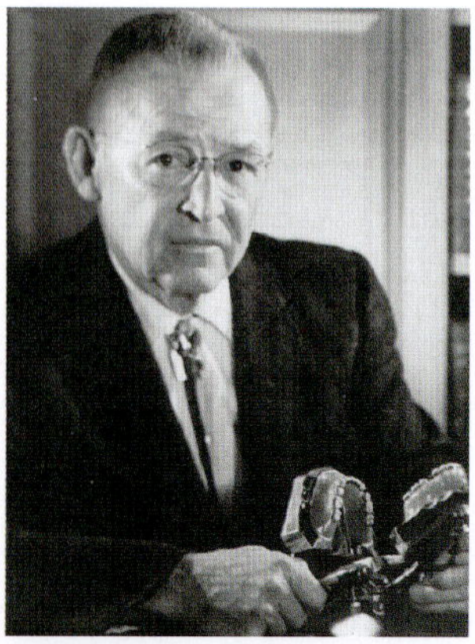
図1◉Charles Tweed

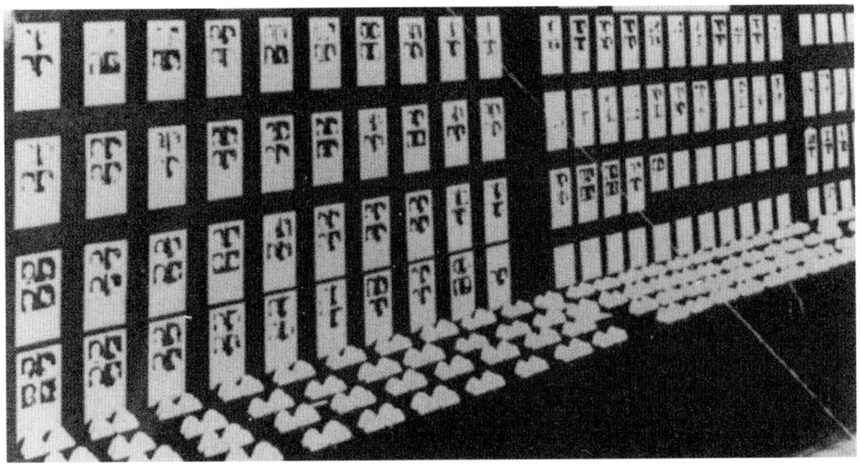

図2◉1940年のアメリカ矯正歯科医会シカゴ大会におけるTweedの発表

述べている（Tweed 1946[6)]）．Tweedは，こうした問題の原因は歯槽骨と歯の大きさの不調和にあると考えた．そして，Tweedが選んだのは，審美的にも機能的にも最も影響が少ないと考えられた小臼歯の抜歯であり，このスペースを利用して歯列を無理なく配列し直すということだった．そして彼は，みずからが非抜歯で治療し，その治療結果に満足できなかった100症例について小臼歯抜歯で再治療を行い，1940年，アメリカ矯正歯科医会シカゴ大会で発表したのである（**図2**）．

しかし当時は，常識的にも，Angleの思想から考えても，齲蝕でも歯周病でもない健康な歯を抜くなどということは許されざることであった．Angleに対する裏切りとまで言われながら，1時間近くも続いたという非難囂々の中，これを発表したTweedの勇気はいかほどのものであっただろうか．その方法が，よりよい結果を必ずもたらすという信念と，症例に対する圧倒的な自信があってこその行動だったと思われる．そして，彼が提唱した診断基準と治療法は，後の矯正界を大きく変えていくことになったのである．

小臼歯抜歯をして歯列の連続性が断たれた不安定な咬合状態から，緊密な咬合関係をつくっていくためには，固定の概念と確実な歯のコントロールを行う高い技術が必要で，エッジワイズブラケットを使ってこれらのコントロールを行うTweedメカニクスが開発され，現在の多くのコンティニュアスアーチメカニクスの基本となっている．この概念は，ストレートワイヤーになったいまも基本的には変わっていない．であるからこそ，ストレートワイヤーテクニックをマスターしようと思えば，まずはスタンダードエッジワイズ（Tweedメカニクス）から学ぶ必要があるし，いまもスタンダードエッジワイズを使い続ける矯正歯科医は，スタンダードをマスターすればそれで十分というのである．

2 ▶ IOO (incisor oriented orthodontics)

そしてTweedが，自身の非抜歯治療の問題点を歯と顎骨の大きさの不調和にあると考え，抜歯の診断をする基準としたのが下顎切歯のポジションであった．彼が抜歯治療を模索していた時期を同じくして，1931年，頭部エックス線規格写真法がBroadbentによって発表された（Broadbent 1931[7]）が，これは，くしくも上下顎切歯のポジションを数値化して表現するのに最適な方法であった．Tweedは，バランスのとれたプロファイルをもつ個人では，下顎切歯が直立しているとし，切歯の位置づけを基準に治療目標を決定しようとしたのである．

こうして，有名なTweed三角が生まれた（Tweed 1962[8]）．術後の安定性を得るためには，基底骨上に切歯を位置づけることが重要であること，下顎切歯のポジションが，顔貌，特に側貌に大きな影響を与えることなどをTweedが指摘したことは，彼の大きな功績である．ちなみに現在のTweedファウンデーションの機関誌のタイトルは『Tweed Profile』であり，彼がいかに側貌を重視していたかが伺い知れる．以降，下顎切歯のポジションは，歯科矯正治療の診断に必須のものとなった．もちろん上顎切歯のポジションも審美性に大きな影響を与えるので，前後的垂直的にその位置づけを配慮した治療目標を設定すべきなのは言うまでもない．私たちは，これをIOO（incisor oriented orthodontics）とよぶ．切歯の位置づけを中心とした矯正治療という意味である．

IOOは，以上みてきたように当時の社会的背景（バランスのよい顔貌に対する認識）・治療テクニックの背景（エッジワイズシステムと大臼歯の積極的移動をしないこと）・それを評価する科学技術（セファロメトリクス）にTweedという1人のカリスマが相まって生まれた1つのパラダイムなのである．

3 ▶ 非抜歯治療に対する批判

このような歴史的背景と経験的事実から矯正歯科医が学んできたこととを照らし合わせると，ほとんどの症例を非抜歯で行うなどとんでもないという感情的反応が起こるのは当然のことであろう．南カリフォルニア大学のDoughty教授は，アメリカ矯正歯科医会のテーブルクリニックで私たちの症例をみて，なぜこんなに拡大しているのかと，かつての自分のコースの受講生を叱責した．また，高名な臨床家のAlexander先生は，私（有本）の症例をみて，Tweedフィロソフィーの基準にもすべて合致すると認めながらも，そうまでして非抜歯で治療したいのかと嘆息されたし，ケベックで開催されたアングルソサエティ2年次総会では，Gibbs先生が「日本で非抜歯矯正が流行していると聞いたが，これは憂慮すべきことだ」と，私たちがその世話役をしているのを知ってか知らずか嘆いたものである．

非抜歯治療は無理であるという矯正歯科医たちの批判は，だいたい以下のようなものである．

① 下顎犬歯間幅径の拡大はできない（安定しない：Peak 1956[9]，Gardner 1976[10]，Little et al 1981[11]，Little et al 1988[12]）．

② 下顎歯列の拡大はできない（歯槽基底論：Lundström 1925[13]）．

③ 臼歯の歯体での遠心移動はできない（傾斜移動しかしないので結局後戻りする）．

④ 非抜歯治療は上下顎前突をつくる．

⑤ 日本人では無理（短頭型のアジア人は奥行きが小さいので歯は配列しない．叢生量が多く，ハイアングルが多いなど）．

これらの批判は，科学的なデータに基づいたものだが，これをそのまますべての症例にあてはめられるかというとそうではない．なぜならこれらの事象はいわゆる当時のエッジワイズメカニクス，IOOに基づく治療結果から導き出されたものであり，これから紹介するCetlinフィロソフィー，molar oriented フィロソフィーで治療した結果を包含するものではないからだ．非抜歯治療が“目的”ではなく，“結果”であるということ，“する”のではなく“なる”のだということを理解するためにはパラダイムシフトが必要だ．

ここで，Cetlinが行ってきた非抜歯治療がどのようなものだったのか，その研究をみてみよう．

4 ▶ Norman Cetlin

Norman Cetlin（**図3**）は，ハーバード大学やペンシルバニア大学で臨床教授を務めた臨床家であり，非抜歯治療と長期安定性で高い評価を受けている（Ten Hoeve & Cetlin 1993[14]）．その症例は最近になって注目され，データ分析もされている．Graberの教科書では2000年発行の第3版からCetlinのテクニックとケーススタディについて掲載されている（Cetlin et al 2000[15]，De Paoli 1992[16]）．

まず，紹介されている症例をみると（**図4，5**），明らかに犬歯間幅径が拡大されており，Littleらの研究（Little et al 1981[11]，Little et al 1988[12]）で明らかになった下顎犬歯間幅径を拡大したら後戻りを引き起こす，という「矯正の常識」に反する治療を

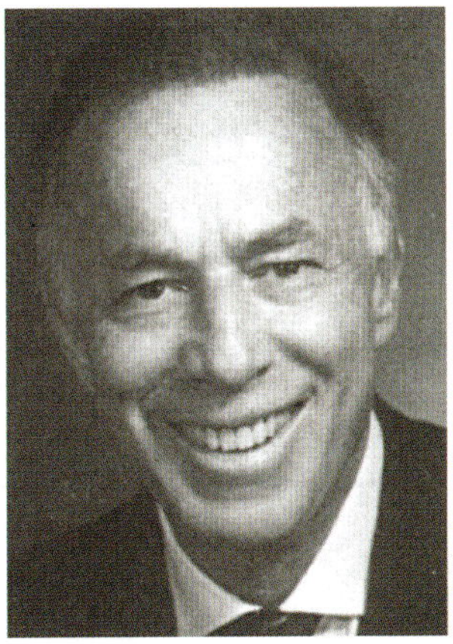

図3◉Norman Cetlin

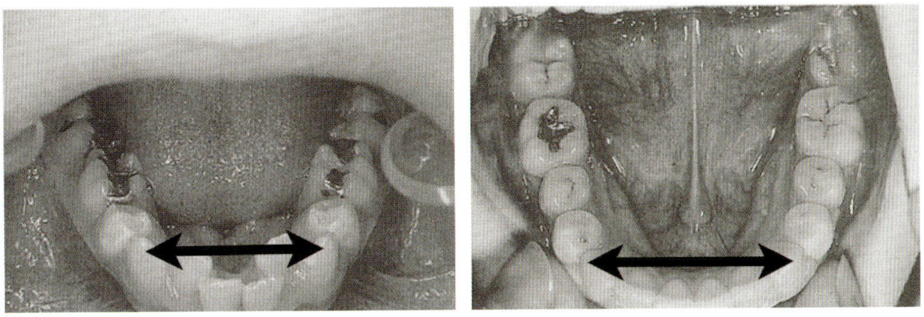

図4，5◉Norman Cetlinの症例
前歯の叢生は犬歯間幅径の拡大とともに改善し，術後40年にわたって安定している（Cetlin et al 2000[15]）

行っている．しかし，ここに示されている写真は術後40年の長期観察の写真なのである．もちろんこの症例は“たまたま”安定しているだけで，多くの症例の中には1つや2つこうした症例もあるだろう，ということもできる．しかし，Littleらの研究（Little et al 1981[11]）では，3.5mm以上のイレギュラリティインデックスがあると術後安定しないという結果が出ているにもかかわらず，Cetlin25症例の長期経過の研究では，4.77mmのイレギュラリティインデックスを改善させながらも術後14.5年にわたって安定しているというデータが出ているのである（De Paoli 1992[16]）．しかもこれらの症例のすべてにおいて犬歯間幅径が増大しており，固定式のリテーナーは使われていない．

なぜこのような違いが示されるのだろうか？　彼の治療の実際をみてみよう．

Cetlinはこれまでに1本の論文をJCOに掲載している（Cetlin & Ten Hoeve 1983[17]）．その『Nonextraction Treatment』という論文で示されている症例はAngle Ⅱ級1類叢生であり，まず最初になされていることは，Cetlinプレート（ACCO）というプレートの装置とリップバンパーを用いて臼歯の整直・遠心移動を行い，Angle Ⅰ級の咬合関係をつくるということだ（**図6-A**）．多くのマルチブラケットシステムでは，最初にレベリングをして基準となる咬合平面の確立を目指すが，Cetlinは臼歯を立て直して基

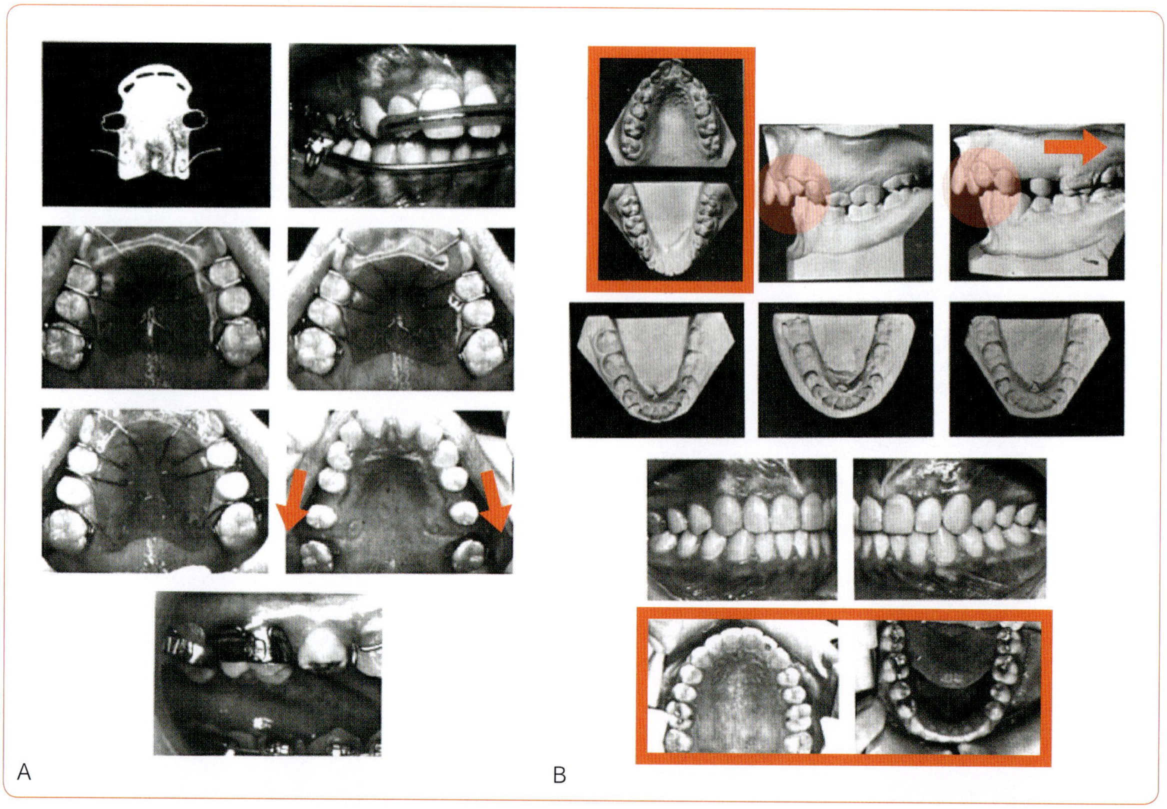

図6◉『Nonextraction Treatment』に示されているAngleⅡ級1類叢生の症例（Cetlin&Ten Hoeve 1983[17] 改変）
A：Cetlinプレートとリップバンパーにより臼歯の整直と遠心移動を行っている．
B：まず臼歯の整直と遠心移動を行い，切歯の配列をしている．その結果，術前とは全く異なり非常に広く丸いアーチフォームに変貌している．

準となる臼歯の位置づけを決定する．その間，切歯には特に装置もつけず，まず臼歯の位置を立て直すことだけを行っている．そして，立て直されたその臼歯の位置づけを基準に切歯を配列する．その結果，仕上がったアーチは術前のものと全く異なり，非常に広く丸いアーチフォームに変貌している（**図6-B**）．

すべては臼歯の立て直しから始まり，どう立て直すかということにフォーカスした結果である．これがMOO（molar oriented orthodontics：臼歯を中心とした矯正治療）である．

5 ▶ MOO (molar oriented orthodontics)

矯正診断では多くの場合，最初に切歯のポジションの目標を決めて抜歯・非抜歯の診断が行われている．すなわち切歯のポジションをセファログラム上で計測し，治療目標値までの角度変化と叢生量・成長予測などから必要なスペースを割り出し，抜歯・非抜歯ということを診断していく．そのような診断様式になじんだ矯正歯科医は，Cetlinのような治療法について，きちんとした診断がないではないかと批判することがある．

しかし，診断のない治療などはありえない．実際われわれが学んだGreenfieldの診断においても，セファロ・パノラマ・模型所見を詳細にみたうえで，総合的に診断して治療装置を選択したり治療目標を決めていく．

1999年11月，世界ではじめての非抜歯治療に特化したテキスト（グリーンフィールド　1999[18]）の出版記念講演の際，常々思ってきたことをGreenfield先生に聞いてみた．

「よくほかの先生から，君たちのやり方は診断がないではないかと批判されることがあります．それは，切歯のポジションに関する目標設定をしていないではないかということなのですが，私たちの治療目標は切歯のポジションを基準にしているのではなくて，臼歯のポジションを基準にしているということではないでしょうか？」

Greenfield先生は目を丸くして，「そうだ，その通り」と言った．このときMOO（molar oriented orthodontics）という概念が生まれた．だからこの1999年発行の非抜歯矯正のテキストにはmolar orientedという言葉は書かれていないが，以降，彼のセミナーでは切歯が臼歯を押しているようなスライドが登場することになる．実際，診断の思考過程におけるほかのテクニックとの違いは，IOOかMOOかということで最もよく言い表すことができる．

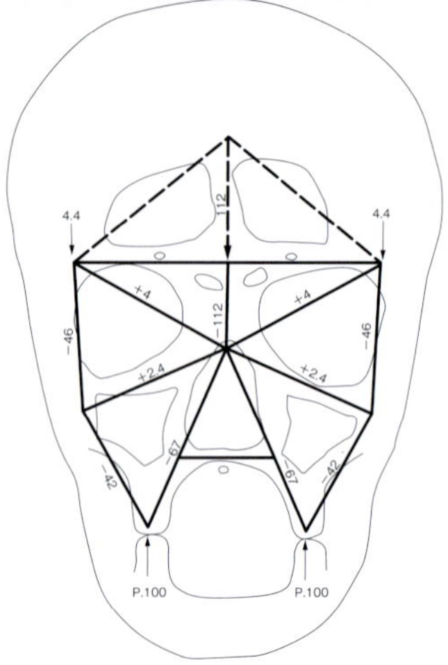

2 MOOとは

1 ▶ 不正咬合と臼歯のポジション

物事の本質をみきわめるのに，余分なものを切り捨てて単純化するというのは1つの有効な手段である．その意味では，切歯のポジションをセファロメトリクスで表現・評価して，治療計画に組み込む方法を確立したことは，不正咬合を単純化して理解することに成功しているといえる．一方で，臼歯のポジションは近遠心的傾斜，頬舌的傾斜，近遠心的回転など3次元的に表現される．このうち，頬舌的傾斜や近遠心的回転は横断方向および水平方向の平面で表現されるものである．セファロメトリクスで表現できる垂直および矢状方向の次元からは抜け落ちており，いわばセファロメトリクスによって切り捨てられた部分である．しかし，これら横断方向と水平方向における臼歯の様相こそ，不正咬合の成立と密接に関連していると思われるのである．

2 ▶ 不正咬合を再定義する

では具体的に，臼歯のポジションが，その不正咬合とどのようにかかわっているかをみてみよう．

図1のような不正咬合をみたときに，どのように表現するだろうか？

Angle II級の臼歯関係・上顎前歯の唇側傾斜・上下顎前歯部の叢生．これらの所見はその通りであり，間違っているということではない．

しかしMOOにおいては，これらよりも臼歯の位置づけをより詳細にみていく（**図2**）．

まず，下顎臼歯の舌側傾斜があり，咬合面からみたときに頬側と舌側の歯肉のみえ方が異なっている（**図2-A**）．下顎臼歯の近心回転があり，舌側面が平行になっていない（**図2-B**）．第一大臼歯は近心傾斜しており，その状況は小臼歯から犬歯へと伝わり，近心にいくほど傾斜が大きくなって，結果として犬歯が歯列から飛び出している．また，咬合面からみても臼歯から犬歯までの配列は直線的で歯列弓の丸い形態になっていない．そして第二大臼歯と第一大臼歯の間にステップがあり，第二大臼歯萌出において第一大臼歯遠心面のガイドが適正になされなかったことが伺われる（**図2-C**）．

さらに上顎でもこれらと同じような状態が観察される（**図3**）．上顎臼歯の近心回

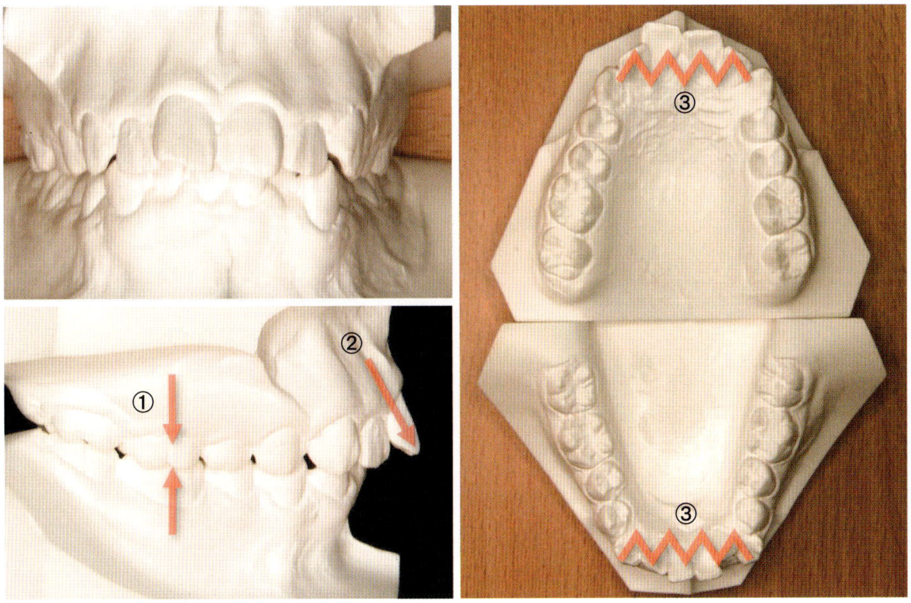

図1◉叢生を併うⅡ級1類不正咬合の例

このような不正咬合の表現として，①AngleⅡ級の臼歯関係，②上顎前歯の唇側傾斜，③上顎前歯部の叢生という所見自体，間違っているというわけではない．

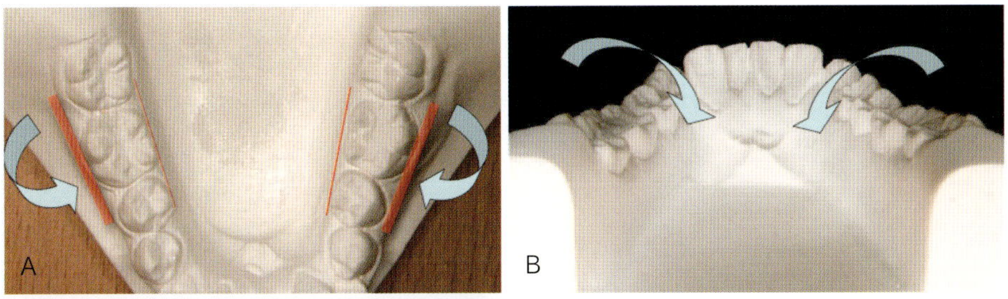

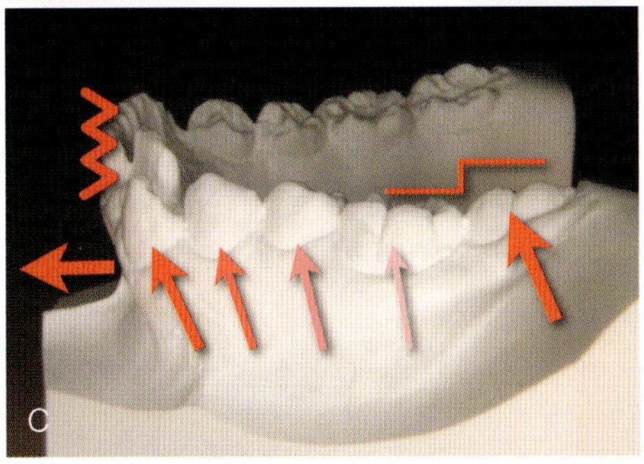

図2◉下顎歯列のMOO的所見

MOOでは，臼歯の位置づけにまず着目する．この症例は，下顎臼歯が舌側傾斜しており，咬合面観で頬側と舌側の歯肉のみえ方が異なる（A）．また，下顎臼歯の近心回転があり，舌側面が平行でない（B）．そして，第一大臼歯の近心傾斜が前方へ波及して，前方歯群ほど傾斜が大きい（C）．

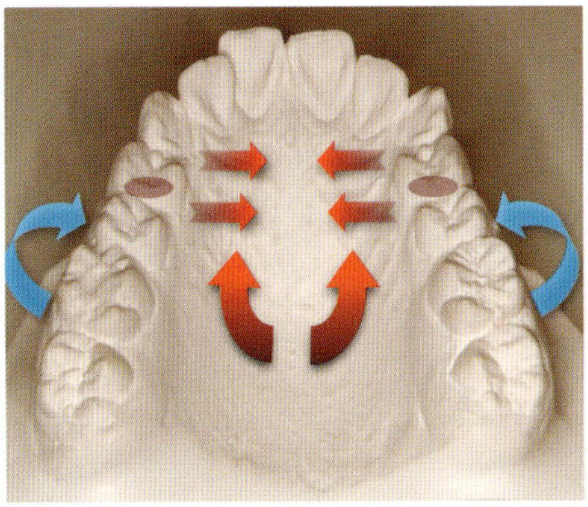

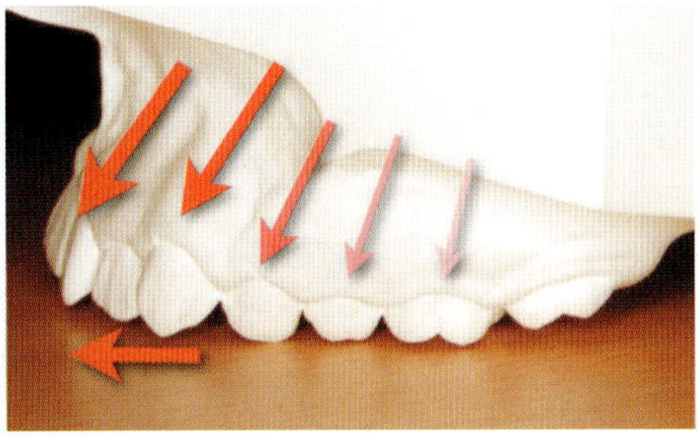

図3◉上顎歯列のMOO的所見

上顎においても，臼歯の近心回転，側方歯の近心傾斜，歯列狭窄などの問題がみられる．

転・側方歯の近心傾斜・小臼歯から臼歯にかけての直線的な配列と狭窄・高口蓋などである．そしてこれらの結果として上顎前歯の唇側傾斜と前突を示している．

これらの観察から，臼歯のポジションのわずかなズレが後から萌出する歯のポジションに影響を与え，結果として前歯の位置づけに影響を与えているとみてとれるのである．

たとえば大臼歯のセパレーティングモジュールをセットした後で，前歯部に痛みが出たとか，重なりが強くなった気がするなどと患者から言われたことはないだろうか？また，佐藤（佐藤 1991[1)]）は不正咬合の成立機序について述べる中で，ポステリアーディスクレパンシーによる臼歯のポジションの変化によって咬合平面が変化し，これが顎頭蓋の動的機構に影響を与え，歯性のみならず骨格性の不正咬合の成立の原因になりうると考察している（**図4**）．

このような視点で不正咬合を観察すれば，以下のようにまとめることができる．

① ほとんどの不正咬合で，臼歯の近心傾斜・舌側傾斜・近心回転が観察される．

② その状況は，大臼歯→小臼歯→犬歯と前方歯になるほど大きくなる．つまり，大臼歯の位置づけが前歯部の位置づけに影響を与えている．

③ 前歯部で叢生・唇側傾斜・過蓋咬合・開咬などとなって現れている．

④ 前歯部でどのように表出されるかは，顎顔面形態や姿勢（posture）などの大局的要素，口唇圧・舌圧などの機能的要素，歯の形態や位置などの局所的要素によって異なる．

診断とは，これらの組み合わせと不正咬合の成り立ちを推察する作業をいう．その不正咬合がどのようにして成り立っているのかを推察し，治療戦略に直結するもの，原因（過去）と結果（未来）の間をつなぐもの，それが診断である．原因（過去）を読み誤ると診断を間違える．診断を間違えると間違った未来に到達するであろう．

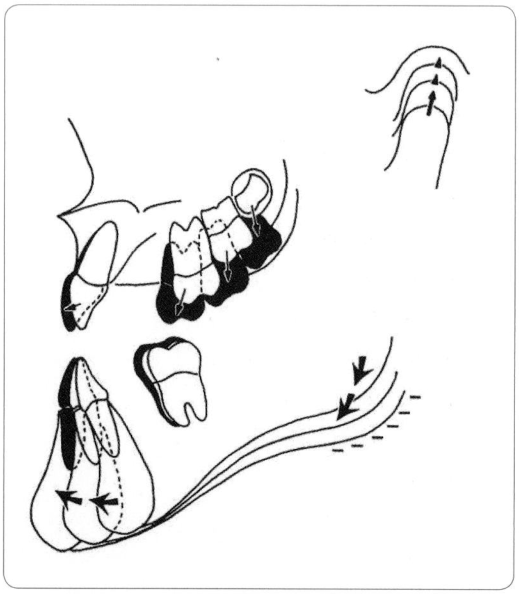

図4◉臼歯の位置づけがポステリアーディスクレパンシーによってずれることで，骨格性下顎前突が成立する．（佐藤 1991[1)]）

3 ▶ 正しい臼歯のポジションとは

では，どのようなポジションがよいポジションなのだろうか？　先に述べたように臼歯のポジションは3つの平面上で考える必要がある．

まず，矢状面での位置づけについて（**図5**）．上下顎臼歯の前後的関係では基本的にAngle Ⅰ級が正しい位置づけであり，垂直的コントロールをすることで下顎のポジションの前後的なコントロールをすることもできる．また，頭蓋骨をみれば，第一大臼歯の近心根の隆線が上顎骨の頬骨突起につながって，咬合力を伝達している様がみてとれる．セファログラムで確認できるキーリッジの部分に第一大臼歯を位置づけるのが最もよいと思われる．

この，矢状面での歯のポジションの評価については，その多くが切歯について論じられることが多いとはいえ，矯正歯科医が常に行ってきたことである．しかし，矢状面からは，垂直的なポジションと前後的なポジションしか評価できない．後の2つの平面，横断方向と水平方向については，矯正診断においてほとんど論じられることはなかった．

しかし，臼歯の位置づけについては，矢状面よりもむしろ横断面と水平面に多くの情報が含まれている．特に横断面での評価というのは重要である（**図6**）．

第一大臼歯は顔面頭蓋の中で最も大きな機能力を発揮する部位である．その機能力は上顎を通じて頭蓋に伝えられるが（**図7**），頭蓋は，人体の中で最も重要かつ繊細な脳に，この機能力が直撃しないよう，うまく分散されるような美しい骨梁構造を示している（Atkinson 1964[2)]）．

臼歯の歯軸が，ほとんどの不正咬合が示すように舌側傾斜している場合と，直立している場合とではどのような違いがあるだろうか？　傾斜している場合は咬合圧の側

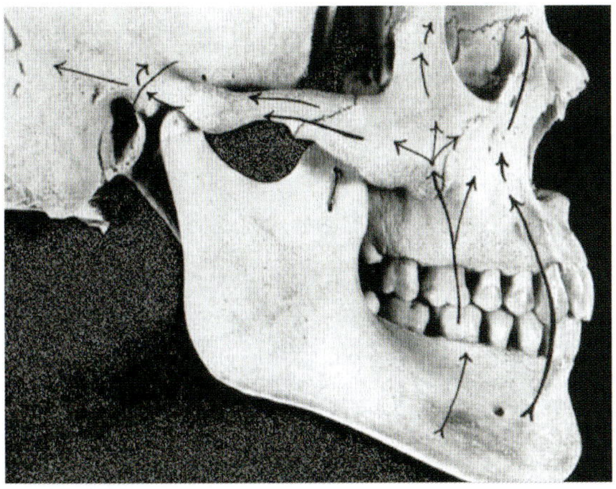

図5◉頭蓋骨の矢状面（Atkinson 1964[2)]）
第一大臼歯の近心根の隆線が上顎骨の頬骨突起につながって咬合力を伝達しているのがわかる．

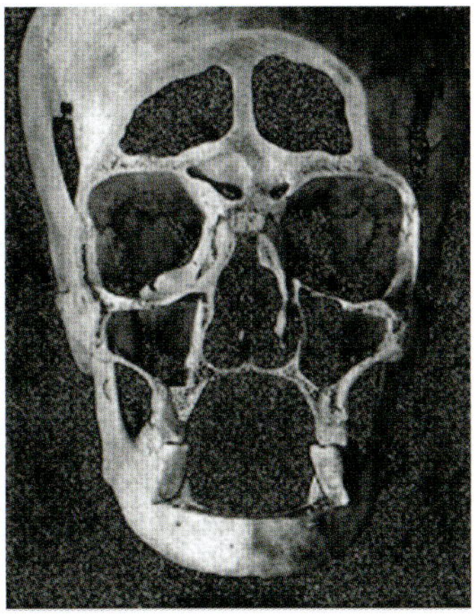

図6◉第一大臼歯部の頭蓋骨の横断面（Atkinson 1964[2)]）
第一大臼歯は最も大きな機能力を発揮する部位であり，頭蓋は，脳にこの機能力が直撃せず分散させられるような骨梁構造をとる．

方ベクトルが発生し，上顎に伝わる機能力の分散の仕方も違ってくると考えられる．

櫻井らは，有限要素モデル上で正常咬合と交差咬合モデルにおいて，頭蓋に伝わる咬合力が異なることを示している（**図8**）．このような違いが成長期を通して存在した場合，何らかの影響はないだろうか？　佐藤（佐藤 1991[1)]）は，顔面頭蓋を構成する各パーツは機能力の力学的ダイナミクスによってバランスを取っており，これが顎顔面の成長発育に影響を与えると洞察している．大臼歯の頬舌的な位置づけもまた，このような力学的バランスを保つうえで重要な要素であると考えられる．

また，局所的にみても，咬合力の側方ベクトルは歯周病学的にもよくないし（**図9**），長期安定性という観点からは咬合力の前方成分が下顎前歯の叢生と関連していることがわかっている（Acar 2002[5)]）．

次に，水平面でみてみよう（**図10**）．水平面では，解剖学的に歯槽骨部分の海綿骨の幅が部位によって異なることが観察できる．いちばん幅の広い部分は頬骨弓基部，キーリッジの部分である．したがって，そこにいちばん歯根が大きい第一大臼歯が位置づけられるべきである．また，多くの不正咬合でみられるように大臼歯の近心回転

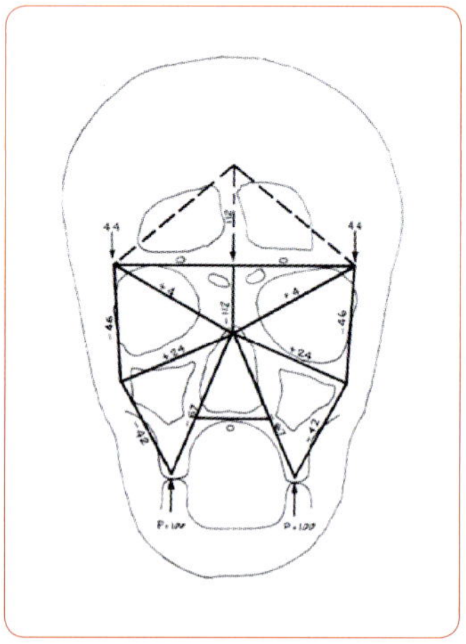

図7◉頭蓋横断面における咬合力分散を示すダイアグラム（Atkinson 1964[2)]）

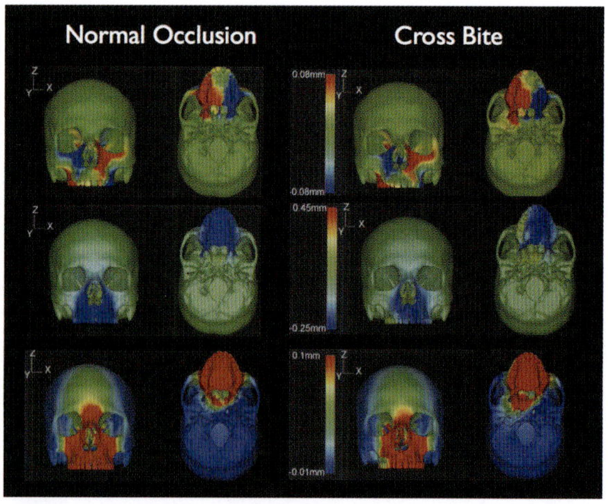

図8◉正常咬合者と交差咬合者の，頭蓋への咬合力伝達の比較シュミレーション（櫻井ほか 2010[3)]）
交差咬合者（右）では左右非対称に咬合力が伝達されている．

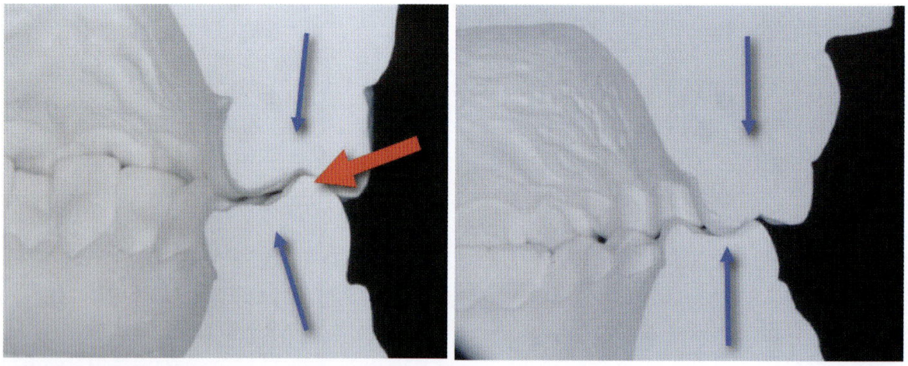

図9◉臼歯頬舌的歯軸と咬合力の側方ベクトル（Greenfield 1996[4)]）
臼歯が舌側傾斜しているほど咬合力の側方ベクトルは大きくなる．

があると歯列弓上のスペースを多くとることになる．Ten Hoeve（Ten Hoeve 1985[6)]）は，大臼歯の回転を直しつつスペースを得る方法を解説している（**図11**）．もし小臼歯抜歯をした場合，多くの場合で大臼歯をやや近心に位置づけざるをえなくなる．これは，術前に近心傾斜や回転が残っている状態よりもさらに近心ということである．そうすると，解剖学的に海綿骨の幅が狭い部分に大きな歯根を位置づけることになるため，歯槽骨の裂開や歯肉退縮など，歯周組織の問題を引き起こすことがある．こうした問題は成長期で表出されることは少なくても，成人した後に問題が起こることも多い．

このように，臼歯の位置づけを3次元的に考えれば，本来あるべき位置に臼歯をリポジションするということは，抜歯・非抜歯に関係なく重要なことであり，どのようなテクニックであってもまず直しておくべきと思われるのである．ここで述べたことは，ごくあたり前のことのように聞こえるかもしれないが，一度，抜歯症例の治療終了時の臼歯のポジションをよく観察してみれば，たとえ症例集に掲載されているようなきれいな症例であっても，ほとんどの場合できちんとリポジショニングできていないことに気づくだろう．

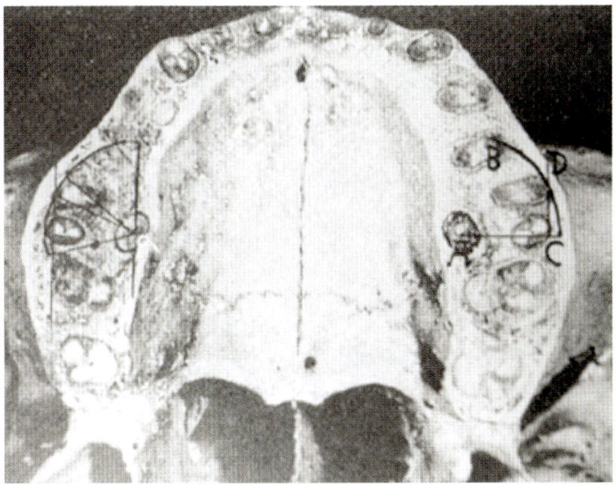

図10◉上顎骨の水平面（Atkinson 1964[2)]）
水平面では，海綿骨の幅が部位によって異なり，最も幅の広い部分は頬骨弓基部であることがわかる．そこに最も歯根形態が広い第一大臼歯が位置づけられるべきである．

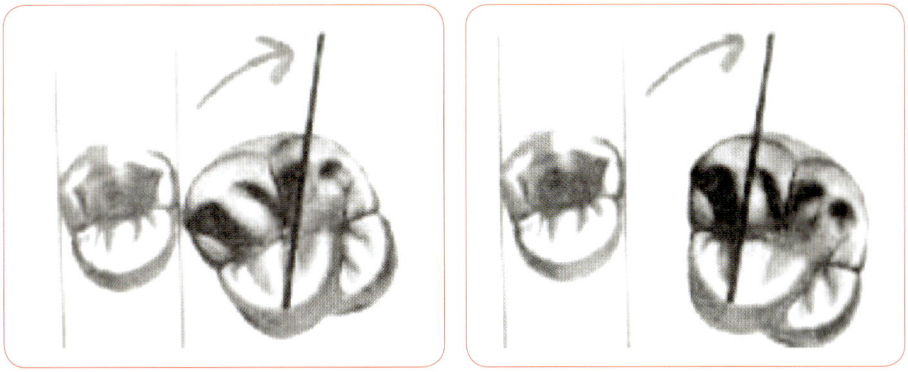

図11◉大臼歯の回転とスペースの関係（Ten Hoeve 1985[6)]）
大臼歯が近心回転していると，歯列弓上のスペースを多くとる．Ten Hoeveは，大臼歯の回転を直しつつスペースを得る方法を解説している．

4 ▶ 結果としてのアーチフォーム

以上のように3次元的に臼歯を位置づけると，その結果としてアーチフォームが広く，丸い状態に自然に変化する（**図12，13**）．この半円形のアーチフォームと抜歯症例の典型的な三角のアーチフォームを見比べるとその違いは明らかである．たとえば，**図14**はローマのサンピエトロ寺院の巨大な天井を支えるアーチである．建築史上ギリシア建築からローマ建築への最も特徴的な進歩はアーチの発見であると言われるが，それは，アーチを建築に組み込むことで下方にかかる重力をうまく分散させることができるためである．橋梁の構造としても圧縮構造系ではアーチ系橋梁が最も適用スパンが長く，全面的な等分布荷重に対して高い剛性を発揮する．ローマ建築以降，ギリシア建築に比べてより大きな建築物を造ることができるようになったのは，このアーチのお陰なのである（キャロル 2009[7)]，西田ほか編 2003[8)]，熊倉ほか 1995[9)]，大泉 2002[10)]）．この半円形のアーチは，MOOの治療結果のアーチフォームとよく似ている．歯列弓上で支えるべきは咬合力だが，咬合力には必ず前方成分（アンテリアーコンポーネント）が発生する．これは，いくら咬合平面上で歯をアップライトさせても上下顎骨に角度がついているためだ．つまり，臼歯部で最も強い力を発揮する機能力は小臼歯から前歯へと伝わり，歯列弓全体が支えることになる．形態的にどのようなアーチフォームが最も機能力を分散できるかは明らかでないが，抜歯症例の典型的なアーチフォームと比較した場合（**図15，16**），作業側臼歯部からのガイド角の変化などから考えても，丸い形態のほうが分散しやすいのではなかろうか？　実際，このアンテリアーコンポーネントと術後のイレギュラリティインデックスは正の相関関係が示されている（Acar et al 2002[5)]）．

5 ▶ MOOテクニックにおける治療は2相に分かれる

以上のように診断すれば，臼歯の位置づけを正すことが，いかに大切かわかるはずである．そして，最初の治療目標はまず臼歯のリポジションをすることであり，切歯はそのリポジションされた臼歯の位置づけに合わせてポジショニングすることである．したがって，MOOテクニックにおいてはファーストフェイズとして臼歯のリポジショニング，セカンドフェイズとして切歯のポジショニングという「two phase treatment」が治療の根本的戦略となる．

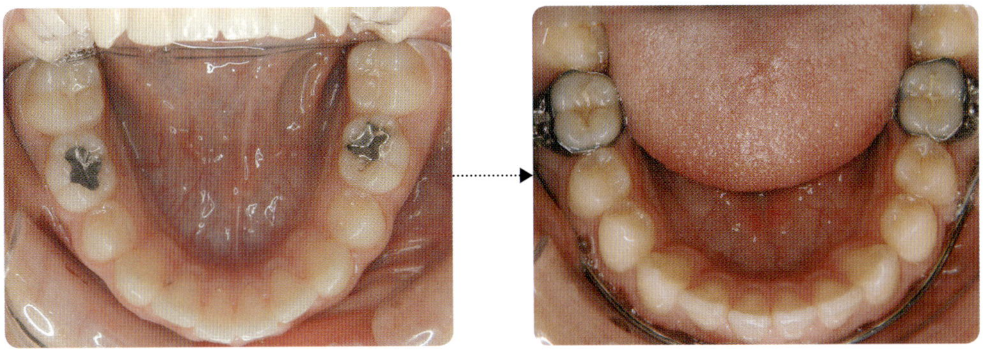

図12，13◉リップバンパー治療のみによる1年1カ月の下顎の変化
筋の再教育とともに臼歯の位置づけを正していくと，アーチフォームが広く丸い形態に自然に変化する．

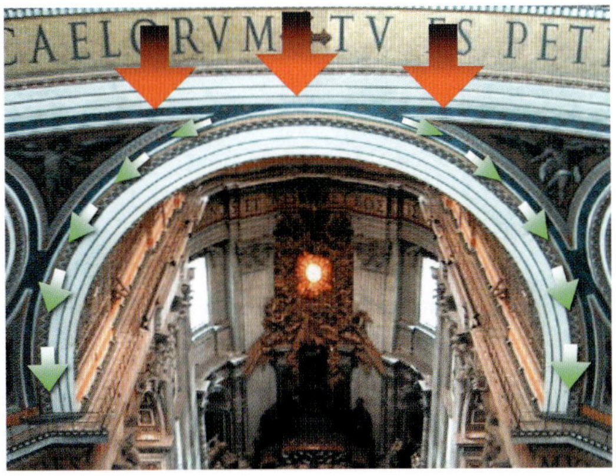

図14◉サンピエトロ大聖堂の天井を支えるアーチ
重い屋根の重量を分散させるため半円状である．

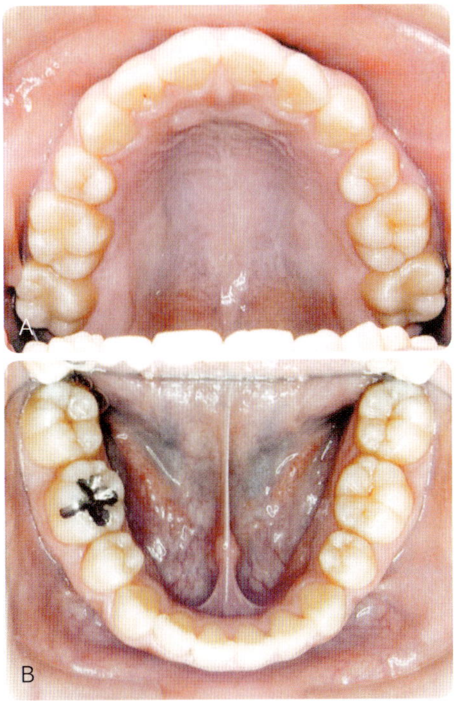

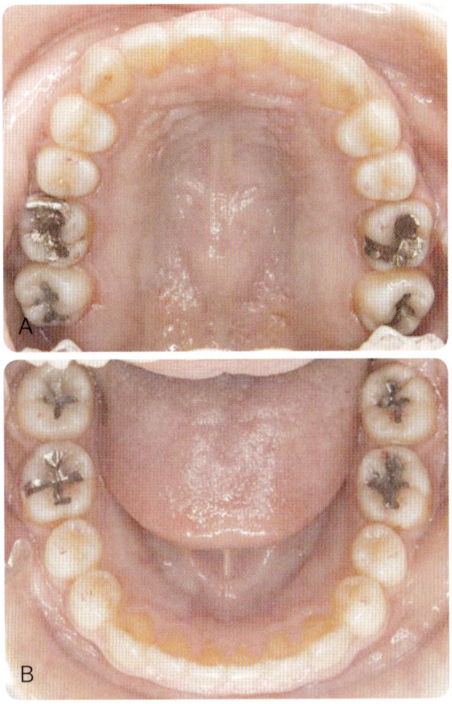

図15，16◉スタンダードエッジワイズテクニックによる抜歯症例（15-A，B）と，MOOテクニックによる非抜歯症例（16-A，B）のアーチフォームの比較

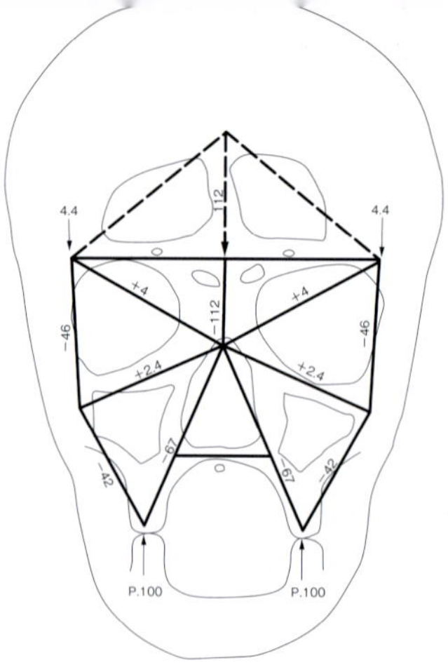

3 サステイナブルな治療

1 ▶ MOOテクニックにおける治療目標は？

臼歯の位置づけを修正することを“Re”-positioningという表現をしているが，これには，「もとの位置に戻す」という意味が込められている．そしてその「もとの位置」を基準に切歯を位置づけるのだから，この「もとの位置」こそが，MOOテクニックにおける治療目標となる．「もとの位置に戻す」とはどういうことだろうか．

人のライフサイクルというものを考えた場合，成長 － 成熟 － 加齢 － 老化というそれぞれのステージの中で，それぞれの理想的な個性正常咬合が存在する．理想的なライフサイクルをたどれば，乳歯列期・混合歯列期を通じて歯は萌出・交換し，永久歯列が完成する．そして，加齢・老化期には，咬耗や歯周組織の変化が全身の加齢と老化とのバランスをとって移行していくだろう（**図1**）．

しかし，この理想的なライフサイクルのラインから，何らかの理由でそれてしまうことがある．そのおもなリスク要因は齲蝕や歯周病などの疾患であり，不正咬合という形態変異である．それらのリスク要因の発現はライフステージによってその影響が異なってくる．

たとえば乳歯列期は齲蝕が発生しやすい．乳歯の多数歯齲蝕などを放置して，永久歯列で正常咬合になるとは考えにくいので，この時期は齲蝕が最も大きなリスク要因となる．続く永久歯列交換期・完成期においては，不正咬合の成立がリスク要因で大きなウェイトを占める．上顎前歯の交換期にすでに叢生状態のものを放置して，その後，正常咬合になることはまずないし，そのような状態は加齢・老化期における歯周病のリスク因子ともなる．8020達成者の多くが正常咬合者である（Miyazaki 2005[1)]）ことからも，歯並びがこのライフサイクルに大きく影響していることが伺われる．そして，成人してからでは歯周病が問題を起こすことが多くなるので，歯周病が最も大きなリスク要因といえよう．これらの要因は成長とともに蓄積され，歯科的な問題はどんどん複雑になり，最悪の場合は無歯顎に至る．

このように考えると，この理想的なライフサイクルラインからはずれていくことは，加齢が加速されている状態とも解釈できる．そして，このはずれてしまったライフサイクルのラインを理想的な「もとの状態に戻す」ことが，臨床家としての歯科医師の使命であり，真のアンチエイジング治療となる．また，そのラインを維持させること

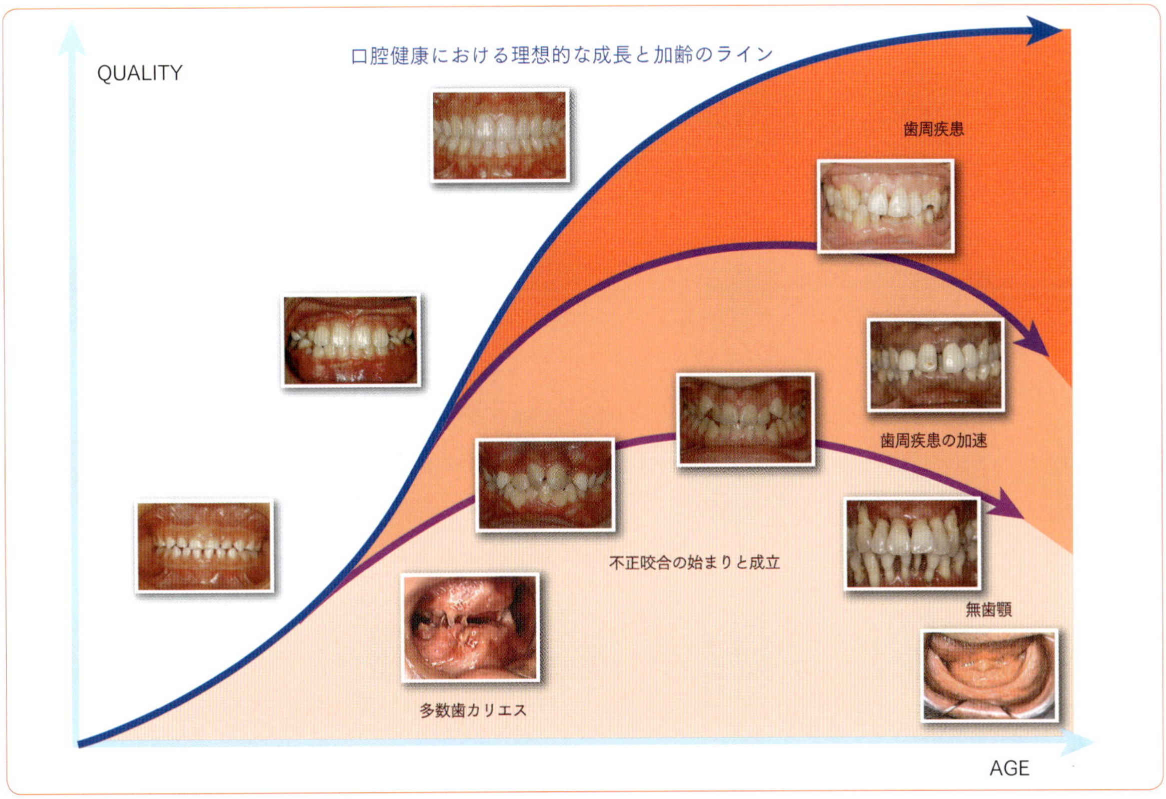

図1◉ライフステージごとの口腔内の変化
矯正治療の役割は，ライフステージにおいて個人の理想的な成長と加齢のラインに戻す手助けをすることである．

ができてはじめて，サステイナブルな（持続可能性のある）歯科治療を達成したといえる．

したがって，サステイナブルな歯科治療においては，患者をライフサイクルの理想的なライン上にうまくキャッチアップできるような状態にすることが歯科医の目標である．つまり，治療後，長期にわたってこの理想的なラインに乗っていられるような状態をつくるということである．

ところが，治療目標としてのこのラインを明確にピンポイントで読むことは難しい．なぜなら，各患者は個別に状態が異なるうえに，変化と適応の波の中にいるからである．不正咬合の治療でいえば，たとえば下顎切歯の理想的な角度が何度であると，どうやってわかりうるだろうか？　その角度はその患者の何歳の時点でそう判断するのか？　後に述べるように，切歯の位置づけは正常咬合者の場合でも成長と加齢によって変化する．治療後に変化していく状態も読んだうえでそう判断できるのか？　また，下顎頭の位置づけには，下顎頭と関節窩の解剖学的形態や顎骨の形態・筋活動・咬合などが関与し，さらにそれらには成長という時間軸がそれぞれかかわって，現在の状態となっている．治療中も当然，変化する可能性がある．したがって，下顎頭の位置づけも，治療目標として定めるのはきわめて難しいといえるし，ましてや治療後の理想的な位置というのは治療前にはまずわかりえないし，とりえないといってよい．

ゆえに，矯正歯科においては，「理想的な適応変化の始まりとなる中和された咬合（neutralized occlusion）」とでもいうべき状態を目標とすべきと考える．こうした状態で装置をはずすことで，患者はその後の“患者自身の機能”によって個性正常咬合を獲得していくことになる．スピーカーブやウィルソンカーブのレベリング（平坦化）や，臼歯の回転状態を舌側面が平行な位置までオーバーコレクションするというのもその要件の一つである．これらの状況は自然な正常咬合にはない状態だが，そこからその患者オリジナルの，真の個性正常咬合が患者自身の機能によって獲得されていく．

このように，矯正治療の終わりはその後の変化の始まりなのである．そのような観点から治療目標を考えるためには，一般的な成長変化と加齢変化について理解しておかねばならない．そこで，臼歯のポジションと切歯のポジションの成長変化と加齢変化，それに加えて歯周組織の加齢変化について考察してみよう．

2 ▶ 臼歯のポジションの変化

成長期の臼歯のポジションの変化として最も大きく現れるのは，横断方向の変化である（Marshall 2003[2)]）．基本的には臼歯部の歯列弓幅径は成長とともに増加する．Marshallらが詳細に臼歯の位置づけの成長変化を調べたところによると，上顎臼歯は頬側方向に萌出し，成長とともにアップライト（整直）してくる．そして，下顎は舌側方向に萌出し，成長とともにアップライトする．Hesbyらによれば，上顎臼歯の幅径拡大は上顎基底骨の拡大成長と呼応しているが，下顎臼歯の幅径拡大と下顎基底骨の拡大成長とは呼応しているわけではないことが明らかになっている（Hesby 2006[3)]）（**図2**）．つまり，もし成長期に上顎基底骨の正常な幅径が獲得されなかった場合は，下顎歯列の幅径拡大も得られないということである．下顎臼歯部の幅径不足は第二大臼歯や第三大臼歯の萌出に影響し，ポステリアーディスクレパンシーを引き起こすことがわかっている（van der Linden 1983[4)]）．つまり，混合歯列前期に上顎臼

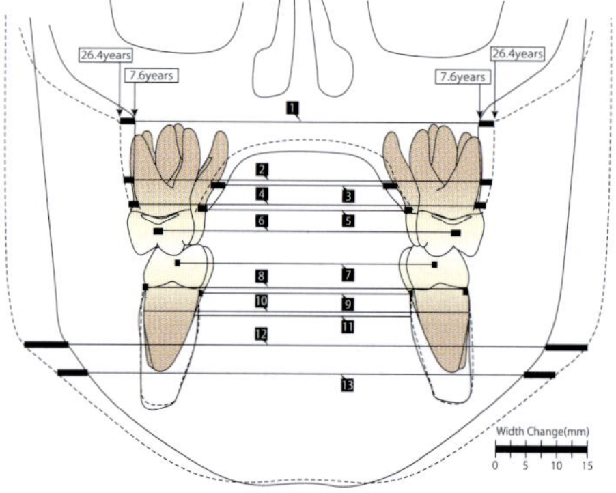

図2◉上下顎臼歯間の幅径拡大と上下顎基底骨の拡大成長（Hesby 2006[3)]）
上顎臼歯の幅径拡大は上顎基底骨の拡大成長と呼応しているが，下顎臼歯の幅径拡大と下顎基底骨の拡大成長とは呼応していない．

歯部の正常な幅径が確保できないということは，下顎のポステリアーディスクレパンシーの増大につながるということである．

このように，上顎骨の幅径確保は成長と加齢変化の流れの中で重要な意味をもつのである（**図3〜10**）．

では，成長期が終わった後の加齢変化はどうか？　加齢期の幅径の変化は研究者によって異なるデータが出ている．

一般的には，加齢とともに幅径の減少と下顎前歯の叢生が増加することが報告されている（Bondevik 1998[5]，Bishara 1994[6]，Carter 1998[7]，Dager 2008[8]）．一方，Harrisは，

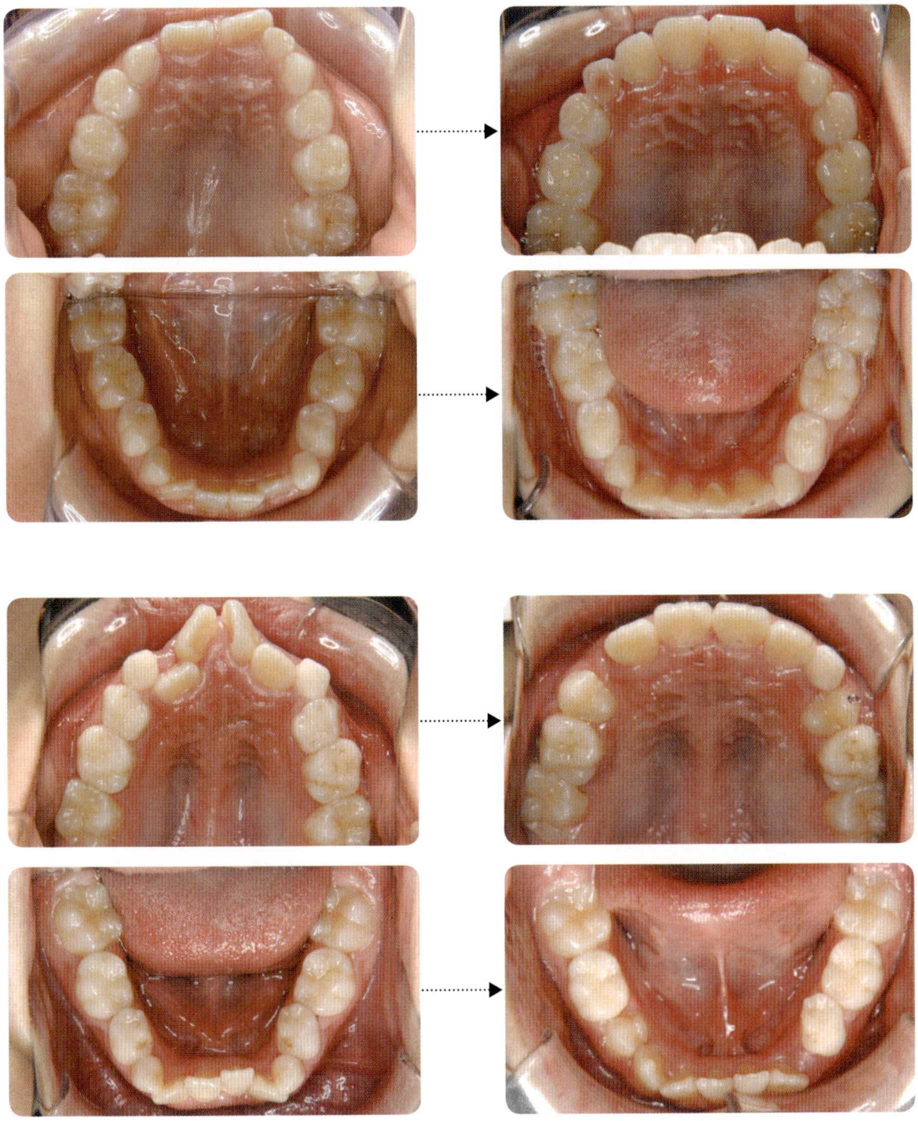

図3〜10◉上顎基底骨拡大の効果

左：成長期に正常な基底骨の幅径確保がなされなかった例．上顎のみならず下顎歯列の幅径不足もみられるようになる．

右：上顎基底骨の拡大により前歯部のスペースが確保された．同時に咬合の変化によって自然に下顎臼歯が頬舌的にアップライトし，下顎には装置をつけていないにもかかわらず，下顎前歯の叢生が減少している．

臼歯間幅径の増大とアーチレングスの減少があると示している（Harris 1997[9]）．その結果，アーチは幅広いものとなる．Henriksonも，有意な幅径の増大と奥行きの減少を観察し，年齢とともにより丸いアーチに変化するということを発見している（Henrikson 2001[10]）．Henriksonの研究でさらに着目すべき点は，臼歯の近遠心的位置づけの変化であり，年齢とともに近心傾斜することを示していることである（Henrikson 2001[10]）（**図11〜14**）．これはすべての研究で示されている長径の減少と関連していると思われる．

これらの結果から加齢変化としての臼歯の位置づけについては，幅径は拡大するものも縮小するものもあるが，近遠心的には近心傾斜に伴う長径の減少が認められ，いずれの研究者も咬合力の側方ベクトルがこのようなアーチフォームの変化を引き起こすと考察している．この報告は，咬合力の前方成分が矯正治療後の下顎前歯の叢生出現と関係があるという報告（Acar 2002[11]）とも一致する．

以上に示したような，成長期にあるべき正常な変化と加齢期での適応的な変化を考えれば，動的治療において，成長期で臼歯間幅径を確立し，最終的において，臼歯を頬舌的・近遠心的に直立させるということが，理想的な成長と加齢変化にとって重要であるということがわかる．

多くの臨床家や研究者が行っている方法は，こうした視点から捉えてみるとつじつまが合っている．

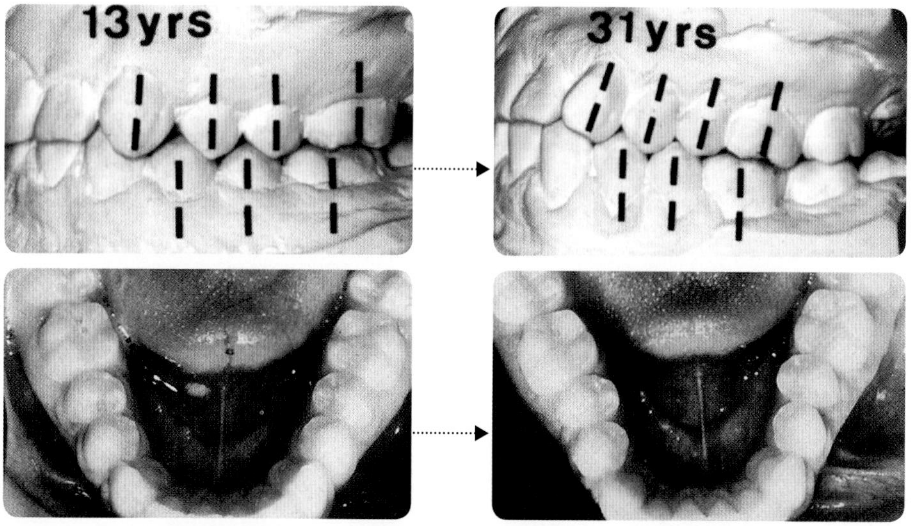

図11〜14◉正常咬合者の歯の位置の長期変化（13歳から31歳）（Henrikson 2001[10]）
臼歯が，年齢とともに近心傾斜・舌側傾斜してくることが示されている．

たとえば，Cetlinのトランスパラタルアーチのテクニック（**図15，16**）は，大臼歯の横断方向やローテーションの位置づけを正すものであるし，ACCOによる上顎臼歯の遠心への立て直しは，下顎臼歯との前後的関係の是正のみならず，上顎骨内での近遠心的整直にもなっている（Cetlin 2005[12]）．また，McNamaraは，混合歯列期における上顎側方拡大の重要性について述べており（McNamara 2001[13]），Marshallは，早期の上顎歯列弓拡大がアーチレングスディスクレパンシーの解消とⅡ級不正咬合の治療を促進するかもしれないと述べている（Marshall 2005[14]）．そしてVanarsdallは，幅径の獲得が歯周組織の安定性と関係していると述べているし（Vanarsdall 2005[15]），Acarらは咬合力の前方成分を最小限にすることで，前歯部への負担を軽減し，安定性を向上させることができるかもしれないと述べている（Acar 2002[11]）．

実際，ほとんどの不正咬合は横断方向の発達が不十分で，下顎臼歯は近心舌側に傾斜しており（**図17～22**），そうした状況は加齢とともにより悪化する．さらに，歯

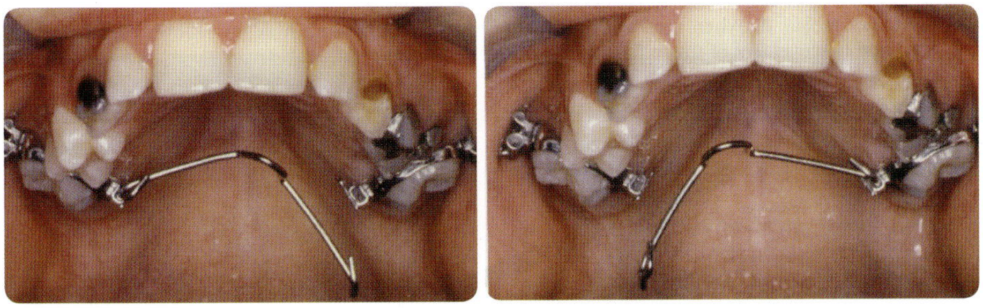

図15，16◉Cetlinのトランスパラタルアーチのテクニック（Cetlin 2005[12]）
臼歯根の頬舌的整直を行っている．

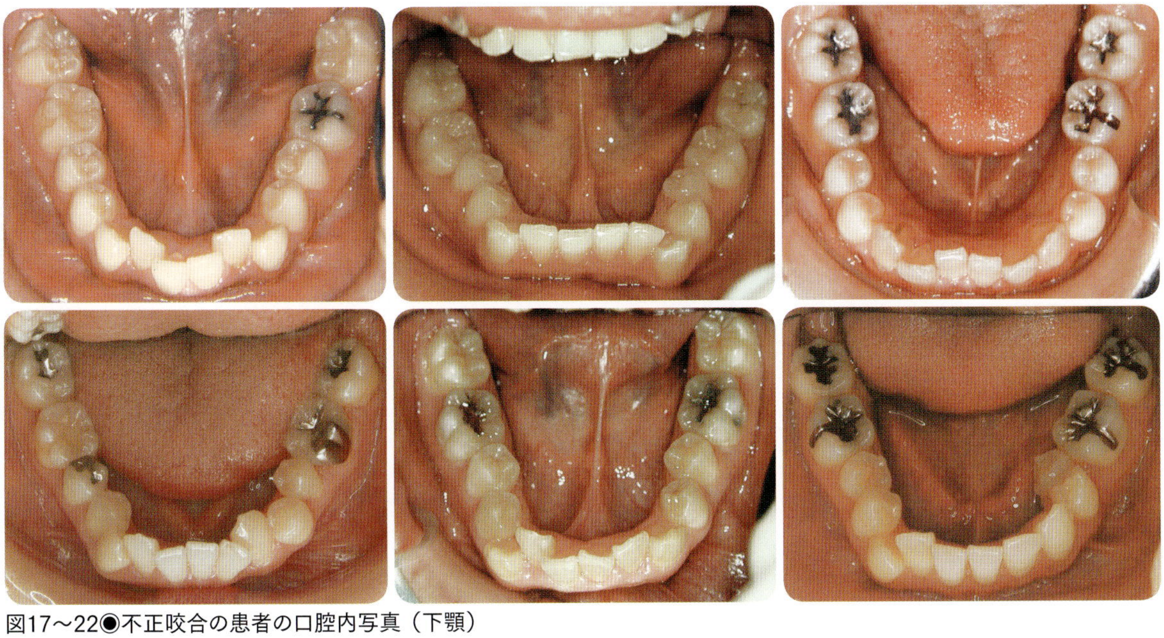

図17～22◉不正咬合の患者の口腔内写真（下顎）
ほとんどの不正咬合は横断方向の発達が不十分で，下顎臼歯は近心舌側に傾斜している．

周病に罹患した咬合状態の歯の位置づけをみると，臼歯は舌側に倒れ，前歯がフレアしていることがほとんどである（**図23〜28**）．歯周病という状態は咬合支持が歯周組織レベルで得られない状態であり，臼歯の位置づけの変化は前歯にも影響して前歯のフレアにつながる．喫煙による歯周病患者の5年間の臼歯の位置づけの変化をみると，明らかな近心傾斜が観察されるのである（**図29**）．

以上のようなことから考察すれば，もし臼歯が近心舌側に傾斜した状態のままで切歯だけを配列したとしても，これは"加速加齢"を引き起こす可能性を秘めているということである．しかしながら，矯正治療後，明確に臼歯がアップライトされている症例は抜歯・非抜歯にかかわらず，まだまだ少ない．この原因の１つは，多くの矯正治療テクニックにおいて治療の初期段階で臼歯の整直がなされないままにアーチのレベリングをすることにある（☞p.113参照）．

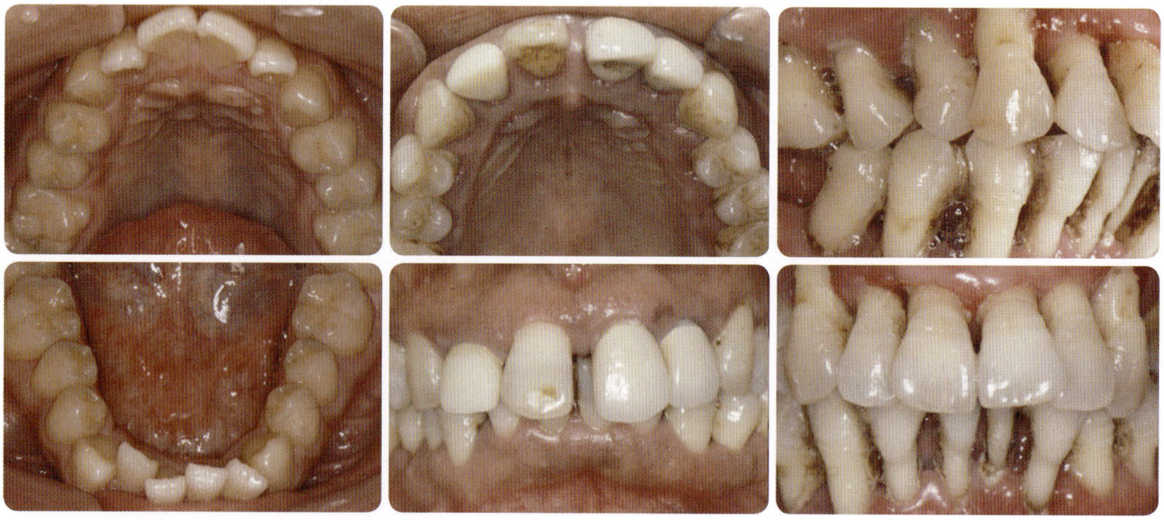

図23〜28◉歯周病に罹患した患者の口腔内写真
臼歯は近心舌側に倒れ，前歯がフレアしていることがほとんどである．

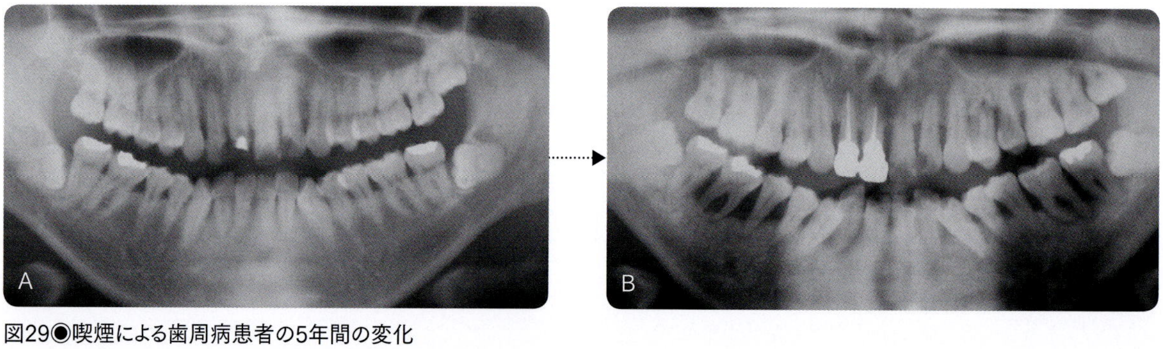

図29◉喫煙による歯周病患者の5年間の変化
A：初診時．B：5年後．骨吸収に伴う臼歯の近心傾斜が顕著である．

まとめ❶

① 正常な成長過程をフォローするためには，混合歯列前期に上顎歯列の幅径を確立し，臼歯を整直させておくことが重要である．

② 臼歯軸を頬舌的・近遠心的にアップライトして咬合力ベクトルと一致させることが，アンチエイジング治療につながる．

③ 臼歯軸が近心舌側傾斜したままで切歯だけ配列するような矯正治療は，長期的にみて加齢変化を加速するリスクがある．

3 ▶ 切歯のポジションの変化

切歯は，不正咬合の種類によってさまざまな位置づけを示す．しかし，ライフステージにおける変化という視点に立つと，切歯は継続的に萌出・延長つまり，垂直的高径が増加する．この現象を典型的に示す論文として，Rossiらの，成長期に切歯インプラントを埋入した症例のケースレポートをみてみよう（Rossi et al 2003[16)]）（**図30〜35**）．

外傷で上顎左側中切歯を失った10歳の少年に対して，直径4mmの円筒状の歯根形態をしたインプラントが埋入された．3年後，インプラント歯以外の歯の萌出と歯槽骨の垂直的成長により，インプラント歯と隣接歯の切縁に3mmのギャップが生じた．そこで，切縁の高さをそろえた新しいクラウンが作製された．しかし，9年後（19歳），さらに2mmのギャップが生じ，21歳になるとそのギャップは3mmになった．25歳，

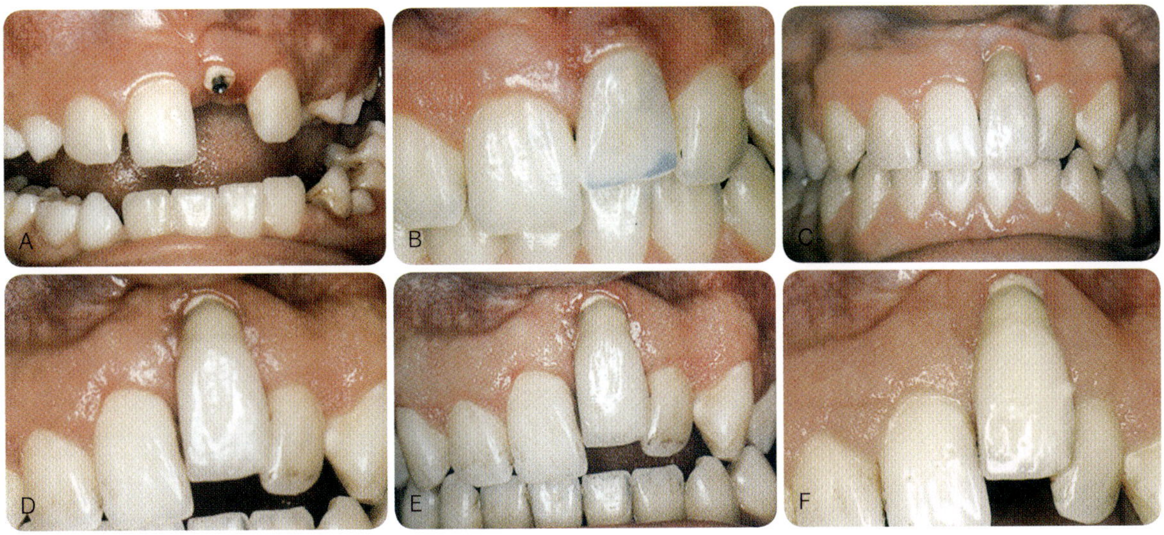

図30〜35◉Rossiらのケースレポート（Rossi et al 2003[16)]）
A：10歳．B：3年後．C：クラウンをつくり替える．D：9年後，19歳．E：11年後，21歳．F：15年後，25歳．
正常な歯は萌出と歯槽骨の垂直的成長を遂げるため，10歳で埋入されたインプラント歯のみ切縁の長さが変わらず，加齢とともに隣接歯とのギャップが拡大されている．

インプラント埋入15年後，ギャップは5mmとなった．この悲惨な症例は歯槽骨の垂直的成長が，成長期を過ぎても存在するということを明らかに示している．同様の報告はThilanderらも行っており，側切歯インプラントが思春期性成長を過ぎた後，15～25歳にかけても加齢とともに低位になっていく様を示している（Thilander et al 1994[17)]）（**図36**）．

同様の現象は下顎でも観察される．下顎切歯も成長・加齢を通じた垂直的高径の増加がみられ，下顎結合部の歯槽骨は加齢を通じて菲薄化していく（**図37**）．

このような成長と加齢の変化を考えると，矯正治療において切歯を過度に延長させるということは，加齢を加速させることにつながるといえよう．

たとえば，Angle II級1類不正咬合の特徴は，臼歯の近心傾斜と前歯の唇側傾斜だが，それは歯周病に起因する多くの歯列不正の特徴ときわめて似ている．不正咬合が，正常な成長と加齢のラインからはずれた状態であることや，歯周病が加速加齢の状態であるということを考慮すれば，Angle II級1類の治療においては，臼歯の位置づけを立て直したうえで，切歯を圧下しつつ後退させることがアンチエイジング治療につながるといえるのではないか．

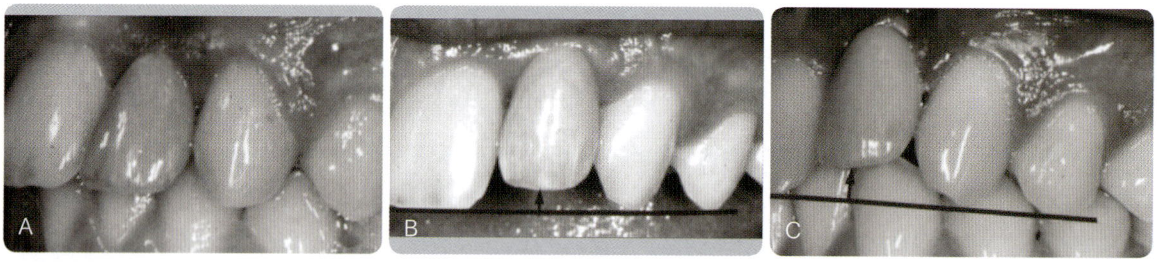

図36◉Thilanderらの報告（Thilander et al 1994[17)]）
A：15歳，B：18歳，C：25歳．側切歯のインプラント歯のみが低位になっていることから，思春期成長を過ぎた15～25歳にかけても，正常な歯は垂直的に成長していることがわかる．

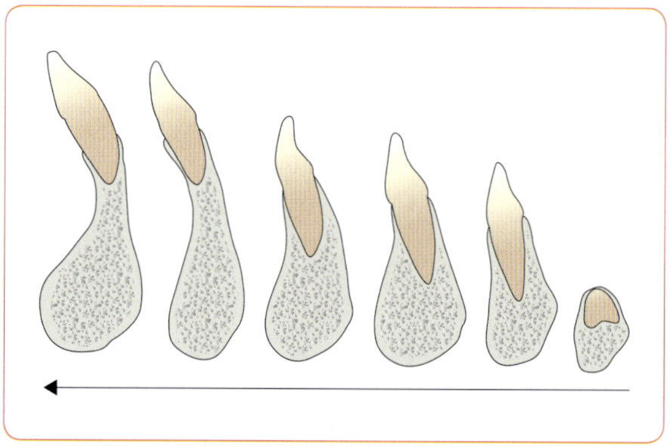

図37◉下顎切歯の垂直的高径の変化
下顎切歯も成長・加齢を通じた垂直的高径の増加がみられ，下顎結合部の歯槽骨は加齢を通じて菲薄化していく．

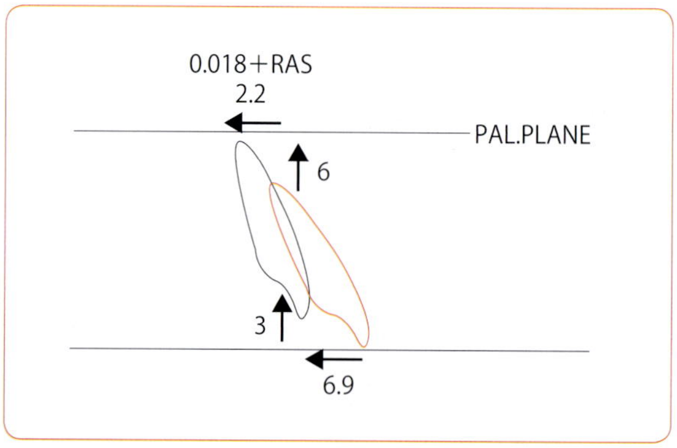

図38◉Cetlinによる非抜歯20症例の切歯の位置づけの平均変化量（Cetlin 1983[18)]）

しかしながら，Angle Ⅱ級1類不正咬合の治療における切歯のポジション設定については，矯正歯科医によってさまざまで，一定の治療目標を示していないように思える．日本で出版されている教科書や，各種のスタディグループが発行している症例集などから，Ⅱ級1類不正咬合の小臼歯非抜歯症例の治療前後の頭部X線規格写真重ね合わせをみてみると，上顎切歯が圧下されているものはほとんどなく，挺出しているもの・舌側傾斜しているものなどさまざまな状態を示している．実際に，一定の傾向を示さないかどうかは症例タイプや年齢，症例数などをコントロールして調査しなければならないが，現時点で得られた資料からは，治療法によっても術者によっても切歯の位置づけについての一定の傾向は認められない．

ところがMOOのオリジナルであるCetlinのケーススタディでは，20症例の平均で3mmの圧下と6.9mmの後退となっていることが示されている（Cetlin 1983[18]）（**図38**）．これはMOOテクニックと同様のCetlin法の2フェイズシステムによるところが大きいと思われる．すなわち，まず臼歯のリポジショニングをした後に切歯のポジショニングをするということであり，切歯のポジショニングには後退よりも圧下を先行させるということである（☞p.112参照）．また，開咬症例でも臼歯の位置づけをまず治すという方法は，切歯の挺出を極力防ぐためにきわめて有効である．開咬の治療法として有名なマルチループテクニックでは，前歯部の顎間ゴムを多用するが，このメカニクスは前歯の垂直的位置づけへの影響が大きくなってしまい，実際ほとんどの症例で下顎前歯の挺出と上顎前歯の唇側傾斜を引き起こしている（**図39-A**）（Kim 1987[19]）．

一方，MOOで開咬を治療した場合の典型的な変化をみてみると，臼歯の位置づけを正すことで開咬自体の治療はほとんど終了し，前歯はほとんど挺出させていないことがわかる（**図39-B**）．

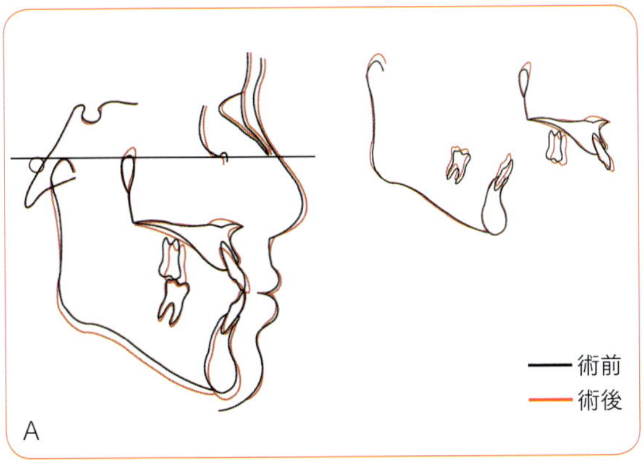

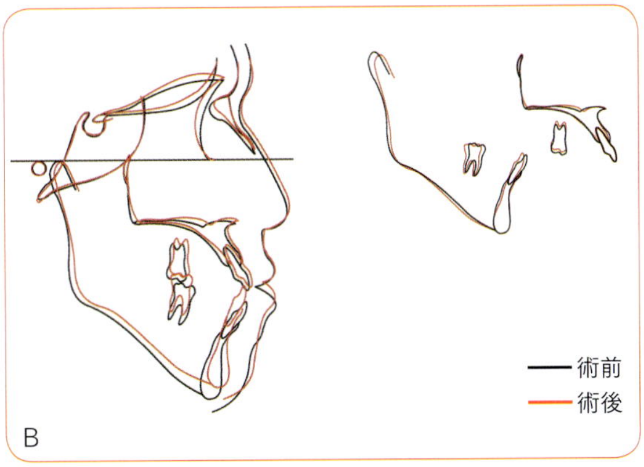

図39●マルチループテクニックとMOOによる治療結果の違い
A：マルチループテクニックでは，下顎前歯の挺出と上顎前歯の唇側傾斜が生じている．
B：MOOでは，下顎前歯の位置はほとんど変わらずに，下顎前歯が舌側にアップライトされて開咬が改善されている．

まとめ❷

① 切歯は成長や加齢を通じて挺出する傾向にある．したがって，矯正治療によって挺出を組み込んだような治療計画やメカニクスはアンチエイジングという観点からは極力避けるべきである．

② 顎間ゴムを多用するようなメカニクスは切歯の負担が大きく，過度な挺出を招いてしまうことがある．

③ MOOの2フェイズシステムは，まず臼歯の位置づけをし，切歯の移動に対するアンカレッジを確立したうえで，切歯の圧下と後退を中心としたアーチのレベリングを行うので，より確実な切歯の垂直的コントロールを行いやすい．

4 ▶ 歯周組織の変化

歯周組織は，特に成人の場合，さまざまな性状を示す．Maynardは軟組織・硬組織それぞれの厚みから，タイプ1〜4まで4種に分類した（Maynard 1987[20]）（**図40**）．加齢変化としては，歯肉・歯槽骨の菲薄化，すなわちリセッション（歯肉退縮）やフェネストレーション（歯槽骨裂開）などがあげられる（Burt 1994[21]）が，矯正治療による歯周組織への影響を考えた場合，Maynardの分類でタイプ2やタイプ4の場合はリセッションのリスクが，タイプ3やタイプ4の場合はフェネストレーションのリスクが高くなる．もし，矯正治療によって歯肉退縮や歯槽骨裂開を引き起こしたならば，それは加速加齢である．

まず，軟組織についてみてみよう．**図41〜44**は，他院で矯正治療中にリセッションを起こした症例である．犬歯部の付着歯肉の薄さや，下顎前歯部の歯槽骨の薄さから，無防備な拡大を行うと，このような結果になることは十分予想されたはずだが，矯正歯科医は「ブラッシング不良でこうなった」と患者を叱責しているそうである．

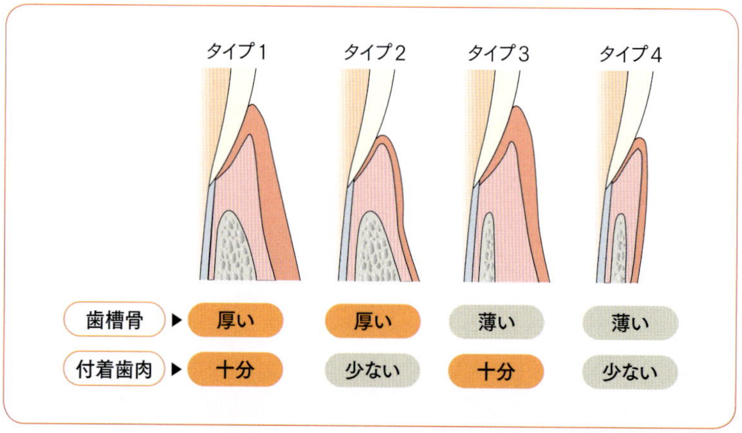

図40◉Maynard の分類（Maynard 1987[20] 改変）

この患者の上顎の舌側ブラケットは，いわゆるフリクションフリーのブラケットで，従来よりも弱い力で歯の移動ができるために，歯の移動側に骨ができるなどと喧伝されているものと同タイプの仕組みになっているが，使う装置が何であれ，まずは歯周組織と歯の移動についての診断が重要であろう．

では，すでに術前から歯肉退縮が存在する場合はどうか．**図45〜48**の症例は，術前すでに上顎犬歯のリセッションと上顎左側側切歯の欠損があり，さらなる拡大は歯周組織や将来の咬合を考えると非常にリスキーと考えられた．そこで，上顎右側側切歯を抜歯して，犬歯をボーンハウジングの中に移動するという計画を立てた．また，下顎は臼歯の近心傾斜があり，これを整直させることで埋伏している第二小臼歯を咬合に参加させた．結果として，唇側歯肉のリセッションは劇的に改善した．歯周的な処置は何もしていない．

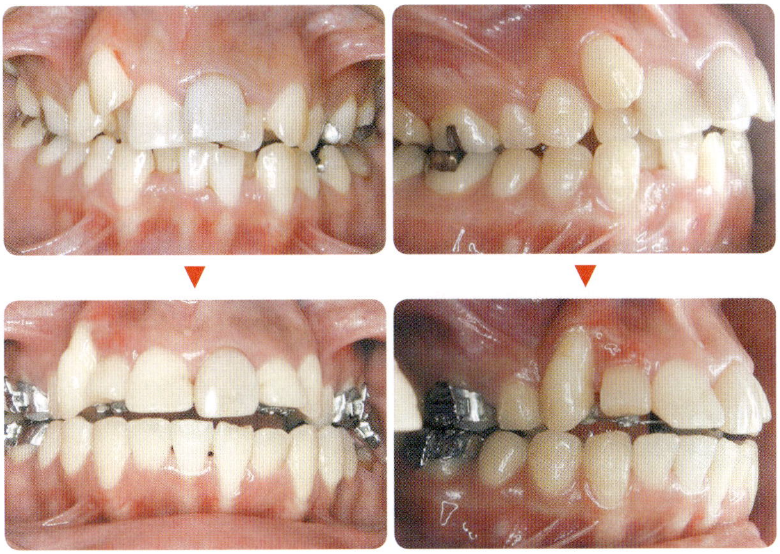

図41〜44◉他院で矯正治療中にリセッションを生じた症例
上：治療前，下：リンガルブラケットにて矯正治療中だが，付着歯肉が少なく歯槽骨の薄い部位にリセッションがみられる．

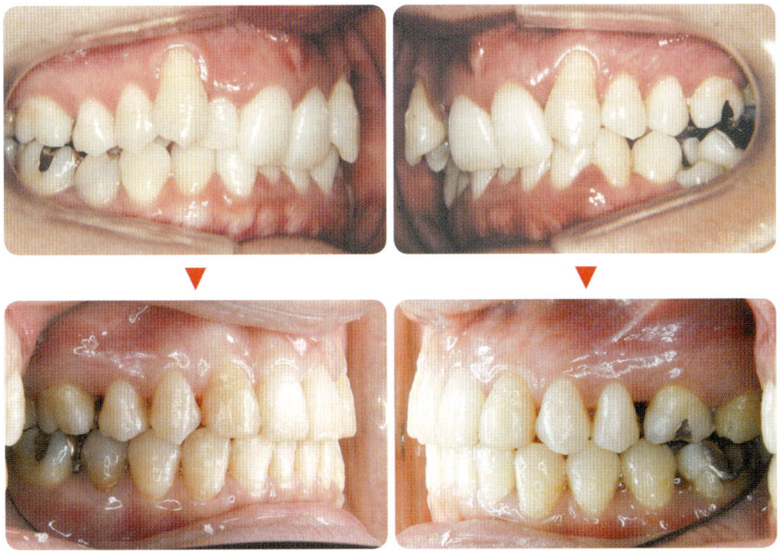

図45〜48◉術前からリセッションのあった症例への対応
歯周組織や治療後の咬合を考えると歯列拡大のリスクは高いと考えられたため，2|を抜歯して，犬歯をボーンハウジングの中に移動させた（左側側切歯は術前に叢生を理由にすでに抜歯されていた）．これにより歯周的な処置なしでリセッションは改善した．

図49〜55に示した症例でも，術前すでに両側の下顎犬歯唇側歯肉の退縮がある．矯正学的な診断からは，抜歯をしてアーチを小さくするよりも，非抜歯でアーチデベロップメントするほうが望ましい症例であったため，歯周病専門医に，矯正治療前に結合組織移植を依頼した．MOOのアーチデベロップメントはワイヤーによる機械的な拡大ではなく，リップバンパーによるパッシブデベロップメントであるため，ボーンハウジングを逸脱して拡大するものではない．また，唇側歯肉はリップバンパーによって頬粘膜の刺激からガードされている．その結果，治療中も治療後も安定した歯肉を維持できた．

次に，歯槽骨の菲薄がある場合はどうすればよいのか？　成人の多くの場合で唇側歯槽骨に裂開があるといわれている中で，術前すでに歯根が頬側から触知できるよう

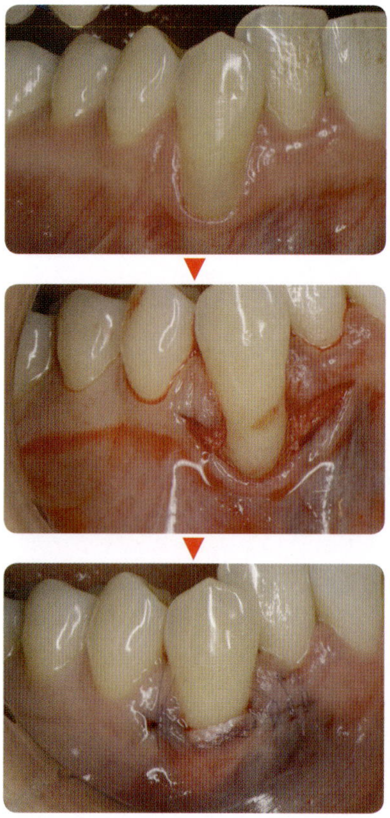

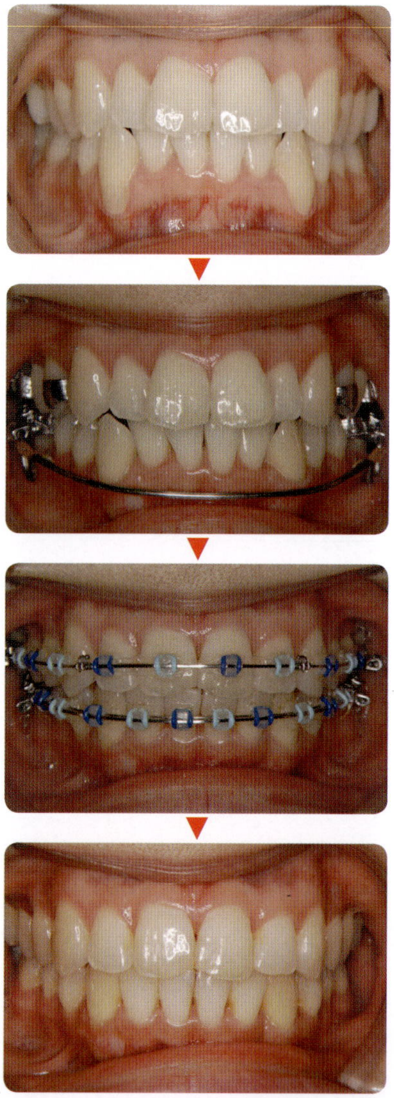

図49〜55●術前から両側の下顎犬歯唇側歯肉に退縮がみられた症例
矯正学的に抜歯をしてアーチを小さくするよりも非抜歯で拡大するほうが望ましいと診断し，矯正治療前に，歯周病専門医に結合組織移植を依頼した．MOOのアーチデベロップメントはワイヤーによる機械的拡大ではなく，リップバンパーによるパッシブデベロップメントであるため，歯槽骨を逸脱して拡大されることなく，治療中も治療後も安定した歯肉を維持できた．

な場合，あるいは多くの拡大を必要とする場合などは，矯正治療によってさらに裂開を拡張するリスクが高いといえる．解決法の選択肢としては外科的骨切り術で拡大する方法（orthognathic surgery），外科的に皮質骨を切って骨延長的に拡大する方法 SARPE（surgical assited rapid palatal expansion）などがあるが，これらの方法は手術侵襲のリスクもあるし，歯槽骨の菲薄自体に対応するものではない．このような場合，歯槽骨に直接アプローチする方法としてPAOOが考えられる（**図56**）．PAOOおよび本症例の詳細は有本ら（賀久ほか 2007[22]）に解説したので，ここでは，実際に術前歯槽骨裂開のあった症例において，術後，頬側に新生骨ができている様を示す（**図57，58**）．

まとめ❸

成人の矯正治療では歯周組織に対する診断が必須である．Maynardの分類に基づいてリスクを判断し，それに応じた方策を歯周病医とともに立てることにより，アンチエイジング治療につなげることができるだろう．今後，ますます成人で矯正治療を希望される方が増えると思われるが，矯正歯科医は歯周的な診断をする眼と，信頼できるパートナーの歯周病医をもつことでよりよい治療ができるようになる．特に，近年の歯周領域における再生医療やインプラントの進歩は目を見張るものがあり，矯正歯

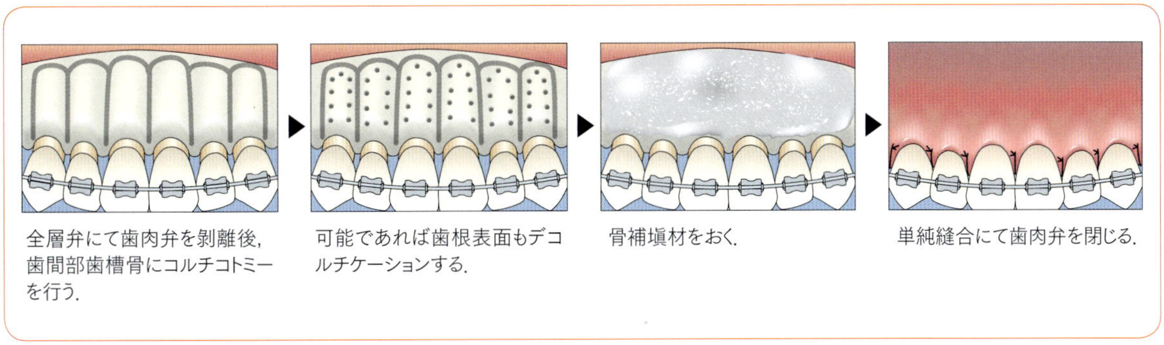

全層弁にて歯肉弁を剥離後，歯間部歯槽骨にコルチコトミーを行う．
可能であれば歯根表面もデコルチケーションする．
骨補塡材をおく．
単純縫合にて歯肉弁を閉じる．

図56◉PAOOの基本プロセス（賀久ほか 2007[22]）
デコルチケーションと同時に骨補塡材を移植し，頬舌的な骨造成を達成するという，矯正と歯周の最新知見を組み合わせた方法（PAOO）．

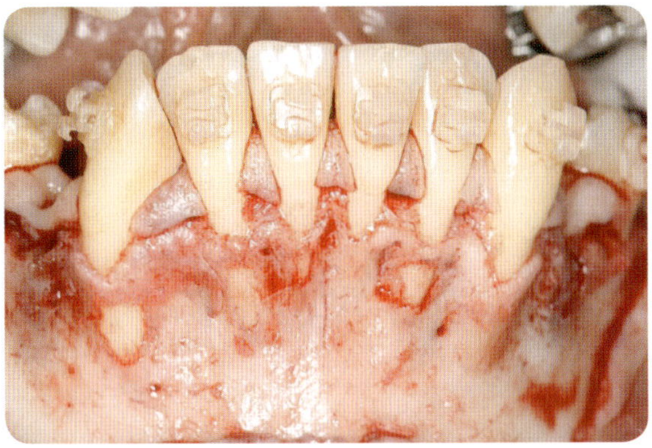
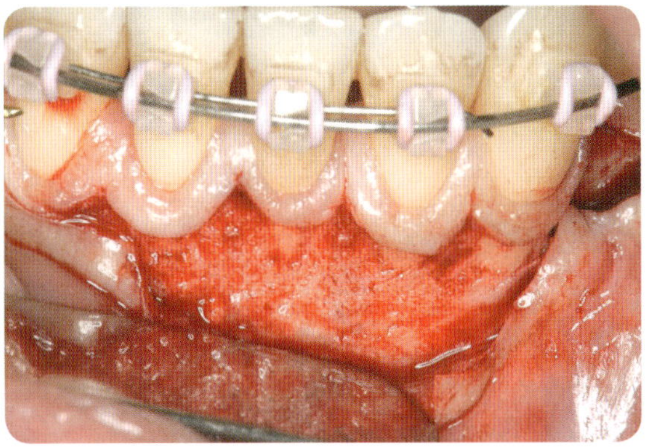

図57，58◉フェネストレーションのみられた症例にPAOOを行った症例
術後，頬側に新生骨ができている．

科医と他分野の専門医が連携して治療にあたることができれば，今後新しい治療パラダイムを開く可能性がある．

以上，アンチエイジングという観点から臼歯・切歯・歯周組織の成長と加齢変化について考察した．このような視点を診断に組み込むことで，単に歯を並べるという“その場限りの”治療ではなく，“サステイナブルな（持続可能性のある）”歯科治療へとつながっていくと考える．

たとえば，日本人の中学生でEラインをぴったり合わせる必要があるのかどうか．そのためだけに小臼歯抜歯を選択するというのは，少なくともサステイナブルとはいえないだろう．なぜなら，その後の成長や加齢変化で鼻とオトガイは一般的に高くなるからであり，これが行き過ぎた場合は，Eirewが双子の症例（**図59**）で示したよう

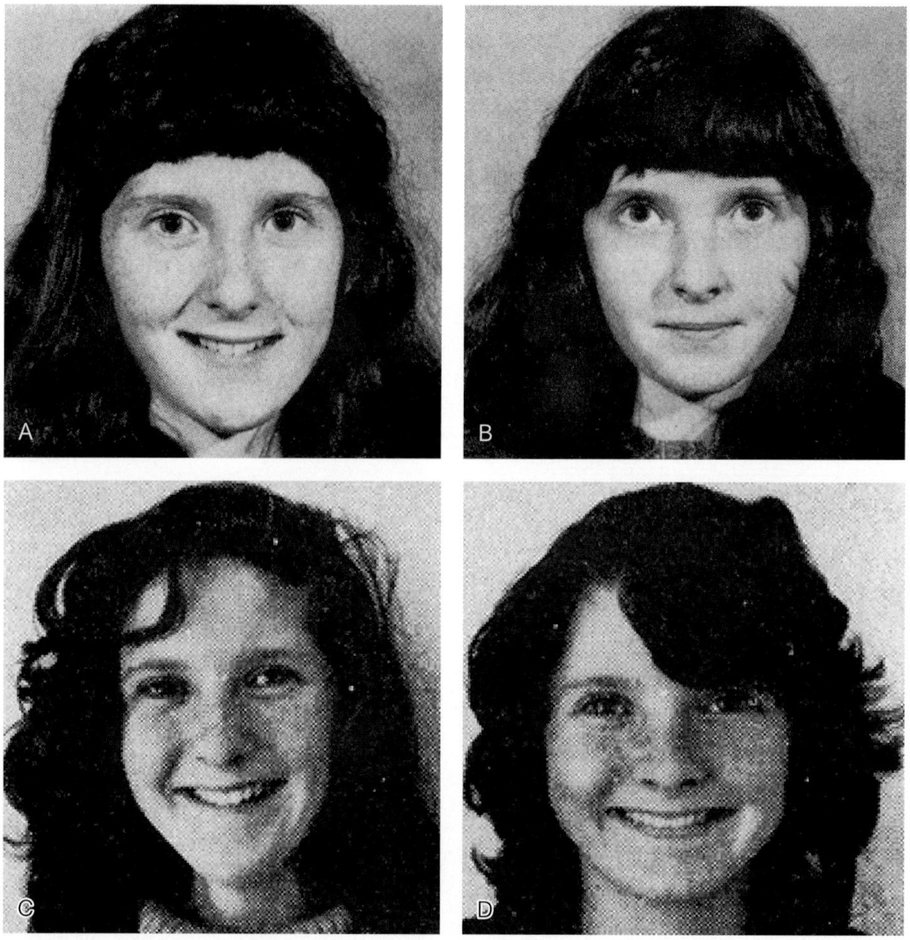

図59●Eirewより一卵性双生児のケースレポート（Eirew[23)]）
A，B：治療前，C，D：治療後
初診時12歳の一卵性双生児の姉妹は，Aの姉が連続抜去法，Bの妹がフレンケル装置による非抜歯治療を受けた．2年半の治療後（C，D），顔貌があまりにも異なって成長したことから，姉は精神的に問題をきたしたという．歯は，歯ばかりではなく頭蓋顔面にも何らかの影響を与えている．

なpremature aging（早期老化）ともいえる状況になる．スマイル時の前歯のみえ方（インサイザーショーイング）なども同じで，ティーンエイジャーで治療を終了するときは，やや前歯のみえ方が大きいほうがライフステージに合っており，長期的にみて持続可能性が高いといえる．そういう意味で，成人と若年者で治療目標は異なってくる．しかし，どのようなステージでも臼歯を3次元的にリポジションするというのは共通しており，これは，どのライフステージにおいてもなされているべき要素と考えてよいのではなかろうか．MOOは，そのようなサステイナブルな矯正治療に合致した方法の1つといえる．

column1

不正咬合の治療目標は正常咬合と同じではない

私がボストン大学大学院の学生だった1993年，同期である友人がCetlin先生の長期症例の研究をしており，カンファレンスルームでは，Cetlin先生と，当時主任教授であったGeanelly先生がイスに座り，ディスカッションをしていた．矯正歯科の医局の議論好きなドクターたちは，いつも何かのトピックについて論議を交わしていた．このときも，両先生の話を大学院生が取り囲んで聞き入っていて，ディスカッションの議題となっていたのは“臼歯の位置を舌側の歯面と平行にする”ことだった．Geanelly先生は，「解剖の教科書をみても，舌側の歯面が平行になっているのをみたことがない」と言っていたが，一方でCetlin先生は，不正咬合を直すときに目指す咬合は，治療が必要ない正常咬合と同じである必要はないというものであった．

私は，この会話を診療の合間に聞いていて，自分の診療が終わったときには，2名はすでにその場にはいなくなっていたので，最後はどのような結論になったのかわからない．いまはすでに2名とも他界されていて，その結論を知るすべはないが，皆さまはどう思われるだろうか？

（賀久浩生）

column2 『Compendium』の人類学論文が示唆するもの[1)]

現代のアメリカ人の65%の人が不正咬合を抱えていて，その原因が明らかになっているのはわずか5%にすぎないという．では，この60%の人達の不正咬合はどこから生まれたのか？　その疑問に応えるべく，アメリカの人類学者は，紀元前1350年頃に繁栄したといわれるエジプトのアマルナという町の遺跡から，3年間の発掘作業を通してみつけた94体の頭蓋を分析し，現代人との差を調べた．

その研究によれば，およそ2〜3,000年前に生存していたとされる彼らの歯列の状態はきわめてよく，咬合状態も素晴らしいということである．彼らの頭蓋について歯の位置だけでなく口腔と口腔を取り巻く環境もみてみると，咬筋や外側翼突筋が発達し歯槽骨が広く，第三大臼歯までそろっていて，歯の咬耗も顕著であるということがわかってきた．

また，オーストラリア原住民のアボリジニでも似たような報告がされている．

オーストラリアの矯正歯科医Raymond Beggは，現代人の食生活では起こらない咬耗を補う手段として抜歯という選択をした．しかし，“顎が小さいので歯を抜く”という選択肢は決して不正咬合の原因に基づいた治療ではない．現代人の不正咬合の原因がこの歯槽骨のボリューム不足からきているとするならば，その発達を促すためにはどのようなことができるかに注目すべきである．

この『Compendium』の論文では，われわれの先祖がもっていた，骨格的に広いベースを発達させるために，すべての臨床家は何ができるか，ということに注目すべきであると提言している．

◆症　例◆

若いときに抜歯されることで，著しい骨欠損が起こり，その結果，アーチが狭くなってしまうことがある．

図1は，若い頃に叢生解消のために小臼歯抜歯を伴う矯正治療を受けたが，リップサポート不足のために再び矯正治療を受けた患者で，歯周再生抜術を使ってアーチを大きく発達させている．いわば抜歯症例を非抜歯の形態に再治療したともいえる症例である．Tweedが非抜歯症例を抜歯で再治療したことを思うと，この逆とも言えるわけで，興味深い．

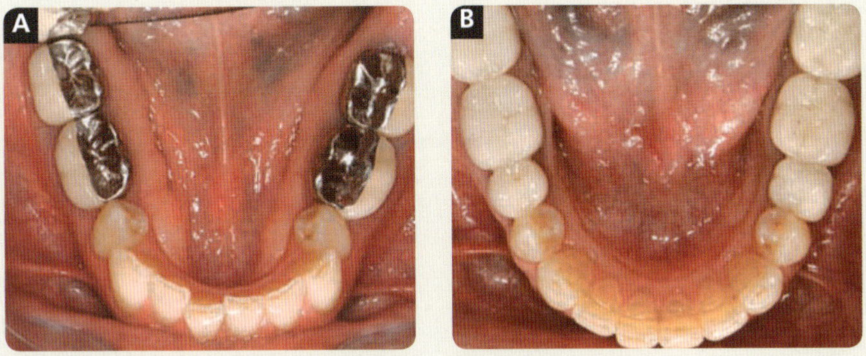

図1◉歯と歯槽骨の後退に伴う口唇のサポート不足と不正咬合の治療例

A：来院時．小さい頃に叢生の改善をはかるために抜歯した結果，側方歯の倒れ込みによって皮質骨が狭窄し，通常の矯正治療では対応できない．

B：再矯正治療3年後．コルチコトミー，1歯1歯に対するオステオトミー，仮骨延長による骨造成などの外科処置を併用した再矯正治療を行った．第二小臼歯部分にインプラントのためのスペースを開け，埋入した．歯槽骨の増大や歯列の著しい拡大が得られている．

---

1) Rose JC, Roblee RD：Origins of dental crowding and malocclusions：an anthropological perspective. *Compend Contin Educ Dent*, **30** (5)：292〜300, 2009.

（賀久浩生）

II

治療戦略

Strategy of
Molar
Oriented
Orthodontics

『それは Rational か，Reasonable か，Stable か？』

Vincent Kokich 2008

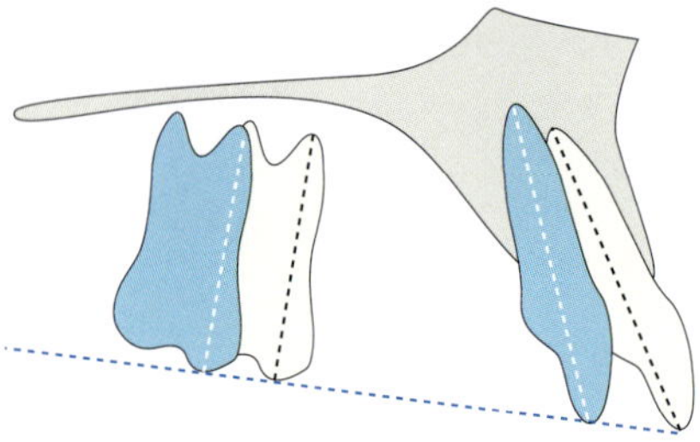

1 One Stage, Two Phase Treatment

1 ▶ 臼歯のリポジショニングから切歯のポジショニングへ

MOOテクニックの根本的戦略は，ファーストフェイズとして臼歯のリポジショニングをし，セカンドフェイズとして切歯のポジショニングをするという“Two Phase Treatment”である．そして全体の流れとして，横断方向transverse→垂直方向vertical→前後方向sagittalの順を意識して是正していく（**図1**）．これらのディメンジョンはお互いに関連しており，治療を通じて変化させていくことで，骨格的特徴すら変えることができる．この順番を意識する理由は，横断方向を治すことで垂直方向が影響を受け，垂直方向が変われば前後方向が影響を受けるからである（**図2**）．Angle分類が象徴する前後的不正に関しては，横断方向と垂直方向の問題を解決したうえでとりかからないと，思わぬ変化に翻弄されることになる．

Case Ⅱ-1-1はこの変化を典型的に示している．SN/MP52°の骨格性の開咬で，口腔内所見でも咬合時に第二大臼歯しか接触していない状態のため，他の医院で顎矯正手術の適応と診断された症例である．

この症例に対して，まず横断方向および垂直方向に臼歯の位置づけを修正したところ，前歯はほとんど閉じた．あとはわずかな近遠心的是正を残すのみとなったため，

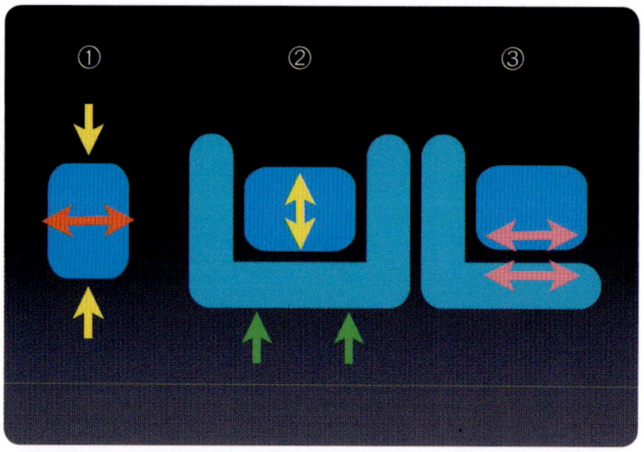

図1◉リポジショニングの順番
MOOでは，横断方向→垂直方向→前後方向の順に臼歯のリポジショニングを行っていく．上顎を拡大することで垂直方向が変化する（①）．そこに下顎が咬合するので（②），前後的な位置が影響を受ける（③）．

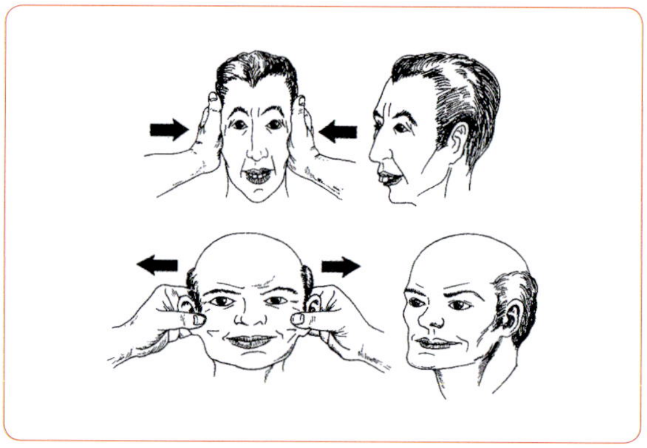

図2◉さまざまな顎顔面形態（Enlow 1990[1)]）
顎顔面形態は，横断方向，垂直方向，前後方向，とお互いに関連している．

Case II-1-1 顎矯正手術の適応と診断された骨格性の開咬症例　（術者：有本）

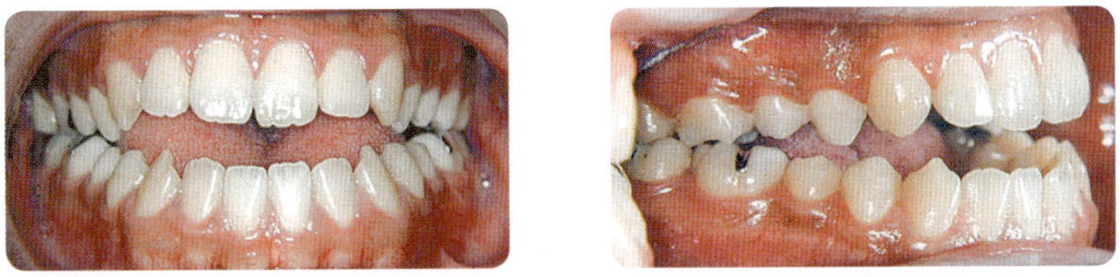

1-1，2
初診時．21歳9カ月，男性．骨格性の開咬症例で，第二大臼歯しか咬合していない．

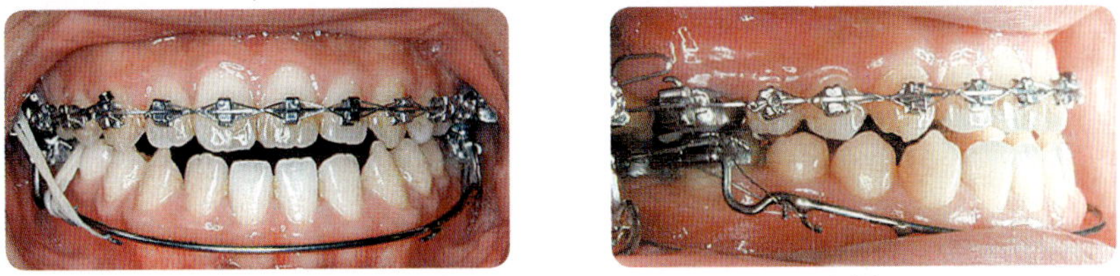

1-3，4
横断方向，垂直方向の臼歯の位置づけを修正．

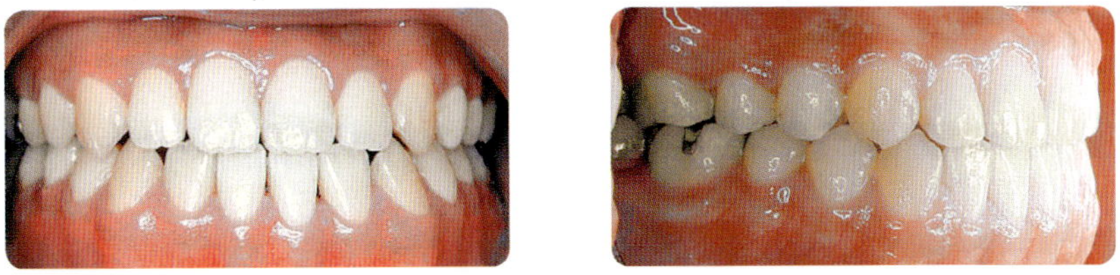

1-5，6
臼歯の位置づけを修正しただけで，咬合するようになった．

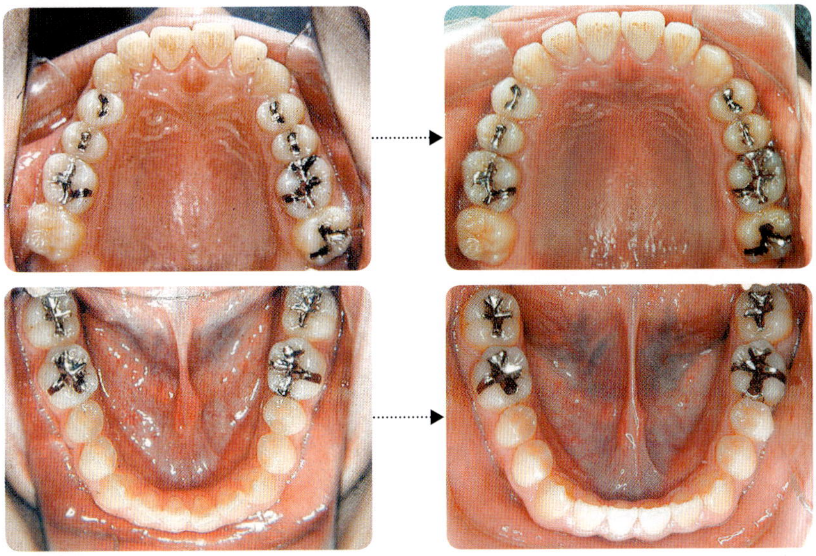

1-7～10
術前（左），術後（右）の咬合面観．

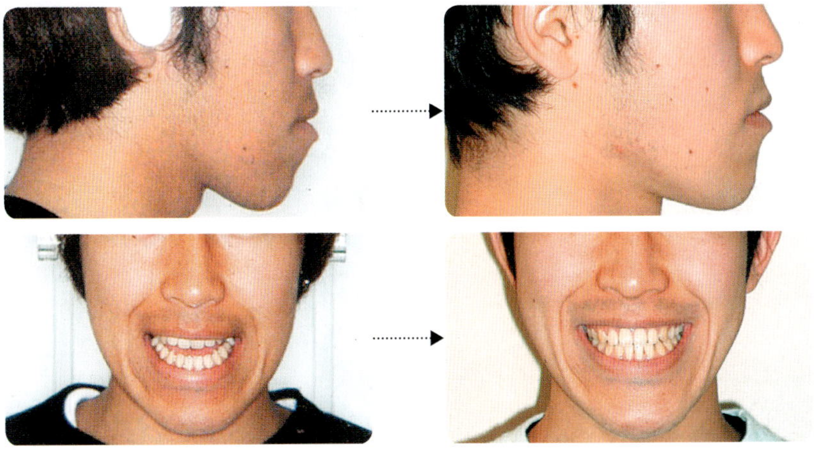

1-11～14
術前（左），術後（右）の側貌，スマイル．

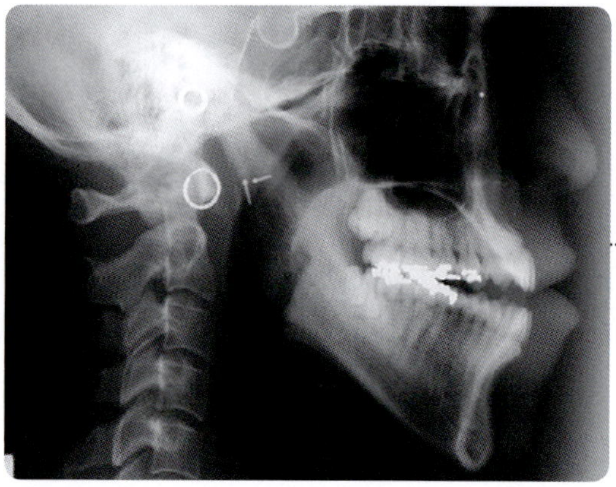

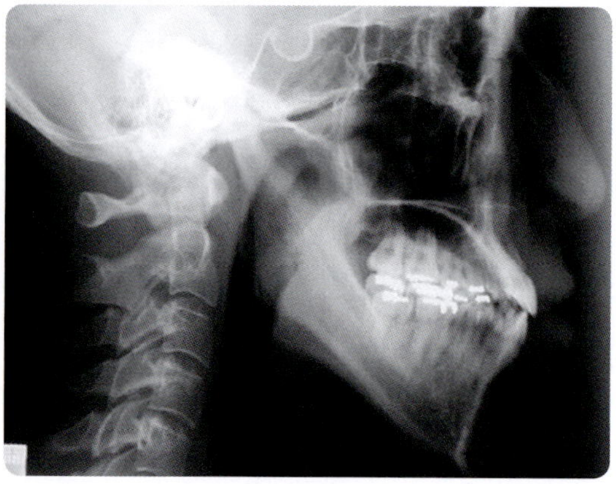

1-15, 16
術前（左），術後（右）のセファログラム．

1-17
術前（黒），術後（赤）のトレースの重ね合わせ比較．

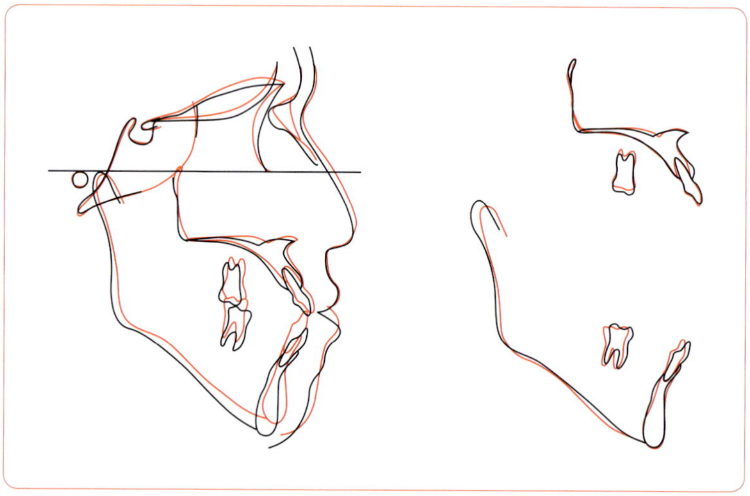

1-18, 21
術後7年．保定装置なしで安定している．

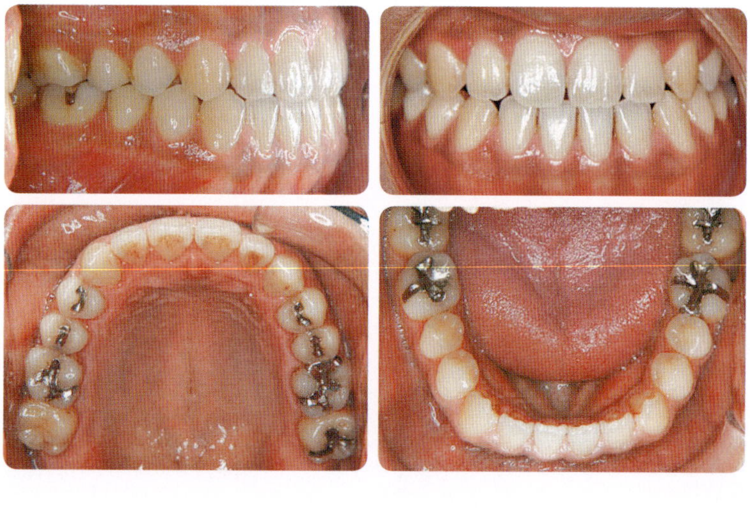

外科的治療はせずにデンタルコンペンセーションのみで十分咬合回復ができると判断した．実際には，上下顎歯列弓の拡大・上顎大臼歯の圧下・下顎大臼歯の挺出を伴わないアップライト・下顎前歯の舌側傾斜で治療を終了した．

術前にオーバーバイト－8mmだった前歯部開咬は，前歯を挺出させることなく治療され，術後7年にわたって保定装置なしで安定している．

2 ▶ 遠心移動ができないとされてきた理由

哲学編で述べたように，ほとんどの不正咬合の臼歯において，上顎では臼歯間の幅径不足と近心傾斜，下顎では近心舌側傾斜が観察される．したがって，臼歯のリポジショニングというのは，ほとんどの場合で幅径の拡大と遠心移動を意味する．しかし，これまで臼歯間の幅径拡大や，特に遠心移動は，積極的に行われることがあまりなかった．

古くはAngleが，「上顎第一大臼歯の位置は，自然の状態ですでに安定して正しい位置づけをとっているので変える必要はない」と考えた，という事情があるにせよ，大臼歯の，特に遠心移動は基本的に難しいとされてきた．この理由は大きく分けて2つある．

１つは技術的な問題である．ヘッドギアや顎間ゴムなど，患者の協力に依存する技術だと十分な遠心移動を得るのが難しいということや，セクショナルアーチやジョーンズジグなどでは傾斜移動はするものの，歯体での遠心移動が得られにくいという問題があった．大臼歯を遠心傾斜させた場合，歯冠がまた近心に戻ってしまうか，もしくは咬合平面を前下がりにして前歯の位置を妥協せざるを得なくなる（**図3**）．したがって，確実に歯体での遠心移動ができる技術がない以上，遠心移動することはできないと考えられてきた．

これに対してMOOにおける上顎大臼歯の遠心移動では，戦術編で述べるように基本的に歯体での遠心移動であり，咬合平面を維持しながら遠心移動するように注意して行っている．

遠心移動ができないとされてきたもう1つの理由は，「遠心移動をすればポステリアーディスクレパンシーを増大させ，後に永久歯を埋伏させたり，咬合平面の変化に伴う不正咬合を成立させたりする悪影響が出るのではないか」という懸念である．結論から言えば，これまでの経験からは，そのような状態になったことはない．たとえば**図4**のようなⅡ級1類の成長期の患者では，術前すでに第一・第二・第三大臼歯が垂直的に重なっており（A），このような状態で第一大臼歯を遠心移動すれば，第二・第三大臼歯部の叢生状態はさらに悪化することになる（B）．しかし，遠心移動後，前歯の配列を治療していく間に，第二大臼歯が正常に萌出し（C），治療後2年時には咬合に参加している（D）．そして，治療後5年時では，上顎第三大臼歯はさらに下降

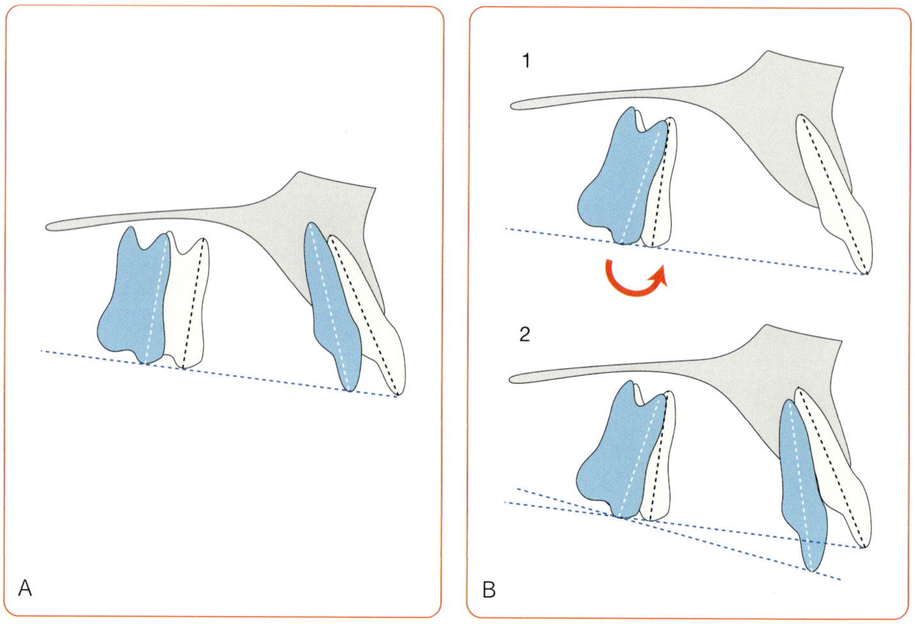

図3◉臼歯遠心移動は歯体での移動でなければならない
A：歯体での遠心移動．臼歯を歯体で遠心移動することで，咬合平面を維持し，切歯の圧下と後退を達成できる．
B：傾斜による遠心移動．傾斜による遠心移動では，歯根の位置に従って歯冠が後戻りするか（B1），もしくは咬合平面が前下がりになり，切歯の挺出や過度の舌側傾斜を引き起こす（B2）．

してきており，下顎第三大臼歯は萌出してきた．いずれも埋伏症状は呈していない（E）．

3 ▶ ポステリアーディスクレパンシーはどうなるか？

1 上顎のポステリアーディスクレパンシー

なぜ**図4**のような変化が起こるのだろうか？　歯と歯列の成長発育についての基礎的知識を振り返ってみよう．

まず，第一大臼歯より遠心部分の上顎骨は成長発育とともに骨が添加する成長野であり（Enlow 1990[1)]），後方に骨が添加しながら成長していくので，治療前の状態より歯の入るスペースが増大する．そして，未萌出の上顎第二・第三大臼歯の発育は，通常，同部の骨の発育よりも先行している．つまり，成長期においては第一大臼歯より遠心部分はディスクレパンシー状態にあるのが正常ということである．そして，形成途上の上顎第二・第三大臼歯は，萌出時であっても遠心頬側に向いており，咬合平面に到達するときにようやく顎骨の成長が追いついてスペースが得られるようになる．上顎第二・第三大臼歯は歯冠よりも歯根の径が小さく，完全に萌出したときには，歯根には十分なスペースが生まれ，正しい傾斜がとれるようになる（van der Linden 1983[2)]）．

また術前，ディスクレパンシー状態を呈しているようにみえたパノラマX線写真と

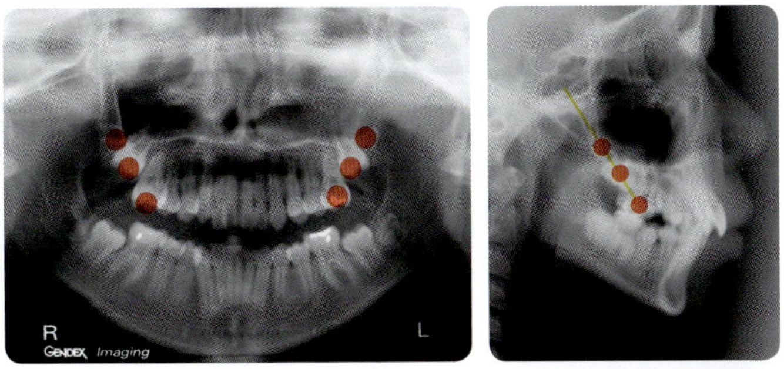

A
術前．上顎第一・第二・第三大臼歯が垂直的に重なっている．

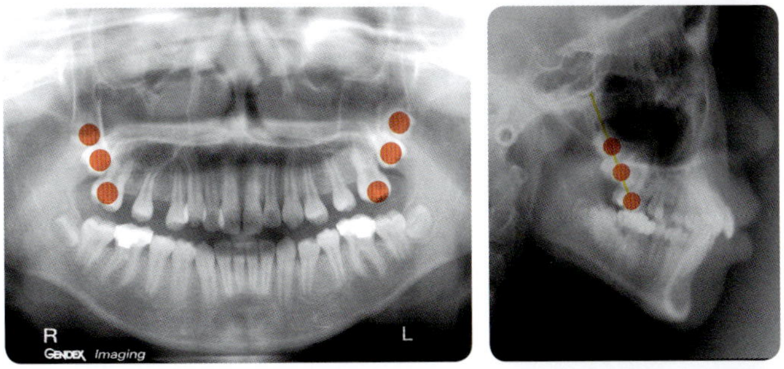

B（別症例）
Aの状態で大臼歯を遠心移動すれば，第二・第三大臼歯部の叢生はさらに悪化する．

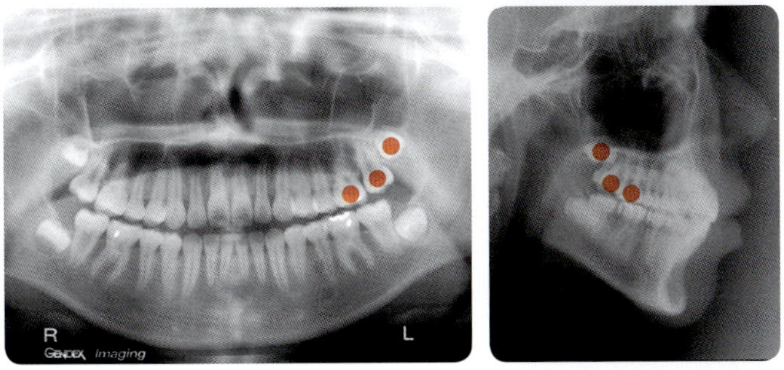

C
遠心移動後，前歯の配列治療を終了すれば，第二大臼歯がきちんと萌出してくる．

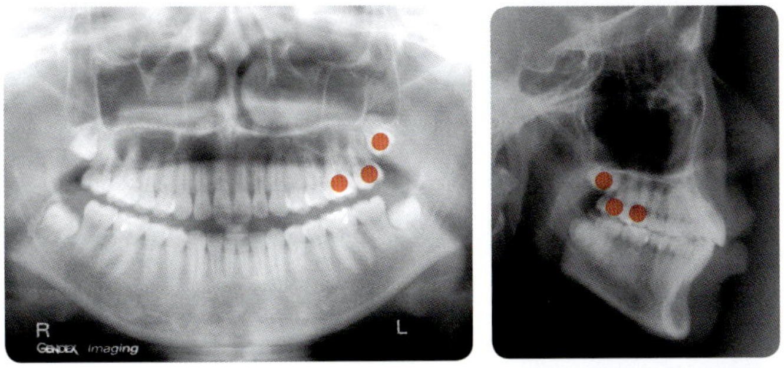

D
治療後2年．第二大臼歯が咬合に参加．第三大臼歯は埋伏症状を示していない．

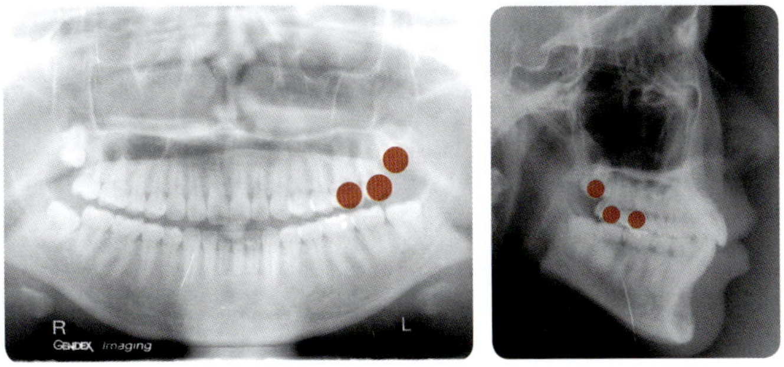

E
治療後5年．上顎第三大臼歯の位置はさらに下降してきており，下顎第三大臼歯は萌出してきている．

図4◉成長期のII級1類不正咬合における上顎大臼歯の位置の変化

セファログラムは，いずれも2次元画像であることを忘れてはならない．これまでにも述べたように，臼歯のポジションを論ずるときには3次元的に考えることが必須だが，これらのX線画像には横断方向の情報は含まれていない．バイオプログレッシブセラピーでは，第一大臼歯の遠心移動が可能かどうか判定するために，PTVと第一大臼歯遠心間との距離を指標にしている（根津ほか 1988[3)]）が，これも前後的な2次元の位置関係の評価であることに変わりはない．

前突を治療するために必要なスペースは，臼歯のポジションの前後方向と横断方向の是正，すなわち遠心移動と幅径拡大で得ることができる．これが可能かどうか，臼歯のディスクレパンシー状態から判別するにはパノラマX線写真やセファログラムでは不十分で，仮にCTなどで3次元的に位置関係を評価したとしても，成長期の骨変化までは予測できない．上顎臼歯の遠心移動には，第二・第三大臼歯歯胚の方向や，上顎洞底の形態，歯槽骨の厚みなど診断すべきポイントがいろいろあるが，第二大臼歯未萌出の時期においては，まずかなりの量の遠心移動は可能と考えてよい．また，アジア人の頭蓋は長径よりも幅径が大きく，幅径拡大と遠心移動とをバランスよく同時に行うことが，治療成功のポイントとなる．

2 下顎のポステリアーディスクレパンシー

では次に，下顎のポステリアーディスクレパンシーについてはどうだろうか？

たとえば，**図5**では第二小臼歯の萌出余地不足と第二大臼歯の埋伏傾向を示している．ここで，連続抜去法のように第一小臼歯を抜歯して第二小臼歯の萌出余地をつくり，第一大臼歯を近心にもってきて第二大臼歯を萌出させるという治療計画を立てることも可能だろう．しかしここで実際に行ったのは，リップバンパーで第一大臼歯を遠心方向にアップライトすることであった．

図6はこのときの変化である．第一大臼歯はリップバンパーによってアップライト

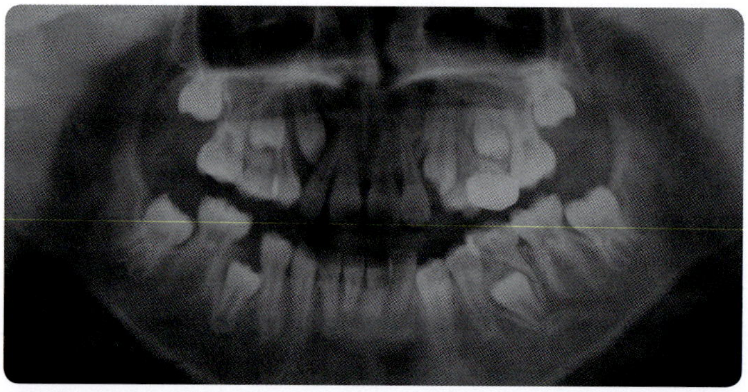

図5◉下顎第二小臼歯の萌出余地不足と下顎第二大臼歯の埋伏傾向を示すパノラマX線写真

され，第二小臼歯の萌出余地をつくっている．埋伏傾向の第二大臼歯は未萌出ながら第一大臼歯のアップライトとともに歯槽骨内でアップライトし，下顎枝方向に直立していく．そして，第二大臼歯萌出時には第二大臼歯遠心部にスペースができ，歯槽骨内で直立して萌出している．

なぜこのような変化が起こったのだろうか？　これについてもvan der Linden（1983[2)]）より，歯と歯列の成長発育についての基礎的知識を振り返ってみる．

まず，下顎の大臼歯歯冠が形成されるのは，萌出後に位置づけられる場所よりも遠心頬側部である．そして通常は，この部分でのディスクレパンシー状態は（上顎とは異なり）みられない．では，どういうときに，ここであげた例のように叢生状態がみられるのだろうか？　それは，下顎の水平方向への増大が十分でない場合のみである．水平方向の十分な増大がみられない場合には，下顎最後臼歯が直立できず，萌出するときに問題を起こす．

つまり，下顎第一大臼歯の遠心頬側面は第二大臼歯の萌出ガイドとなっているのである．第一大臼歯間の幅径が十分でない状態，すなわち舌側に位置していれば，より頬側に歯胚が形成される下顎第二大臼歯は萌出ガイドが得られずに自身も傾斜してしまい，ポステリアーディスクレパンシー状態になってしまう．

これらのことから学ぶべきは，もし下顎第一大臼歯がアップライトしていない状態でポステリアーディスクレパンシーが認められる場合は，下顎第一大臼歯の近心舌側位の結果としてポステリアーディスクレパンシー状態となっているのであり，決して萌出余地不足が原因ではないということである．

また，ポステリアーディスクレパンシーが咬合平面に影響し不正咬合が成立するという理論（佐藤1991[4)]）は，ポステリアーディスクレパンシーが第一大臼歯の位置へ影響した結果ということであるから，第二大臼歯萌出前に第一大臼歯をリポジションしておくことが，このような観点からも重要である．もちろん第二大臼歯がすでに

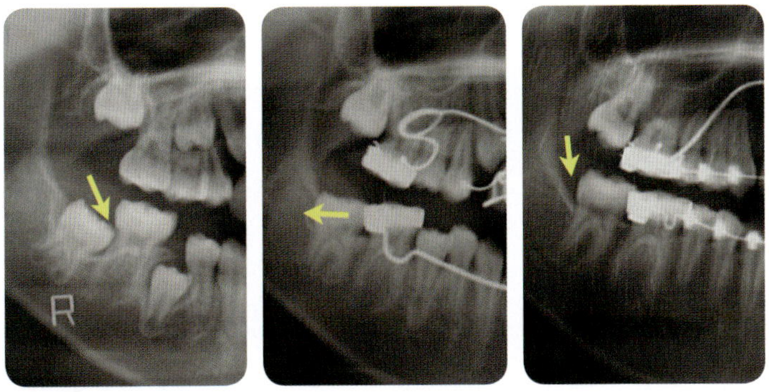

図6◉ポステリアーディスクレパンシーがある状態でのリップバンパーによる大臼歯遠心移動
リップバンパーによって第一大臼歯を遠心方向に起こすことで，埋伏傾向にあり未萌出の第二大臼歯もアップライトする．

萌出した後の段階なのに，第三大臼歯を埋伏させるような遠心移動は論外だが，このような場合は先に第三大臼歯もしくは第二大臼歯の抜歯をすることで十分対応できる．

したがって，ポステリアーディスクレパンシーの影響や成長発育がまだ残っている段階での第三大臼歯の歯胚摘出も基本的には行わない．

4 ▶ 一時点の資料のみで不可逆的な診断・治療をしない

不可逆的な診断とは，外科的矯正や，抜歯・非抜歯の診断などである．これらの診断は通常，ファーストフェイズの臼歯のリポジションが終わってから行う．

多くの矯正診断では，初診時に資料採得し，これを分析して抜歯・非抜歯を決定する．しかし初診の段階の患者がこれまでどのように変化してきたのか，これからどのように変化していくのかということは，この一時点の資料だけではわからない．

確かに，矯正歯科医はこれまでにさまざまな成長予測などへの挑戦をしてきた．しかしこれらが十分に矯正診断および臨床に応用できるとは言いがたい．なぜなら成長予測は統計的平均に基づくものであり，個々の患者がこれまで不正咬合やさまざまな機能的変異をもって成長してきたということを反映できないこと，そして，矯正治療による介入がどのような変化を与えるかもわからないということ，さらに，患者の協力度によって治療の効果も異なり，それは術前にはわかり得ないということなどのためである．また，セファログラムによる下顎の回転成長の方向予測についても「偶然の確率以上に判別できた矯正歯科医はいない」（Baumrind et al 1984[5)]）というような状況なのである（**図7**）．さらに，成長のピークには幅があり（**図8**），その患者がこ

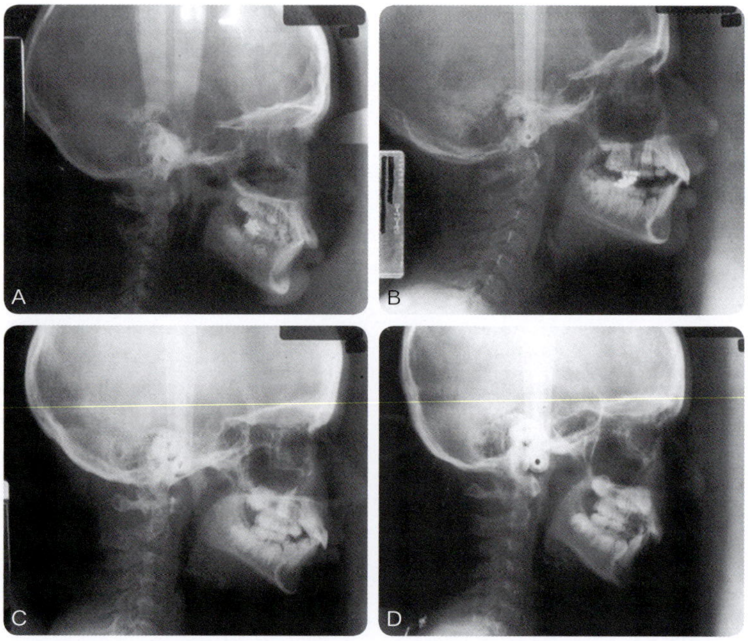

図7◉下顎の回転成長のさまざまなパターン（Baumrind et al 1984[5)]）
この4枚のセファログラムは，下顎の前方回転成長を示すものと後方回転成長を示すものである．18年の経験を有する矯正歯科医に，どの患者が後方回転を示すか判定してもらったところ，有意に判定できた矯正歯科医はいなかった（答：後方回転を示したのはB, D）．

れから成長変化を開始するのか，それともほぼ終わってきているのかということもわからない．近藤は，抜歯・非抜歯の判定について，上下顎の歯列弓・歯槽弓には高い順応性があるため，これを形態修正したうえで検討すべきとしている（近藤2007[6)]）．

たとえば***Case II-1-2***は，他医院で下顎犬歯の片側抜歯と診断された．確かに著しい叢生とIII級の咬合関係，コンベックスタイプの側貌で，片側のみならず上下顎4本小臼歯抜歯，あるいは下顎両側小臼歯抜歯と下顎前方復位型の外科的矯正治療と診断されるような場合もあるかもしれない．

しかし，臼歯の位置をみてみると，近心舌側傾斜・近心回転があり，成長変化も未知数なので，まずは臼歯の位置を直しながら，成長変化・治療の効果・治療に対する協力度などを観察していった．その結果，成長期にはバランスのとれた顔貌へと変化し，小臼歯抜歯も外科的矯正もすることなく治療を終了できた．

成長期でなくても，***Case II-1-1***の開咬症例のように臼歯のリポジショニングが終わった後では外科的矯正も小臼歯抜歯も必要なくなることがある．

したがって，抜歯や外科的矯正などの不可逆的な治療計画は，少なくともファーストフェイズ終了後までは立てるべきではない．ファーストフェイズとは（抜歯であっても非抜歯であっても外科であっても），臼歯の3次元的リポジショニングを行いつつ，成長発育に影響を及ぼすような咬合干渉などの因子を排除し，この期間中にどのように成長変化をするか？　どのような治療効果があるか？　治療に対する協力度はどの程度あるか？　などを観察することができるチャンスなのである．これらの変化を十分に観察・評価したうえで，抜歯・非抜歯の判定がなされるべきである．

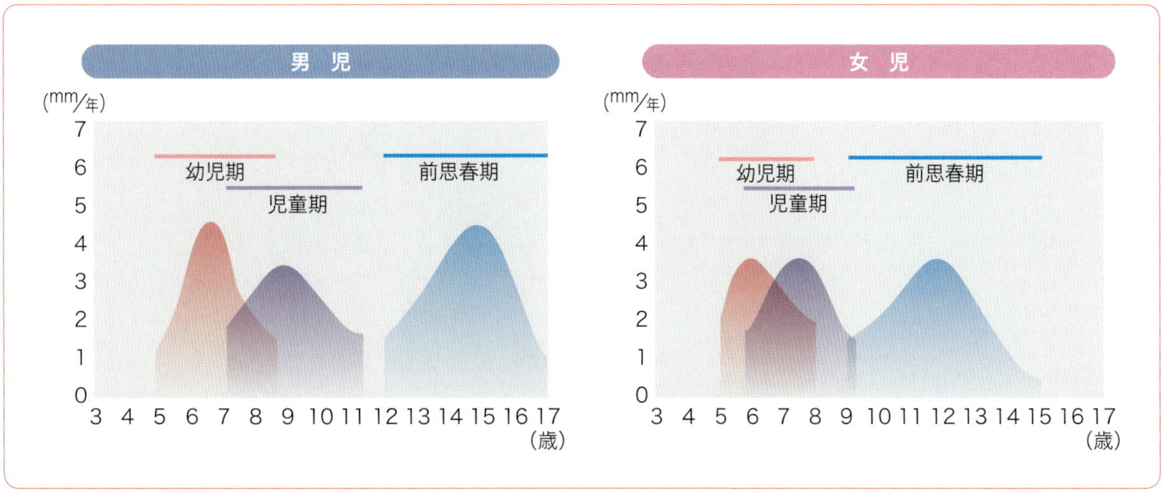

図8◉下顎の成長のピーク（Orthodontics：A patient education guide. American Association of Orthodontics ed）
成長のピークには幅がある．

Case Ⅱ-1-2 他院で下顎右側犬歯抜去と診断されたⅢ級，叢生症例 （術者：有本）

2-1～4
初診時．12歳8カ月，女児．Ⅲ級の叢生症例．他院で下顎右側犬歯抜去と診断されて来院．当院にて矯正治療開始時．装置は前医で装着されたもの．

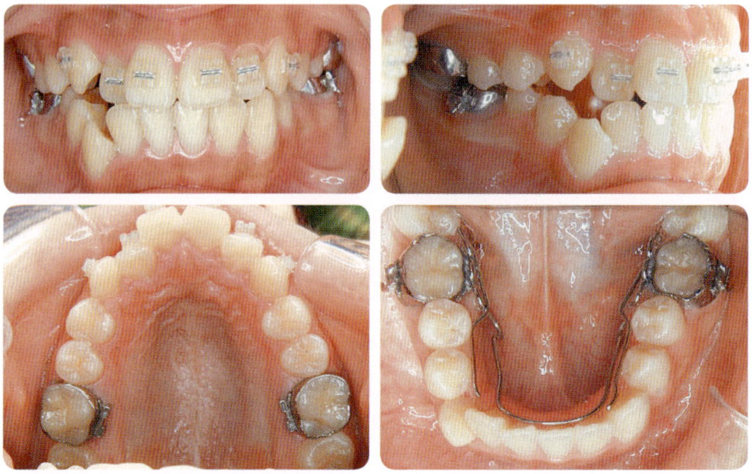

2-5～8
臼歯のリポジショニング終了時．

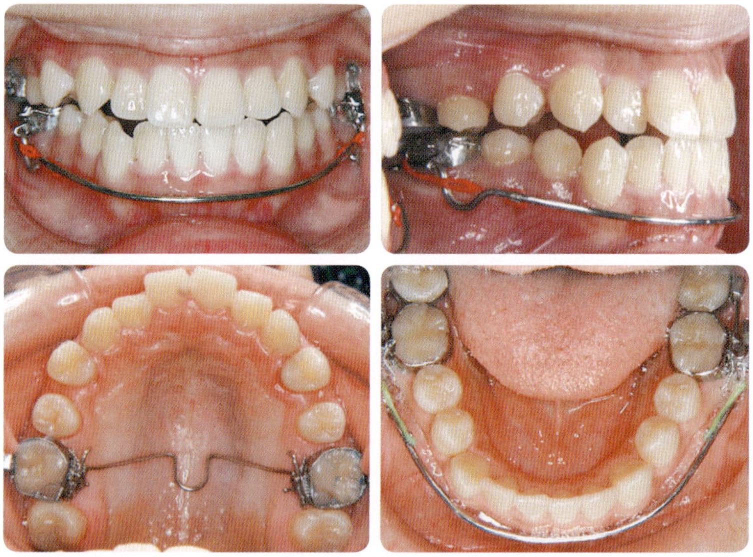

2-9～12
抜歯も外科処置も行わずに治療を終了．

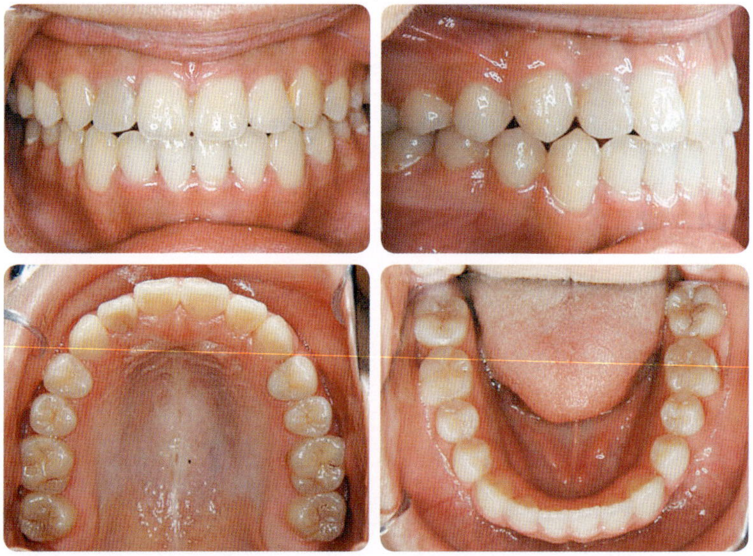

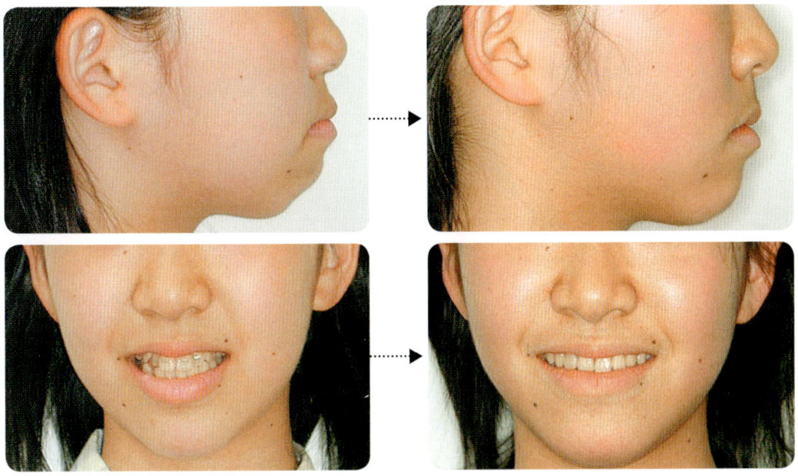

2-13〜16
術前（左），術後（右）の側貌とスマイル．バランスの取れた顔貌に変化している．

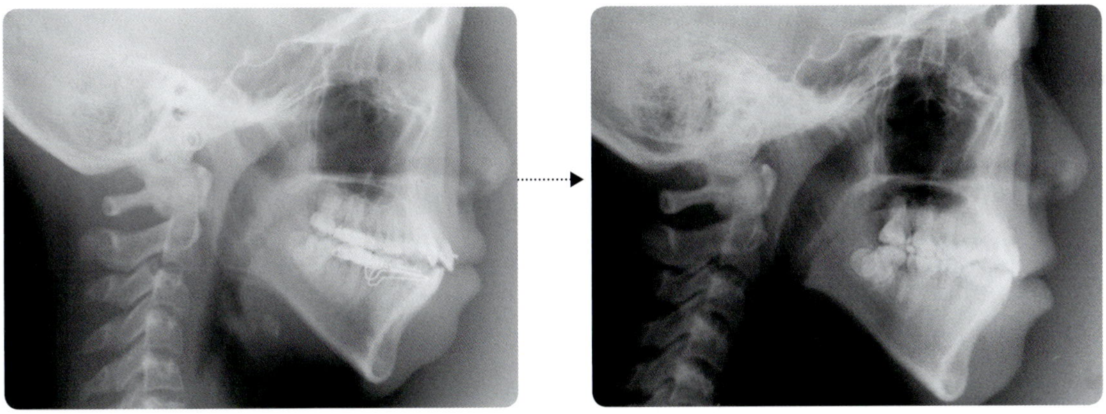

2-17，18
術前（左），術後（右）のセファログラム．

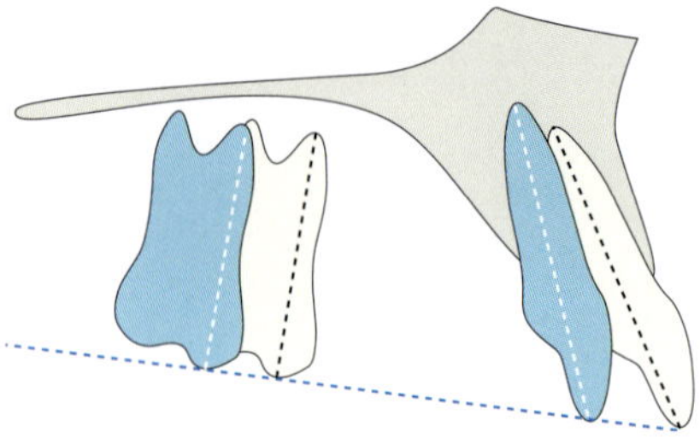

2 治療のタイミング

1 ▶ 治療開始時期についての考え方

矯正治療を開始するのに最適な時期については，さまざまな意見が存在しており，いまだに統一した見解が得られていないのが現状である．

1 すべての永久歯萌出後に治療を開始する

どのような方法で治療を開始するにせよ，永久歯がすべて生え揃わなければ治療を終了できない．また，骨格的な成長もできるかぎり終了した時点のほうが，診断上，不確定な部分が少なくなるため，治療目標を明確にしてアプローチしやすい．コンピュータによる解析技術が進んできているとはいえ，個人の長期的な成長を正確に予測することは難しいのである．

乳歯列期や混合歯列期に治療を開始すると，永久歯が萌出するまで長期にわたって管理していく必要がある．もし，永久歯萌出後に治療を開始しても早期に開始した場合と同じ結果が得られるのであれば，遅い時期に開始したほうがより効率的な治療といえる．

2 混合歯列期後期に治療を開始する

MOOテクニックでは，最適な治療開始時期を第二乳臼歯の脱落前・第二大臼歯の萌出前としている，この理由については後述する（☞p.50）．

3 早期（乳歯列期〜混合歯列期前期）に治療を開始する

顎顔面の成長発育に及ぼす不正な影響を早期に取り除くことで，その後の成長がより正常に近くなり，将来必要になるであろう治療を軽減できるという考え方である．しかし，不正咬合が存在していない状態を管理していく咬合育成という概念もあり，どこまでを早期治療という枠組みにすべきか明確でない．

いずれにしろ治療が長期にわたることになるため，本来その治療がその時点から必要なのかどうかをよくみきわめ，オーバートリートメントにならないようにしなければならない．

2 ▶ 早期治療が必要な場合

1 早期治療の適応

永久歯萌出前に生じる不正咬合の中で，オーバートリートメントにならない範囲で矯正歯科医がかかわることができ，成功する確率が高いと考えられる早期治療の適応症例を以下に示す．

❶不正咬合が顎顔面の成長発育に悪影響を及ぼすと考えられる場合

1. 片側もしくは両側の臼歯の交差咬合で下顎偏位のみられる場合（***Case Ⅱ-2-1***）
2. 前歯の反対咬合：一歯のみの場合や機能的な反対咬合などがある．前歯部の破折や動揺，付着歯肉の退縮やエナメル質の摩耗などのリスクとなる（***Case Ⅱ-2-2***）．
3. 歯の異所萌出が他の歯の萌出にも影響を及ぼすと考えられる場合
4. 上顎前突の空隙歯列弓症例において，外傷を予防するために上顎前歯を後退させなければならない場合

❷早期の乳歯脱落により，永久歯列に影響が及ぶと考えられる場合

早期の乳歯脱落を放置し，重度の叢生や反対咬合などが生じた場合，後に矯正治療で改善を試みても，早期に介入したときと同じ治療結果が得られるとは考えにくい．

❸悪習癖のある場合

1. 指しゃぶり
2. 下唇を噛む癖
3. 弄舌癖

2 その他，早期治療のメリット

早期に治療を行う場合の患者側の利点としては，以下が考えられる．

1. 上顎前突でオーバージェットが大きい場合は，早期治療が外傷の予防につながる．
2. 「受け口」「出っ歯」などと友だちにからかわれたりする可能性のある場合は，心理学的配慮から早期治療のメリットがある．
3. 歯の叢生が大きく，個々の歯が捻転している場合は，どの時期に治療を行っても後戻りの傾向があるといわれている．しかし，歯周環状靱帯は歯の萌出時に形成されるとの報告（Kusters et al 1991[1)]）があるため，完全な叢生状態となる前にスペースをつくり，歯列を整えておくメリットが考えられる．

これらは顎顔面の成長発育を中心に考えた場合の早期治療の適応症である．

ただし，上記の条件にあてはまる場合でも，ランパントカリエスや重度の歯肉炎に罹患している子ども，心理的に矯正装置の使用が受け入れられない子どもに対しては，早期治療を行うべきでないのは言うまでもない．

Case Ⅱ-2-1　臼歯交差咬合症例

（術者：賀久）

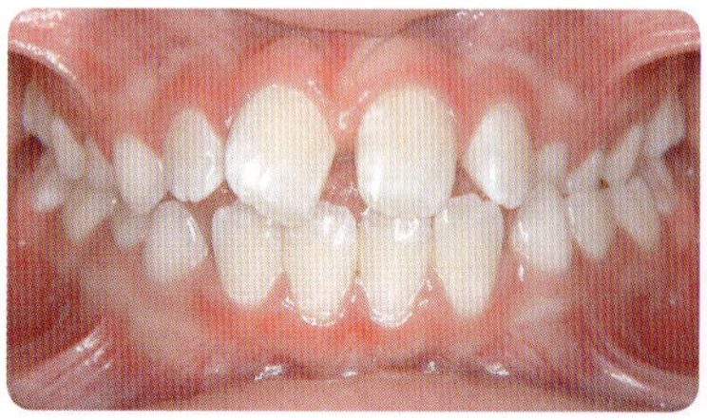
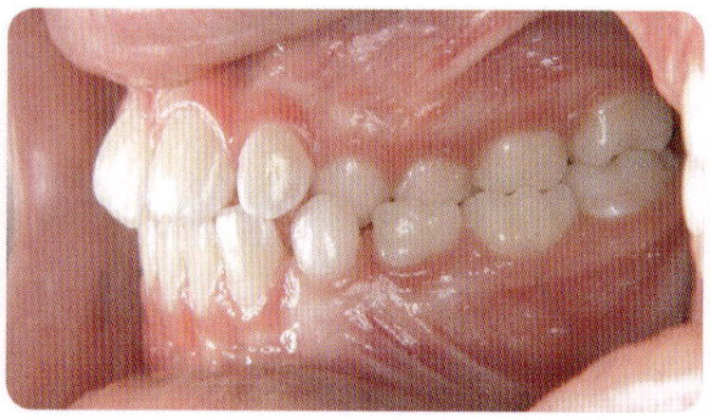

1-1，2
初診時．10歳，女児．下顎が左側に偏位し，左側臼歯部が交差咬合になっている．

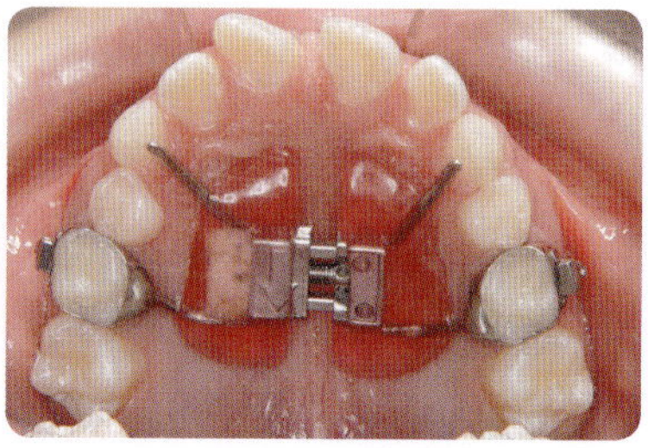

1-3
CとEの歯根は1/2以上認められる状態．拡大治療による歯根吸収を防ぐため，永久歯を支台としない拡大装置を用いた．

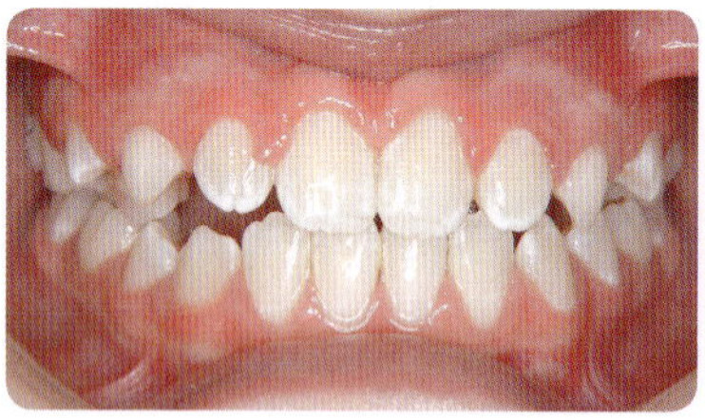
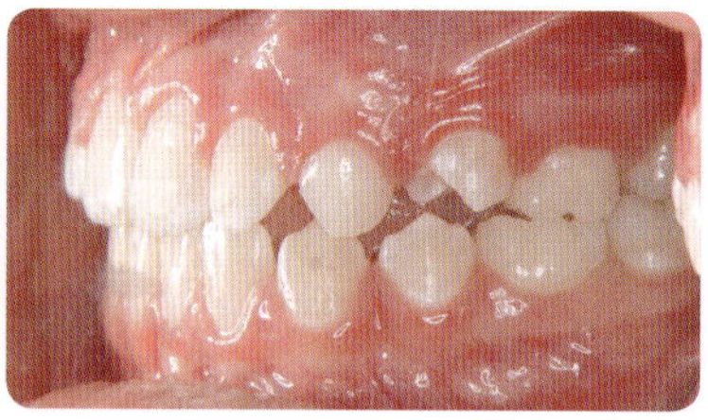

1-4，5
緩徐拡大でスクリューの調整をした拡大治療の後，6カ月間の保定期間を経て装置を撤去した．左側の交差咬合は解消されている．

Case Ⅱ-2-2　前歯反対咬合症例

（術者：賀久）

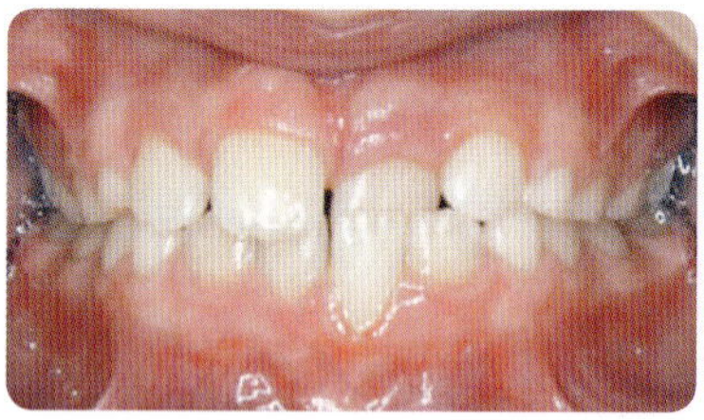
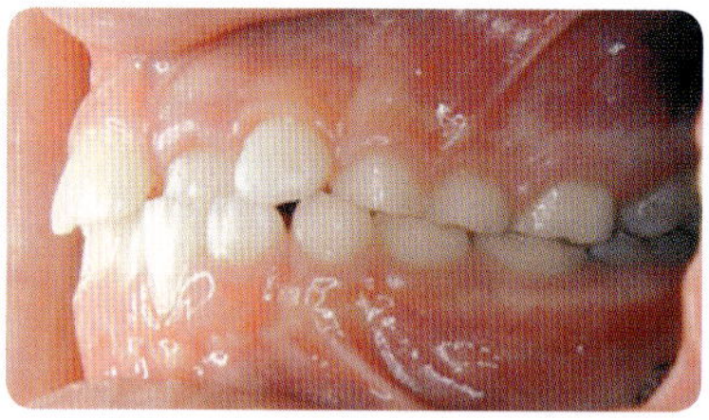

2-1，2
初診時．9歳，男児．前歯の反対咬合を主訴に来院．⌈1の歯肉退縮が顕著．永久歯が萌出してから治療を始めると，歯肉の改善が難しくなる可能性があることを説明し，早期治療を開始した．

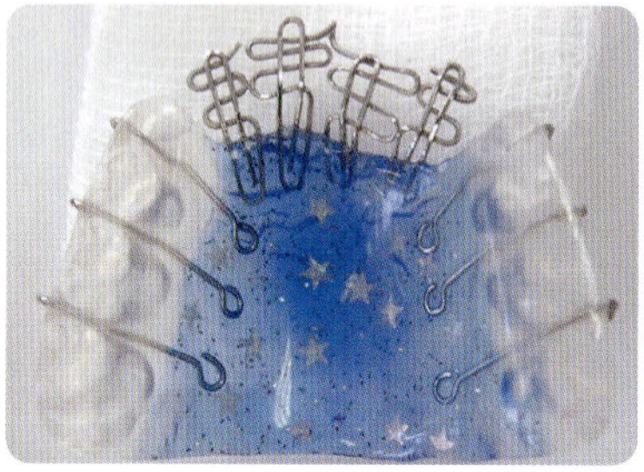
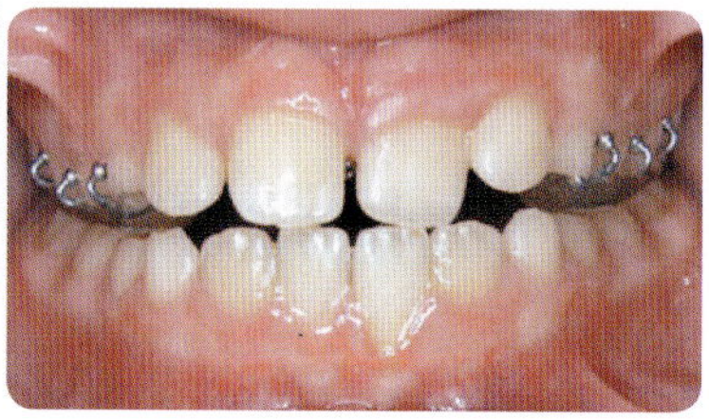
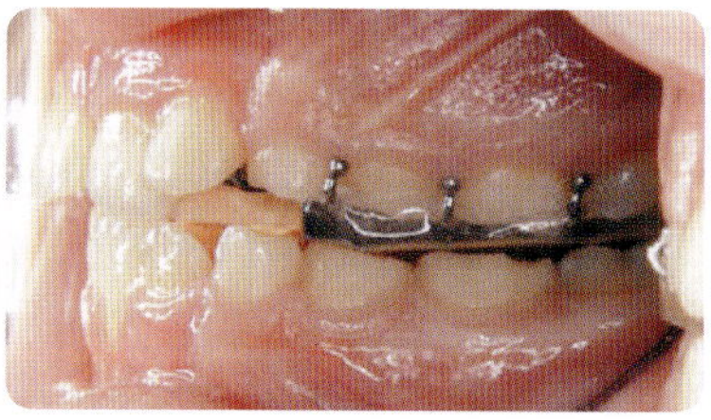

2-3～5
咬合の干渉を避けるための臼歯部バイトプレートと，維持のためのボールクラスプを乳臼歯間に設けたKDアプライアンスを約6カ月間装着．

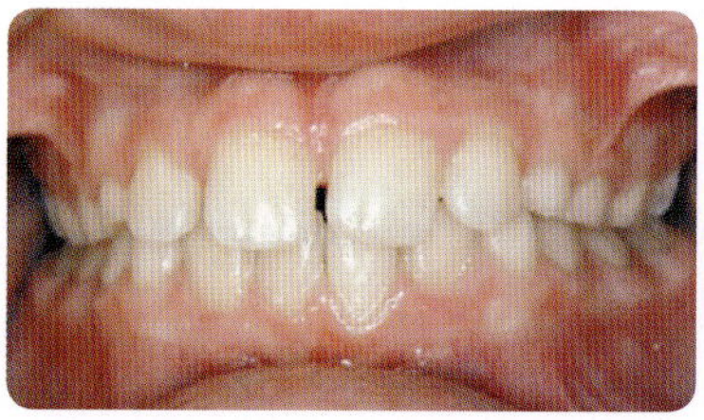
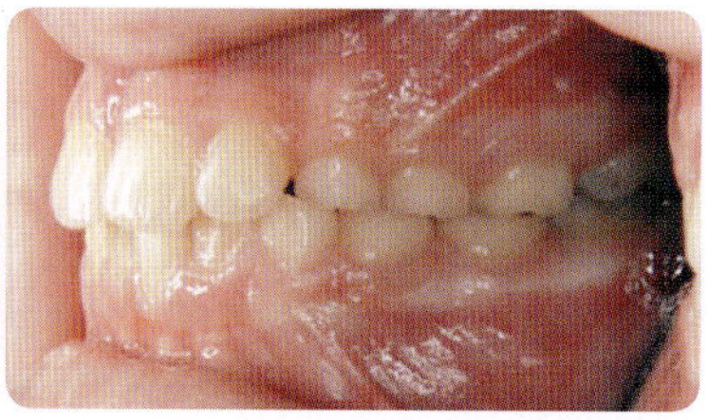

2-6，7
治療終了時，退縮していた⌈1の歯肉が，右側の歯肉の高さと変わらない状態まで改善している．

3 ▶ 混合歯列期後期に治療を開始する利点

MOOテクニックでは，混合歯列期後期に治療を開始することが多い．この時期に治療を開始する利点がいくつかある．

1 患者の協力を得やすい

どのような治療方法であれ，患者とのコミュニケーションは重要である．通常，矯正治療は他の歯科治療に比べ，治療期間が長くなる傾向にあり，その間のブラッシング，顎間ゴムや顎外固定装置の装着など，さまざまな患者協力が必要となる．すべての永久歯が萌出した思春期の患者では，おしゃれや異性の目を気にするようになり，治療に対する協力を得にくいことがある．その点，混合歯列期後期を迎える年齢では，まだ矯正歯科医の言うことに素直に耳を傾けてくれる場合が多い．

2 Eスペースを利用できる

第二乳臼歯と第二小臼歯の幅径の差は，平均して2.7mm前後ある．これは，小さな小臼歯1本分のスペースにあたり，下顎の叢生が5～6mm前後であれば永久歯を抜歯することなくスペースを獲得できる．このときに得られるスペースは，永久歯がすべて萌出してからでは失われてしまう（**図1**）．

3 患者の成長を利用できる

混合歯列期後期の子どもを9～12歳と考えると，頭蓋の幅径，奥行き，高さのいずれも10～15%の成長が残されている．これを数値に置き換えると，この時点でまだ

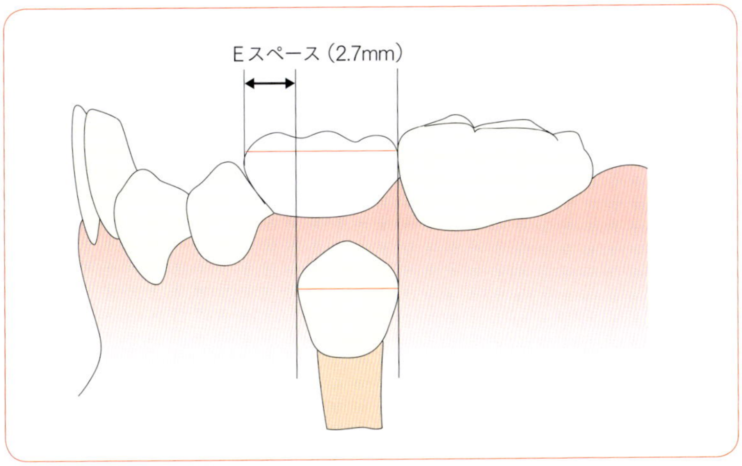

図1◉Eスペース
第二乳臼歯と第二小臼歯の幅径の差は，平均2.7mmである．これは小さな小臼歯1本分のスペースにあたり，下顎の叢生が5～6mm前後ならば非抜歯でスペースを獲得できる．

12〜15mmの高径，13〜17mmの幅径，13〜17mmの奥行きの成長が残されていることになる．これらの成長を矯正治療のゴールに応じて抑制したり，促進したりできれば，すべての成長が終わった成人の症例に比較して，矯正治療の適応範囲は広くなる．

4 治療をワンステージで行える

治療期間が短ければ，患者の治療に対する協力も得やすい．一方，治療期間が長くなればなるほど，歯根吸収やカリエスリスクも高くなるため，矯正治療を2期に分けずにワンステージで行えるメリットは大きい．

5 第二大臼歯が未萌出であるため，第一大臼歯の遠心移動を行いやすい

第二大臼歯萌出後の上顎第一大臼歯の遠心移動は，萌出前に比べて前歯のアンカーロスが大きいという報告がされている（Kinzinger et al 2004[2]）．前歯のアンカーロスが大きいほど治療期間は長くなるため，第二大臼歯が萌出する前に第一大臼歯の遠心移動を行っておくほうがよい．この時期は第二大臼歯部の骨添加による成長は継続しており，第一大臼歯の遠心移動を行っても第二大臼歯の萌出が不可能になる症例はまれである（☞p.40「ポステリアーディスクレパンシーはどうなるか？」参照）．

4 ▶ なぜ混合歯列期前期からファンクショナルアプライアンスを使わないのか？

矯正治療に限らず，原因に基づいた治療を行うのは理にかなっている．だとすれば，下顎骨の劣成長を示す骨格性Ⅱ級の症例に対して，下顎骨を前方に大きく成長させる装置があるのならば，それが本来の治療の姿で理想的なアプローチとなろう．

しかし，われわれはそのような症例においても，混合歯列期後期から臼歯の遠心移動を中心とした治療を行っている．

われわれがなぜ下顎成長促進のアプローチをとらないのか，いわゆるファンクショナルアプライアンスの治療効果について文献レビューを中心に考察してみよう．

1 下顎成長促進の基礎研究

下顎成長促進の基礎研究では，McNamara（1980）[3]の研究が代表的である．彼が1980年代のアメリカにおけるファンクショナルアプライアンスブームの立役者であり，推奨派の1人であったことは間違いない．彼はこの論文で，成長期のサルに対して強制的に下顎を前方位に位置づける装置を用い，下顎頭後方部に骨添加が認められたことを報告した（**図2**）．これにより最大で下顎骨の5〜15%の成長を実験中に確認できたとしている．また，前方位をとらせたときの筋電図において，咬筋の筋活動が治療前と変化していないことなどから，このときに撮影されたセファログラムは二態咬合ではなく，顎整形的効果があった結果と結論づけている．

さらにWoodsideら（1987）[4]は，ヒトでは成人に相当する成長が終わったサルを用いて，McNamara（1980）[3]と同様に下顎前方位をとらせる装置をセットしたところ，46〜61週間後に下顎窩のリモデリングが観察された．このことから，このようなアプローチがヒトの成人患者においても可能ではないかと示唆した．

これらの基礎実験結果から，下顎前方整位タイプの装置が下顎骨の劣成長患者に対する治療法の1つとして認知されていくこととなったのである．

現在知られているファンクショナルアプライアンスとしては，アクチベーター，フレンケル，バイオネーター，ツインブロック，ハーブストなど数多くあり，これらはどれも歯を動かすというより下顎骨の前方成長を促進するという目的で開発されたものである（**図3**）．

2 ファンクショナルアプライアンスは上顎前突の治療に効果があるのか？

しかし，実際にファンクショナルアプライアンスを臨床で応用する場合，患者の立場に立って検証すべき点がいくつかある．

① これらのファンクショナルアプライアンスは顔面の形態に影響を及ぼすか？
② 下顎骨の成長に影響を与えているとすれば，治療していないグループとどれくらいの差があるのか？
③ その効果は装置を装着した患者の多くに認められるか？

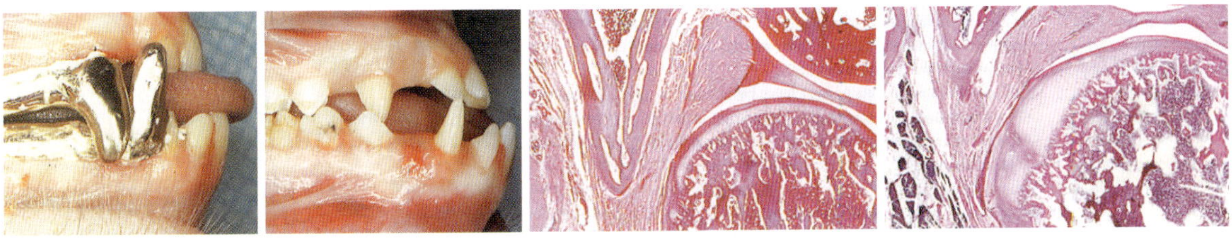

図2●ファンクショナルアプライアンスの基礎研究（McNamara 1980[3]）
McNamaraは，成長期のサルに下顎が前方位をとる装置を入れて，下顎頭後方部に骨添加が認められたことを報告し，ファンクショナルアプライアンスが顎整形的な効果をもつことを示唆した．

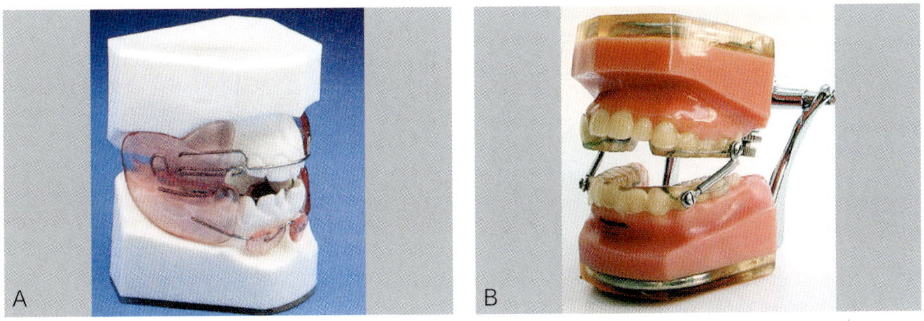

図3●ファンクショナルアプライアンス
A：フレンケル，B：ハーブスト．

Webster ら（1996）[5] は，ファンクショナルアプライアンスを18カ月間使用したときの治療効果を，セファログラムを用いて検証した．最も大きな違いが認められた骨格的な変化はCo-Pgで，ファンクショナルアプライアンスで治療したグループのほうが平均で1.94mm長かった（**図4**）．しかし，下顎骨劣成長の骨格性Ⅱ級不正咬合の治療では，咬合平面に対してどれくらい下顎が前方に成長できたかが重要な意味をもつ．これを考えたとき，Co-Pg間の平均1.94mmの成長では，咬合平面レベルで臨床的にほとんど意味をなさないだろう．なぜなら，骨格性Ⅱ級の不正咬合であれば咬合平面レベルで5mm以上の前後的ディスクレパンシーが存在していると考えられるからである．

Webster ら（1996）[5] の研究データの中では，下顎の前方成長を評価する指標の1つにSNBの変化があるが，術前・術後の差はわずか0.14°であり，その効果を側貌などで確認することは難しいだろう．

O'Neill ら（2000）[6] は，42人の無作為に選ばれたⅡ級不正咬合患者を，フレンケル治療群，アクチベーター治療群，非治療群の3つのグループに分けて治療を行った．そして，治療前後の側貌から白黒のシルエットをつくり（治療を行っていないグループは一定期間後の側貌からシルエットを作成），その2枚をみてより魅力的に変化したかどうかを，大学の芸術学部の学生，歯学部の学生，矯正歯科治療受診中の保護者，それぞれ30人に評価させた．その結果，治療後もしくは一定期間後のほうがより魅力的な側貌であると評価されたのは，フレンケル治療群77%，アクチベーター治療群65%，1mmの骨格的な変化が認められた非治療群65%であった（**図5**）．つまり，

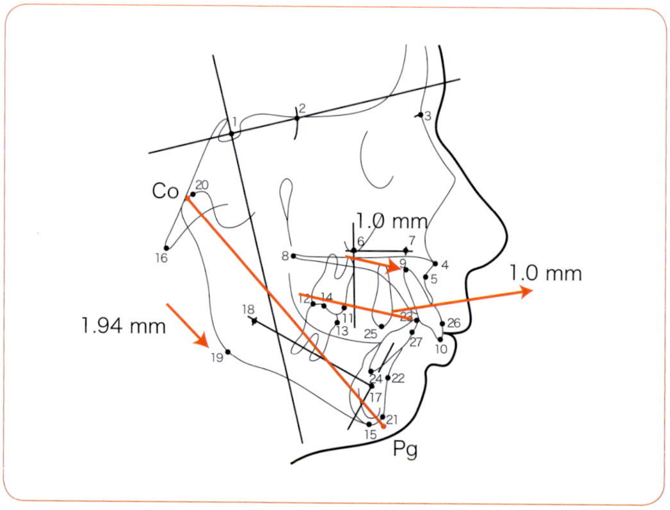

図4◉セファログラムによるファンクショナルアプライアンスの治療効果の検証（Webster et al 1996[5]）
18カ月後の最も大きな骨格的変化はCo-Pgで，治療群のほうが平均1.94mm長かった．しかしこの程度の改善では，咬合平面レベルでは1mm程度であり，下顎骨劣成長の骨格性Ⅱ級不正咬合の治療として十分とは言えない．

ファンクショナルアプライアンスを使用したほうが魅力的な側貌をつくり出しているとは必ずしもいえないという結果であった.

では，ファンクショナルアプライアンスで治療された不正咬合は，どの部分のどのような変化で改善されているのだろうか？

Webster ら（1996）[5] の研究では，ほとんどの症例において上下顎切歯の角度づけによって不正咬合が改善されていた.

Gianelly ら（1984）[7] は，ベッグ法，エッジワイズ法，フレンケルアプライアンスの3つの異なった手法で治療されたⅡ級不正咬合の治療結果を検討し，骨格的な前後的変化に統計的な差異はなかったとしている．この研究ではセファログラム撮影の際，リーフゲージというプラスチック片を咬ませ，下顎頭が下顎窩の中で亜脱臼した状態にならないように注意が払われている．彼は，ファンクショナルアプライアンスが下顎の前方成長を促しているとする研究では，下顎が前方に位置づけられてセファログラムが撮影されたのではないかとも述べている.

3 ファンクショナルアプライアンスは長期の予後に違いをもたらすか？

ファンクショナルアプライアンスを用いた治療に関する長期的な効果についても，さまざまな研究がなされている．仮に治療の一定期間に下顎の水平的な成長が大きく認められたとして，その効果は成長が終了する18歳頃まで継続しているのだろうか？

DeVincenzo（1991）[8] は，ファンクショナルアプライアンスの効果が平均の2倍あった47人中20人を選んだ患者群と，矯正治療を受けていないバーリントングロースセ

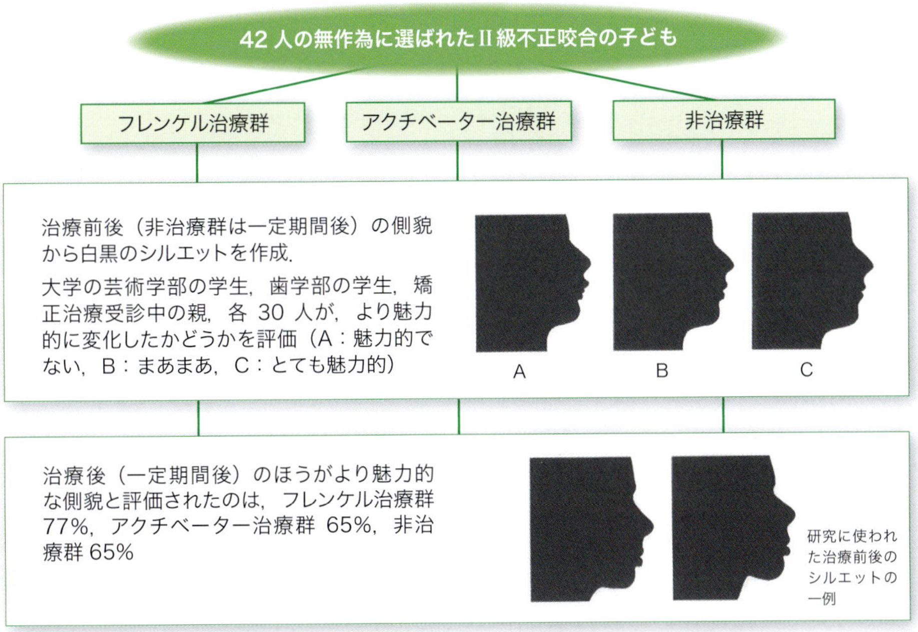

図5◉側貌のシルエットを用いたファンクショナルアプライアンスの治療効果の研究（O'Neill et al 2000[6]）

ンターの同年齢の対照群100人の下顎成長を，中心位で撮影したセファログラムで比較した．比較した期間は，ファンクショナルアプライアンス治療前から治療後，それに続くエッジワイズ装置による治療後，そしてすべての治療が終わった1年後まで50カ月にわたり，この間，治療ステージに合わせて9回のセファログラムが撮影された．

この研究で興味深いのは，両グループにおける下顎の成長率の違いである．ファンクショナルアプライアンス治療群は，対照群の子どもたちと比較すると，治療の初期段階では下顎の成長率が大きいが，その後，ファンクショナルアプライアンスでの治療終了時あたりから，治療を受けていない子どもたちの成長よりも遅くなり，かえって治療を受けていない子どもたちのほうが大きな成長を示し，50カ月後にはその成長速度はほぼ同じとなっている（**図6**）．

そして，下顎の大きさの比較では，ファンクショナルアプライアンス治療後，エッジワイズ装置に移行して9カ月の時点では，まだ治療群のほうが大きいものの，エッジワイズ装置移行20カ月後にはほぼ同じ大きさになり，その1年後では治療群のほうがわずか1mm程度大きな値を示しているにすぎない（**図7**）．

つまり，下顎成長の時期を治療の初期にもってきているだけで，長期的にはファンクショナルアプライアンスを使っても使わなくても，ほとんど下顎の成長に違いはないということである．

たとえば，Burkhardt et al（2003）[9]は，ペンデュラムアプライアンス，レジンタイプのハーブストアプライアンス，メタルタイプのハーブストアプライアンスについて，その治療効果をセファロ分析で比較している．ペンデュラムは臼歯の遠心移動を目的とした装置，ハーブストは下顎の成長促進を目的とした装置であるから，本来，これらの治療方法では，全く異なる治療結果をもたらすはずである．しかし，興味深いことに，下顎の成長は統計的な有意差を示していなかったのである．

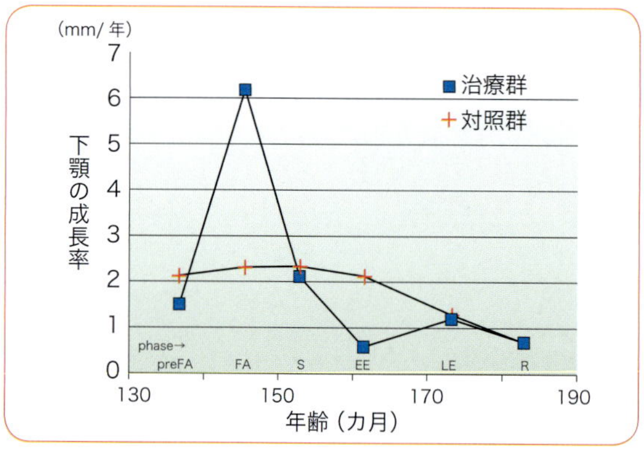

図6◉Ⅱ級不正咬合の子どもにおけるファンクショナルアプライアンス治療を受けたグループと何も治療を受けていないグループの下顎の成長率の違い（DeVincenzo 1991[8]）
治療群は治療の初期には成長が大きいが，50カ月後には対照群とほぼ同等になっている．

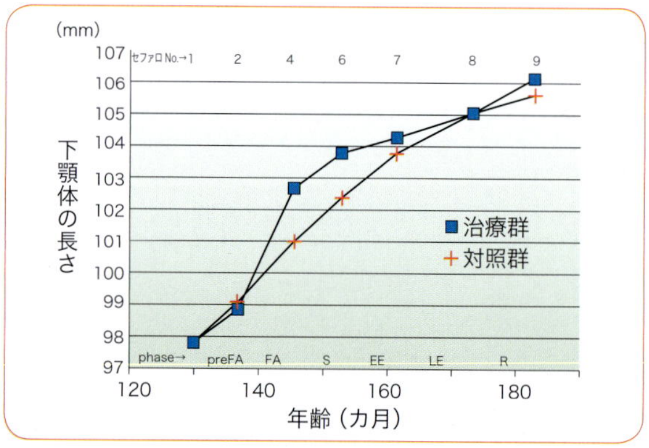

図7◉下顎体の長さの比較（DeVincenzo 1991[8]）
ファンクショナルアプライアンス治療後，エッジワイズ法による矯正治療に移行して9カ月までは治療群のほうが大きいが，その後はほぼ同じ大きさになり，50カ月後にはわずか1mm大きいにすぎない．

ここで，ファンクショナルアプライアンスを用いた上顎前突症例の治療について，われわれが検証したかった3点を整理したい．

① **これらのファンクショナルアプライアンスは顔面の形態に影響を及ぼすか？**

➡多くの研究で，ファンクショナルアプライアンスの影響は，わずか，もしくは他の治療方法と変わらない程度であった．

② **下顎の成長に影響を与えているとすれば，治療していないグループとどれくらいの差があるのか？**

➡多くの研究で，下顎の成長の差は1mm前後であった．

③ **その効果は装置を装着した患者の多くに認められるか？**

➡治療効果の平均が1mm程度であるので，悪かったり変わらない症例も混じっていることを考えると，患者の多くで治療効果を達成しているとは言いがたい．

ファンクショナルアプライアンスの適応症が骨格的な下顎劣成長を示す症例であるとすれば，咬合平面レベルで5mm以上の骨格的な変化を常に是正することができなければ，十分効果的とは言えないと思われる．

以上，文献レビューからは，骨格性の上顎前突の治療においても臼歯の遠心移動を中心としたアプローチをとるほうが，治療期間・確実性などの点でより妥当と思われるのである．

4 下顎が自然に成長するならば，なぜ上顎臼歯の遠心移動を行うのか？

成長期の子どもなら臼歯の遠心移動をしなくても自然に下顎が成長して，I級関係が達成されるのではないか，という意見もあるだろう．

Björk（1972）[10] のインプラントを用いた歯と顔面の成長を観察した論文に呈示されている症例をみてみよう（**図8**）．

11歳7カ月の男児の側貌写真，模型，セファログラムのトレースをみてみると，いわゆる典型的なII級2類のローアングルの過蓋咬合症例である．このような子どもでは，ハイアングルの開咬症例の子どもと比較した場合，下顎の成長は前方方向の割合が大きいと言われている．だとすると，彼の臼歯のII級関係は治療をしなくても自然と改善するように思えるが，6年後の資料をみてみると，下顎骨が前方へ成長しているにもかかわらず臼歯関係は全く改善していない．つまり，**下顎の成長は常に臼歯関係の改善に貢献するわけではない**のである．

したがって，下顎の成長があるとしても臼歯関係改善のためには臼歯の遠心移動が必要で，下顎の成長のピーク時に合わせて，臼歯の遠心移動を行うことで，最も効率的に治療を進めることができると考えられる．

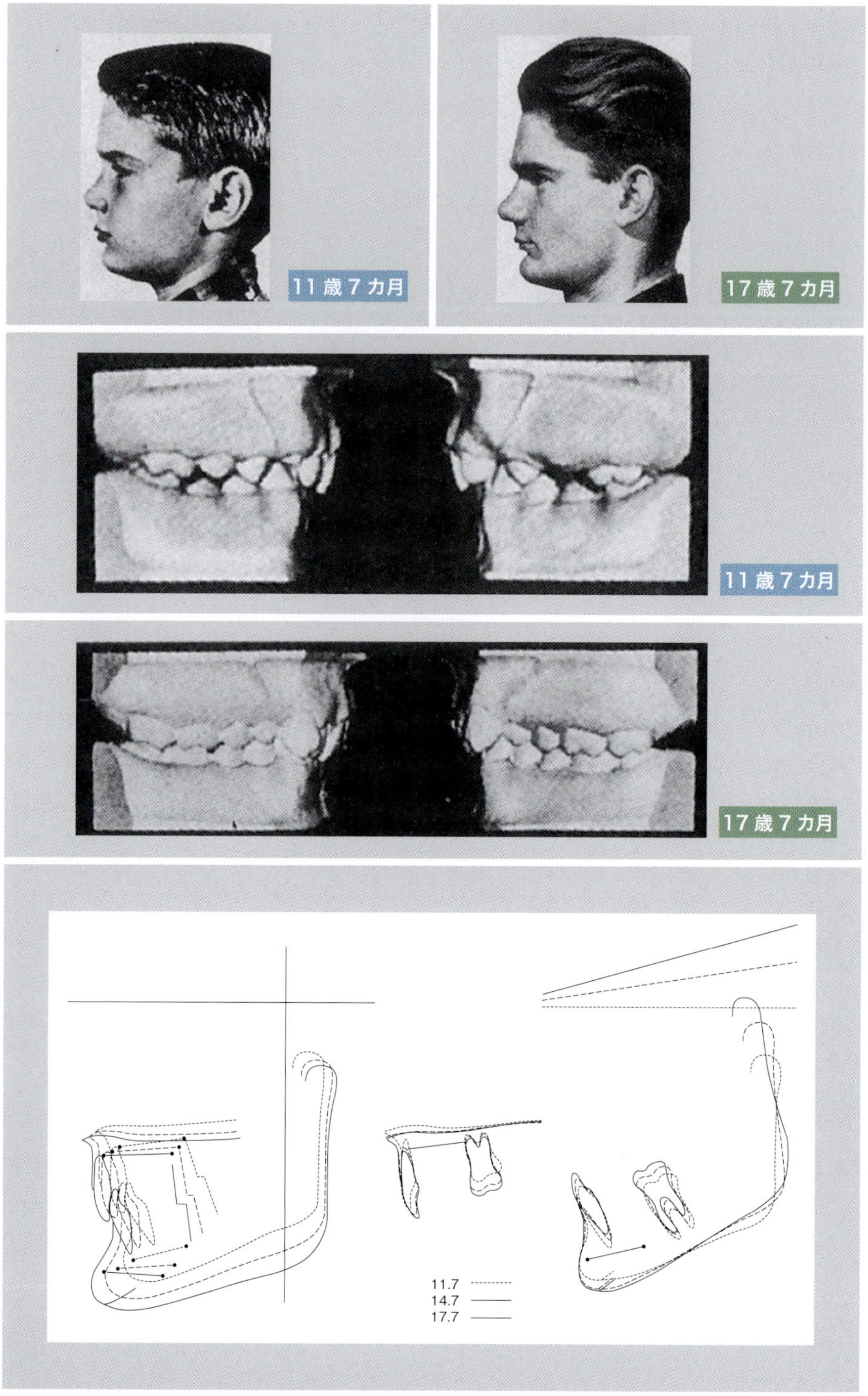

図8◉Ⅱ級2類過蓋咬合症例の下顎の成長と咬合の変化（Björk et al 1972[10]）
下顎は前方へ成長しているが臼歯関係は変わらず，下顎の成長が常に臼歯関係の改善に貢献するわけではないことがわかる．

column3 Tweedの時代に比べて何が変わったか?

現在のエッジワイズ治療の基本となっているのは，Tweedのフィロソフィーに基づくTweedメカニクスの考え方である．Tweedメカニクスの本質はアンカレッジのマネジメントであり，装置や材料が進歩したいまも基本的に変わることはない．

たとえば，1972年にはAndrewsによってストレートワイヤーアプライアンス（SWA®）が紹介された．ストレートワイヤーアプライアンスとスタンダードエッジワイズの最も大きな違いは，スライディングメカニクスを使うことができるという点であり，ツイードのメカニクスにフリクションという概念を加味して考える必要がある．このためのフォースシステム・フォースレベルに応じて，ブラケットに組み込むトルクやティップなどのブラケットデザインの改良が進められてきた（McLaughlin 2001[1)]）．また，ワイヤーの素材も超弾性のものなどが開発され，より効率的で安全な矯正力を生み出すことができるようになっている．しかし，プレアジャストのブラケットを使っても，ワイヤーによるアンカレッジマネジメントという点で治療メカニクスの根本的概念はTweedテクニックと同じなので，治療手順などを考える際にはTweedメカニクスを基本に考えればよかった．

ところが，近年の矯正歯科領域の話題は，これまでのTweedメカニクスとは基本的に関係のない部分である．

たとえば，ミニスクリューやミニプレートなど，TAD（テンポラリーアンカレッジデバイス）とよばれるテクニックは，アンカレッジという概念を根本から変えるものである． セルフライゲーションブラケットは，「早い・痛くない・非抜歯で可能・骨をつくる」というメーカーの広告戦略が物議を醸しているが，ある特定のブラケットが骨をつくるというような科学的データはない．

また，コンピュータによってブラケットをカスタムメイドするインコグニート™やSureSmile™などのテクノロジーは，矯正歯科医をワイヤーベンディングから開放した．

さらに，インビザライン®に代表されるプラスティックプレートを圧整形した可撤式装置は，同じくコンピュータテクノロジーと3D分析によって生み出されたものだが，これはエッジワイズですらない． そして，歯周領域で進歩の著しい再生テクノロジーはRAP（regional accelerated phenomena）を応用した加速歯牙移動やPAOO（periodontally accelerated osteogenic orthodontics）などの再生治療と矯正治療のコンビネーションを生み出しているが，これらを応用したときの歯の動きは，従来のアンカレッジマネジメントとは異なる反応を示すために，矯正力のかけ方に関しても変えていかなければならない．

これら個々の技術的進歩自体はそれぞれ画期的なものだが，これらの新技術が語られるのは，相変わらずTweedベースのシステムの上でなされることが多く，特にこれから矯正臨床を学ぼうとする者にとってはきわめて混乱した状況と言わざるをえない．

どこに，どのように歯を動かすべきか？というのは，従来のメカニクスに縛られた枠にとらわれず，テクノロジーに振り回されることなく，生物学的なバックグラウンドをもとに，もう一度シンプルに考え直すことが必要で，そのうえでこれらの新技術をどう使っていくのか，そうしたことを考えるべき時代が来ているということである．

1）McLaughlin RP, Bennett JC, Trevisi HJ：Systemized orthodontic treatment mechanics. Mosby International, London, 2001.

（有本博英）

III

治療戦術

Tactics of
Molar
Oriented
Orthodontics

『臼歯は歯体で動かすからこそ安定する』

Thomas M Graber

2005 年，アメリカ矯正歯科医会にて

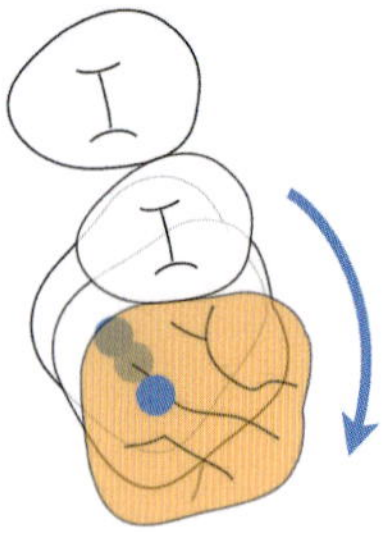

1 臼歯のリポジショニング

1 ▶ 臼歯のリポジショニング概論

臼歯のリポジショニングの戦術としては，パッシブな方法と，アクティブな方法がある．主として下顎でパッシブに，上顎でアクティブにリポジショニングしていく．

1 パッシブリポジショニング

Moffett（1971）[1]は，矯正治療の影響が及ぶ範囲について，接合部位（articulation）別に論じた．それは，第1のarticulationとして上下顎咬合接触，第2の articulationとして歯根膜，第3のarticulationとして上顎では正中口蓋縫合，下顎では顎関節，第4のarticulationとして上顎では頭蓋底の軟骨結合，下顎では側頭骨周りの縫合を変化させて矯正治療が達成されるということである．これらは第1のarticulation以外，すべて骨のリモデリングによって変化するが，矯正治療によって変化させることができるのは，これら4つのarticulationばかりではない．

ここでは，これらに加えて第5のarticulation，すなわち歯列と筋肉のarticulationを提唱する．

そもそも歯のポジションは，力学的な平衡バランスがとれている位置で最も安定すると考えられる．たとえば，デンチャーを製作する際，人口歯をニュートラルゾーンに配列するという原則がある．これは頰舌的に圧力バランスの取れた位置に人口歯を配列することで，デンチャーの維持安定をはかるというものである．天然歯の場合も，種々解剖学的要素や咬合力などの要素もあるにせよ，このニュートラルゾーンはアーチフォームの形成に大きな役割を果たしていると考えられる（**図1**）．つまり，筋が歯列を決定しており，筋活動を変えないとアーチフォームを変えることはできないということである．特に，アーチフォームを大きくすることを期待する場合には，たとえば舌側からの装置（リンガルアーチなど）で歯列を機械的に拡大しても，安定させることは難しいだろう（Ingervall and Thüer 1998[3]）．

パッシブリポジショニングの戦術は，頰側の筋活動を積極的に変化させることで，結果的に新しい歯のポジションをつくりだしていく方法である．つまり，新しいニュートラルゾーンをつくりつつ受動的に歯を移動させるということである．この目的を達成するための装置がリップバンパーで，したがって，リップバンパーの最も重要な目的は筋の再教育である．その意味では，フレンケルアプライアンスと同じ効果を期待している．ただし，リップバンパーは口唇圧による大臼歯の３次元的整直も得られるという意味で，歯のポジションのコントロールにはより効果的である（**図２**）．

リップバンパーに加わる筋圧を計測した研究（Ingervall and Thüer 1998[3)]，O'Donnell et al 1998[4)]）では，歯列弓が大きくなった状態でも口唇からの筋圧は変わらない（適応する）ということがわかっている．MOOテクニックでは，歯列よりも大きなアーチのリップバンパーを24時間，矯正治療期間中ほとんどの間使用して頬側の筋肉を適応させることで，アーチフォームを変化させても安定するような戦術をとる（Magness 2000[5)]）．

2 アクティブリポジショニング

一方，上顎では正中口蓋縫合をもつ上顎骨が舞台となるために，歯体移動を中心に歯の移動を行うアクティブリポジショニングを行う．使用する装置は，Hyraxタイプの拡大装置，GMDとよばれるピストン機構を用いた遠心移動装置，そして，Cetlinも

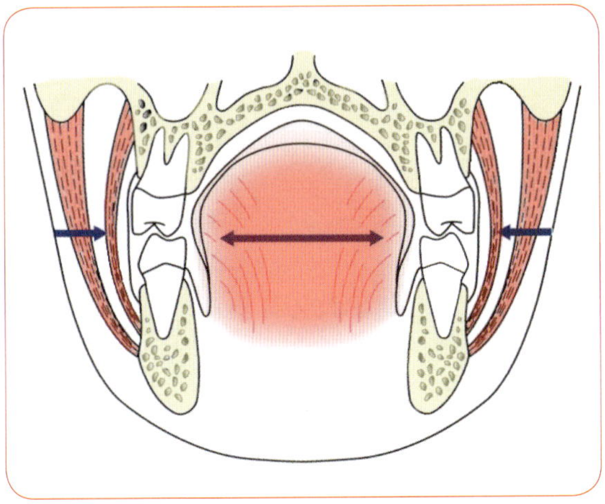

図1◉筋が歯列を決定している．（Graber 1966[2)] を改変）

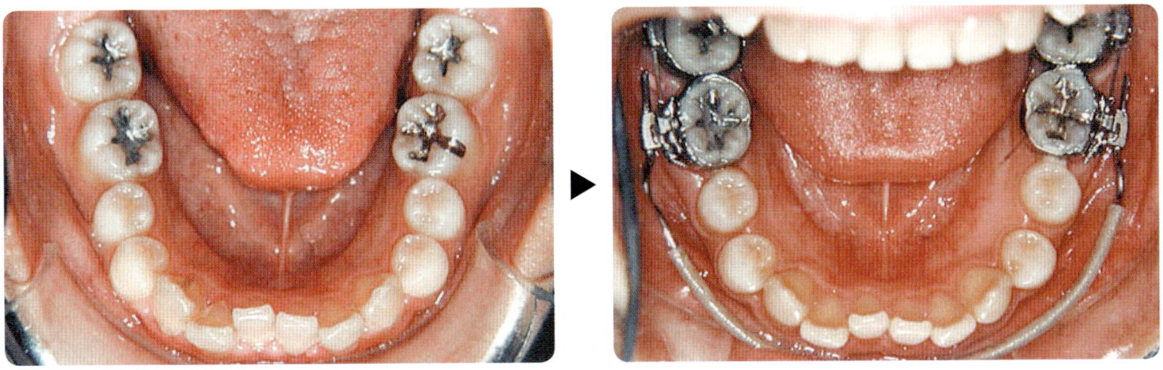

図2◉リップバンパー治療前（左）と治療後1年（右）の変化
臼歯のポジションの違い，小臼歯部のスペースとパッシブなアーチディベロップメントに注目してほしい．

使っていたプレートタイプのACCOとフェイスボウのコンビネーションなどである．ちなみにフェイスボウのインナーボウは，筋の再教育の役割も果たす．

3 Coordinated Arch Development

以上が，MOOテクニックのファーストフェイズ，臼歯のリポジショニングである．Greenfieldは，このリポジショニングの全体像をcoordinated arch development（CAD）とよんだ．

臼歯のリポジショニングについてまとめると，以下の通りである．

① 治療の第1段階で，臼歯の近遠心的・頬舌的・垂直的リポジションを行う．
② 下顎においては筋の再教育を含めたパッシブリポジションを行う．
③ 上顎では歯体移動を中心としたアクティブリポジションを行う．
④ リポジションの間に，成長発育に影響する因子，咬合干渉や舌癖などを排除する．
⑤ リポジションの間に，成長発育・矯正治療の効果・治療に対する患者の協力度などを評価する．
⑥ 臼歯のリポジションの後で，抜歯が必要かどうか，外科的処置が必要かどうかなど，不可逆的処置の診断をする．

ファーストフェイズは，本来どのようなテクニックであっても組み込まれてよいはずだが，このように，調和をとりながらアーチを発達させていくということを明確に意識した治療体系は他にない．

2 ▶ 上顎臼歯のリポジショニング

上顎臼歯のリポジショニングは正中口蓋縫合をもつ上顎骨が舞台であり，顎整形効果と矯正学的歯の移動の効果を求め，歯体移動を中心としたアクティブリポジショニングを行う．このリポジションについて考える際は，横断方向→垂直方向→前後方向の順で考えていくが，必ずしも常に拡大から行うとは限らない．ここでは，Ⅱ級の不正咬合を例に考えてみよう．

Ⅱ級不正咬合の治療は以下のいずれかで進めていくことになる．

1. 上顎歯列の拡大を先行させ，後に臼歯の遠心移動をする場合．
2. 上顎臼歯の遠心移動を先行させ，後に上下顎のアーチの幅径コーディネーションをする場合．

1もしくは2のどちらで治療を行うのかは，前後的問題と幅径の問題のどちらが強いのか，垂直的な問題の要素やMaynardのバイオタイプの違いなどを考慮して選択することになる[6)]（☞p.26，**図40**参照）．

1 上顎歯列の拡大を先行させ，後に臼歯の遠心移動をする場合

❶拡大治療の意義

拡大治療は，古くから矯正治療でスペースをつくる手段として使われてきた．拡大によって獲得されるスペースがアーチレングスにもたらす効果は，側方拡大1mmにつきアーチレングス0.7mmになると報告されている（Adkins MD, et al 1990[7)]）.

現在の日本では，積極的に非抜歯治療を達成させるために，床矯正という可撤式のプレートを用いる手法や（**図3**），歯の傾斜移動によって拡大がなされるクワドヘリックスなどの装置（**図4**），また，近年開発されたセルフリゲーションブラケットなどを用いる矯正歯科医も多いようである（**図5**）.

しかし，Ⅱ級治療において拡大を先行する理由は，必ずしもスペースをつくって非抜歯治療を成功させようというものではない．幅径の変化が，高径の変化と前後的な変化につながるためである．McNamaraらによると，上顎拡大を行うと下顎に装置をつけなくとも，自然と臼歯が側方にアップライトされると同時にⅡ級関係も改善され

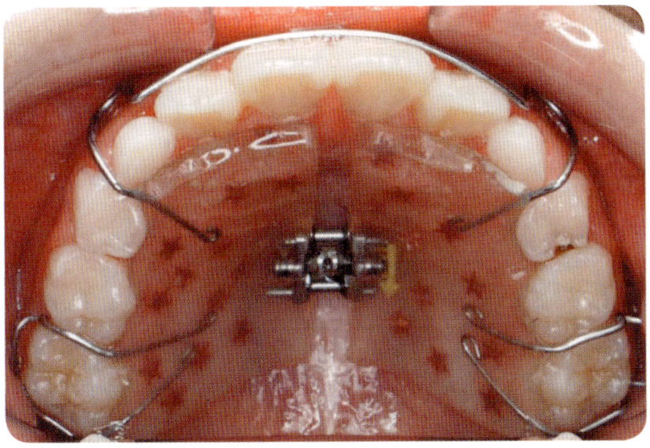

図3◉床矯正装置の一例

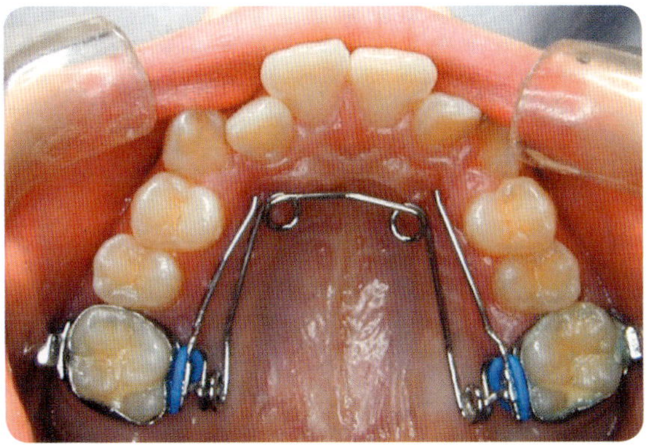

図4◉クワドヘリックス

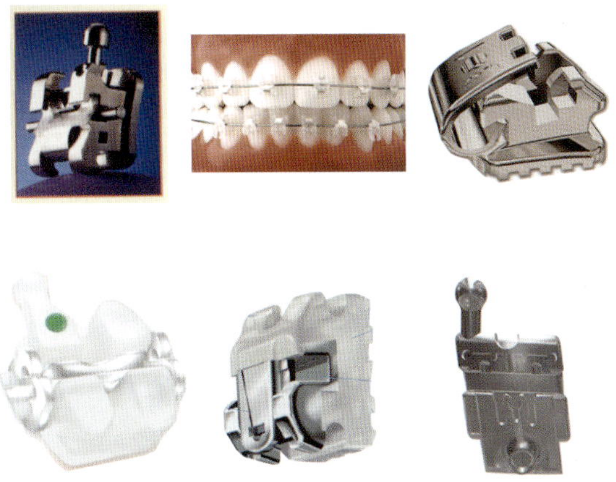

図5◉さまざまなセルフリゲーションブラケット
近年，多くのメーカーがセルフリゲーションブラケットをマーケットに送り出しており，その一部は拡大効果があるとうたっている.

るという[8)]．この場合，遠心移動をする必要がなくなったり，遠心移動をする場合でも，下顎位がより広くなった上顎に適応して遠心移動の量が少なくて済むなどの長所がある．したがって，拡大の主たる意義は上顎骨に対する顎整形的な変化にあり，単にスペースを得て非抜歯治療を行うためにあるのではない．

❷上顎歯列の拡大に使う装置：Hyrax

MOOでは多くの場合，側方拡大のための装置としてHyraxタイプの固定式拡大装置（**図6-A**）を用いる．固定式のものを用いる理由は，拡大が歯の傾斜によるものではなく，正中口蓋縫合の離開によって，幅の広い上顎骨をもたらす顎整形的効果を期待するからである．

拡大ネジ調整の頻度としては急速拡大もしくは緩徐拡大の2通りがあるが，急速拡大では歯肉退縮・歯根吸収や歯槽骨吸収などの報告もあり，組織の反応が予測しきれない場合があるため，緩徐拡大で調整する．急速拡大と緩徐拡大の違いによる長期の骨格的な違いについては，まだ科学的なコンセンサスが得られていないようである．緩徐拡大では2〜3日に1回，0.25mmの拡大を行う．そして，ヘッドギアやフェイスマスクを併用する．正中口蓋縫合部への継続的な刺激を加えて前後的垂直的な顎整形的効果も期待する場合はさらにゆっくりと，1〜2週間に0.25mmの回転にする場合もある．拡大治療中は頬側歯肉を触診し，歯根が歯槽骨から露出しないよう注意する．拡大量としては，上顎歯列の舌側咬頭が下顎の頬側咬頭を超えないというのが1つの目安である．

必要な幅径を獲得することができたら，スクリューをレジンで固定し（**図6-B**），約6カ月間保定する．遠心移動後にGMDに移行する症例では，拡大が終わった後ただちに印象を取り，保定期間は設けずにGMDに移行する．GMDは固定式装置なので，ピストンにつけられた4つのバンドによって，遠心移動中も拡大を維持できる．

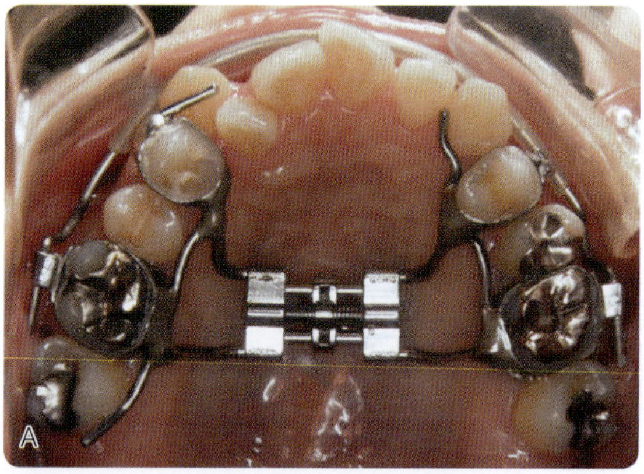

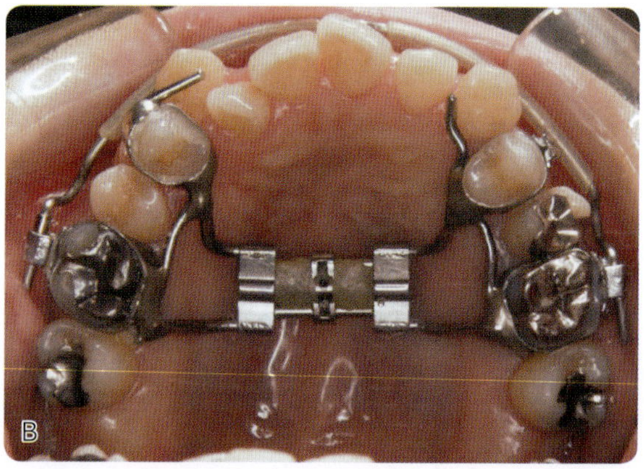

図6◉Hyraxタイプの拡大装置を用いた症例
A：必要に応じて犬歯や第二大臼歯にバーを設定する．また，同時にリップバンパーを併用し，歯肉退縮の軽減を期待する症例もある．
B：必要量の拡大ができたら，スクリュー部分をレジンで固定し，後戻りを予防する．

2 上顎臼歯の遠心移動を先行させ，後に上下顎のアーチの幅径コーディネーションをする場合

❶遠心移動の意義

主として前後的な問題が強いと診断される場合は，上顎臼歯の遠心移動によってⅡ級関係を改善した後に，パラタルバーやリップバンパーなどを用いて幅径をコーディネーションする．

この場合，遠心移動によって歯列全体は海綿骨のより広い部位に動かした後なので，結果的に必要な拡大量は少なくなり，歯根が歯槽骨内を逸脱して歯肉退縮や歯根露出したりするリスクを防ぐことにつながる．

❷遠心移動に使う装置

遠心移動装置としては，Cetlinも使っていた可撤式のACCOや，固定式のfixed piston appliance（通称 GMD），さらに最近ではCarriere Motion Applianceを使う．ACCOを使う場合は歯根のアップライトのためにヘッドギアを用いるが，フェイスボウのインナーボウは歯の移動のみならず，筋の再教育の役割も果たす．

ⓐ ACCO

ACCOは，ボストン大学初代矯正科主任教授であったMargolis教授によって開発されたもので，acrylic cervico-occipital appliance の略称である．

ⓐ ACCOの構造

ACCOは可撤式の床装置で，前歯部の028SSの唇側線と上顎第一小臼歯に設けられた028SSのアダムスクラスプ，そして歯冠の遠心移動のための028SSフィンガースプリングからなる．

また，遠心移動をスムーズにするように，上顎前歯の舌側部にバイトプレートを設け，臼歯部の咬合を離開させている（**図7，8**）．

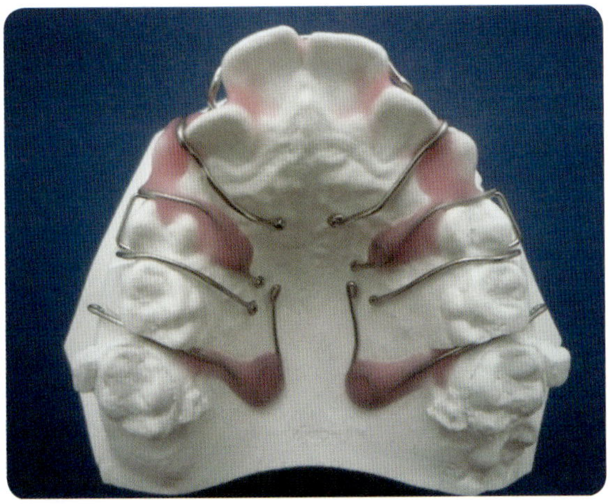

図7◉唇側線，アダムスクラスプ，フィンガースプリングが模型にワックスで固定された状態
この上にレジンを盛っていく．

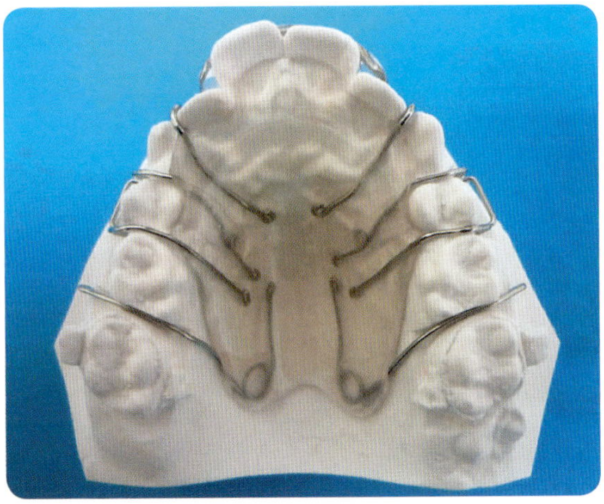

図8◉ACCO完成図

ACCOの制作過程で注意すべき点がいくつかあるが，１つは，作業用模型の第一大臼歯部分に十分ワックスを盛っておいて，できあがったプレートがスプリングにあたって歯肉を痛めないようにしておくことである．また，フィンガースプリングは必要な遠心移動量にかかわらず，遠心隣接面まで延ばしておくと毎回の調整も行いやすい（**図9**）．

2つ目は，抵抗中心により近いところに力点をもってくるために，装着したときのフィンガースプリングの位置を第二小臼歯と第一大臼歯間の歯頸部歯肉ぎりぎりの位置に設定することである．フィンガースプリングの作用点が第一大臼歯の抵抗中心に近ければ近いほど遠心移動の傾斜の度合いが減少する．

3つ目は，第二小臼歯部分のレジンが舌側歯面にあたらないようにしておくことである．これは，第一大臼歯遠心移動時の，第二小臼歯遠心ドリフトを阻害しないようにするためである．

ⓑ ACCOの使い方

装置が完成してから，患者の口腔内にセットするまでのスケジュールは以下の通りである．

第一大臼歯にバンドを装着し，さらに近心にセパレーターを入れる．その日にACCO製作用の作業用模型の印象を採る（**図10-A，B**）．

第一大臼歯の近心にフィンガースプリングが入るスペースができたらACCOをセットする．フィンガースプリングのアクチベーションは1.5mm程度，30gほどの力がかかるようにする．第一大臼歯近心部のセパレーションが十分にできていないと，フィンガースプリングが第一大臼歯の近心歯頸部まではまらず，その日にセットしても患者がうまく口腔内に維持することができない．初日にもしフィンガースプリングが歯頸部まではまらなければ，もう一度セパレーターを入れてから次の来院時にセットする．

第二小臼歯が萌出前で第二乳臼歯が口腔内にあるときは，第二乳臼歯遠心面を削合

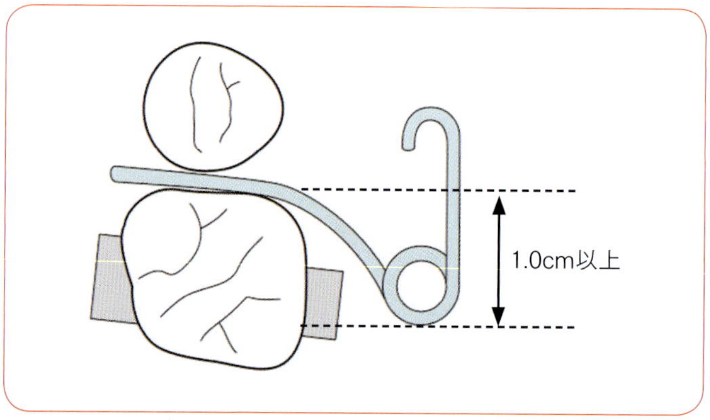

図9◉フィンガースプリングのヘリックスは，第一大臼歯近心より1.0cm以上後方に設定する．

してもよい．フィンガースプリングのアクチベートの量が強すぎると，プレートの維持が弱くなり，結果的に患者の協力を得にくくなるので注意が必要である（**図10-C**）．

可撤式装置なので，患者の協力度は治療結果に直結する．レジン部やフィンガースプリングの圧痕によって患者がどの程度使っているか推測できるが，使用に協力してもらうために重要なのは，まずきちんとした位置に装着できるようにすることである．難しいのは，フィンガースプリングの位置を歯肉に接触するように装着してもらうことであるが，これは十分にチェアサイドで説明をする必要がある．

また，ACCO は基本的にヘッドギアと併用する．ヘッドギア 10時間以上の使用とACCO24時間の使用はセットで行い，臼歯の歯体での遠心移動を達成する．

臼歯の遠心移動が終了したら，第一小臼歯のアダムスクラスプの遠心部分を切り取って，第一小臼歯の遠心移動を開始する．このとき，小臼歯遠心部分のレジンは削合しておかないと第一小臼歯が遠心にドリフトできないので，大きめに除去しておく．アダムスクラスプは1mm程度アクチベーションし，必要であれば口蓋のレジンをリベースして維持を高める．

ⓒ ACCOとヘッドギア

ACCO のフィンガースプリングは大臼歯の歯頸部に作用するので，大臼歯歯冠は遠心に傾斜する（**図11**）．このときにヘッドギアを用いて大臼歯歯根に遠心回転のモーメントを与え，歯根を遠心移動させることによって，大臼歯の遠心への歯体移動を行う（**図12**）．

ヘッドギアのアウターボウの長さと角度，さらには牽引方向によって大臼歯に生じるモーメントは異なるので，ヘッドギアの作用を十分に理解し正しい調整を行う必要がある（Mclay and Armstrong 1971[9]）．

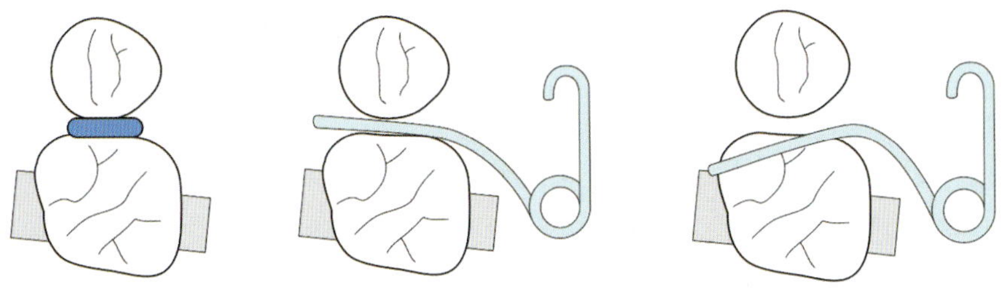

図10◉ACCOのアクチベーション
A：少なくとも，ACCOの使用開始時より3日以上前にセパレーターを65|56間に挿入しておく．
B：セパレーターのスペースに028ワイヤーが入り込み，ワイヤーは歯肉に接するようになる．
C：アクチベーション量は1.5mm程度とする．あまり強い力で調整しすぎると，プレートが安定しない．

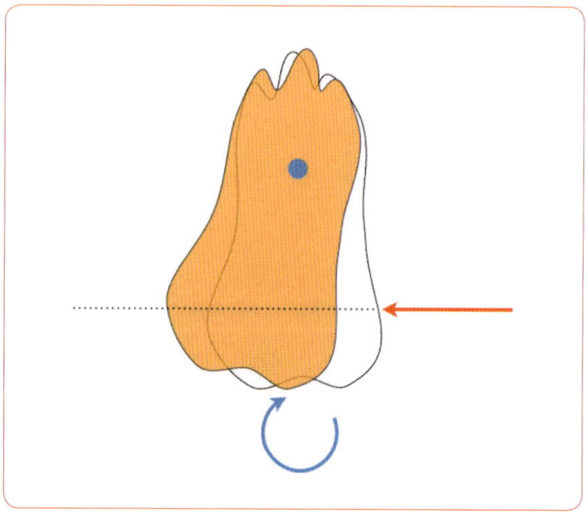

図11◉ACCOのフィンガースプリングの遠心力により大臼歯は遠心傾斜する.

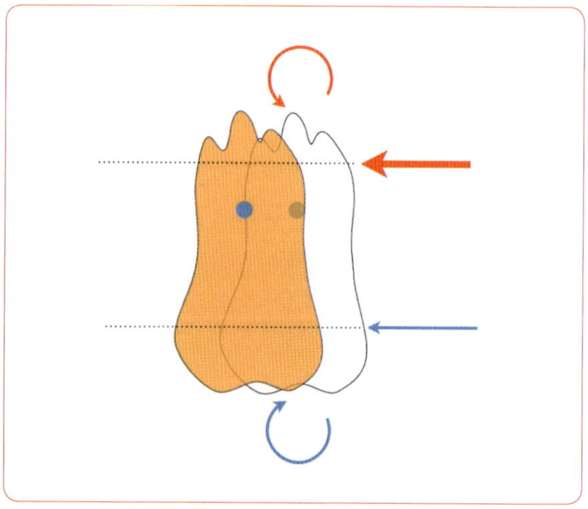

図12◉大臼歯の歯体での遠心移動を行うには，歯根に遠心回転のモーメントを与える必要がある.

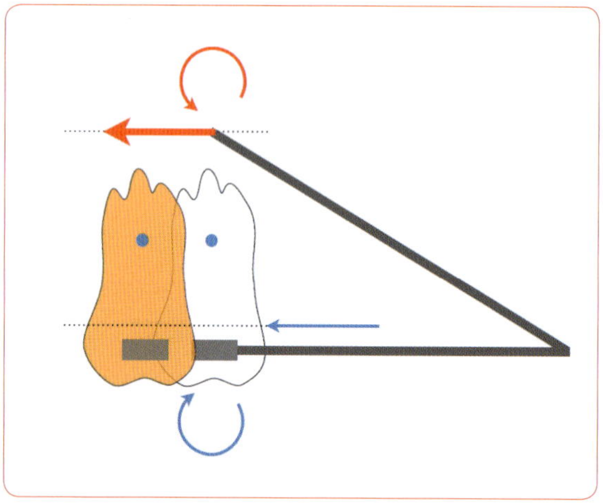

図13◉アウターボウを上方に屈曲し，遠心力の作用線が大臼歯の回転中心よりも上方を通るようにする.

大臼歯の歯根を遠心に移動するためには，遠心力の作用線が大臼歯の回転中心よりも上方を通る必要があるので，ヘッドギアのアウターボウを上方に屈曲する（**図13**）.

ヘッドギアの牽引方向にはハイプル，コンビネーションプル，ロウプルがある（**図14**）．ハイプルでは大臼歯に圧下力が，ロウプルでは大臼歯に挺出力が作用するので，顎態に応じて使い分ける．ロウプルではアウターボウの長さが重要である．たとえアウターボウを上方に屈曲していても，ショートアウターボウでは作用線が大臼歯の回転中心の下方を通り，大臼歯歯冠が遠心に傾斜する．作用線が大臼歯の回転中心の上方を通るためには，ロングアウターボウが必要である（**図15**）.

インナーボウは咬合平面に平行にし，安静時口唇接合線の数mmにインナーボウ前方部が位置するように調整する．インナーボウのループの向きは歯冠方向にし，歯根に遠心へのモーメントがかかるときに，ループが閉じる方向に力がかかるようにする

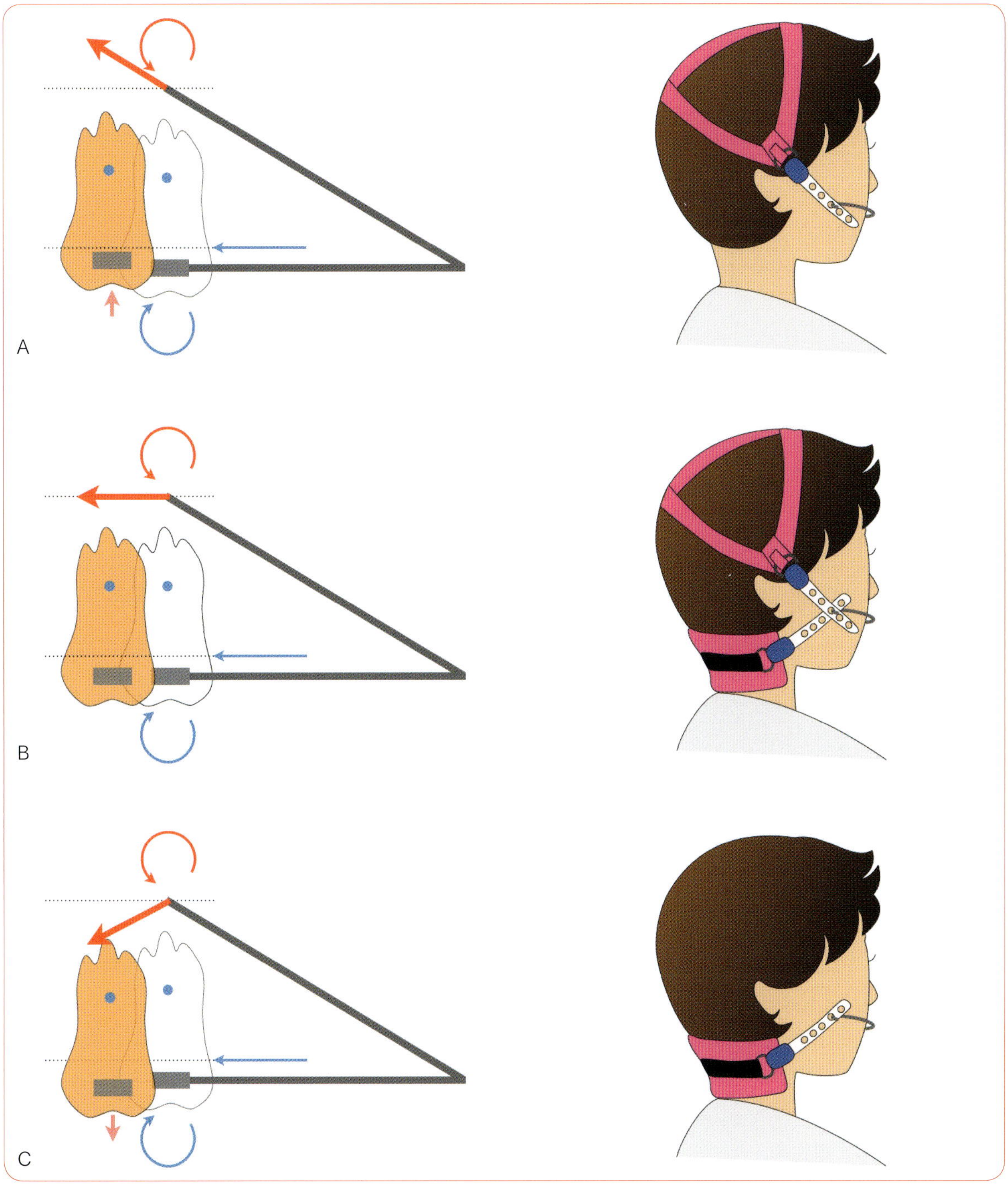

図14◉ヘッドギアの牽引方向
A：ハイプル．
B：コンビネーションプル．
C：ロウプル．

（**図16**）．ヘッドギアの遠心力の大きさは300g程度が適当である．

インナーボウの既製あるいはろう着したフックから前歯部にエラスティックをかけることでACCOの反作用による前歯のフレアを防止することもできる（**図17**）．

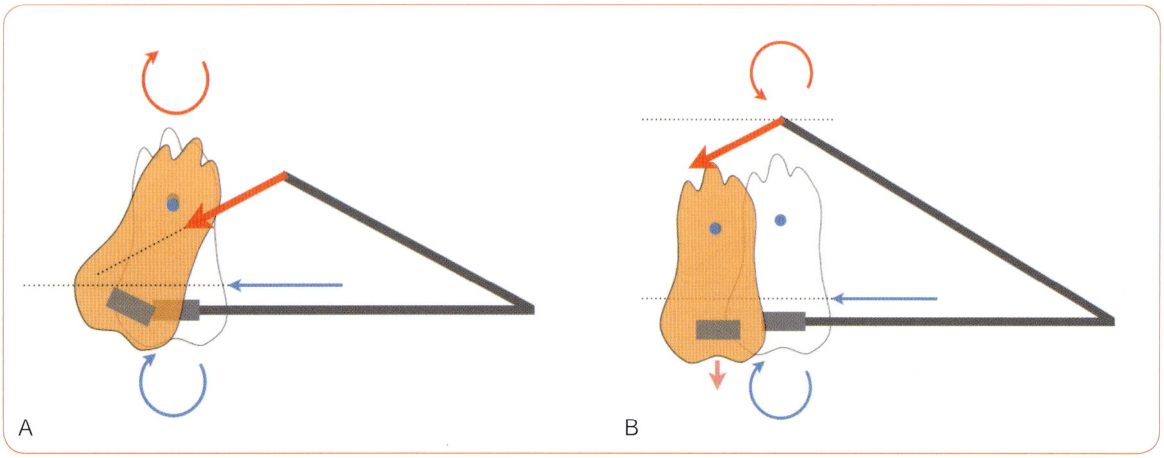

図15◉ロウプルのアウターボウの長さ
A：ショートアウターボウ：ヘッドギアによって歯冠に遠心回転のモーメントが生じ，大臼歯がさらに遠心に傾斜する．
B：ロングアウターボウ：ヘッドギアによって歯根に遠心回転のモーメントが生じ，大臼歯が歯体で遠心移動する．

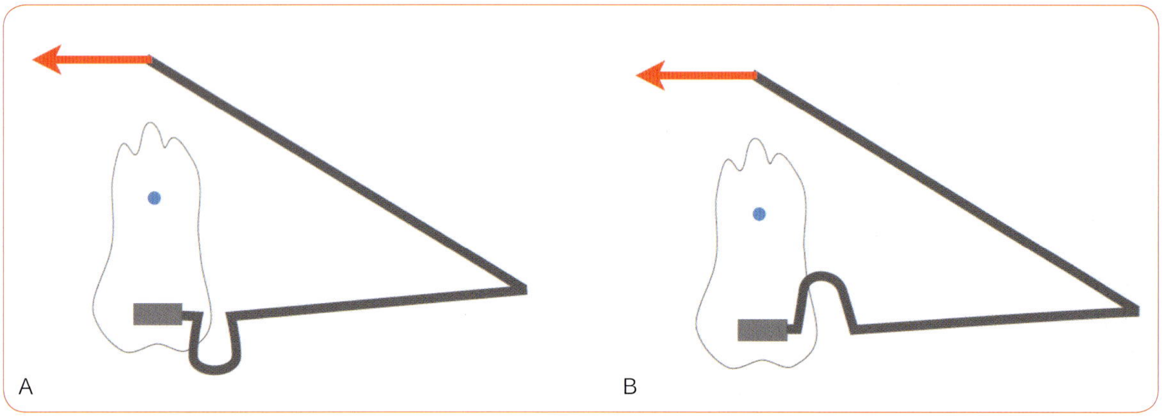

図16◉インナーボウのループの向き
A：歯冠方向：歯根に遠心へのモーメントがかかるときにループが閉じる方向に力が作用して効果的である．
B：歯頸部方向：歯根に遠心へのモーメントがかかるときにループが開く方向に力が作用し効果が弱い．

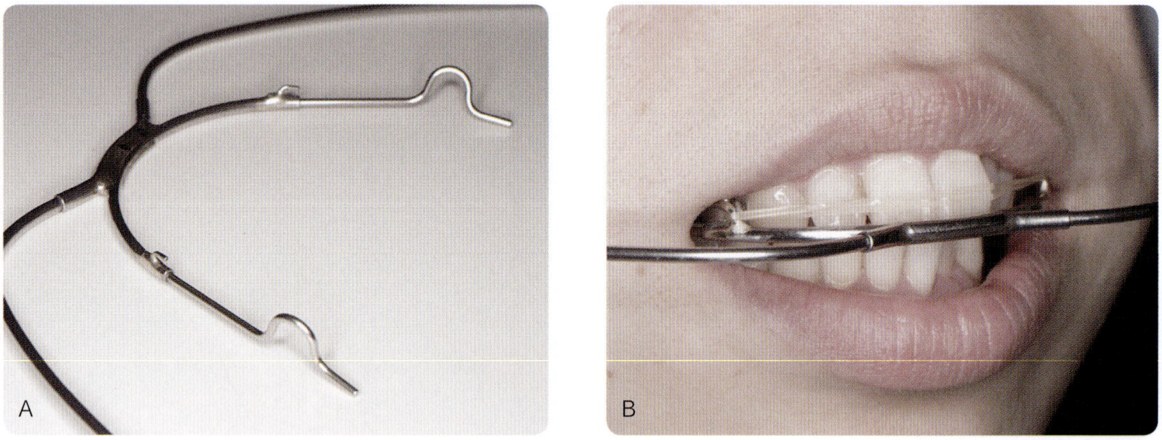

図17◉インナーボウの前歯エラスティック
A：インナーボウのフックにエラスティックを装着する．
B：エラスティックにより前歯のフレアを防止する．

ⓑGMD

ACCOは可撤式の装置であり，着脱に慣れてしまえば，口腔清掃や食事の際にはずせるなどの利点も多いが，ヘッドギアの装着も必要で，治療結果は100％患者の協力に依存する．ある調査では，アメリカのほとんどの矯正歯科医は臼歯の遠心移動を行っていると報告しているが，一方で，患者協力が治療を成功させる重要なファクターであると述べている[10]．また，遠心移動後に臼歯の位置づけを維持するのが難しいとも指摘している．その意味で，患者協力のいらない固定式の装置で，歯体での臼歯の遠心移動ができるものが最も有利である．

固定式の臼歯遠心移動装置としては，私（賀久）がボストン大学歯学部大学院で矯正歯科を学んでいた当時使用していた，第一大臼歯にナンスボタンをモディファイして固定源とした方法や，ペンデュラム，ディスタルジェット，ジョーンズジグ，ウィルソン，マグネットを用いたものなどがある．

MOOテクニックでは，Greenfieldが考案したfixed piston appliance，通称GMD（Greenfield molar distalizer：**図18**）を多用してきた[11〜16]．他の固定式の臼歯遠心移動装置と比較した場合の特徴を下記に示す．

ⓐ GMDの特徴

- ピストンの方向で臼歯の移動方向を設定する（**図19**）．

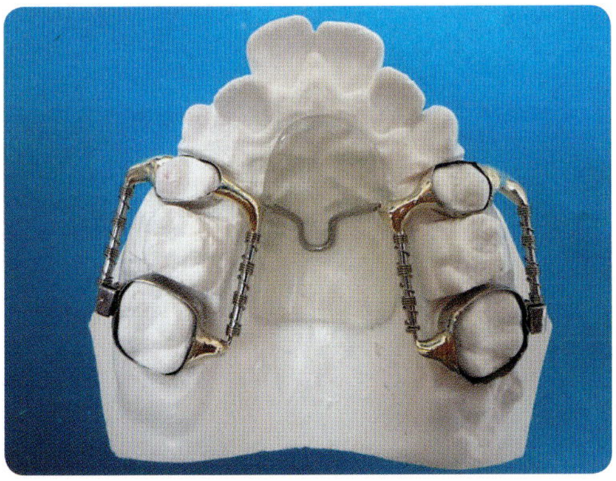

図18◉GMD

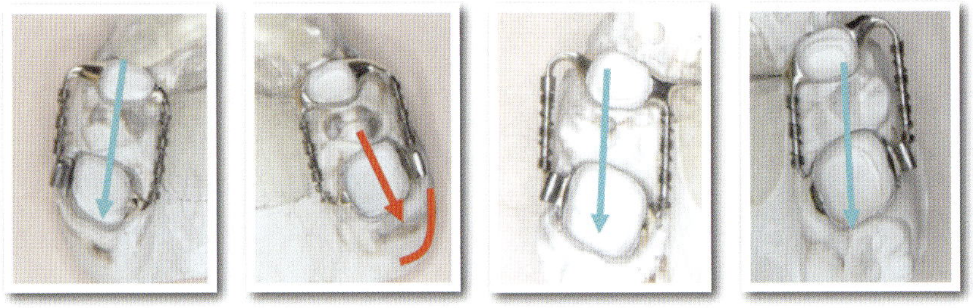

図19◉ピストンの遠心へ向く方向があまりに外側に設定されていると，臼歯が皮質骨にあたって動かない．その結果，前歯のアンカーロスとなってしまうことがあるので，その設定は重要である．

GMDは頬舌側のピストンの方向が遠心移動の方向となる．口腔内の調整でそれが変わることはない．ピストンの設計があまり頬側方向になっていると歯根が遠心頬側の皮質骨にあたって，前歯のアンカーロスを引き起こすので，ピストンの方向設定には注意が必要である．

- 臼歯の遠心移動時に使用される力のコントロールが容易で，持続的で弱い力を発揮する（**図20**）．

遠心移動時のアクチベーションには2mmのクリンパブルスペーサーを使用する．これにより，常に一定の大きさの荷重がスプリングにかかることになる．

- 歯体移動が可能である（**図21，22**）．

ピストン部分でワイヤーとチューブが10mm以上重なっていることで，歯冠の遠心傾斜を予防している．他の装置との比較を**図23**に示す[12〜17]．

- 遠心移動中の装置の破損が少ない．

装置は比較的リジッドで壊れにくい．MOOのメカニクスでは，臼歯の遠心移動後に切歯の位置づけのフェイズに入る．必要な遠心移動が達成される前に破損などが起こると，あっという間にそれ以前の治療結果が失われるため，早急なリカ

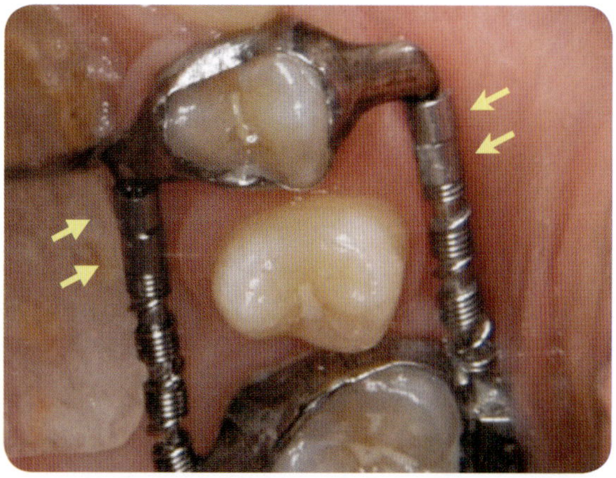

図20◉1mm/月のスピードで臼歯の遠心移動が起こるように，2mmのスペーサーを2カ月に1度セットする．1つのスペーサーを挿入すると25gの力を発揮する．

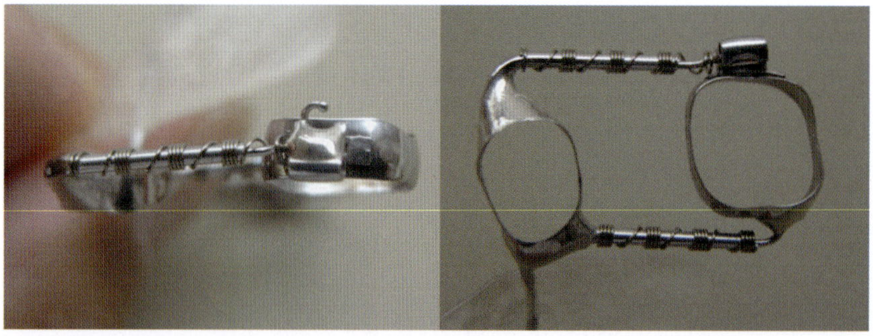

図21◉GMDのピストンは，側方からみても咬合面側からみても平行に設定し，スムーズに動くようにする．

バリーが必要となってくる．現実的に，その場で新しいもの製作をすることは難しいため，壊れにくいというメリットは大きい．

●遠心移動と同時に拡大ができる（**図24**）．

装置の設計を歯槽骨の中心に臼歯が移動するように工夫をしておくと，ほとんどの症例ではピストンが遠心にいくに従って幅径が広くなって結果的に拡大が得られる．

ⓑ GMDの構造

①ピストン：ピストン部分は036チューブと030ワイヤーからなり，頬舌側に1本ずつセットされる．このピストン部分は通常第一大臼歯と第一小臼歯にろう着されるが，他の選択肢として第二小臼歯や第二大臼歯を使う場合もある．小臼歯バンドは，口蓋に045ワイヤーでつくられたナンスボタンがろう着されている．

②ピストンの方向：ピストンの遠心への方向があまりに開きすぎていると，最後臼歯が頬側の皮質骨にあたり遠心移動ができず，その代わりに前歯のアンカーロスを引き起こす原因になってしまう．ピストンの方向は，海綿骨が豊富な方向に大臼歯が移動するように設定する．技工指示のときは模型の咬合面側にその方向を鉛筆で書き入

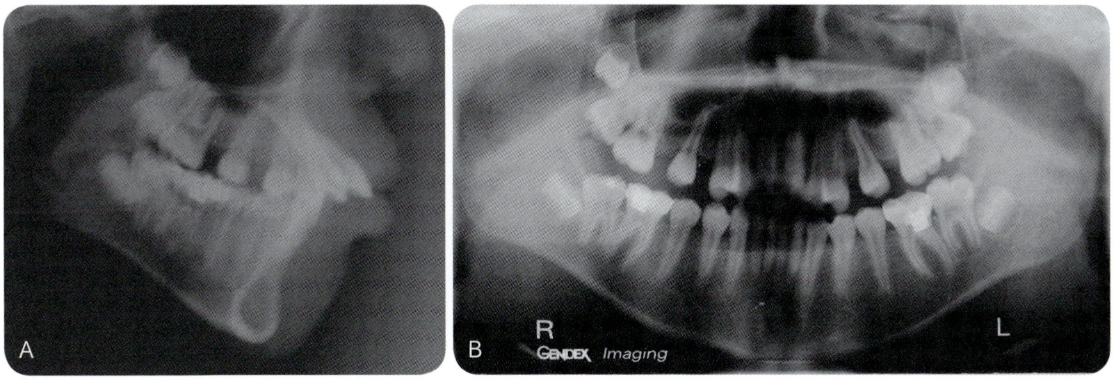

図22◉GMDによる上顎下臼歯遠心移動後の状態
A，B：歯体での遠心移動が達成されている．

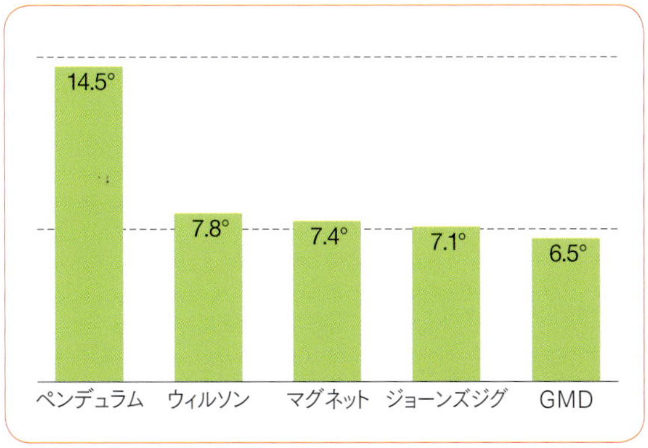

図23◉固定式臼歯遠心移動装置を用いた場合のティッピングの比較

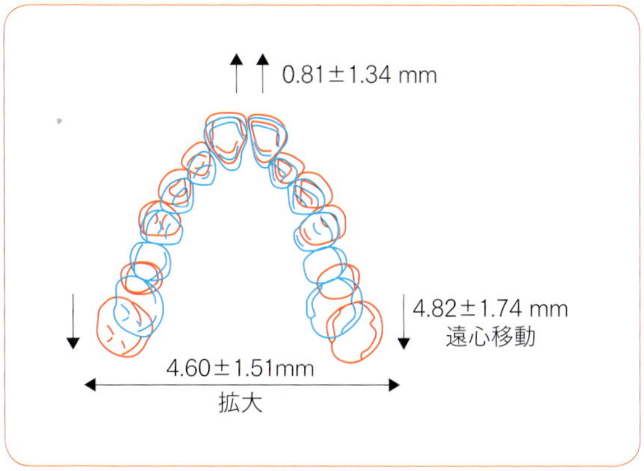

図24◉GMDによる上顎歯列の変化(Arimoto et al 1999[18])
遠心移動と同時に歯列が拡大されている．

れたり，模型咬合面のコピーを取ってコピー上にその方向を入れることで，ピストンの向きを明確に指示することができる．

③ナンスの大きさ：ナンスの大きさは，前歯の歯肉辺縁から2mm程度離した場所を前方に設定して，後方は咬合面からみて第一大臼歯の中央あたりまで延ばす．咬合が深く，下顎前歯の圧下や小臼歯の挺出によりその改善が望まれるような場合は，臼歯部に2mm程度の離開が生じるように，上顎前歯の舌側にバイトプレートを設ける．この場合，レジンが歯肉を圧迫しないよう，045のワイヤーを4前歯の結節に接するように曲げ，そのワイヤーの周りを取り囲むようにレジンを築盛する．

④バンドの設置部位：多くの場合，第一小臼歯と第一大臼歯にバンドを設置する．第一小臼歯をアンカーにして臼歯を遠心移動させると，第二小臼歯は第一大臼歯とのと間の歯槽間靱帯が後方に牽引するために自然と遠心にドリフトする．

通常，第二小臼歯がⅠ級関係となるまで第一大臼歯の遠心移動を行う．

ⓒ GMDの使い方

TP社製の2mmのクリンパブルスペーサーを，2カ月に1度挿入する．1つのスペーサーを挿入するごとに25gの力がかかるため，両側のピストンにスペーサーがセットされることで，50gの力をかける．物理的には，もっと短いインターバルでの調整も可能だが，前歯のアンカーロスや臼歯の歯根のティッピングなどが起こりやすくなるので，注意が必要である．多くの症例で，月に1mmの遠心移動が生理的に無理のないアクチベーションである．ただし，症例によっては歯の移動が遅い場合があり，十分に歯の移動が確認されないときはスペーサーを追加しない．

症例によってはアンカレッジの強化とバイト挙上・咬頭嵌合の開放を目的としてエシックスバイトプレートを上顎の6前歯にセットすることもある（**図25**）．

ⓓ GMDでどこまで遠心移動するか？

これは，ACCOの場合も同じだが，大臼歯の遠心移動時は第二小臼歯も遠心へドリフトする．上顎第二小臼歯がドリフトして，下顎歯列に対してⅠ級関係の位置になるまで大臼歯の遠心移動を行う．

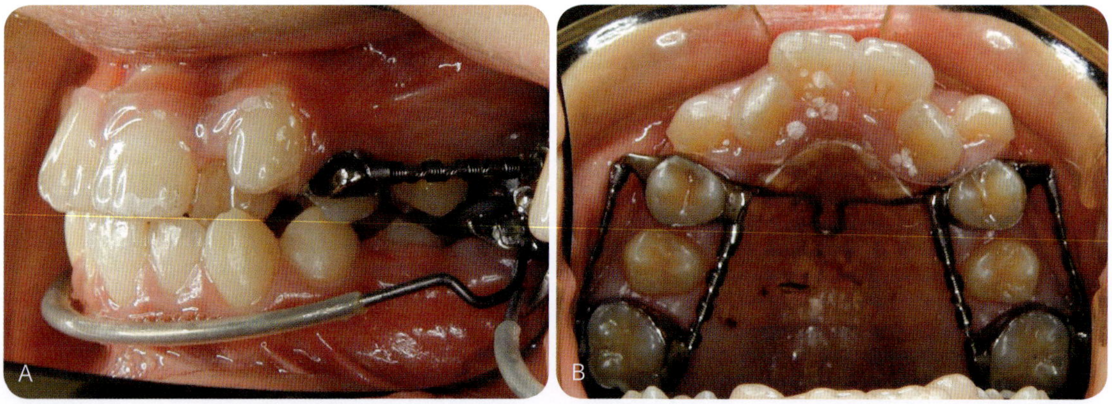

図25◉エシックスバイトプレートを用いたアンカレッジの強化とバイト挙上

ⓒCarriere Motion Appliance

Carriere Motion Applianceは，Dr. Luis Carrièreが2004年，Ⅱ級不正咬合の治療のために開発した遠心移動装置[19]で，筆者のオフィスでは最近，この装置を使うケースが増えている．そのきっかけとなったのは，アライナー矯正治療の導入であった．

アライナーを用いてMOOを実践しようとする場合，方法としてはいくつかの選択肢が考えられるが，筆者らがこれまで使用してきたGMDやACCOなどで上顎臼歯の遠心移動後にアライナーを使うと，以下のような問題が生じてしまう．

ⓐアライナー矯正治療前にGMDやACCOを用いる場合の問題点

●ステージ数の増加

GMDもACCOもオーバージェットが5mm以上のケースに用いることが多く，臼歯遠心移動中にその量が8～10mm以上になり，長期にわたるⅡ級ゴムの使用が必要になる．また，オーバージェットが10mm程度になると，その後のアライナー治療に80～90ステージ必要になり，その結果，全体の治療期間が長くなってしまう．

●アライナー治療開始時のアンフィット

アライナー治療では，印象採得やスキャンを行い製作を依頼してから最初の装置をセットするまでに約1カ月を要する．その間，臼歯遠心移動が達成された歯列の状態をEssixタイプのリテーナーで固定する必要がある．しかし，GMDやACCOで臼歯遠心移動を行ったケースでは，第一小臼歯から第一大臼歯までのスペースが大きく，その部分の歯槽間靭帯が戻ろうとする力が働く．そのため，少しでもリテーナーの使用を怠ると，届いたアライナーがフィットしないことがある．

●片側遠心移動が必要なケースにおける正中線のずれ

片側がⅡ級で他方がⅠ級のケースに対し，GMDやACCOを用いて臼歯遠心移動を行うと，臼歯関係の改善は見られるものの，正中線のずれが治療前よりも大きくなることがある．この後に，アライナーで正中線を大幅に修正するのは困難である．

以上のような問題を克服できる装置が，Carriere Motion Applianceである．

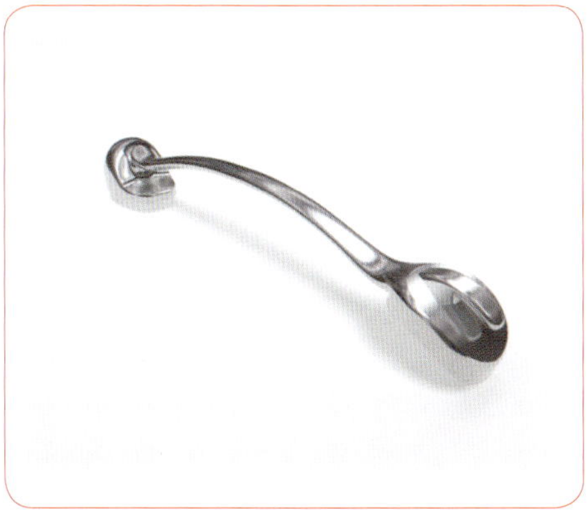

図26◉Carriere Motion Appliance（オーソデントラム）

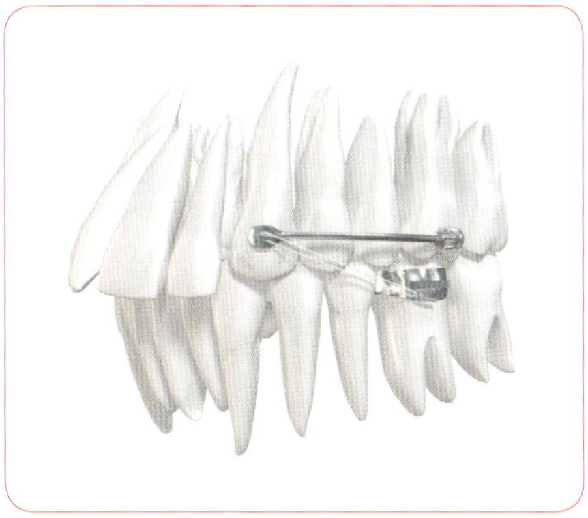

図27◉下顎にリンガルアーチやアライナーを装着し，Ⅱ級ゴムを犬歯フックにかけて使用する

ⓑ Carriere Motion Applianceの使い方とその効果

Carriere Motion Applianceは犬歯と臼歯を強固なワイヤーで繋ぐ装置で，犬歯部と臼歯部のボンディングパッドを歯面に接着して口腔内にセットする．犬歯部のボンディングパッドはエラスティックフックを有し，臼歯部のボンディングパッドにボールジョイントを設けているのが特徴である（**図26**）．通常，下顎アーチにリンガルアーチやアライナーをセットして，Ⅱ級ゴムをCarriere Motion Applianceの犬歯フックに引っかけて使用する（**図27**）．歯の移動に伴って臼歯部のボールジョイント部分が回転することにより，咬合面からみると臼歯が遠心回転し，また側方からみると遠心へ歯冠がアップライトする仕組みになっている（**図28**）．

不正咬合のうち83％では大臼歯の歯冠が近心回転を起こしているという報告[20]もあり，上記のような仕組みをもつCarriere Motion Applianceは効率的なスペース獲得が可能である．Ricketts[21]やMcNamara[22]は，大臼歯の歯冠を遠心回転させることにより2mm程度のスペースが獲得できるとしており，大臼歯が遠心に移動しなくとも，回転のみで半咬頭程度のスペースは比較的簡単に改善できる（**図29**）．

Carriere Motion Applianceの犬歯部にはボールジョイントがないが，それにより犬歯に対しては遠心へ歯体移動を促すような効果がある．犬歯が傾斜移動するためには，臼歯が圧下されなければならないため，後方移動させるために用いられるⅡ級ゴムなどの力を犬歯に加えると，犬歯と大臼歯部が一体となって歯体移動が起こる．

Carrièreのデータによれば，4mmの遠心移動がなされる際に約1mmの臼歯の圧下が起こる[23]．わずかな犬歯の挺出とともに臼歯の圧下が起こると，下顎の近心回転が誘導されることでⅠ級関係確立に貢献する．

また，混合歯列期後期が臼歯遠心移動の最適なタイミングとしているが[24]，その時期には犬歯が未萌出な場合があり，Carriere Motion Applianceを使うことができない．そういった症例のために小臼歯パッドを付与したバージョンもあり，第一小臼歯から第一大臼歯までをひとまとめに後方へ動かしⅠ級関係を確立できる．

当初はアライナー治療との組み合わせで使うようになった装置だが，現在，ブラケットを用いたワイヤー矯正においても非常にパワフルで有用な装置と感じている．

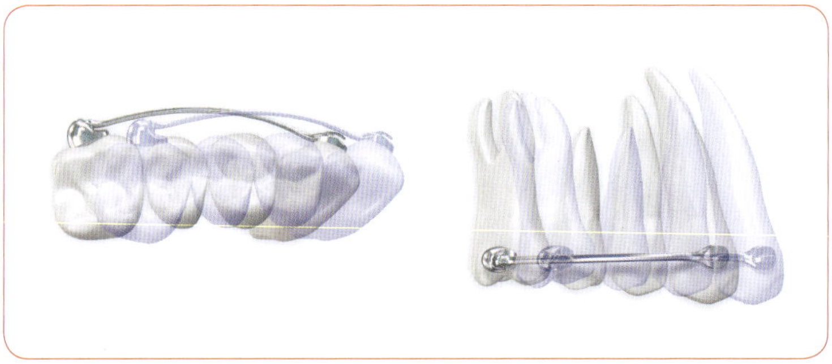

図28◉臼歯部ボールジョイントの回転により，咬合面からみると臼歯が遠心回転し，側方からみると遠心へ歯冠がアップライトする

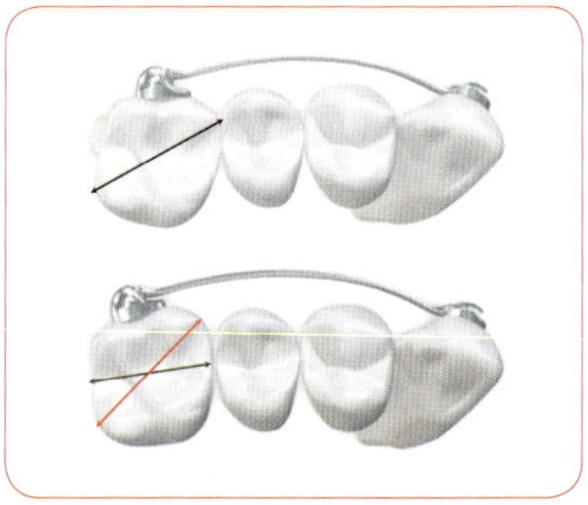

図29◉Carriere Motion Applianceを用いれば，大臼歯の回転のみで半咬頭程度のスペースは簡単に改善できる

Case III-1-1 Carriere Motion Applianceを用いた症例

33歳女性，片顎がII級関係でオーバーバイトが5.1mm，正中が左側に偏位した症例である．患者が審美的な装置での治療を希望されたため，クリアタイプのCarriere Motion Applianceで片側のII級関係をI級に改善した後，装置をインビザラインに切り替えて治療を終了した．

Carriere Motion Applianceを使っての遠心移動では，ミニスクリューを上顎右側臼歯部に挿入しエラスティックチェーンで牽引するとともに，II級ゴムを夜間に使用することにより，3カ月でI級関係が達成された．その後のインビザラインによる動的治療は，11カ月で終了した．

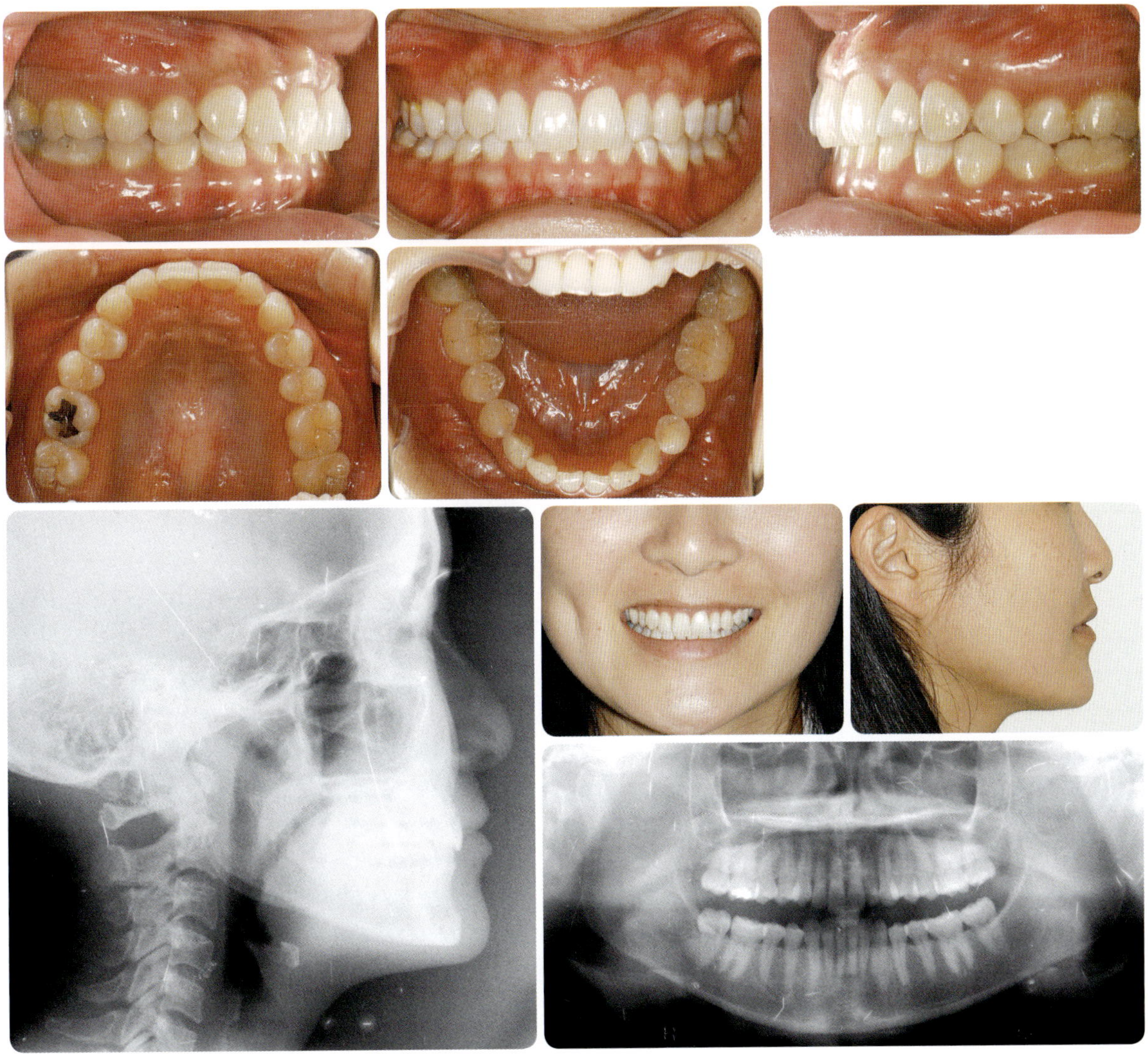

1-1〜9 初診時（33歳10カ月）
オーバーバイト5.1mmの片側II級症例．セファロ分析で上下顎前歯の舌側傾斜が認められたため，臼歯遠心移動装置にはCarriere Motion Applianceが適していると判断した．

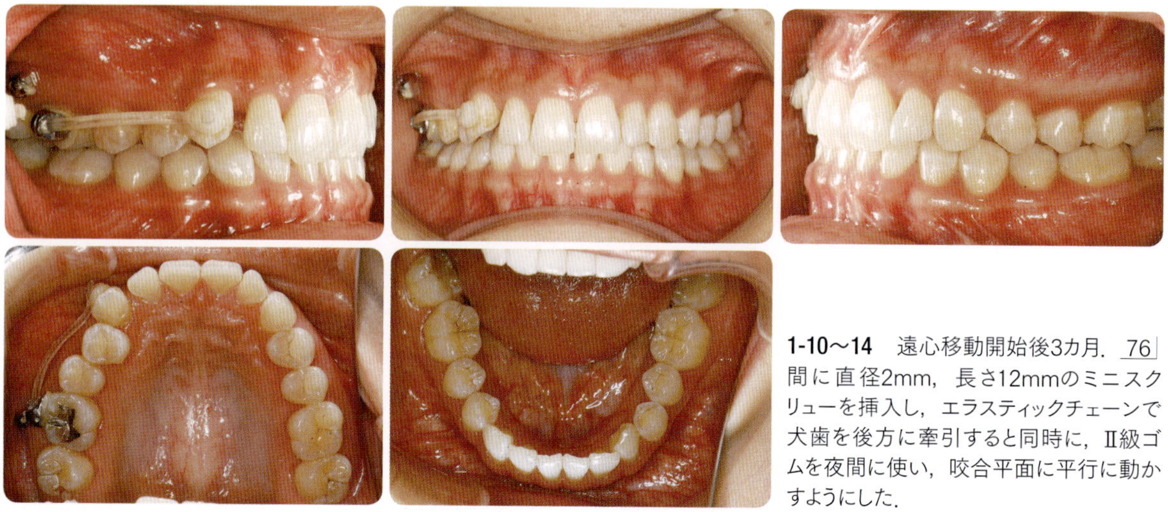

1-10～14　遠心移動開始後3カ月．76|間に直径2mm，長さ12mmのミニスクリューを挿入し，エラスティックチェーンで犬歯を後方に牽引すると同時に，Ⅱ級ゴムを夜間に使い，咬合平面に平行に動かすようにした．

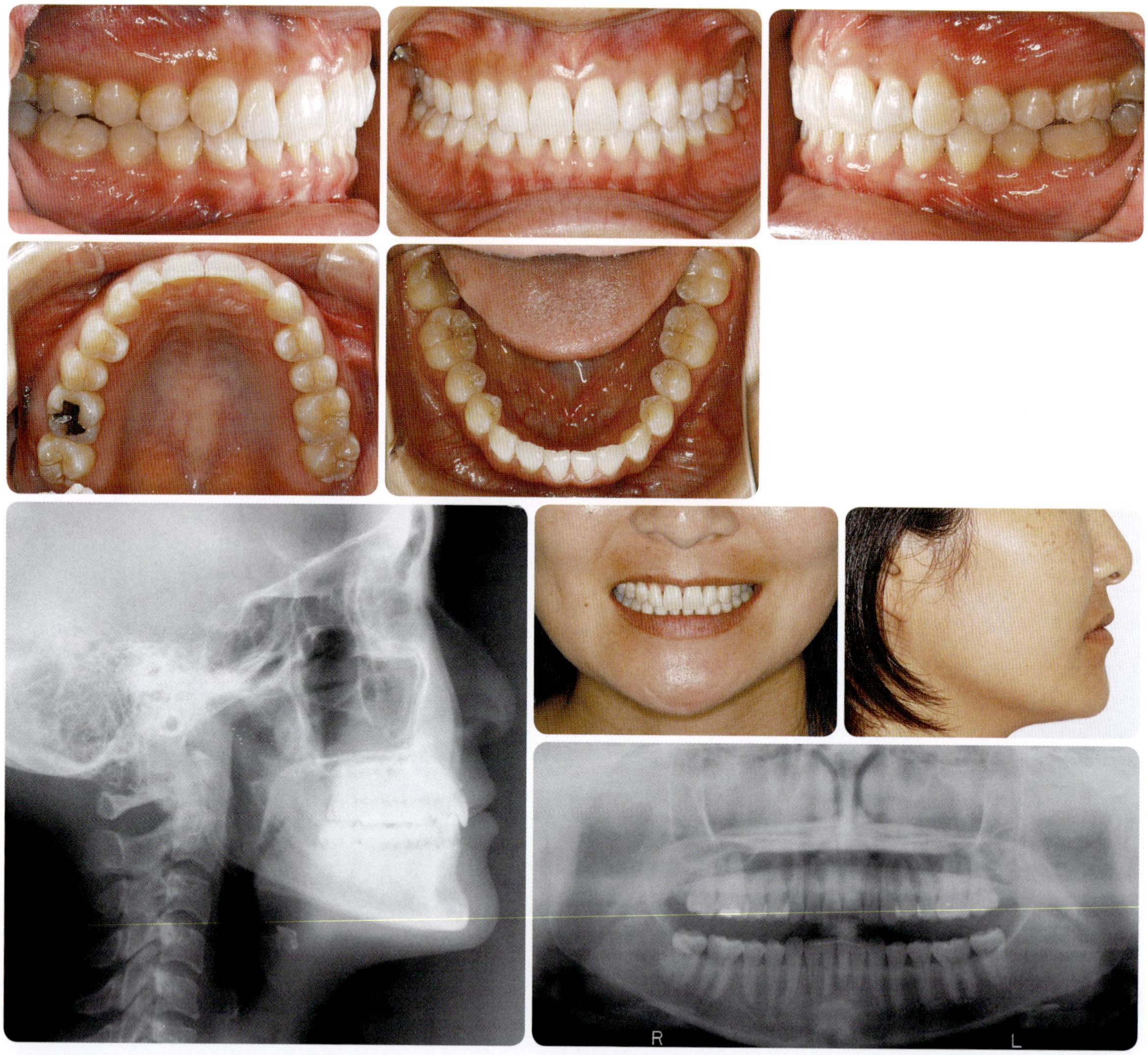

1-15～23　動的治療終了時（35歳1カ月）．インビザラインによる動的治療は11カ月で，トータルの動的治療は14カ月であった．治療を短期間で終えることができたのは，もともと臼歯が近心回転していたため，口蓋根を支点とした遠心回転を伴って遠心移動がスムーズに達成されたからではないかと考えている．

3 上顎大臼歯遠心移動に影響を与えるファクター

❶ 遠心移動の開始時期

上顎臼歯の遠心移動の効果を最大限に得るためには，第二大臼歯が完全萌出していない時期に行うのが望ましい．遠心移動時に第二大臼歯が未萌出のほうが，第一大臼歯の遠心移動を行いやすい．

また，この時期に遠心移動を行うと前歯のアンカーロスを最小限にするという報告もある[25]．

遠心移動の開始時期に関しては，「上顎のポステリアーディスクレパンシー」（☞ p.40）や，「早期治療が必要な場合」（☞ p.49）を参照されたい．

❷ 上顎前歯の唇舌的角度

たとえば治療前にすでに唇側傾斜が強くなっている場合では，臼歯遠心移動中にさらに前歯がフレアしてしまう傾向があり，そのリカバーは難しい．

❸ 下顎前歯の唇舌的角度

臼歯遠心移動後に前歯の後方移動を行うが，この際にⅡ級ゴムを使用することがある．下顎前歯が治療前に唇側傾斜が強いと，そのようなオプションは使えなくなるため，遠心移動後の前歯の位置づけを含めた最後の仕上げが難しくなる．

❹ 小臼歯の歯根の形態や長さ

モディファイドナンスを用いた遠心移動装置を使った場合，小臼歯にバンドをして前歯のアンカレッジを強化するが，その歯根が太いか細いか，長いか短いかで前歯の位置づけに対する反作用に影響する可能性がある．

❺ 口蓋の形態や深さ

口蓋が浅いと，遠心移動の力に対する受け止めが十分でなく，前歯の唇側傾斜という形でアンカーロスを引き起こしやすい．

❻ フェイシャルタイプ

ハイアングルの場合，咬合平面に沿った遠心移動が達成されないと，下顎枝が短く臼歯の遠心移動とともに開咬をつくり出すリスクがある．

一方，ローアングルの場合，咬頭嵌合が強いことや歯槽骨密度が高いことなどから歯の移動がなかなか起こらないことがある．

❼ 上顎洞の大きさ

上顎洞が大きい場合，上顎洞内に第一大臼歯根が大きく露出していると遠心移動が難しい．

また，第二小臼歯と第一大臼歯の間に上顎洞底が下がっているような場合は，大臼歯遠心移動後の第二小臼歯の遠心移動時に上顎洞壁に歯根があたって平行性を得るのが難しくなる場合がある．

4 TADと上顎臼歯の遠心移動

遠心移動時のアンカレッジを強化するために，temporary anchorage device（TAD）を臼歯の遠心移動に応用することができる．これに関しては，一般歯科で欠損歯の補綴に利用されているようなオッセオインテグレーションをさせるタイプのオルソインプラント，より細いスクリューを用いるミニスクリュー，チタン性のプレートを組織内あるいは組織外に固定するミニプレートなどがある．

このようなTADを用いると，患者の協力を必要としない，治療期間を短縮できる，などのメリットがある．

ただし，オルソインプラントは，最低でも2カ月の固定期間を設ける必要があることや，矯正歯科医がみずからその処置を施すのは難しいため，あまり広く利用されていない．

一方で，ミニスクリューとミニプレートは**表1**のような特徴があり，近年広く利用されるようになってきた．

また，この分野は非常に変化が激しい分野であり，単なる1本のネジから，複数のスクリューにワイヤーや装置を組み合わせて設計したもの，組織内・外にプレートを固定するものなど，さまざまな装置が工夫されている．

MOOの臨床の***Case14***は，通常の遠心移動装置では非抜歯治療が難しいだろうと考えられる症例に，ミニスクリューを併用して治療した例である（☞p.228参照）．

表1◉ミニスクリューとミニプレートの特徴

ミニスクリューの特徴	ミニプレートの特徴
1．多くの場合，矯正歯科医が埋入可能である．	1．外科医による埋入が必要だが，強固な固定源として利用できる．
2．即時に荷重をかけて，矯正治療に参加させることができる．	2．2週間程度経ってから，荷重をかける．
3．外科的侵襲が少ない．	3．プレートを埋入するときには，フラップをあけることが必要で外科的侵襲は大きい．
4．口腔衛生をきれいに保つのが難しい場合があり，スクリュー周辺に炎症を引き起こしやすい．	4．プレートの形態を工夫すれば，炎症になりにくい．
5．埋入部位が歯根の間である症例では，根にダメージを与えてしまうことがある．	5．歯根の間に埋入するものではないので，歯根損傷の可能性が少ない．
6．歯根の動きを制限してしまうことがある．	6．歯の動きには自由度がある．

3 ▶ TPA(transpalatal arch)を用いた上顎大臼歯の3次元的整直

多くの不正咬合には，上顎大臼歯の近心回転や頬側傾斜が存在する．上顎臼歯のリポジショニングをACCOとヘッドギアを用いて行った場合は，大臼歯の近心回転はヘッドギアによりコントロール可能であるが，GMDやHyraxで行った場合では，リポジショニング後にも大臼歯の近心回転がそのまま残存している．また，いずれの装置を用いても遠心移動を行えば遠心傾斜の傾向が，拡大を行えば頬側傾斜の傾向が認められる．

近心回転や遠心および頬側傾斜を残したまま大臼歯を放置すると，短期的な矯正治療の後戻りの原因となるばかりか，咬合力が歯の長軸方向と一致しないため，力学的に不安定な状態となり歯周組織にも負担がかかる（**図30**）．長期的な咬合の安定には，大臼歯の3次元的整直が不可欠である．

ここでは，TPA（transpalatal arch）を用いた上顎大臼歯の3次元的整直について，上顎臼歯リポジショニングの仕上げとしての大臼歯のポスチャーコントロールにフォーカスして述べる．

TPAの役割は以下の通りである．

1. 大臼歯の回転のコントロール
2. 大臼歯のトルクコントロール
3. 大臼歯間幅径のコントロール
4. 大臼歯の垂直的コントロール
5. 大臼歯の近遠心傾斜のコントロール

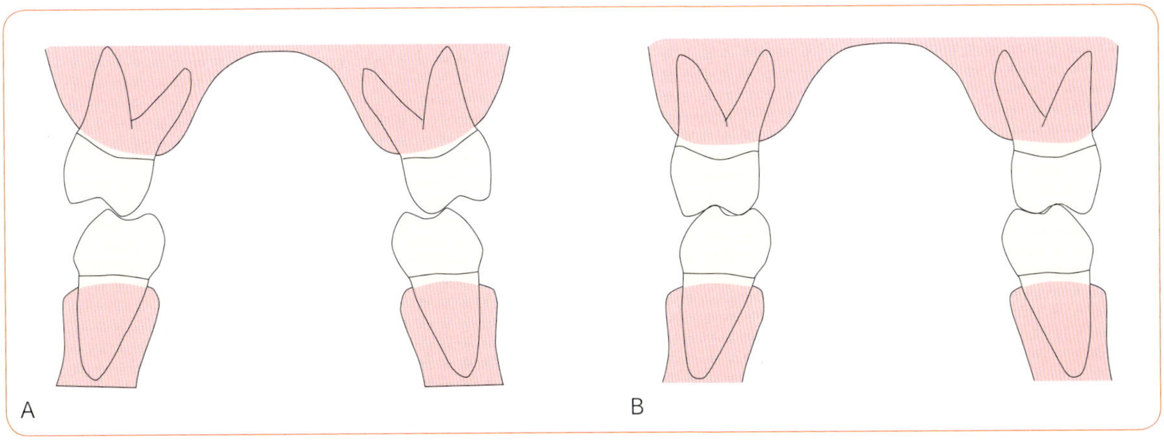

図30◉咬合力と歯軸
A：咬合力が歯の長軸方向と一致せず，力学的に不安定な状態となり歯周組織にも負担を生じる．
B：咬合力が歯の長軸方向と一致，安定的な状態．

1 大臼歯の回転のコントロール

TPAを用いて大臼歯の近心回転の是正を行うことができる．上顎大臼歯の近心回転を是正することで，さらなるスペースを得ることが可能であることは哲学編でも述べたが（p.13，**図11**参照），リップバンパーやヘッドギア，圧下アーチのアンカーベンドなどを併用して遠心力を加えることで，さらに効果的にスペースを獲得することが可能である（**図31**）．

TPAによる回転の調整を**図32**に示す．もし純粋に回転の力だけを得ようとするならば，左右のTPAのターミナルとリンガルシースとの角度差は等しくする必要がある．等しくなければ回転の力以外の力が生じ，それが意図したものでないのであれば，治療に悪影響を及ぼすことになる．どのような力が生じるか，極端な例として片側の

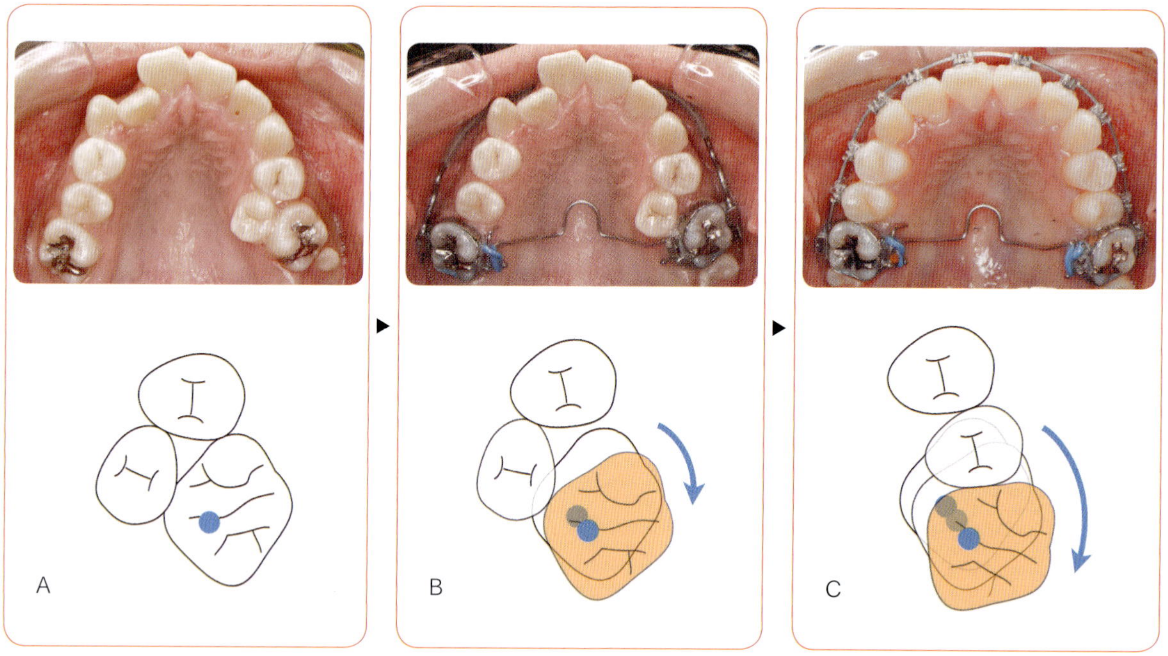

図31◉大臼歯の近心回転の是正によるスペースの獲得
A：初診時上顎第一大臼歯の近心回転がみられ，左側第二小臼歯は完全にブロックされている．
B：リップバンパーの遠心力とTPAによる回転の是正によりスペースが得られている．ブロックアウトされていない右側第二小臼歯近遠心に生じたスペースにも注目．
C：得られたスペースを利用して配列を行った．大臼歯の舌側面は互いにほぼ平行になっている．

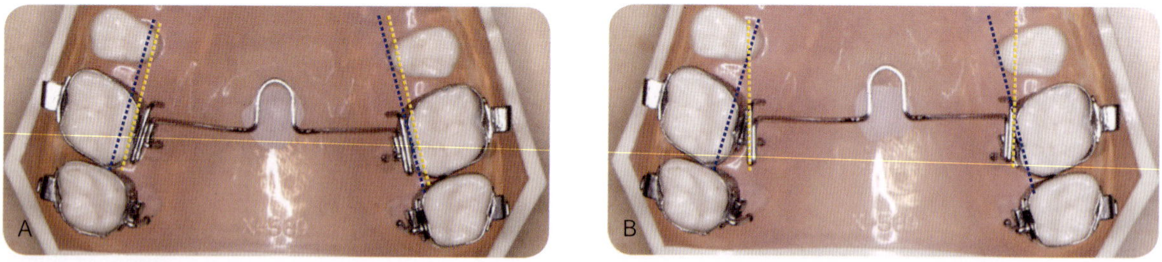

図32◉回転の調整
A：大臼歯に回転の力は加わっていない．
B：TPAのターミナルと大臼歯のリンガルシースとの角度が異なり，大臼歯には遠心回転の力が加わっている．

ターミナルのみに回転の調整を行った場合，左右の大臼歯にどのような力が生じるかを考えてみよう（**図33**）．向かって右側の大臼歯が遠心に回転するのは容易にわかるだろうが，それ以外の力が作用していることに気づくだろうか？　また，向かって左側の大臼歯に関してはどうだろうか？

この場合，右の大臼歯には近心力と遠心回転が，左の大臼歯には遠心力が生ずる（**図34，35**）．もし術者がこの近遠心力を予期していなければ，治療の失敗や遠回りにつながりかねないので，TPAの調整には細心の注意が必要である．

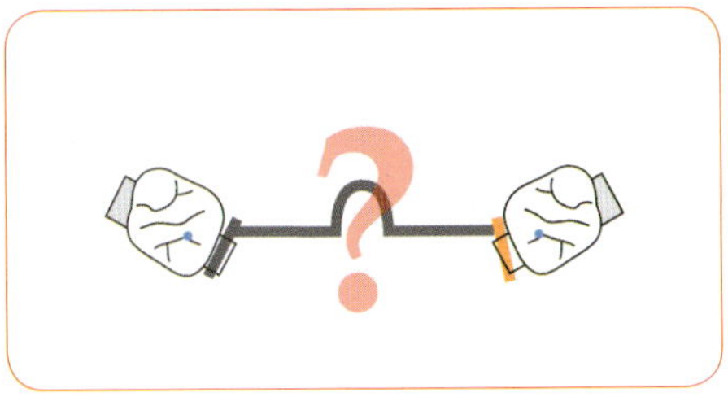

図33◉非対称な回転の調整
片側のターミナルのみに回転の調整を行った場合の力系はどうなるだろうか？

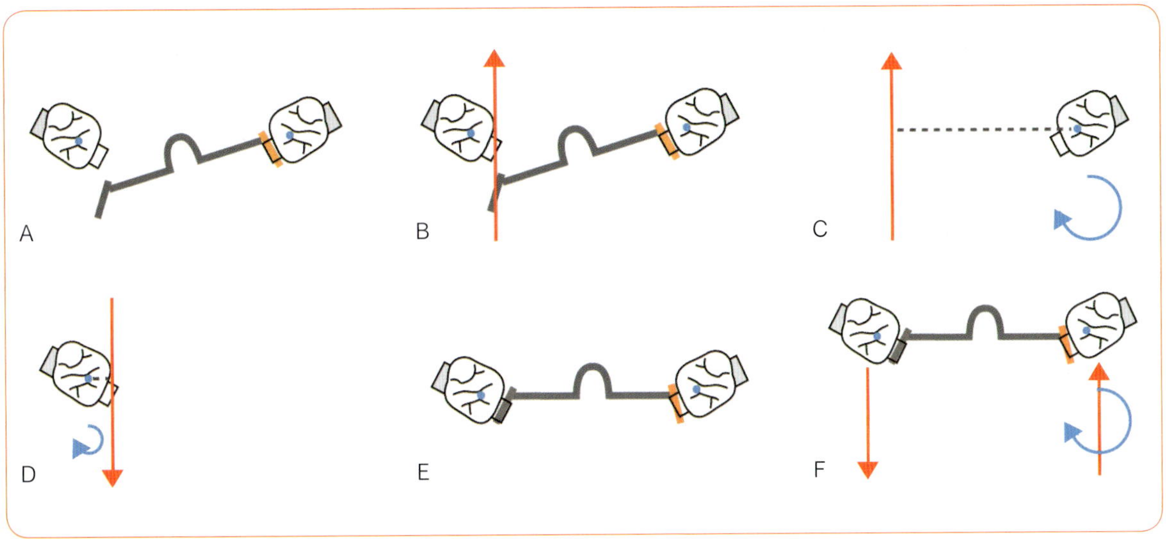

図34◉非対称な回転の調整の力系
A：向かって右の大臼歯のリンガルシースにTPAのターミナルを挿入した場合，反対側のターミナルはリンガルシースの遠心に位置する．
B：この遠心に位置した左のターミナルをリンガルシースに挿入するには近心力が必要である．
C：右の大臼歯には近心力と同時に，力の作用線が大臼歯の回転中心から離れるために，遠心方向へのモーメントが生ずる．
D：左の大臼歯には相反力としての遠心力と近心回転のモーメントが生じる（このモーメントは小さく，ターミナルとリンガルシースの遊び以上には発現しないため，臨床上は無視できる）．
E：左の大臼歯にTPAを挿入した場合，反対側のターミナルはリンガルシースと近遠心的に同じ位置にあり，力は出現しない．
F：結果として右の大臼歯には近心力と遠心回転が，左の大臼歯には遠心力が生ずる．

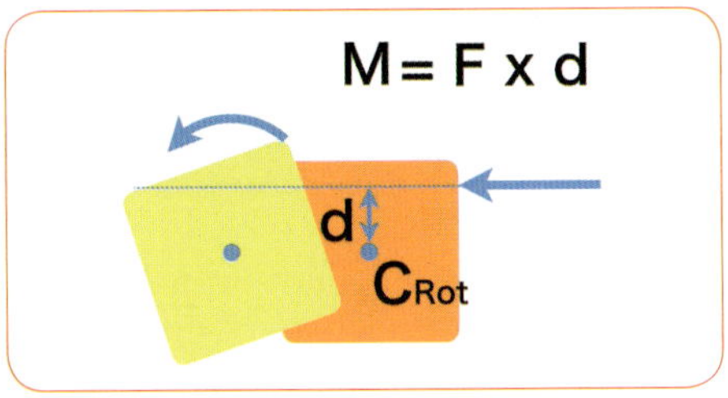

図35◉回転の力（モーメント）について
剛体には回転中心（C_{Rot}）があり，力（F）の作用線がその点を通るとき，その剛体は平行移動し，歯科矯正の分野では歯体移動と表現される．もし，力の作用線が回転中心を通らなければ回転が生じ，傾斜移動となる．この回転の力はモーメント（M）とよばれ，力の作用線と回転中心との垂線距離（d）と力（F）との積，F × d で表される．

純粋に回転だけが必要な場合は，左右の回転の調整量を等しくする．そうすることによって，近遠心力は打ち消し合って回転だけが生じる（**図36**）．

2 大臼歯のトルクコントロール

上顎臼歯のリポジショニング時に拡大を行った場合は，大臼歯が頬側傾斜する傾向がある．大臼歯の頬側傾斜は舌側咬頭が挺出することになり，咬合の不安定だけでなく，下顎骨の時計回りの回転を生じ，Ⅱ級関係の悪化につながる．この頬側傾斜の是正，すなわちトルクの調整は重要である．

トルクの調整も回転の調整と同じようにTPAのターミナルとリンガルシースの角度を調整することで行う．回転の調整と同じく左右のトルクの調整量が異なると純粋なトルク以外の力が生ずる．

片側のみにトルクの調整を行った場合と両側に等しい調整を行った場合の図をみてみよう（**図37**）．観察方向が異なるだけで回転の調整と同じような図となる．回転の調整では，近遠心方向であったものが歯冠ー歯根方向となっている．調整側ではトルク以外に圧下力が，反体側には挺出力が生じていることがわかる．左右の調整量を等しくすることで歯冠ー歯根方向の力が打ち消され，トルクだけが生じる（**図38**）．

なお，トルクの調整のためには，TPAはターミナル部分が2つ折になったGoshgarian typeのものを用いる必要がある（**図39**）．

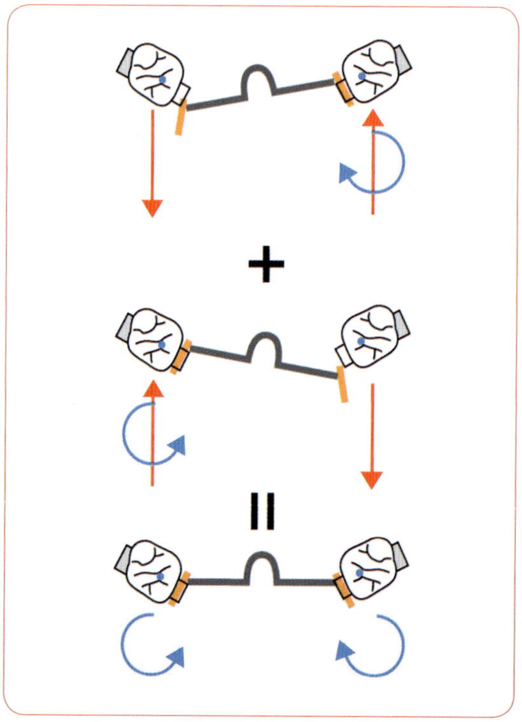

図36◉対称な回転の調整の力系
図の上部は図6の片側のアクティベーションと同じ力系を示しており，下部では力とモーメントの大きさと向きが逆の力系となることがわかる．これらが打ち消し合った結果，遠心回転のモーメントだけが残る．

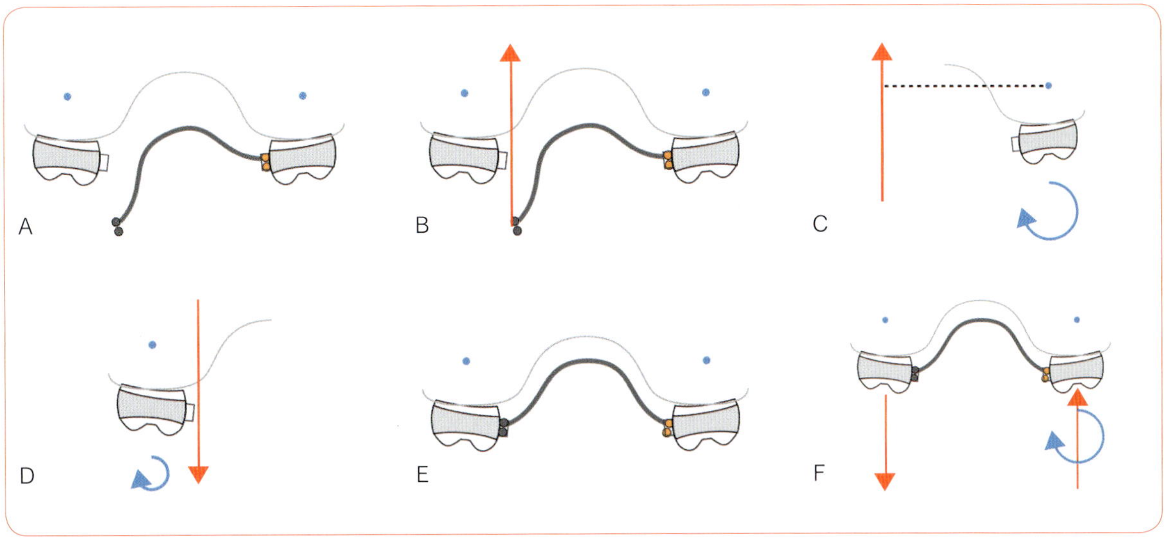

図37◉非対称なトルクの調整の力系

A：向かって右の大臼歯のリンガルシースにTPAのターミナルを挿入した場合，反対側のターミナルはリンガルシースの下方に位置する．
B：この下方に位置した左のターミナルをリンガルシースに挿入するには上方へ持ち上げる力（圧下力）が必要である．
C：右の大臼歯には圧下力と同時に，力の作用線が大臼歯の回転中心から離れるために，歯根頬側方向へのモーメントが生ずる．
D：左の大臼歯には相反力としての挺出力と歯根口蓋側方向のモーメントが生ずる（このモーメントは小さく，ターミナルとリンガルシースの遊び以上には発現しないため，臨床上は無視できる）．
E：左の大臼歯にTPAを挿入した場合，反対側のターミナルはリンガルシースと上下的に同じ位置にあり，力は出現しない．
F：結果として右の大臼歯には圧下力と歯根頬側方向へのモーメントが，左の大臼歯には挺出力が生ずる．

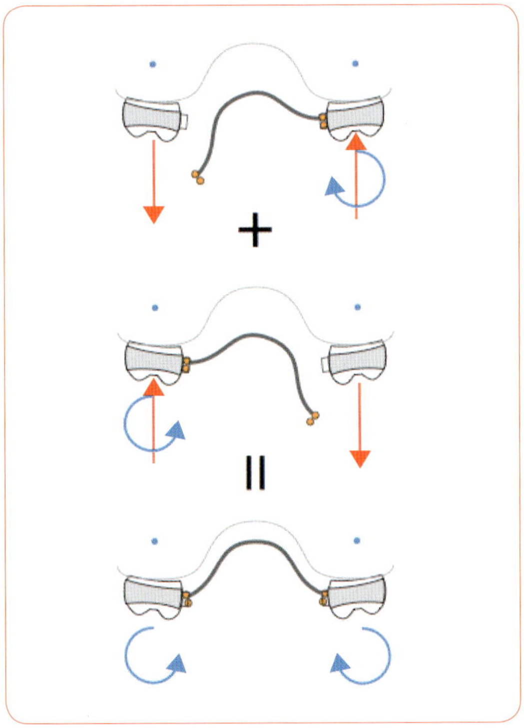

図38◉対称なトルクの調整の力系

図の上部は先ほどの片側のアクティベーションと同じ力系を示しており，下部では力とモーメントの大きさと向きが逆の力系となることがわかる．これらが打ち消し合った結果，歯根頬側方向へのモーメントだけが残る．

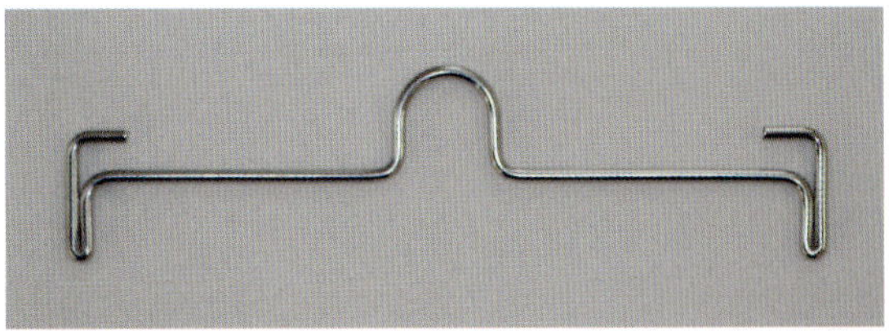

図39◉Goshgarian typeのTPA

MOOでは，ターミナル部分が2つ折になったGoshgarian typeのTPAを用いる．ターミナル部分が1本のラウンドワイヤーのタイプのものでは，たとえフランジがあったとしても十分なトルクコントロールを行うことができない．

3 大臼歯間幅径のコントロール

TPAは，大臼歯間幅径の調整にも用いることができる．TPAを広げたり狭めたりすることで大臼歯間幅径を拡大したり狭窄させる．この力の作用線は大臼歯の回転中心よりも歯冠よりに位置するために，拡大は歯冠・頬側方向へ，また狭窄は歯冠・口蓋側方向へのモーメントが生ずる．もし，拡大・狭窄を歯体移動で行いたいのならば，このモーメントを打ち消すための逆のトルクの調整が必要である（**図40**）．

4 大臼歯の垂直的コントロール

大臼歯の圧下は，オープンバイトの改善やII級顎態の改善に効果的である．また，上顎臼歯のリポジショニングにおいて，大臼歯を拡大したり遠心移動を行うと，円錐状を示す歯根形態により大臼歯には挺出傾向がみられることが多い．咬合力が弱いといわれるハイアングルケースでは，よりその傾向が強く，上顎臼歯のリポジショニング時にハイプルヘッドギアの併用など積極的な垂直的コントロールが必要である．

上顎臼歯のリポジショニング終了後の大臼歯の圧下には，TPAを利用することもできる．TPAには常に舌圧がかかるため，大臼歯には圧下力がかかることになる．通常，患者の違和感を最低限にするために，TPAは口蓋粘膜から1～2mm離れた位置に調整するが，積極的に圧下を期待する場合は，3～4mmのスペースを空けることもある．このような調整は患者の違和感が強くなるために，十分な説明と患者自身の協力が不可欠である．

より積極的に圧下を行うためには，正中口蓋縫合部にTADを埋入し，TPAに取り付けたフックからエラスティックを用いて大臼歯に圧下力を加える方法が効果的である（**図41**）．この場合，エラスティックの牽引力が大臼歯に対して圧下および口蓋方向となるため，大臼歯が狭窄し口蓋側に傾斜する傾向を伴う．これを防ぐためには，TPAに拡大と歯冠が頬側に傾斜するトルクを加えるか，太いステンレススチールワイヤー（1.2mm程度）製のろう着タイプのTPAを用いる（**図42**）．

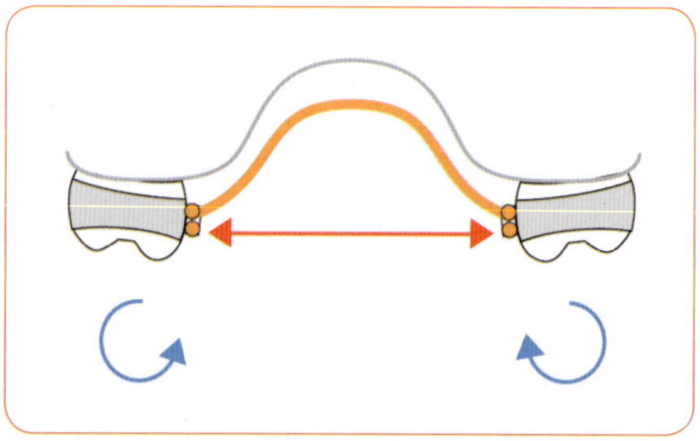

図40◉TPAによる拡大とトルクの補正

5 大臼歯の近遠心傾斜のコントロール

上顎臼歯のリポジショニング時に遠心移動を行った場合は，遠心移動終了時に大臼歯が遠心傾斜の傾向を示す．GMDによる大臼歯遠心移動では，ピストンがあるために通常は遠心傾斜はみられないが，遠心移動量が大きい場合には，ピストン内に入っているワイヤーが短くなるため遠心傾斜を起こす場合がある（**図43**）．ACCOでは，ヘッドギア使用についての患者の協力が得られなければ傾斜移動となってしまう．

遠心傾斜している大臼歯のアップライトにはコフィンループが近心向きのTPAを使う．近心コフィンのTPAでは舌による圧下力が大臼歯の回転中心の近心を通ることになり，近心回転のモーメントが生じるため，大臼歯の近遠心的なアップライトが可能となる（**図44**）．しかし，同時に歯冠が近心に移動するため，事前に十分な遠心移動を行う必要がある．遠心移動量が十分でなく，歯冠の近心移動が許されない場合には，

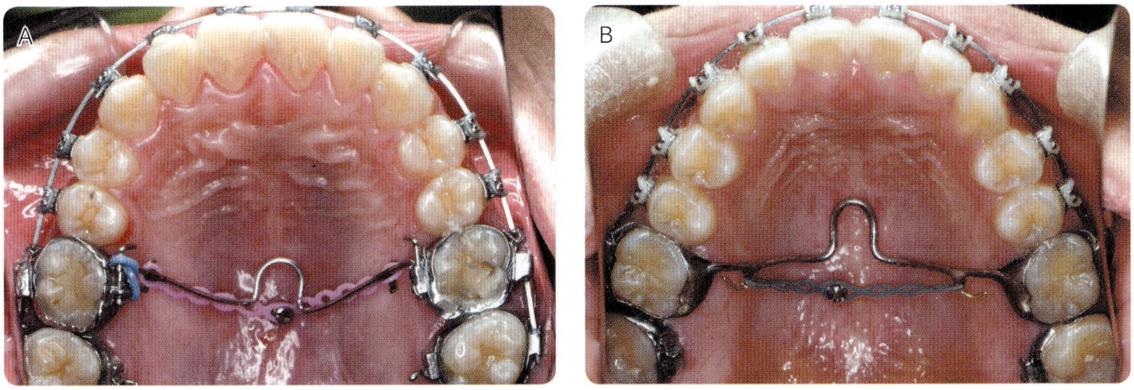

図41◉TADによる上顎大臼歯の圧下
A：既製のTPA．B：1.2mmSS・ろう着タイプのTPA．積極的に大臼歯の圧下を行うために，正中口蓋縫合部にTADを埋入し，TPAに取り付けたフックからエラスティックを用いて大臼歯に圧下力を加えている．

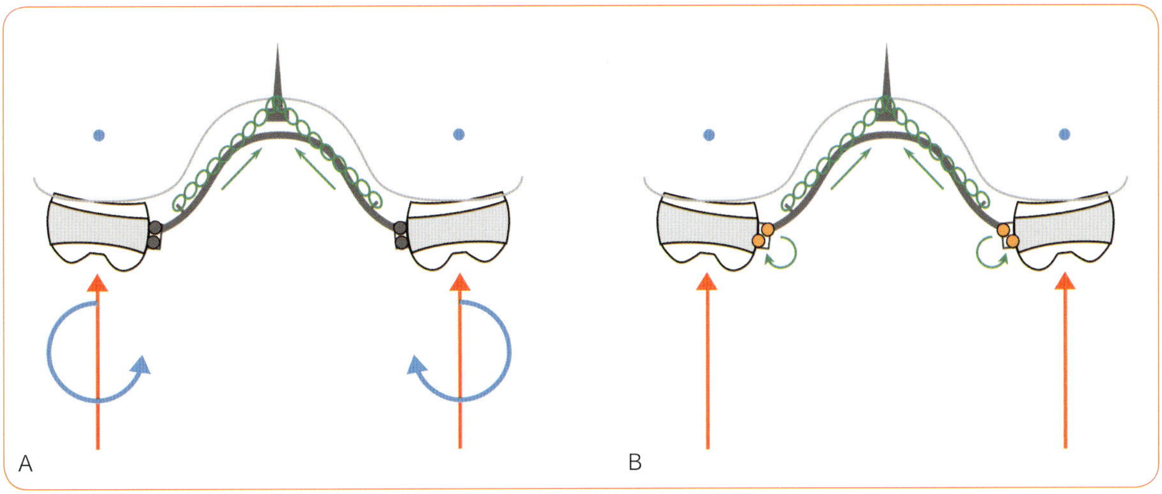

図42◉大臼歯圧下時のトルクコントロール
A：エラスティックの牽引力が大臼歯に対して圧下および口蓋方向となるため，大臼歯が狭窄し口蓋側に傾斜する傾向を伴う．
B：この傾斜を防ぐためには，太いステンレススチールワイヤー（1.2mm程度）製のろう着タイプのTPAを用いるか，TPAに拡大と歯冠が頬側に傾斜するトルクを加える．

近遠心的アップライト時にヘッドギアやセクショナルアーチ，あるいは顎間ゴムやTADなどを用いて歯冠の近心移動を防止する必要がある．

MOOフィロソフィーにおいては，TPAは単にアンカレッジを静的に補強するだけの装置ではなく，動的に大臼歯のポスチャーコントロールを行う装置である．術前からある大臼歯の不正の是正だけでなく，上顎臼歯のリポジショニングの仕上げとして，また，後に述べる上顎切歯のポジショニングのメカニクスの一部としても重要な役割を担っている．TPAのメカニクスの十分な理解と正確な調整は，MOOフィロソフィーに基づく矯正治療では必須である．

6 TPAの製作

TPAは各サイズをそろえたキットが各社から出ているので，それを用いて製作する．

TPAの製作に用いるプライヤーは，リンガルアーチプライヤーとヘビーバードビークプライヤー，あるいはヤングプライヤーである（**図45**）．

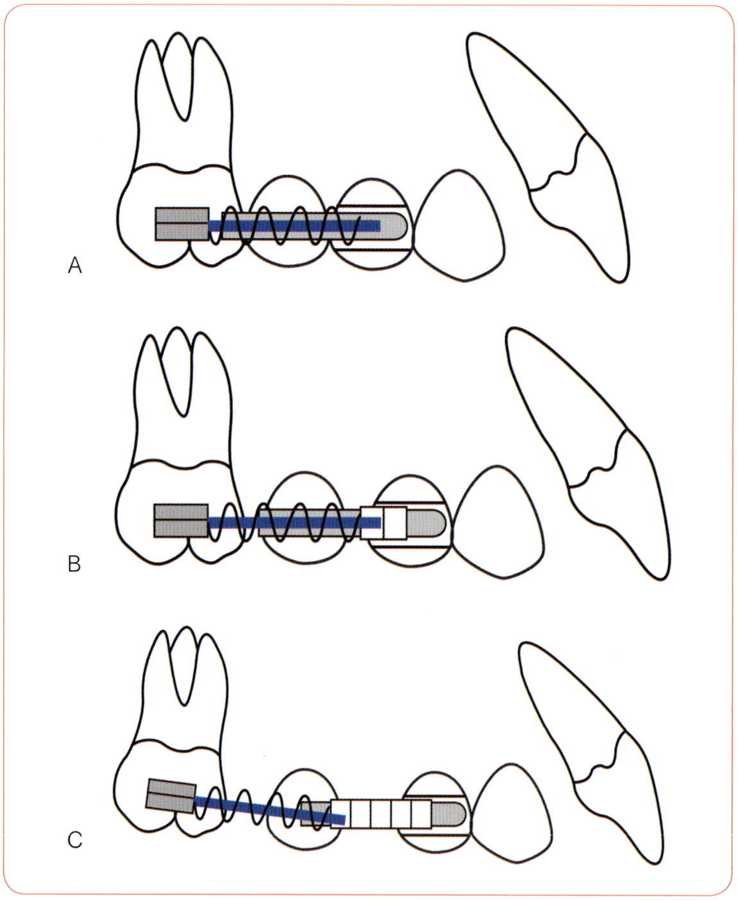

図43◉GMD使用時の大臼歯の遠心傾斜
A：GMDピストン部は，036インチチューブと030インチワイヤーで構成される．
B：活性化には2mmのクリンパブルスペーサーを用いる．
C：遠心移動量が大きい場合には，ピストン内に入っているワイヤーが短くなるため，遠心傾斜を起こす場合がある．

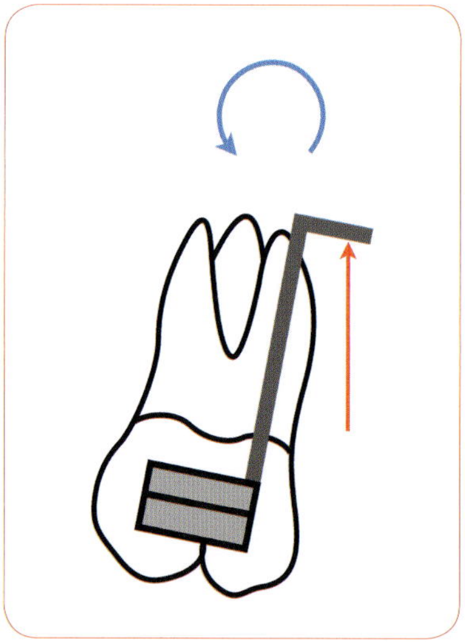

図44◉近心コフィンループのTPAから生じる力系
近心コフィンのTPAでは，舌による圧下力が大臼歯の回転中心の近心を通ることになり，近心回転のモーメントが生じるため，大臼歯の近遠心的なアップライトが可能である．

1. 短冊上にカットしたシートワックスを用いて，口蓋の形態およびリンガルシースを印記する（**図46**）．
2. シートワックスに印記された口蓋の形をよく観察した後，シートワックスを広げてTPAのサイズ決定を行う（**図47**）．
3. ヘビーバードビークプライヤー，あるいはヤングプライヤーを用いて，口蓋の形に合わせて概形を屈曲する．あまり細かい口蓋の形にとらわれず，スムーズなカー

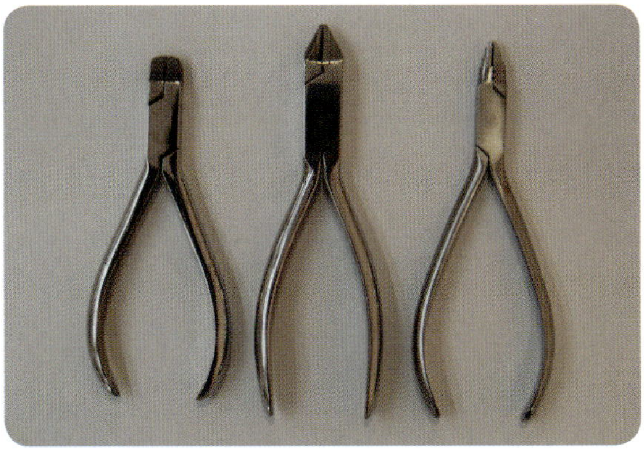

図45◉TPA製作に必要なプライヤー
左からリンガルアーチプライヤー，ヘビーバードビークプライヤー，リンガルアーチプライヤー．

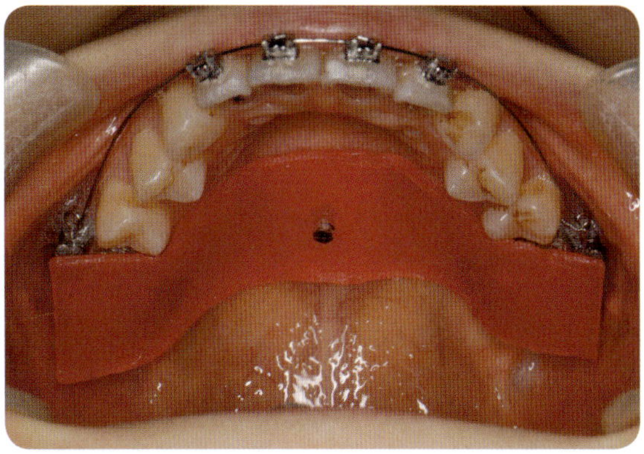

図46◉口蓋形態の印記
短冊上にカットしたシートワックスを用いて，口蓋の形態およびリンガルシースを印記する．

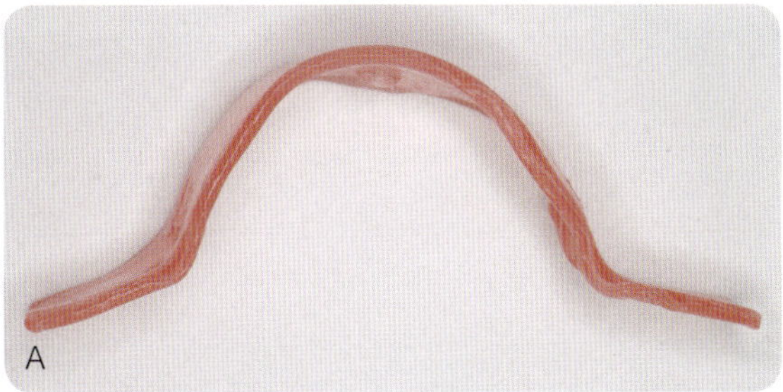

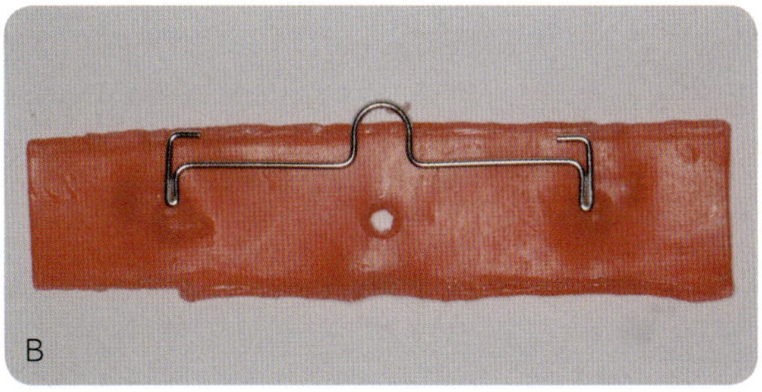

図47◉口蓋形態の観察とTPAのサイズ計測
A：シートワックスに印記された口蓋の形態．
B：広げたシートワックスによるTPAのサイズ計測．

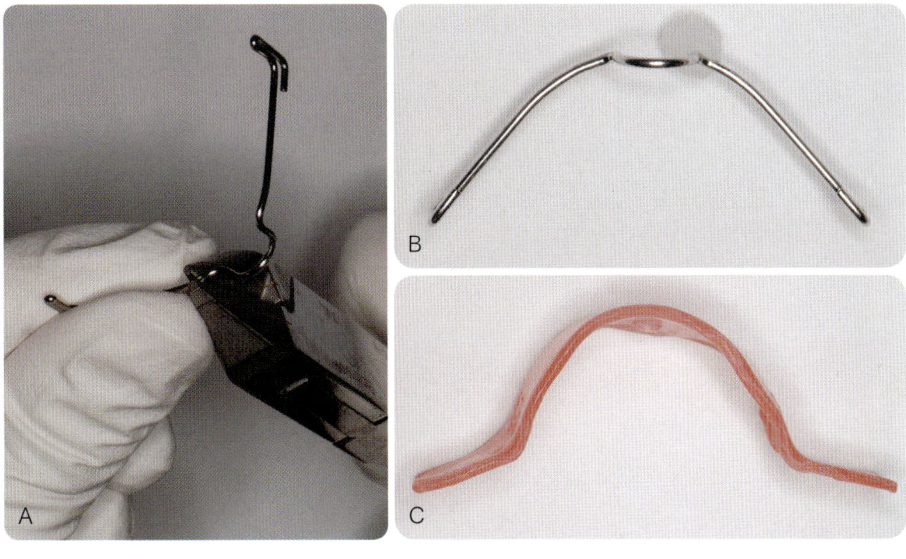

図48◉TPA概形の屈曲
A：ヘビーバードビークプライヤーを用いて，口蓋の形に合わせて概形を屈曲する．
B，C：口蓋概形を屈曲したTPAとシートワックスに印記された口蓋の形態．

ブにする（**図48**）.

4. 口腔内に試適し，口蓋形態と適合していることを確認する．TPAは口蓋から1～2mm程度離れるようにする（**図49**）.
5. 咬合面からみたリンガルシースとTPAのターミナルの角度が一致するように調整する（**図50**）．これは回転の調整となる．ターミナル部分をリンガルアーチプライヤーで把持し，すでに形づくった口蓋形態が変形しないように気をつけながら屈曲する．ターミナル部分を把持する際は，必ずリンガルアーチプライヤーを使う．他のプライヤーを用いると，ターミナル部分の折り返されているワイヤー2本をしっ

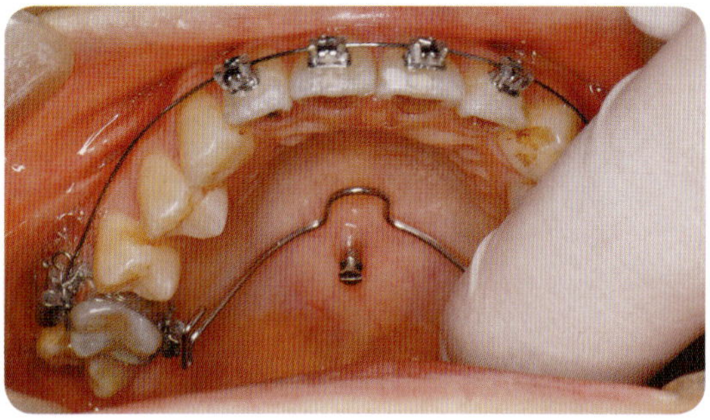

図49◉TPAを口腔内に試適し口蓋形態と適合していることを確認する．

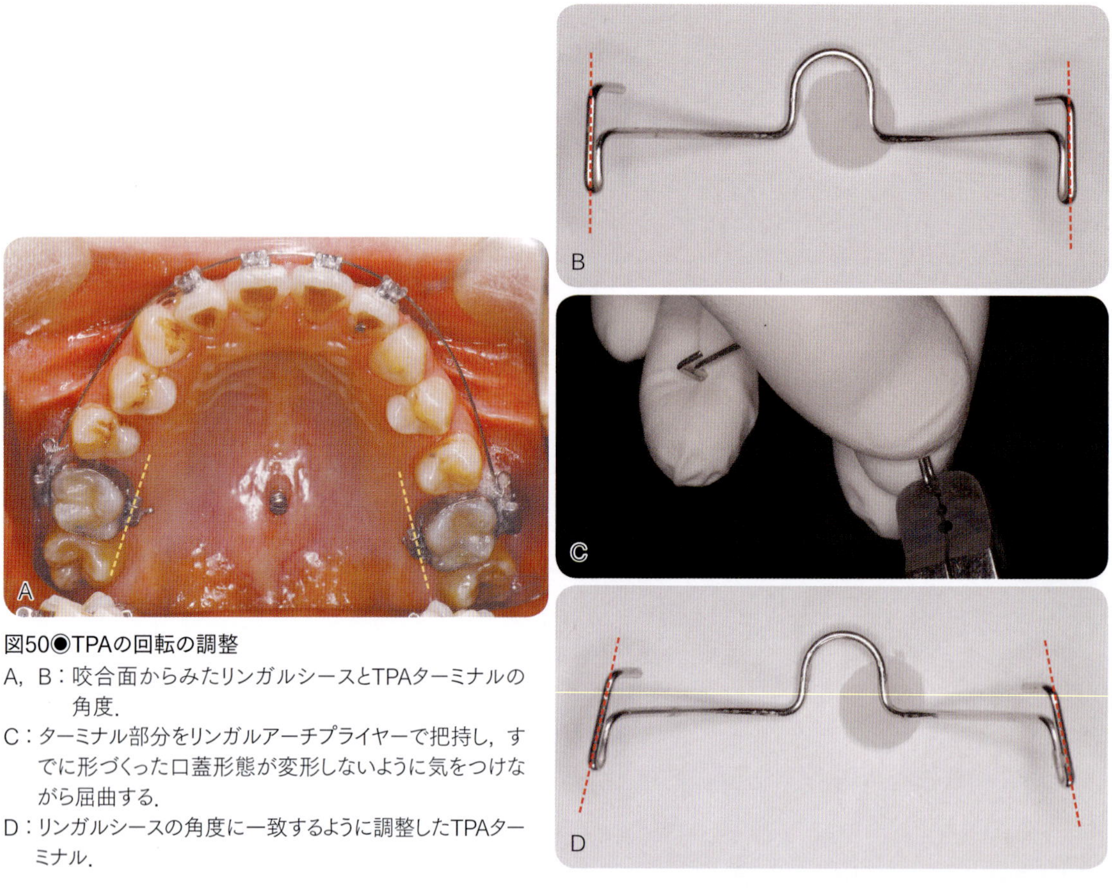

図50◉TPAの回転の調整

A，B：咬合面からみたリンガルシースとTPAターミナルの角度．

C：ターミナル部分をリンガルアーチプライヤーで把持し，すでに形づくった口蓋形態が変形しないように気をつけながら屈曲する．

D：リンガルシースの角度に一致するように調整したTPAターミナル．

かりと把持することができず，屈曲を繰り返しているうちに折り返し部分でワイヤーが破折することがある（**図51**）．

6. ついで，近心方向からみたリンガルシースとターミナルの角度が一致するように調整する（**図52**）．これはトルクの調整となる．先ほどの回転の調整と同じくター

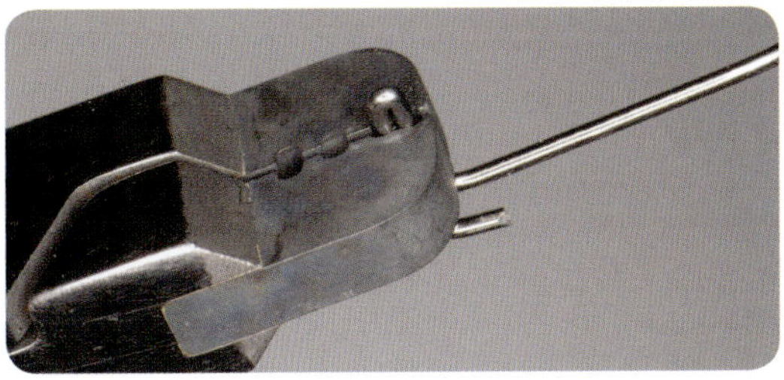

図51◉リンガルアーチプライヤーによるターミナル部分の把持

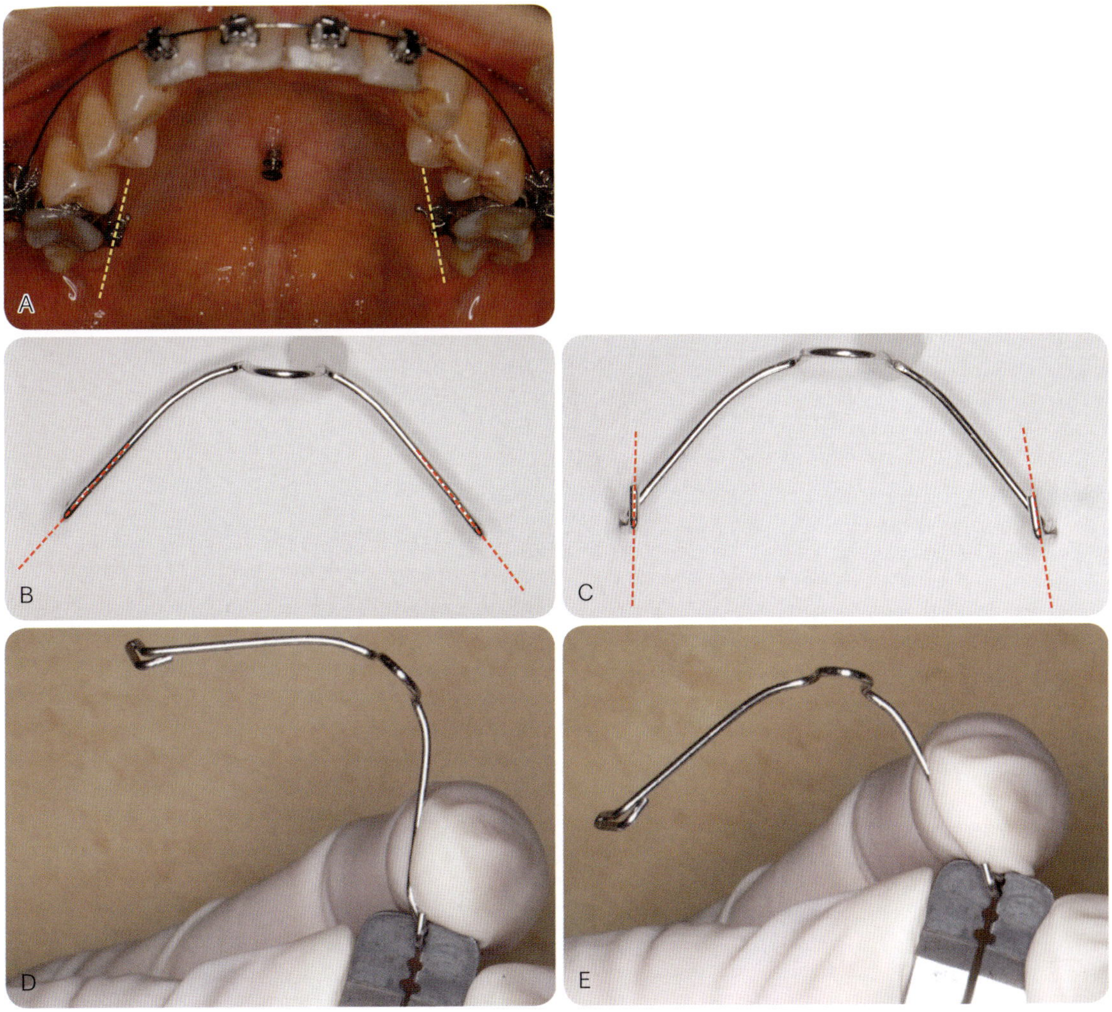

図52◉TPAのトルクの調整
A，B：近心方向からみたリンガルシースとTPAターミナルの角度．
C：リンガルシースの角度に一致するように調整したTPAターミナル．
D，E：ターミナル部分をリンガルアーチプライヤーで把持し，すでに形づくった口蓋形態や回転の調整が変形しないように注意しながら屈曲する．

ミナル部分をリンガルアーチプライヤーでしっかり把持し，すでに形づくった口蓋形態や回転の調整が変形しないように注意しながら屈曲する．

7. ここではじめてリンガルシースにTPAを挿入し試適する．

図53-Aでは，左側のシースにTPAを挿入したところ，右側のシースとTPAのターミナルが近遠心的に同じ位置にあり，左側のターミナルがパッシブになっていることがわかる．反対側も同様に試適する．

図53-Bでは，ターミナルが遠心に位置していて，右側の大臼歯には遠心回転のモーメントがかかっている．

図53-Cのように反対側もパッシブになるようにターミナルを調整する．

トルクに関しても口腔内での確認と調整が必要である．

図54-Aは，右側のトルクがパッシブな状態，**図54-B**が左側にクラウンリンガルにトルクが入っている状態，**図54-C**が左側のターミナルを調整してパッシブにした状態を示している．

実際の臨床では，このトルクとローテーションの調整は同時に行う．

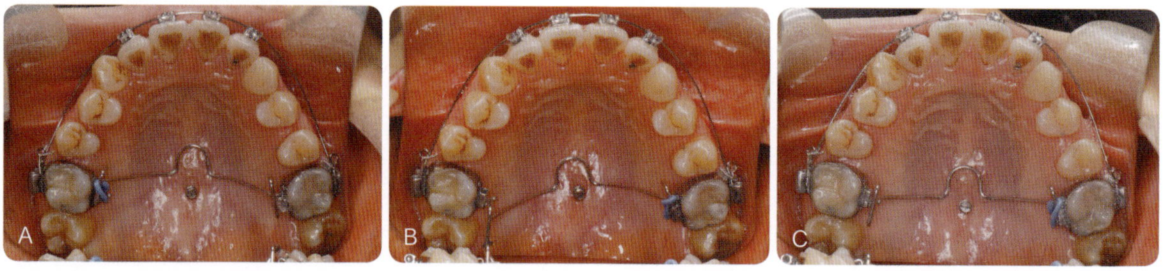

図53◉口腔内での試適と調整（回転）
A：口腔内での試適．左側のリンガルシースにTPAのターミナルが挿入され，右側のターミナルはリンガルシースに沿っている．この左側のターミナルの回転はパッシブである．
B：右側のリンガルシースにTPAのターミナルを挿入したところ，左側のターミナルはリンガルシースの遠心に位置している，このとき右側の大臼歯には遠心回転のモーメントが生ずる．
C：回転をパッシブに調整された右側TPAのターミナル．

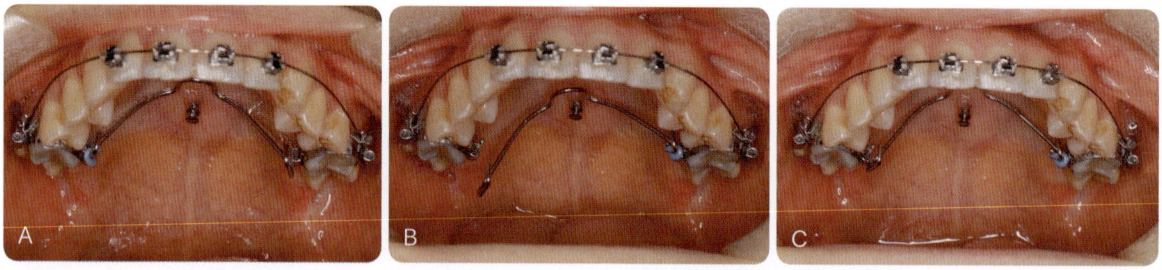

図54◉口腔内での試適と調整(トルク)
A：右側のリンガルシースにTPAのターミナルが挿入され，右側のターミナルはリンガルシースに沿っている．この左側のターミナルのトルクはパッシブである．
B：左側のリンガルシースにTPAのターミナルを挿入したところ，右側のターミナルはリンガルシースの歯冠側に位置している，このとき左側の大臼歯にはクラウンリンガルのトルクが生じる．
C：トルクをパッシブに調整された左側TPAのターミナル．

8. 第一大臼歯口蓋側歯肉が厚い場合は，TPAと歯頸部歯肉との距離が小さくなり，接触することもある．

このような状況は衛生上の問題や歯肉の腫脹を招くことがあるので，同部にオフセットベンドを屈曲する必要がある（**図55**）．

9. 完成したパッシブなTPA（**図56**）．

この後，必要に応じて回転，トルク，拡大の調整を行う．

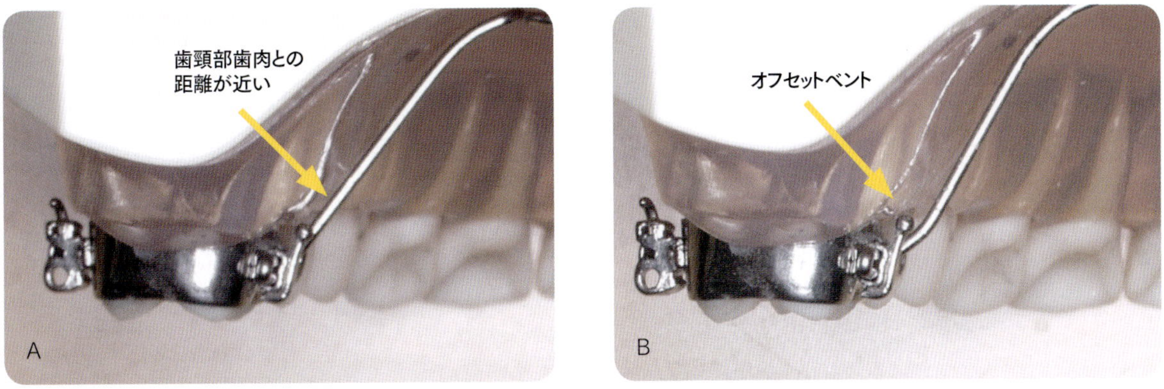

図55◉TPAと口蓋との距離
A：TPAが歯頸部歯肉に近接している．
B：TPAにオフセットベンドを屈曲し，歯頸部歯肉を避けている．

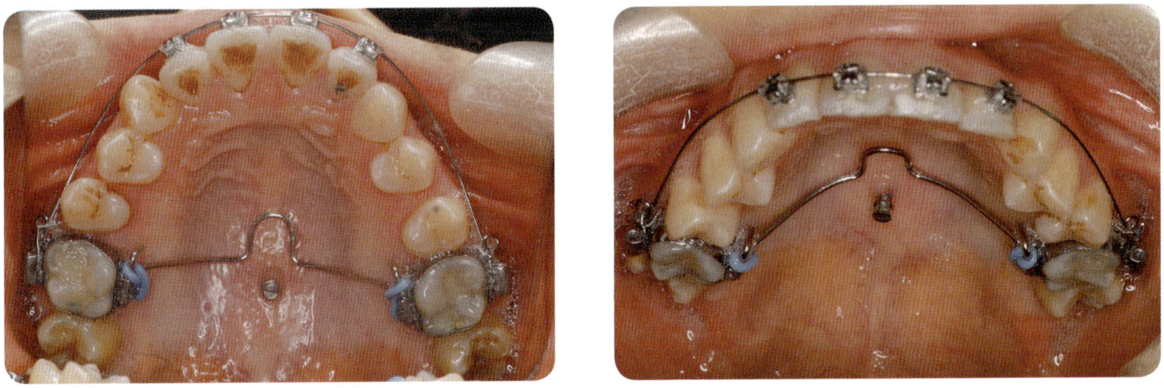

図56◉完成したパッシブなTPA

column4 拡大治療の問題点

拡大治療の問題としてまず議論となるのが，拡大後，歯列が安定するのかという点である．

Broshら[1]は，ストレインゲージを用いて3〜4日に1度，4回，1/4回転する調整を行って，拡大治療中にスクリューにかかる力と，拡大後，スクリューの回転をせずに保定させている期間を，約30日設けてのスクリューへの荷重を計測した．結果として，拡大を終了した1カ月後のスクリューには，拡大の調整中のときよりも，そのストレスは大きくなり，戻ろうとする傾向は強くなっているという報告がある[1]（**図1**）．

このような理由から，拡大治療後もスクリューの回転をせずに，保定装置とし口腔内にとどめておくか，リテーナーの装着が必要になるが，装着期間については意見が分かれていて，成長期の子どもに拡大治療をする場合の保定期間には，「小臼歯が萌出するまで[2]」,「歯がアップライト状態で頬側咬頭が互いにinterloccksされるまで[3]」，「3〜4週間[4]」，「4〜6週間[5]」，「2カ月[6]」，「3カ月[7]」，「1〜2年[8]」などさまざまな意見が出されている．

また，Isaacsonらは，22歳の口蓋裂患者に拡大治療が上手く行えなかった症例をあげ，「拡大治療で長期的な保定を推奨する背景は，単に正中口蓋縫合や上顎骨の存在だけが上顎拡大の安定を妨げているのではない」と述べている[9]．

われわれは，安定性を左右する要素として舌や頬筋の筋肉のバランスもあるのではないかと考えている．しかし一方で，筋肉のバランスを整えるには一定の時間が必要だが，その時間を長くかけようと長期間にわたり拡大を行い，器械的に歯の位置の固定を試みた場合には，歯根吸収のみならず歯槽骨や歯肉退縮をも引き起こす可能性があることを示している[10, 11]．このようなことが起こらないように，治療中に歯根部を触診し，歯槽骨より歯根が露出していないことを確認することも必要と考える．

言い換えると，拡大治療のみでスペースをつくり，その治療を成功させるためには，骨が十分あり歯肉が比較的厚いこと，また，筋肉の平衡性とみられるニュートラルゾーンについての配慮が必要である．

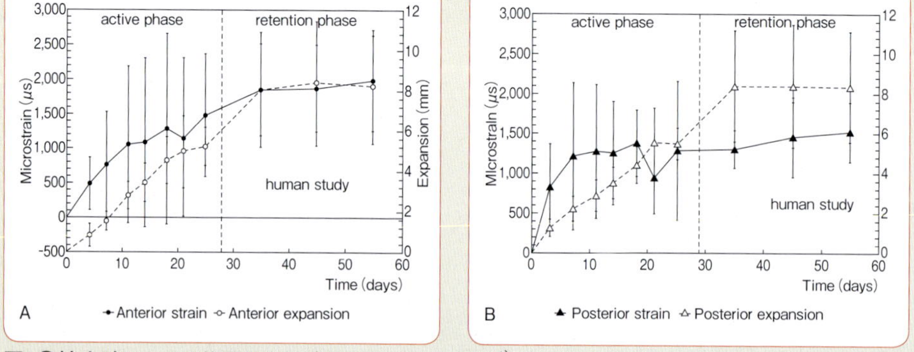

図1◉拡大時にかかる後戻りの力（Brosh et al　1998[1]）
拡大の回転を終了した28日以降も戻ろうとする力は増え続けていく．
A：犬歯，小臼歯部分．
B：大臼歯．

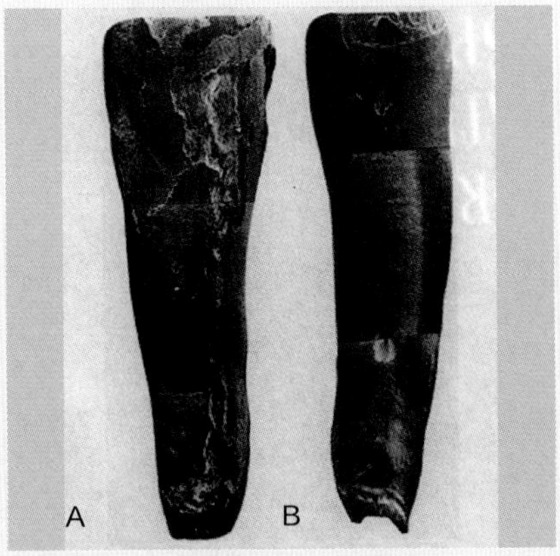

図2◉拡大による歯根吸収
（Barber et al 1981[10]）
A：拡大を行っていない歯に歯根吸収はみられなかった．
B：拡大を行った歯には33週間後に歯根吸収がみとめられた．

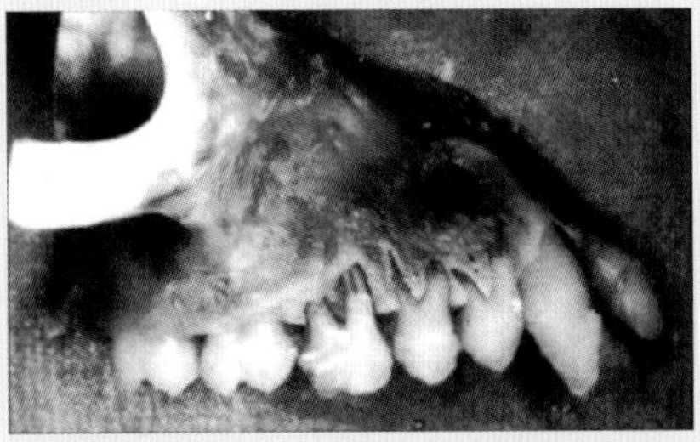

図3◉拡大による水平的な歯槽骨吸収
（Vardimon et al 1991[11]）

しかし，これらの配慮がなされないと，拡大治療はその安定性の問題に加え，歯根吸収，歯槽骨や歯肉退縮を引き起こしてしまうと考えられる[10, 11]（**図2，3**）．

したがって，拡大治療によって引き起こされるような後戻りや，歯根吸収，歯槽骨吸収や歯肉退縮を予防するためにも，叢生が存在する症例の非抜歯治療によるスペース獲得に際しては，拡大とともに遠心移動が必要なのである．

（賀久浩生）

1) Brosh T et al：Rapid palatal expansion. Part 3：strains developed during active and retention phases. *Am J Orthod Dentofacial Orthop*, **114**：123～133, 1998.
2) White JD：Expanding the jaw. *Dental Cosmos*, **1**：281, 1860.
3) Hawley CA：A study in maxillary movement. *Dental Items of Interest*, **34**：426～451, 1912.
4) Brady WJ：Discussion on spreading the maxillay versus spreading the arch, by R Ottolengui. *Dental Items of Intersest*, **26**：847, 1904.
5) Mesnard L：Immediate separation of the maxilla as a treatment for nasal impermiability. *Dental Record*, **49**：371, 1929.
6) Krebs A：Expansion of the midpalatal suture studied by means of metallic implants. *Trans. Eur Orthod Soc*, **34**：163～171, 1958.
7) Haas AJ：Rapid expansion of the maxillary dental arch and nasal cavity by opening the midpalatal suture. *Angle Orthod*, **31**：73～90, 1961.
8) Ketcham AH：Treatment by orthodontist supplementing that by Rhinologist. *Dental Cosmos*, **54**：1312～1321, 1912.
9) Isaacson RJ, Murphy TD：Some efifects of rapid maxillary expansion in cleft lip and palate patients. *Angle Orthod*, **34**：143～154, 1964.
10) Barber AF, Sims MR：Rapid maxillary expansion and external root resorption in man：a scanning electron microscope study. *Am J Orthod*, **79**（6）：630～652, 1981.
11) Vardimon AD et al：Determinants controlling iatrogenic external root resorption and repair during and after palatal expansion. *Angle Orthod*, **61**：113～122, 1991.

4 ▶ 下顎臼歯のリポジショニング：リップバンパー

下顎臼歯のリポジショニングには，筋の再教育とともにアーチを発達させるリップバンパーを用いる.

1 筋を再教育するリップバンパー

頭蓋の前頭断を観察すると，歯は舌と頬側の筋に囲まれるように位置していることがわかる（**図57**）. 歯は常に頬側の筋と舌からの圧力を受け，歯の三次元的な位置づけやアーチフォームはこれらの筋活動が大きく影響している. 総義歯学においてはニュートラルゾーンという用語があるが，ニュートラルゾーンとは，頬側の筋と舌の圧力のバランスの取れた位置を指し，この位置に人工歯を配列すると総義歯が安定するという場所である. リップバンパーはこれらの筋を再教育し，ニュートラルゾーンを新しくつくり替えながら，歯を3次元的にアップライトさせ，アーチフォームを変化させる.

2 パッシブエクスパンジョン

リップバンパーを装着すると，リップバンパーの側方部が頬側の筋圧を排除し，舌圧と頬圧のバランスに変化が生じる（舌圧＞頬圧となる）（**図58-A**）. その結果，舌側傾斜していた側方歯が頬舌的にアップライトして，受動的な拡大（パッシブエクスパンジョン）が生じる（**図58-B**）. 装置のついていない犬歯や小臼歯部までが拡大していくことからもわかるように，決してリップバンパーのワイヤーを拡大して大臼歯間を機械的に拡大しているのではない. 実際の調整時には，1 mm弱の側方拡大をリップバンパーに付与するが，これは大臼歯のパッシブエクスパンジョンを妨げないようにするためである.

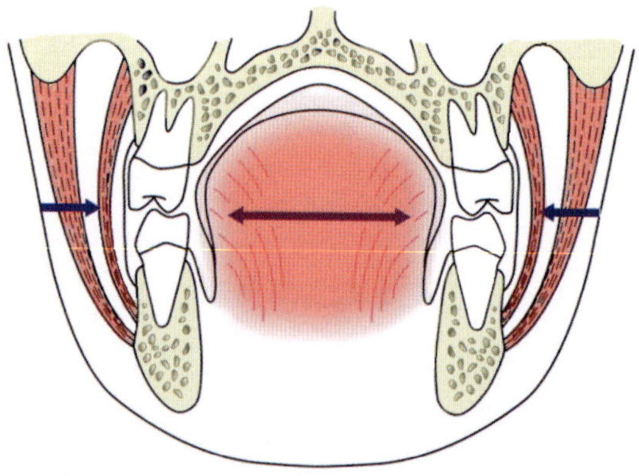

図57●顔面の前頭断を観察すると，歯は舌と頬側の筋に囲まれている. 歯は常に頬側の筋と舌からの圧力を受け，歯の3次元的な姿勢やアーチフォームはこれらの筋により決定される（Graber 1966[2]改変）.

3 大臼歯の回転のコントロール

リップバンパーの前方部には口唇圧がかかり，この圧力が下顎第一大臼歯に遠心力として作用する．この遠心力の作用点は，頬舌的に下顎第一大臼歯の回転中心より頬側に位置するため，下顎第一大臼歯には遠心回転のモーメントが生じる（**図59**）．このモーメントによって効果的に大臼歯が遠心回転するように，TP Orthodontics社のCombination Convertible Lip Bumper Tubeを用いている．このチューブは近心の開口部が頬舌的に広い楕円形をしており，チューブ内の外側にリップバンパーワイヤーが沿うように調整することで内壁側に隙間が生じ，遠心力により生じたモーメントだけで大臼歯が自動的に遠心回転する．

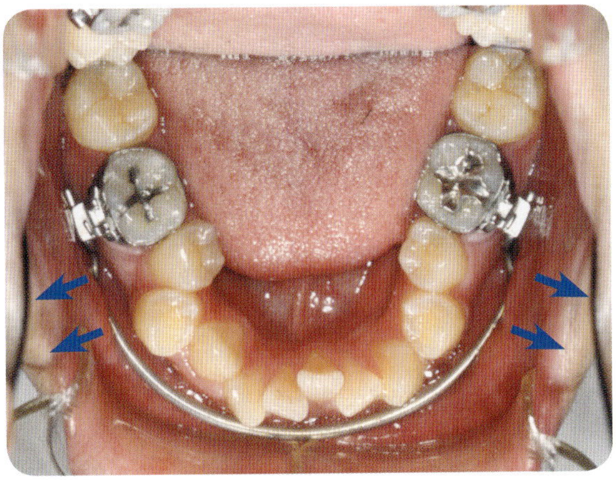

図58-A◉リップバンパーを装着すると，ワイヤーの側方部が頬側の筋を排除し，舌圧と頬圧のバランスに変化が生じる（舌圧>頬圧）．

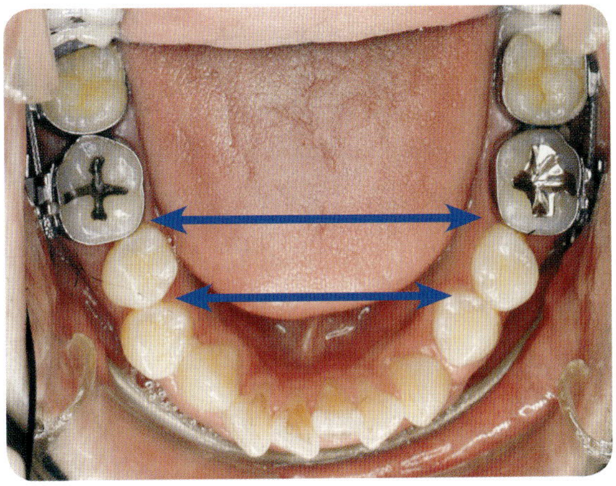

図58-B◉舌側傾斜していた側方歯が頬舌的にアップライトして，受動的な拡大（パッシブエクスパンジョン）が生じる．

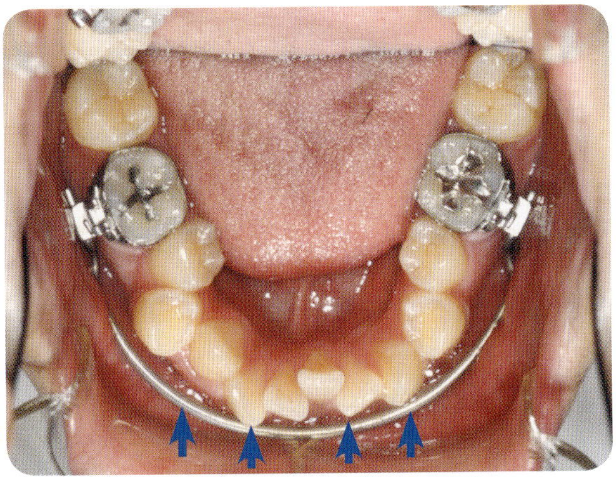

図59-A◉リップバンパーの前方部には口唇圧がかかり，この圧力が下顎第一大臼歯に遠心力として作用する．

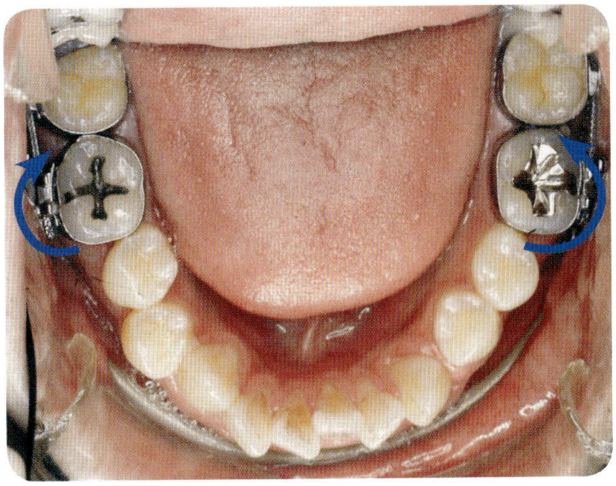

図59-B◉この遠心力の作用点は，頬舌的に下顎第一大臼歯の回転中心より頬側に位置するため，下顎第一大臼歯には遠心回転が生じる．

また，術前に近心回転していることの多い大臼歯へのリップバンパーの挿入も容易である（**図60**）．

4 垂直的コントロールと大臼歯の遠心へのアップライト

リップバンパーは高さの調節をすることで，それぞれ前歯部・臼歯部に与える作用を変えることができる（**表2**）．

❶レベル1：最も高いレベル

リップバンパーのワイヤーは歯頸部付近の高さを通る．口唇圧がやや下方から上方に向かって作用するため，大臼歯に対して大きな遠心モーメントが生じ，大臼歯の遠心へのアップライトは最も大きくなるものの，挺出作用が伴う．

また，リップバンパーにより前歯唇面への口唇圧が排除されて，舌圧>口唇圧となるので，前歯は唇側傾斜する傾向が強くなる．咬合力・口唇圧の強いAngle Ⅱ級2類の症例など，ローアングルの過蓋咬合症例に有効である．

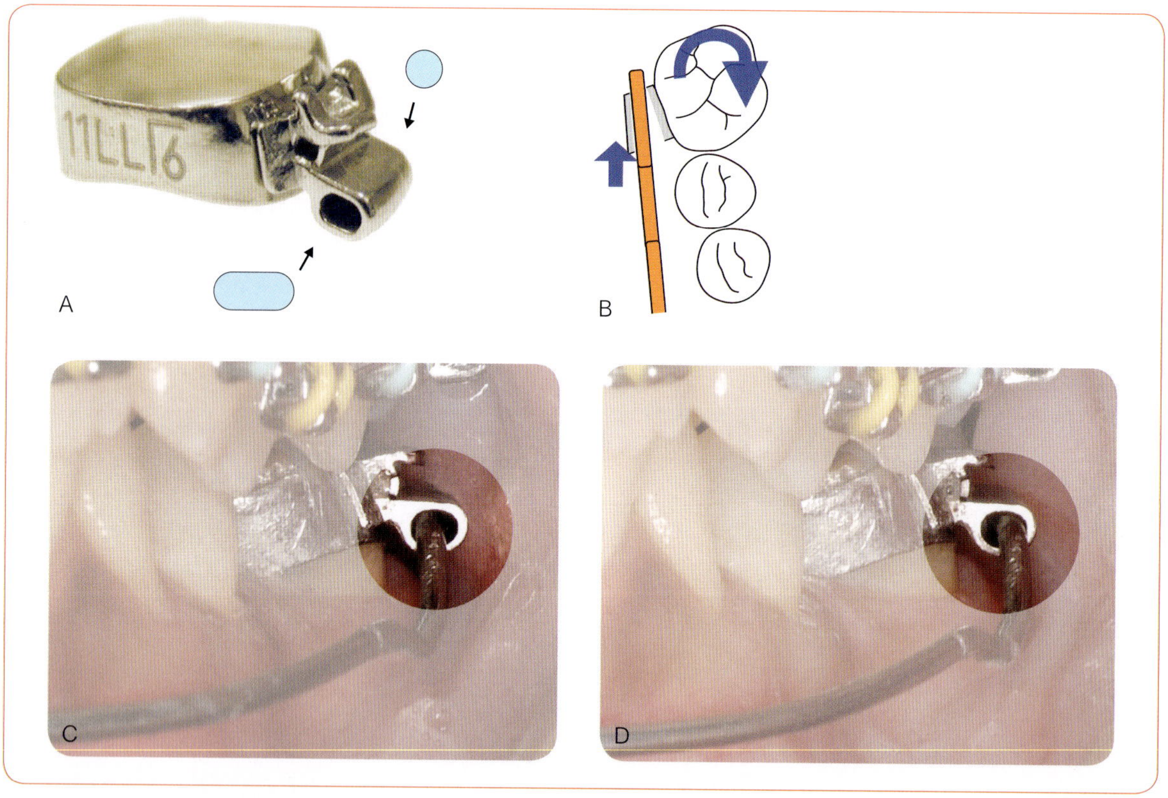

図60◉リップバンパーの回転の調整
A：TP Combination Convertible Lip Bumper Tube．近心の開口部が頬舌的に楕円形，遠心の開口部が真円となっている．
B：リップバンパーの調整時にはチューブ内の外側にリップバンパーのワイヤーが沿うようにする．そうすることで内壁側に隙間が生じ，アクティブな遠心回転の調整なしに遠心力により生じた遠心モーメントだけで大臼歯の遠心に回転する．
C：誤ったリップバンパーの調整．チューブ内の内側にリップバンパーワイヤーが沿っている．第一大臼歯の遠心回転を妨げる．
D：正しいリップバンパーの調整．チューブ内の外側にリップバンパーワイヤーが沿っている．第一大臼歯が遠心に回転できる．

❷レベル2：中間の高さ

リップバンパーのワイヤーは歯肉マージンより1 mm程度下を通る．口唇圧がほぼ水平に作用するため，大臼歯の挺出は少なく，遠心へのアップライトも十分期待できる．

前歯部唇面に口唇圧が作用するため，前歯の唇側傾斜傾向はさほど強くない．日常臨床において最もよく使われるレベルである．

❸レベル3：最も低いレベル

リップバンパーのワイヤーは口腔前庭の深いところに位置する．口唇圧がやや上方から下方に向かって作用することに加え，側方歯部でも頬筋がリップバンパーのワイヤーに上から乗る形となって，リップバンパーを下方に押し下げるので，大臼歯の圧下が期待できる．

ただし，リップバンパーを押し下げる力は大臼歯の近心回転のモーメントを生じるので，大臼歯を遠心にアップライトする効果はレベル1や2に比較して小さくなる．ハイアングルの開咬症例に有効である．

5 リップバンパーの効果

実際のリップバンパーの効果はどのようなものであろうか？ Davidovitchら[26]によると，6カ月のリップバンパー治療により，矢状方向の変化として下顎前歯の約3°の唇側傾斜と下顎第一大臼歯の約6°の遠心傾斜が認められ，横断方向では犬歯・小臼歯部において約2 mmの拡大を確認している（**図61，表3**）．これはいわゆる歯科矯正の通説とほぼ一致する．すなわち，「リップバンパーによって得られるものは，下顎大臼歯のいくらかの遠心へのアップライトとほんのわずかな拡大であり，それには通常望ましくないとされる下顎前歯の唇側傾斜を伴っている」というものである．

表2◉リップバンパーの3つのタイプ

▶レベル1 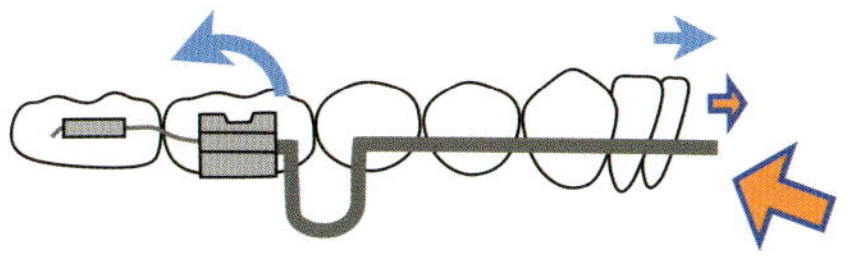	1. 歯頸部付近に位置づける 2. 口唇圧は下方から上方に作用 3. 大臼歯の遠心へのアップライトは最も大きいが，挺出作用が伴う 4. 前歯は唇側傾斜する傾向が強い 5. ローアングルの過蓋咬合症例に有効
▶レベル2 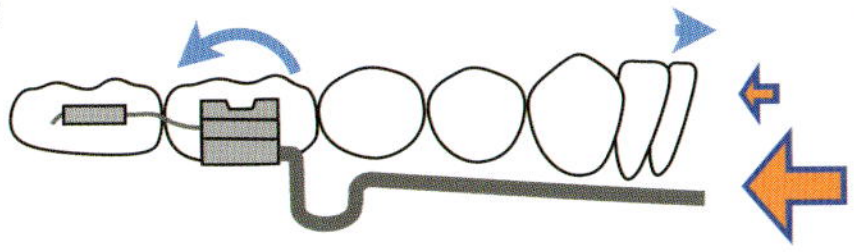	1. 歯肉マージンより1 mm程度下に位置づける 2. 口唇圧はほぼ水平に作用 3. 大臼歯の挺出は少なく，遠心へのアップライトも行える 4. 前歯の唇側傾斜傾向は強くない 5. 日常臨床で最もよく用いる
▶レベル3 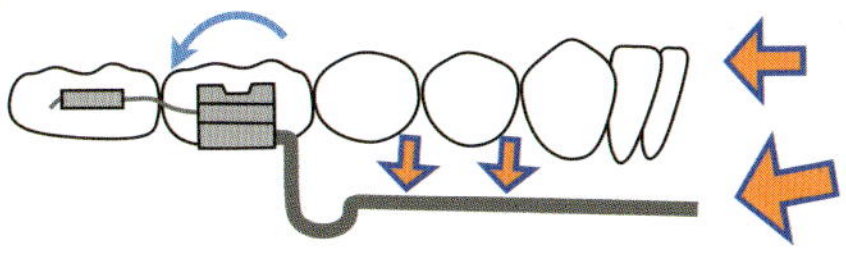	1. 口腔前庭の深いところに位置づける 2. 口唇圧は上方から下方に作用 3. 大臼歯の圧下が期待できる．大臼歯を遠心にアップライトする効果はレベル1や2より小さい 4. 前歯は唇側傾斜しない 5. ハイアングルの開咬症例に有効

しかし，私たちの治療では，もっと劇的な効果が得られている．この違いはおそらく，リップバンパーの形や調整法，そして使用法が異なるためではないかと思われる．私たちのオクルゾグラムを用いた研究（Arimoto et al[18)]）では，リップバンパーによって得られる拡大量は，下顎第一大臼歯間で9.0 ± 2.2mm，第一小臼歯間で4.5 ± 1.6mmであった．また，第一大臼歯は7.2 ± 3.8°遠心に傾斜し，下顎前歯の唇側傾斜は0.1 ± 4.8°であった（**図62**）．

リップバンパー治療によるアーチフォームと前歯部の叢生量の変化および安定性について症例を示す（**図63〜66**）．これらはいずれも固定式のリテーナーを使用して

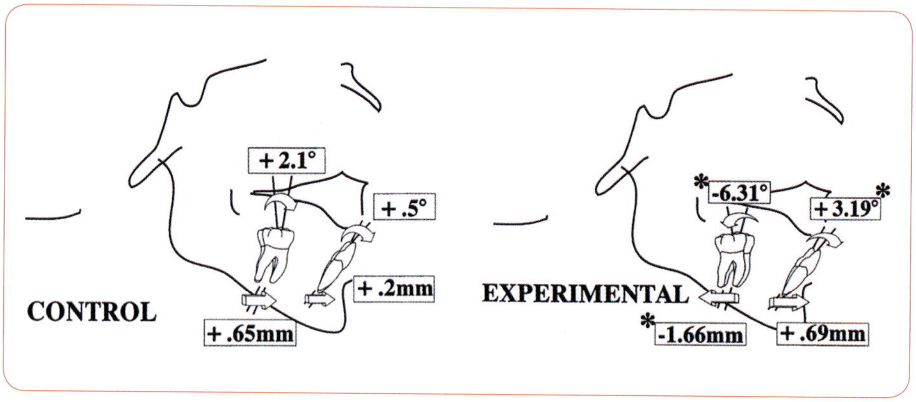

図61◉Davidovithらの研究（Davidovith et al 1997[26)]）
6カ月のリップバンパー治療により，矢状方向の変化として，下顎切歯約3°の唇側傾斜と下顎第一大臼歯の約8°の遠心傾斜が認められた．

表3◉Davidovithらの研究（Davidovith et al 1997[26)]）

	Control	Experimental	p=
E-E	−0.33±0.67mm	+1.83±1.32mm	<<0.01
3-3	−0.25±0.92mm	+1.80±0.41mm	<<0.01
Perimeter	−1.70±1.33mm	+4.15±2.00mm	<<0.01
Arch length	−1.15±1.00mm	+2.19±0.88mm	<<0.01
Crowding	−0.70±1.06mm	−5.09±0.97mm	<<0.01

横断方向の変化として，犬歯，臼歯部において約2mmの拡大が確認された．

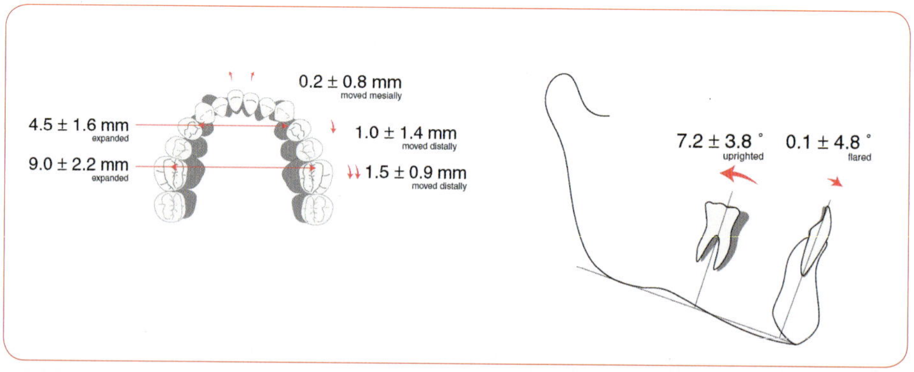

図62◉私たちの研究では，リップバンパーの使用により下顎第一大臼歯で9.0±2.2mm，第一小臼歯で4.5±1.6mmの拡大が認められた．また第一大臼歯は7.2±3.8°遠心傾斜し，下顎切歯の唇側傾斜は0.1±4.8°であった．（Arimoto et al 1999[18)]）

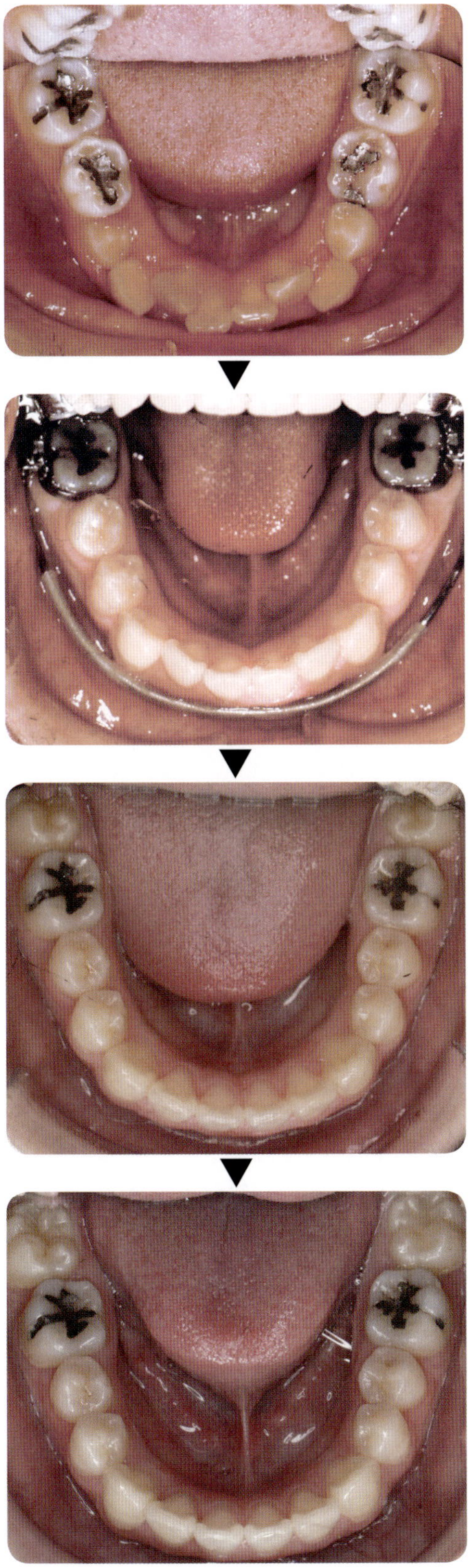

図63◉上から，初診時．リップバンパーのみによる治療終了時（13カ月）．動的治療終了時．動的治療終了2年後．

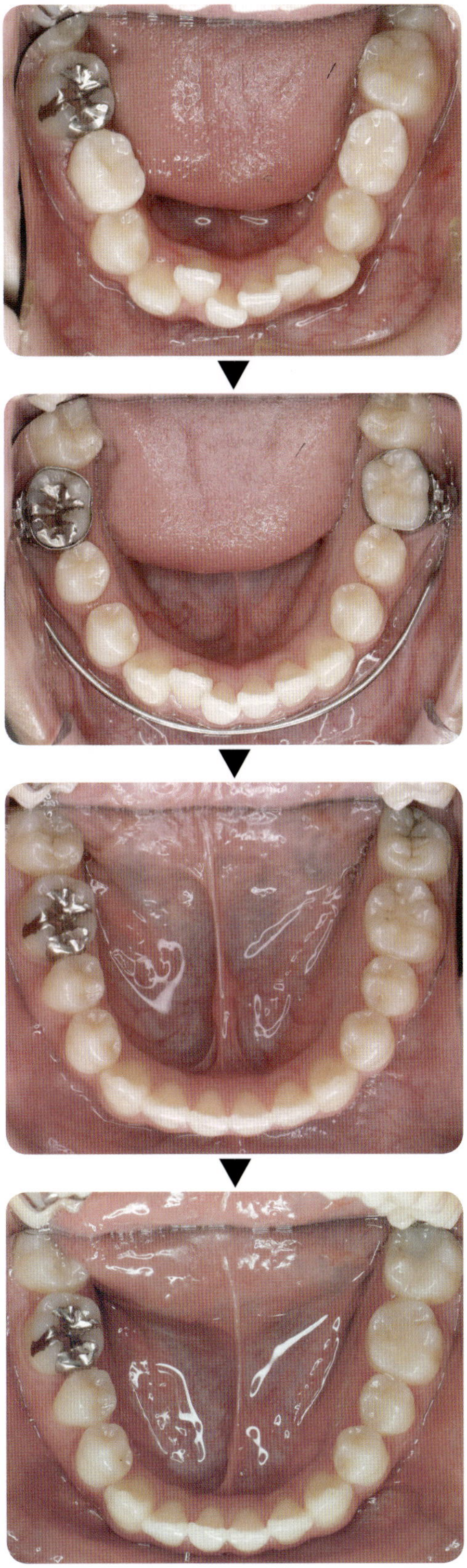

図64◉上から，初診時．リップバンパーのみによる治療終了時（14カ月）．動的治療終了時．動的治療終了2年後．

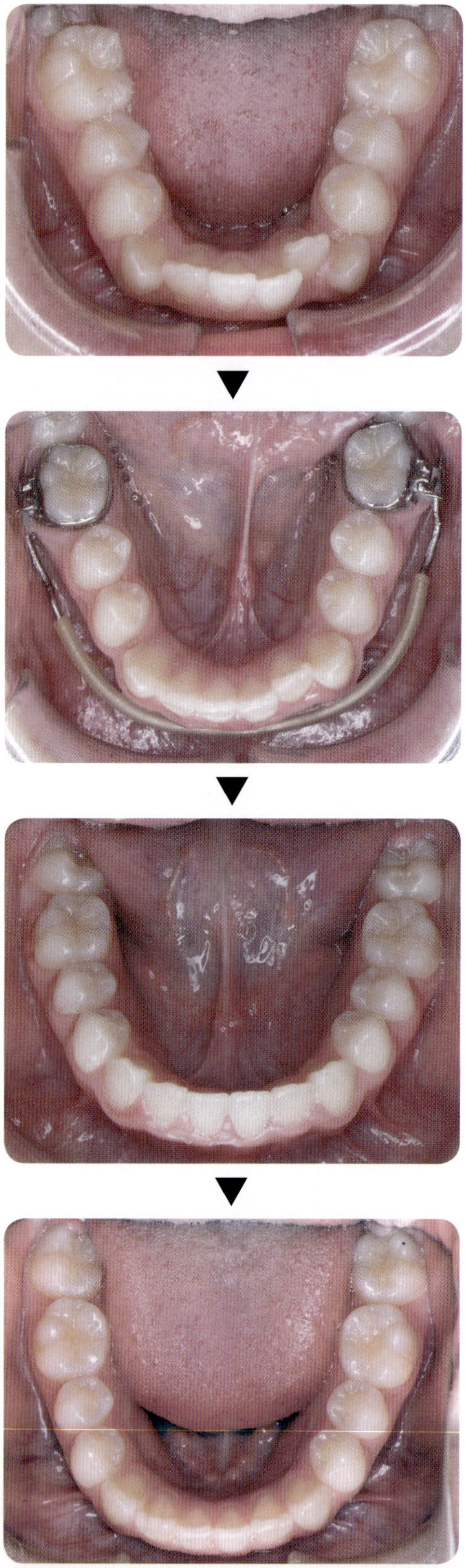

図65◉上から，初診時，リップバンパーのみによる治療終了時（12カ月），動的治療終了時，動的治療終了2年後．

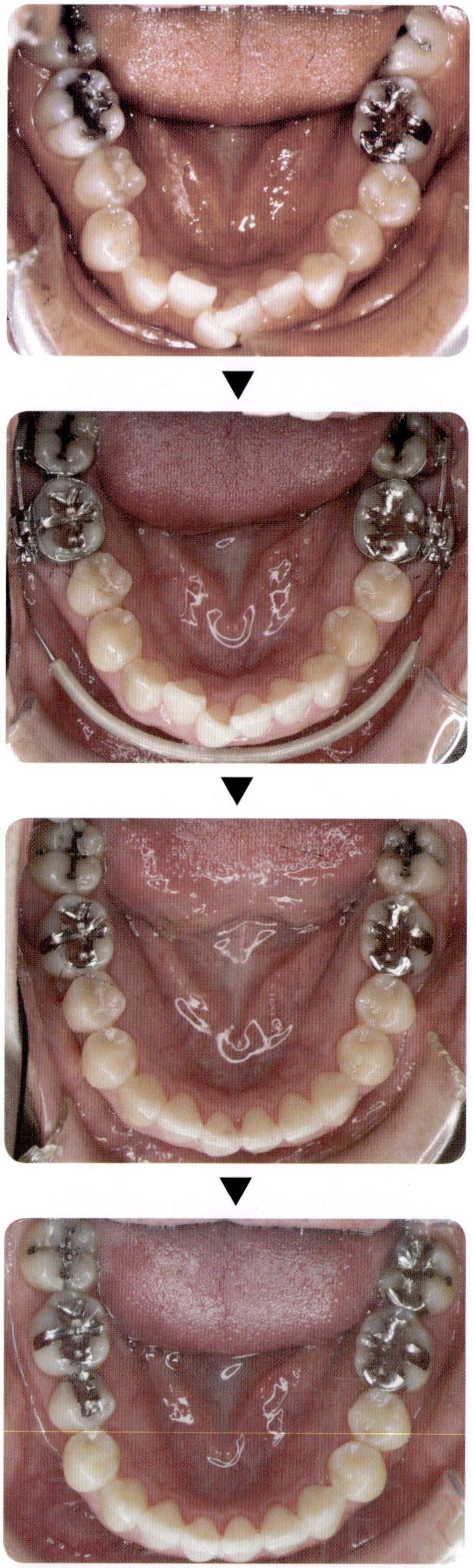

図66◉上から，初診時，リップバンパーのみによる治療終了時（20カ月），動的治療終了時，動的治療終了4年10カ月後．

いない.

さらに，Vanarsdall ら[27]によると，成長期の患者のリップバンパー治療により，下顎基底骨の幅径の成長量をコントロール群と比較して約300％に増大できることがわかった．すなわちリップバンパーは，下顎歯槽骨のみならず下顎基底骨にまで影響を及ぼすのである（**図67**）．これらはある意味，Lundström の歯槽基底論[28]をくつがえす結果ともとれるのである．

6 リップバンパー治療のタイミング

MOO フィロソフィーによる治療の最適な時期は混合歯列期後期であるが，リップバンパー治療を行うにあたって注意すべき点が1つある．それは下顎第二大臼歯の萌出状況である．下顎第二大臼歯が未萌出の場合，リップバンパー治療によって下顎第一大臼歯を遠心へアップライトする際，第二大臼歯が第一大臼歯の歯冠の遠心歯頸部に潜り込んでしまって萌出が困難となる可能性がある（**図68**）．このことを避けるためには，下顎第二大臼歯が下顎第一大臼歯歯冠の半分の高さまで萌出するのを待って，リップバンパー治療を開始する．下顎第二大臼歯の萌出がその程度まで進んでいると，下顎第一大臼歯の遠心アップライトと同時に，下顎第二大臼歯も遠心へ押されてアップライトしながら萌出する（**図69**）．もし，下顎第一大臼歯歯冠の遠心面がフラットな形態をしている場合は，下顎第二大臼歯の萌出を妨げる危険性が少なくなるので，下顎第二大臼歯が隣接する第一大臼歯歯冠のおおむね1/3の高さまで萌出していれば，リップバンパー治療を開始することが可能である．下顎第二大臼歯の萌出がまだ十分

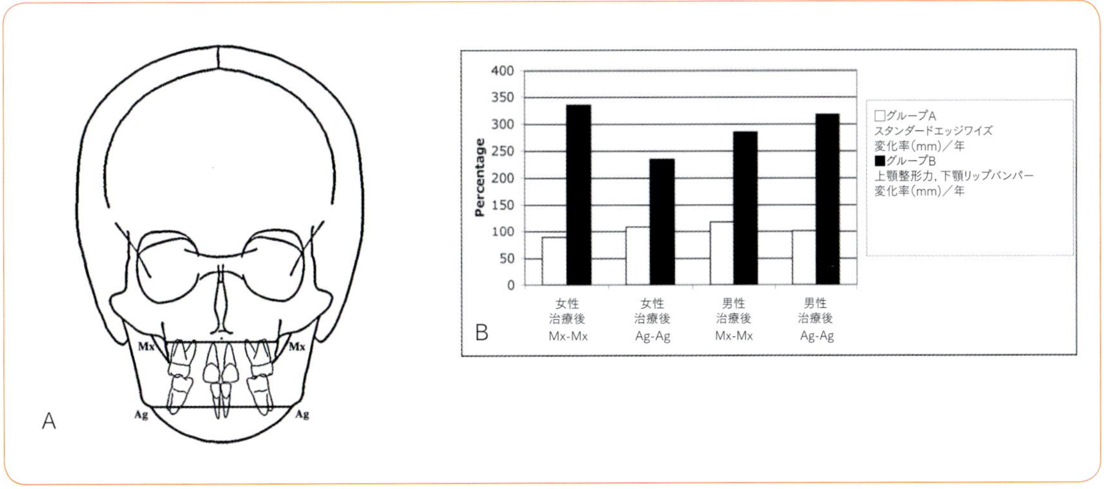

図67●Vanarsdallらのリップバンパーの研究（Vanarsdall et al 2004[27]）
A：正貌セファロ上の計測点．上顎骨（Mx-Mx）および下顎骨（Ag-Ag）の基底骨の幅径を計測する．
B：グループAはスタンダードエッジワイズのみ，グループBは上顎急速拡大装置・下顎リップバンパーを用いて治療を行った．グループA・Bともに非抜歯にて治療を行った．コントロール群の1年あたりの上顎および下顎基底骨幅径の変化量を100％として，グループAとグループBの変化量を棒グラフに表した．グループAではコントロール群とほぼ同じであるが，リップバンパーを用いたグループBでは下顎基底骨幅径が男性で約240％，女性で約320％というように，年間変化量がコントロール群に対して著しく増加している．

でないときに下顎第二乳臼歯が脱落した場合はどうすべきであろうか？　叢生が多く，Eスペースの利用が必要な場合は，下顎第二大臼歯が萌出困難となるリスクを考慮に入れても，すぐにリップバンパー治療を始めるべきであろう．下顎第二大臼歯は，たとえ正常萌出が困難になってもほとんどの場合は近心傾斜しながらも萌出してくるので，小さなチューブかボタンなどのアタッチメントを接着して，セクショナルワイヤーやアップライトスプリングなどによりアップライト可能である．

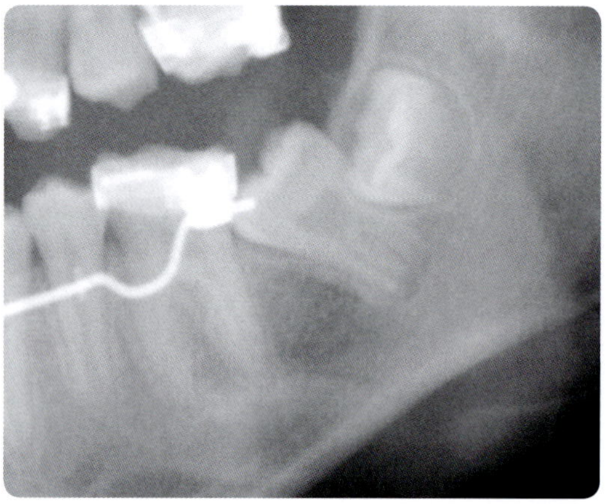

図68◉リップバンパーの使用が早すぎた例
第二大臼歯が未萌出の場合，リップバンパー治療によって遠心へアップライトした第一大臼歯の歯冠の遠心歯頸部に第二大臼歯が潜り込んでしまって萌出が困難となる可能性がある．

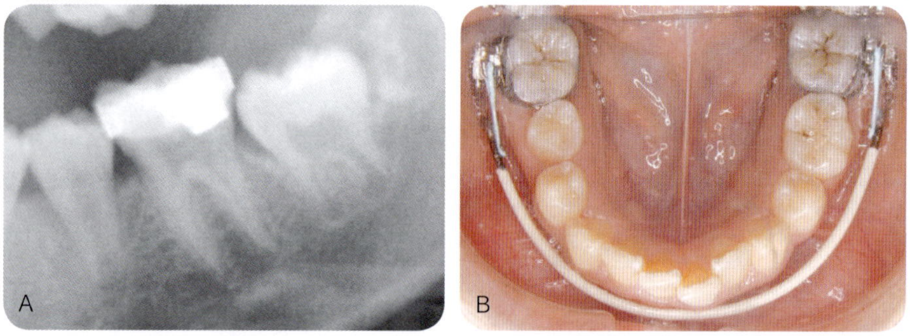

A，B：リップバンパー治療開始時

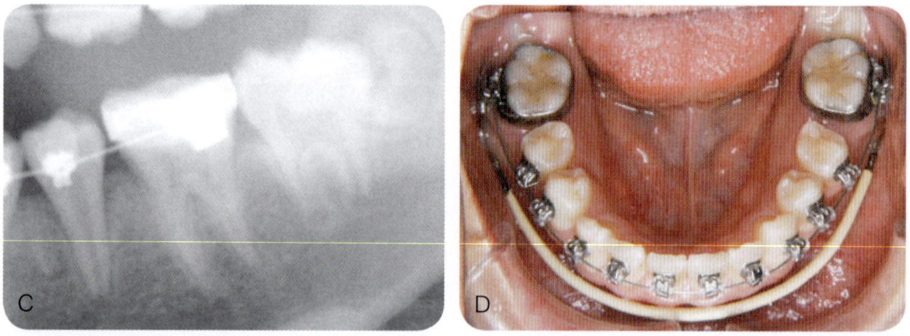

C，D：終了時

図69◉図68のような事態を避けるには，第二大臼歯が第一大臼歯歯冠の半分の高さまで萌出してからリップバンパー治療を開始するとよい．そうすれば第一大臼歯の遠心アップライトと同時に，第二大臼歯も遠心へ押されてアップライトしながら萌出する．

7 リップバンパーの効果的な使い方

リップバンパーは，筋の再教育を行い，ニュートラルゾーンを新しくつくり替えていくことによりアーチフォームを変化させる．こうした効果を得るためには使用法が重要である．長期間リップバンパーを装着した状態で会話や食事を行うことで，口腔周囲筋のさまざまな活動がリップバンパーに適応し，筋の再教育がなされる．そのため，リップバンパーは原則口腔内に固定し，1日24時間，1年以上使用する．

リップバンパーの固定にはリガチャーを用いた完全な固定とエラスティックチェーンを用いる半固定の方法がある．半固定には，潰瘍が生じるなどの緊急時にリップバンパーを患者自身ではずせるというメリットがある反面，非協力な患者が多少の違和感を理由にはずしてしまうということもありうる．

また，リップバンパーの形態は重要である．リップバンパーの前歯部の形態はややフラットとし，歯肉からは約1 mm離す．側方歯部では3～4 mm離す（**図70**）．そうすることで口唇圧を受けやすくなり，頬側の筋の再教育も効果的に行える．つまり，少しふくらんでいるが機能できる状態の形態をつくる．リップバンパー装着後，頬粘膜や口腔前庭部に圧痕や毛細血管新生による赤斑がみられるようになるが，これはリップバンパーが効果的に作用している証である（**図71**）．リップバンパーの調整は4～6週ごとに行う．臼歯部のアップライトが生じると，リップバンパーの前方部が上方に上がりながら歯肉に接するようになるので，再び適正な位置になるようループ部分を調節する．特に，最初の半年ほどはアップライトが多く生じ，歯肉に食い込むこともあるので，成長期の子どもなどでは4週ごと，あるいはもっと頻繁な調整が必要となるかもしれない．成人の場合は側方歯部の頬粘膜に違和感を感じることが多く，時に潰瘍を形成することもあるので，当初は歯列にリップバンパーをある程度歯肉に沿わすように作成し，徐々に先に述べた形態に調整していくようにする．

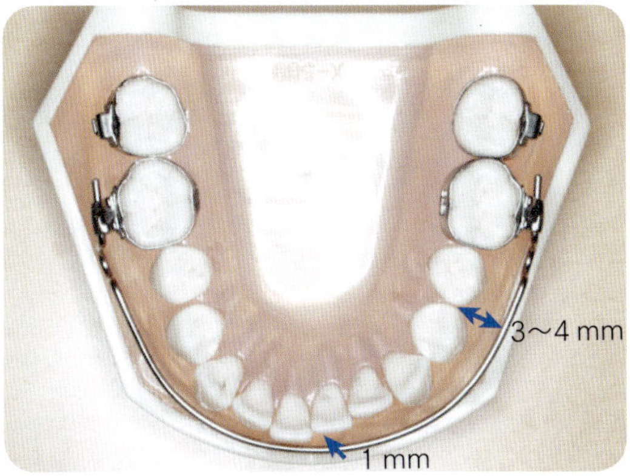

図70◉リップバンパーの形態
前歯部の形態はややフラットとし，歯肉からは約1 mm離す．側方歯部では3～4 mm離す．

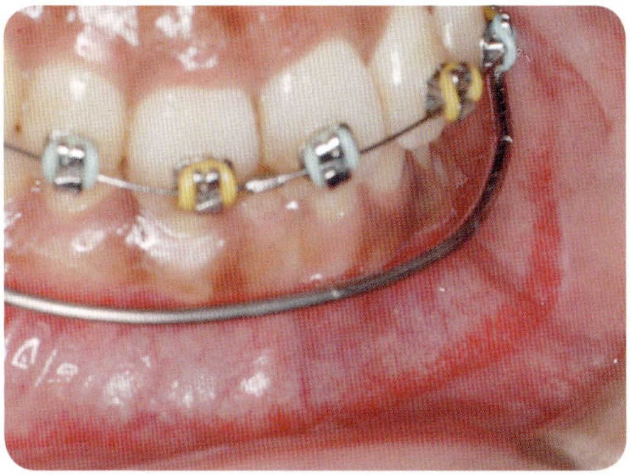

図71◉リップバンパー装着時の赤斑
リップバンパーが効果的に作用している証として，頬粘膜や口腔前庭部に圧痕や毛細血管新生による赤斑がみられる．

8 リップバンパーはいつまで用いるのか？

筋の再教育のためには，1日24時間，1年以上の使用が必要である．1年程度リップバンパーを使用すると，その効果は大きく現れ臼歯部が三次元的にアップライトし，前歯部の叢生が解消され，アーチフォームも大きく変化する．しかし，ここでリップバンパーを中止し，ブラケットを装着して配列を行うと，再び歯列の狭窄を招きかねない．少なくともステンレススチールのレクタンギュラーワイヤーが入るまではリップバンパーの使用を継続する．

9 セルフリゲーションブラケットにリップバンパー効果はあるのか？

近年，普及が進んだセルフリゲーションブラケットの利点の1つとして，リップバンパー効果があげられることがある．すなわち，「セルフリゲーションブラケットではフリクションが少ないので，とても弱い力を用いることができる．ワイヤーの力が非常に弱いため，下顎前歯部に叢生があっても，口唇圧によって下顎前歯の唇側傾斜が防止できる」ということである．しかし，私（篠原）の検索したかぎりでは，このことを科学的に証明した文献はまだない．また，Har-Zionら[29]によると，「叢生の患者10人にセルフリゲーションブラケットを装着し，初期配列を行って下顎切歯の角度を測定したところ，いわゆる“リップバンパー効果”というものは確認できなかった」とのことである．リップバンパーの効果は，**図63〜66**に示したように，大きなパッシブエクスパンジョンが得られるものである．このような効果を得るためには，やはり筋の再教育を目的とした真のリップバンパーを使わないと難しいと思われる．

10 リップバンパーの製作

リップバンパーには既製のものもあるが，自身で製作するほうが個々の患者に合わせてより精密に調整を行うことができるので，すべてチェアサイドで製作する．下顎第一大臼歯バンドの合着セメント硬化待ちの間に概形を製作し，硬化・余剰セメント除去後に試適と調整を行うと効率的である．

リップバンパーは045SSを用いて製作する．必要な道具はヘビーバードビークプライヤーもしくはヤングプライヤー，アーチターレット，ワイヤーカッター，シートワックスである（**図72**）．

1．シートワックスを患者の下顎歯列に圧接して印記を行う（**図73-A**）．下顎歯列の咬合面と下顎第一大臼歯のチューブが鮮明に印記されていなければならない（**図73-B**）．

2．印記された下顎前歯部の形状を参考にリップバンパーの概形を手指あるいはアーチターレットの円筒の柄の部分（適当な直径の円筒状のものであればアーチターレットでなくとも使用可能である）を用いて屈曲する（**図74-A，B**）．概形のカーブは歯列に叢生があっても個々の歯に厳密に沿わせる必要はない．口唇圧や頬圧を受け止めるためにリップバンパーの形状はスムーズでなければならないので，プライヤーを用いてはならない．リップバンパーは前歯部では約1 mm，側方歯部では3 mm程度歯肉から離すように形づくる（**図74-C**）．図では印記された切縁からの距離が示されているようにみえるが，実際には歯頸部（リップバンパーのレベルによりさらにその下方）の歯肉からの距離であるので，口腔内をよく観察し，切縁とリップバンパーの通る高さの歯肉との位置関係を把握することが重要である．

3. 印記されたリップバンパーチューブの5 mm近心にマークし，ヘビーバードビークプライヤーあるいはヤングのプライヤーを用いてループの屈曲を行う（**図75-A**）．最初の歯頸部への90°の屈曲時には歯肉との干渉を避けるために，やや外開きに屈曲するほうがよい（**図75-B**）．引き続きループを屈曲するが，可動粘膜への過度の接触

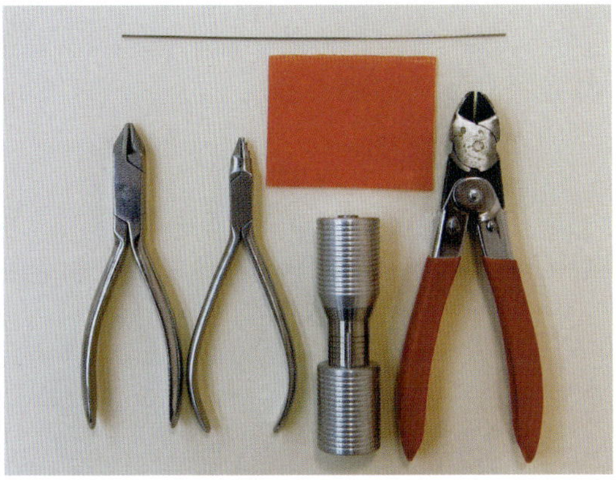

図72◉リップバンパー製作に必要な材料とプライヤー
045SS，シートワックス（1枚の半分），ヘビーバードビークプライヤー，ヤングプライヤー，アーチターレット，ワイヤーカッター．

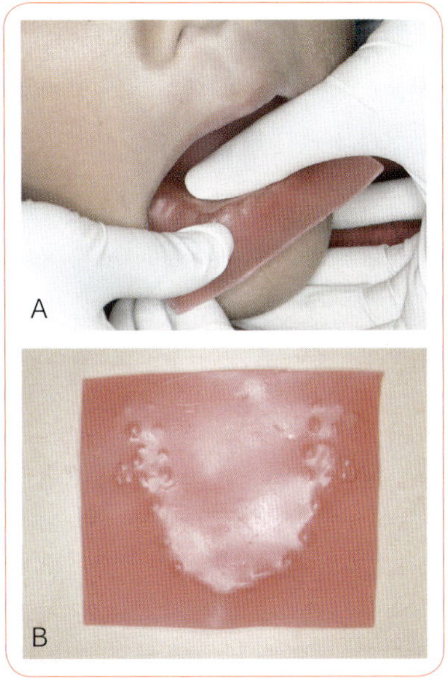

図73◉下顎歯列の印記
A：シートワックスを用いて患者の下顎歯列を印記する．
B：シートワックスに下顎歯列の咬合面と下顎第一大臼歯のチューブが鮮明に印記されている．

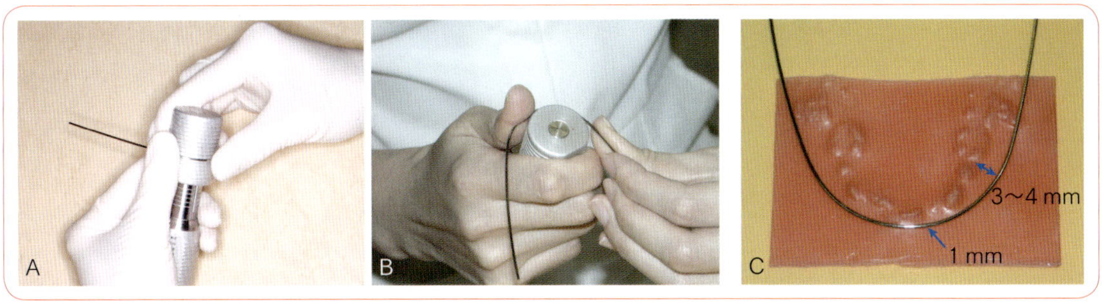

図74◉リップバンパーの概形の屈曲
A，B：アーチターレットの円筒部と手指を用いてリップバンパーの概形を屈曲する．プライヤーを使わずにスムーズに曲げる．
C：リップバンパーは前歯部では約1 mm，側方歯部では3～4 mm歯肉から離す．印記された切縁からの距離ではなく，歯頸部（リップバンパーのレベルによりさらにその下方）の歯肉からの距離であるので，口腔内をよく観察し，切縁とリップバンパーの通る高さの歯肉との位置関係を把握することが重要である．

を避けるためにあまり大きなループにならないよう心がける．ループの遠心部を屈曲する際には，リップバンパーのレベルに応じて近心部との高さを調整するようにする（**図75-C**）．なお，レベル3の場合は遠心部が長くなりすぎることが多いので，はじめから近心部を短くしておくほうがよい．

4．反対側のループを屈曲．エンドをカットし研磨後に口腔内に試適する．エンドの長さは通常チューブの遠心から2 mm程度にするが，大臼歯の近心回転が強い場合はエンドが頬粘膜に干渉しやすいので短めにする．

5．口腔内に試適し，概形およびローテーション，幅径，高さの調整を行う（**図76**）．ローテーションの調整はリップバンパーの一方のエンドを大臼歯のリップバンパーチューブに挿入したときに，反対側のエンドがチューブと近遠心的に同じ位置あるいは少し遠心に位置するように行う（**図77**）．この際，チューブに挿入されたエンドはチューブ外側の内壁に沿っていなければならない（**図78，79**）．また幅径の調整として，反対側のエンドがチューブ外側に触れる程度か，1 mm程度の拡大を加える．高さは使用するリップバンパーのレベルに応じて調整する（☞p101，**表2**参照）．

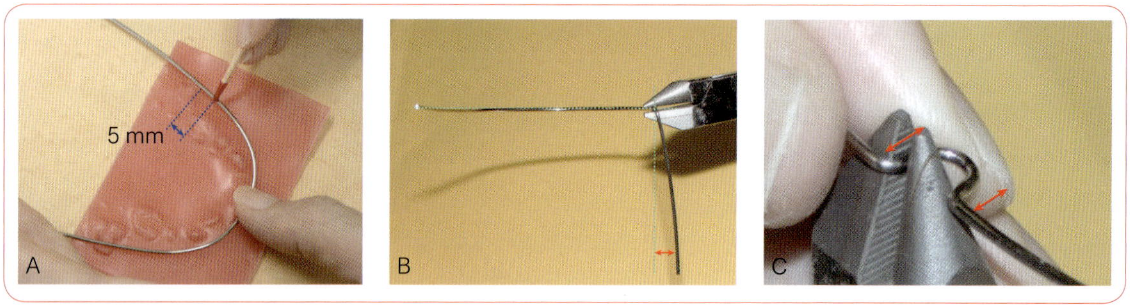

図75◉ループの屈曲
A：印記されたリップバンパーチューブの5 mm近心にマークし，ヘビーバードビークプライヤーあるいはヤングのプライヤーを用いてループの屈曲を行う．
B：最初の歯頸部への90°の屈曲時には歯肉との干渉を避けるためにやや外開きに屈曲するほうがよい．
C：ループの遠心部を屈曲する際にはリップバンパーのレベルに応じて近心部との高さを調整するようにする．

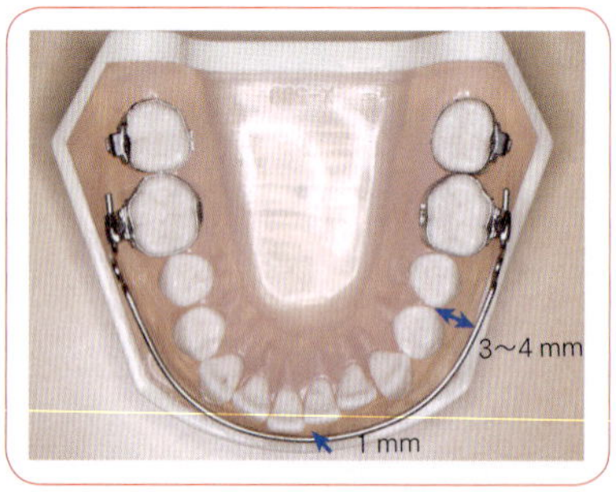

図76◉リップバンパーの形態

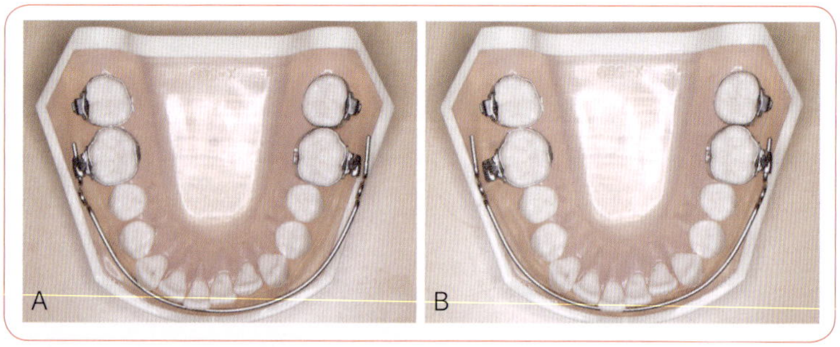

図77◉ローテーションの調整
リップバンパーの一方のエンドを大臼歯のリップバンパーチューブに挿入したときに反対側のエンドがチューブと近遠心的に同じ位置あるいは少し遠心に位置するようにする．
A：右側のチューブにリップバンパーを挿入．
B：左側のチューブにリップバンパーを挿入．

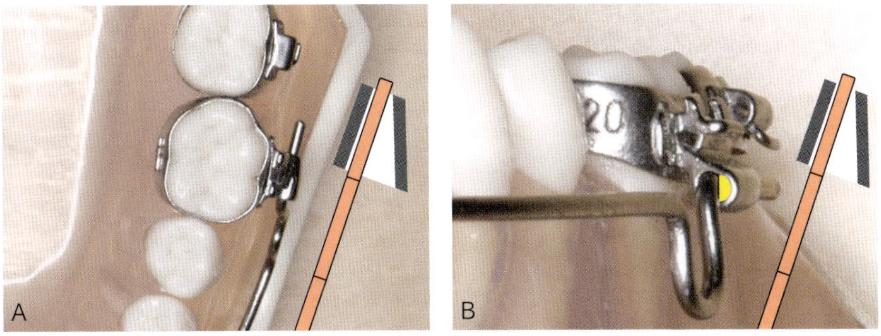

図78◉誤ったローテーションの調整
チューブに挿入されたエンドがチューブ内側の内壁に沿っている．これでは大臼歯は遠心回転しない．

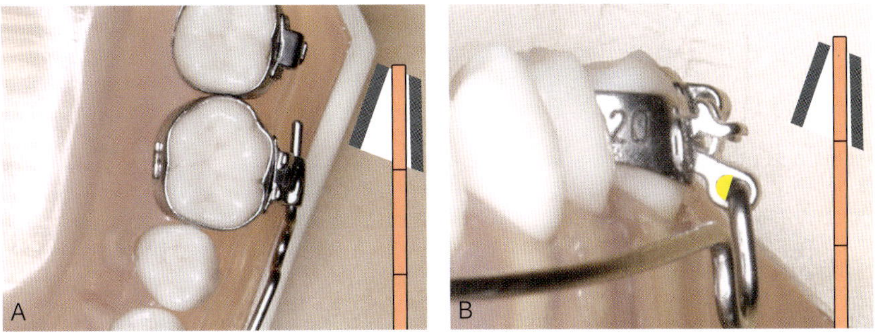

図79◉正しいローテーションの調整
チューブに挿入されたエンドはチューブ外側の内壁に沿っていなければならない．

column5　何でもTADで治療しようとする弊害

近年急速に広まり，ほとんどの矯正歯科医が使うようになったTADは従来のアンカレッジの概念を大きく変化させた．これを有効に使うことで，マルチブラケットだけでは成し遂げられなかったような歯の動きを得ることができたり，治療を短期間で効率的に行うことができる．一方，その治療をするのに本当にTADが必要だったのか？と思われるような症例や，とにかくTADを使って歯を動かしましたというような症例も散見されるようになってきた．

そのような中で，デンバーで行われた2008年のアメリカ矯正歯科医会でワシントン大学のKokichは，「TADは診断ロジックを超えるか？」と題した講演で，何でもTADで治療しようとする風潮に異議を唱えている．彼は治療方針の妥当性について，「rational（根拠がある）か，reasonable（意味がある）か，stability（安定する）か」という条件を満たすことが重要であると述べた．そして，臼歯の圧下における歯槽骨の診断，前歯の圧下における審美的考察，遠心移動における安定性についての考察などで，論文に発表もされているいくつかの症例が必ずしも上記3条件を満たしていないことを示した．

彼の発表は，急速に進むテクニックの進化に盲目的に追随することに対する警鐘である．そういう意味では，リップバンパーの項であげた，セルフリゲーションブラケット（☞p.108）やインビザラインなども同様である．テクニックは常に治療戦略のもとに，そして治療戦略は常に治療哲学のもとにあるものであり，治療哲学は生物学的・科学的な根拠のもとに築かれるべきものである．　（有本博英）

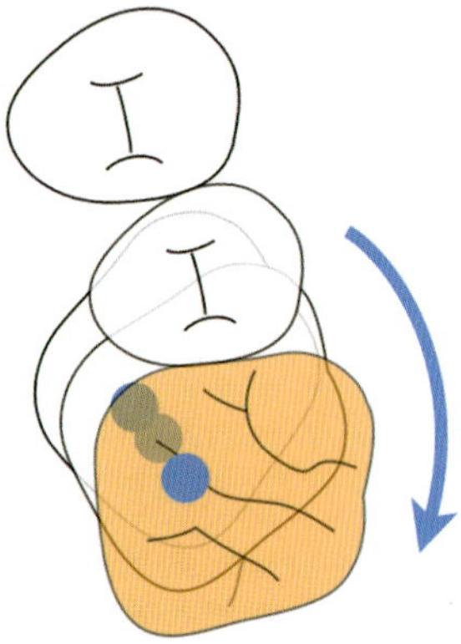

2 切歯のポジショニング

1 ▶ 切歯のポジショニング概論

1 臼歯のリポジショニング後の様相

臼歯のリポジショニングに引き続き，切歯のポジショニングを行うが，その前に，臼歯のリポジショニングが終わったとき，どのような状態になっているのかまとめておこう．

基本的には，臼歯のリポジショニングが終わったときの臼歯関係は，オーバーコレクションされたⅠ級の状態，いわゆるスーパークラスⅠ，もしくはややⅢ級の臼歯関係となっている．理想的には，下顎歯列に叢生がない状態で，上顎第二小臼歯が下顎第二小臼歯と第一大臼歯の間に嵌合するようになるまで遠心移動されているのが望ましい．不正咬合的にはⅠ級の空隙歯列弓となっている．

通常，Ⅰ級の空隙歯列といえば，不正咬合のうちでも最も簡単に治療できると考えられている．しかし，遠心移動した後のⅠ級空隙歯列の状態は，通常の不正咬合とは異なる．そこにはいくつかの特徴的な状態が認められ，それらの特徴ゆえに多くの矯正歯科医が治療の仕上げに失敗しているのを散見するのである．どのような特徴があるのだろうか．

まず，遠心移動によってできたスペースがかなり大きいということである．現在，遠心移動装置として最もよく使われるのは，患者協力を必要としない，歯体での確実な遠心移動を得やすいGMDだが，この装置の効果についての研究では，上顎第一大臼歯は5mm前後の遠心移動と同時に4〜5mmの拡大が得られている（☞p.75，**図24**参照）．アンカーとなっている第一小臼歯と第一大臼歯間に得られる空隙は，10mm近くになる症例もある．同時にアンカレッジサイドの小臼歯から前歯にかけては若干のアンカーロスがあり，1〜2mm程度前歯が前方にフレアしている．**図1**にⅡ級1類の患者における遠心移動終了後の典型的なセファログラムを示す．

通常，この状態からどのようにして治療をフィニッシュしていくだろうか？　多くの矯正歯科医が“スペースクローズ”しようとするのではないだろうか．上顎歯列のレベリング？　犬歯から側方歯のスペースを先に閉じる？　そう，この“スペースクローズ”しようとする概念こそがアンカーロスにつながって，多くの場合で治療期間の延長や妥協的治療結果をもたらしてしまう．不正咬合を，臼歯を中心にみていくというパラダイムシフトについてこれまでに述べてきたが，ここでもう1つのパラダイムを変えなければならない．すなわちレベリングに関するパラダイムである．

2 レベリングのタイミング

レベリングとは，咬合平面上・歯列弓上に叢生なく歯を配列することである．これに影響を与える因子として，アーチレングスディスクレパンシーと，前歯・臼歯の位置づけがある．多くの矯正治療システムにおいて，レベリングは初期段階で行われることが多いが，これは，臼歯の位置づけも正されておらず，スペースも不足しており，当然前歯の位置づけも正されていない状態でレベリングするということである．

スペースに関しては，抜歯で解消してからレベリングするシステムもあるが，前歯・臼歯のポジションはまだ正されていない．このような状態でレベリングをするということは，術前の不正咬合を“きれいに並んだ不正咬合”に変化させているだけで，最もワイヤーの影響を受けやすい前歯の位置づけなどはかえって悪化させてしまうことが多い．矯正治療システムの中で「レベリングが最も難しい」などといわれる所以だが，柱もまっすぐ立てず，梁も張らないうちに，先に屋根から乗せようとするようなものだから当然である．

MOOテクニックにおいて，ファーストフェイズ終了時，すなわち臼歯のリポジショニングが終わった後というのはスペースが十分に得られ，臼歯の位置づけが正された状態だが，切歯の位置づけはまだ正されていない．それどころか若干のロスがあるということを先に述べた．そこで，全体的なレベリングに入る前に，今度は切歯の位置づけを正すことが必要だ．臼歯の位置づけと切歯の位置づけを正して，後に，側方歯のレベリングに入る．それが，MOOテクニックにおけるセカンドフェイズの治療であり，① 後退のための圧下，② 後戻りをメカニクスに組み込む，③ 空隙閉鎖後にレベリングをするなどの特徴がある．

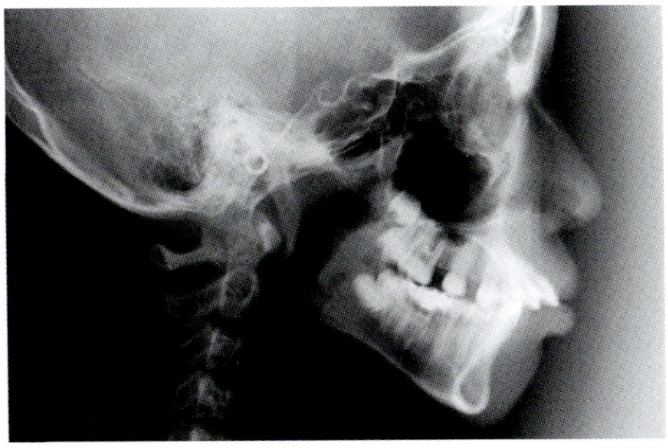

図1●Ⅱ級1類患者の遠心移動終了後にみられる典型的なセファログラムの例

2 ▶ 切歯の圧下

1 上顎切歯の圧下と後退

切歯の後退を行うときには，咬合平面の角度を保つために，同時に切歯の圧下が必要である．

圧下を行わずに切歯を後退させると，咬合平面に対して切歯が挺出してしまう．これでは咬合平面の2平面化を招き，長期安定性に影響を及ぼす（**図2**）．

また，十分に圧下を行うことで，より骨の多いところに歯根が移動するため，切歯の後退時に歯冠がいくらか舌側傾斜しても，歯根が唇側の皮質骨に触れにくくなり，歯根吸収のリスクが減るというメリットもある（**図3**）．

2 切歯の圧下と後退のメカニクス

圧下と後退に使用するおもな装置は，018のオーストラリアンワイヤーか，016×022SSでつくられる圧下アーチである．016×022SSを用いる場合は，適正な力を得るためにヘリカルループを屈曲する（**図4**）．

圧下アーチの作用は切歯への圧下力および唇側傾斜のモーメントと，その反作用としての大臼歯への挺出力と遠心傾斜のモーメントである（**図5**）．この反作用に拮抗するものとして，近心に向いたコフィンループをもつTPAとハイプルヘッドギアを併用する．

同時に切歯の後退を行うための力としては，シンチバックによる圧下アーチの弾性，パワーチェーン，コイルスプリングなどを利用する．圧下に適切な力の大きさは1歯あたり25gであり，4切歯の圧下を行う場合には100gの圧下力を与える．同時に行う後退には片側30〜40gの力を用いる．

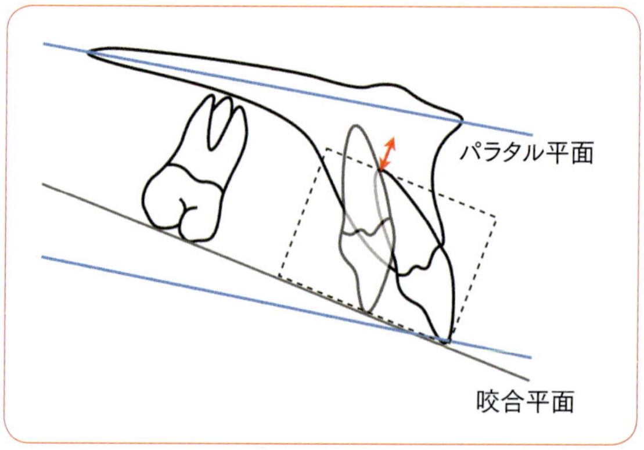

図2◉咬合平面とパラタル平面との間には，通常，ある程度の角度があるため，咬合平面を一定に保って上顎切歯の後退を行うには，上顎骨に対しては上顎切歯を圧下する必要がある（Greenfield 1993[1] 改変）．

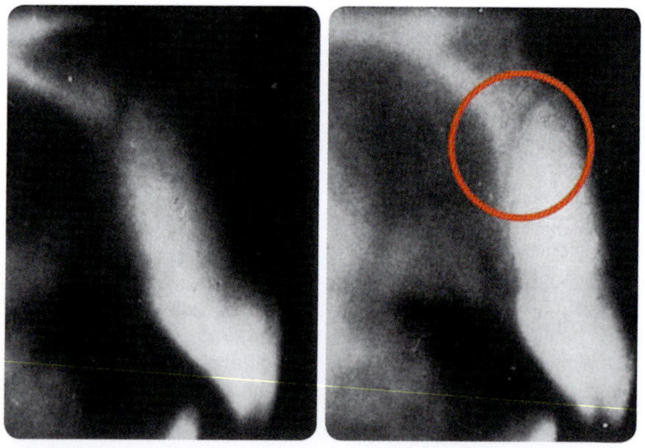

図3◉歯冠が舌側傾斜することで歯根が唇側に移動し，皮質骨に触れている状態を示す（○内）（Greenfield 1993[1]）．

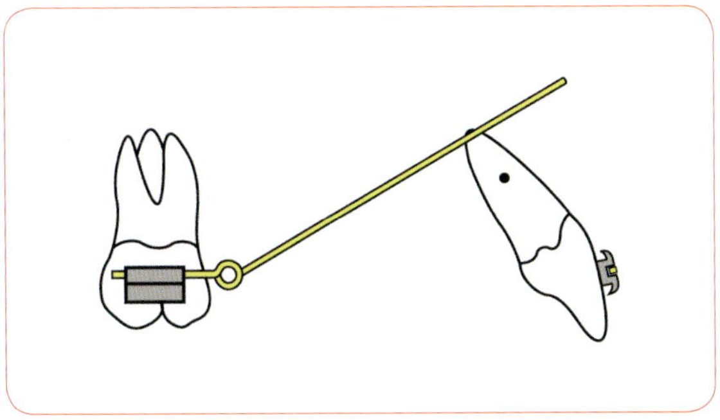

図4◉圧下アーチ
ヘリカルループを屈曲した016×022SS.

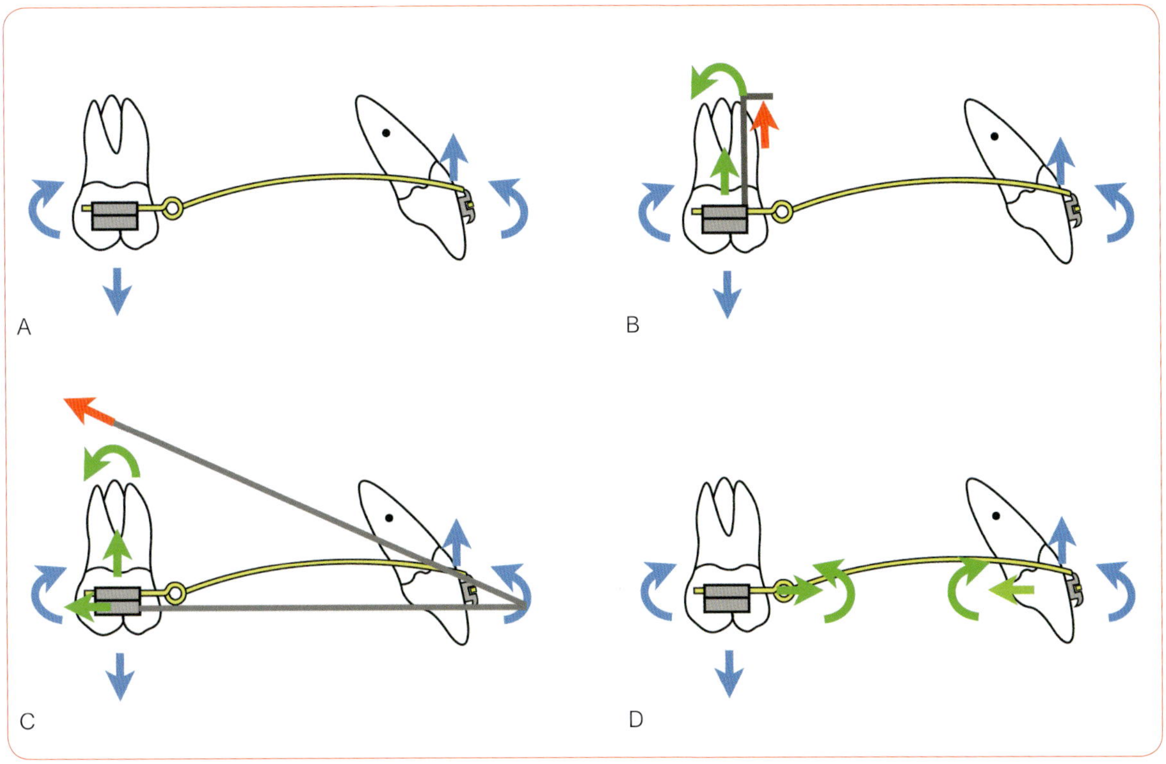

図5◉圧下アーチの作用
A：圧下アーチによって切歯には圧下力，大臼歯にはその反作用としての挺出力がかかる．切歯への圧下力の作用線は回転中心より唇側にあるので切歯に唇側回転を生じ，大臼歯への挺出力の作用点は回転中心より近心にあるので大臼歯の遠心回転を生じる．
B：近心コフィンのTPAは圧下力を大臼歯に加えるが，その圧下力の作用線は大臼歯の回転中心よりも近心にあるので，大臼歯の近心回転を生じる．
C：ハイプルヘッドギアは大臼歯に遠心力と圧下力を加えるが，その作用線が大臼歯の回転中心よりも上方に位置するため，大臼歯の近心回転を生じる．
D：I級の力は切歯に遠心力と遠心回転を，大臼歯に近心力と近心回転を生じる．

これらの数字はあくまで目安であり，臨床においてはそれぞれの歯の動きを注意深く観察し，メカニクスをよく理解したうえで，細かい調整を行う必要がある．

切歯の圧下と後退の間，大臼歯には圧下アーチによる挺出力と遠心傾斜のモーメント，近心コフィンのTPAによる圧下力と近心傾斜のモーメント，ハイプルヘッドギアによる圧下力と遠心力および歯根を遠心傾斜させるモーメント，Ⅰ級の力による近心力，そして大臼歯遠心移動後の伸張した歯槽間靭帯でもとに戻ろうとする近心力がかかる．これらの力を適切にコントロールすることにより，大臼歯の3次元的な位置を適正に保ちながら切歯の圧下と後退を同時に行う．

また，切歯の圧下と後退は，同時に生じている犬歯・小臼歯の遠心へのドリフトを促すことにもつながる．

3 犬歯の圧下と側方歯のドリフト，レベリング

切歯の圧下と後退が終了した後，犬歯の圧下と側方歯のレベリングを開始する．たいていの場合，犬歯や側方歯は遠心へのドリフトの結果として遠心傾斜している．

ここで，エッジワイズブラケットと超弾性ワイヤーを用いてレベリングを行うと，遠心傾斜している犬歯・側方歯の歯冠に近心回転が生じる．犬歯の近心回転は切歯を唇側に押し出し，側方歯の近心回転は遠心へのドリフトを妨げる．この近心回転を防ぐために，遠心への歯冠の傾斜を許し，圧下力が点接触で作用するという特徴のあるティップエッジブラケットを用いる（**図6，7**）．

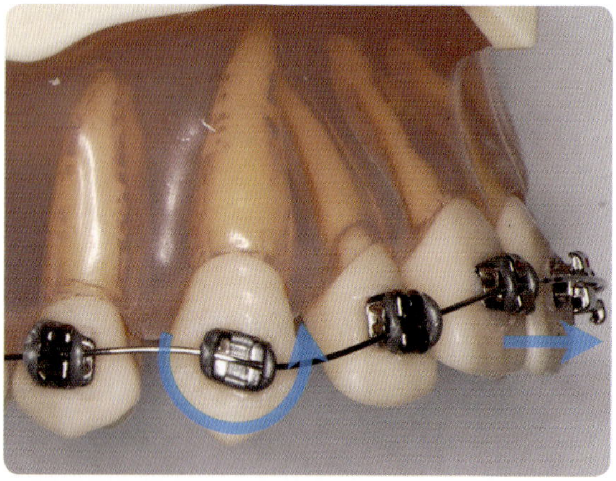

図6◉遠心傾斜している犬歯のエッジワイズブラケットにワイヤーを挿入すると，歯冠が近心方向に回転するので，前歯を唇側に押し出す．

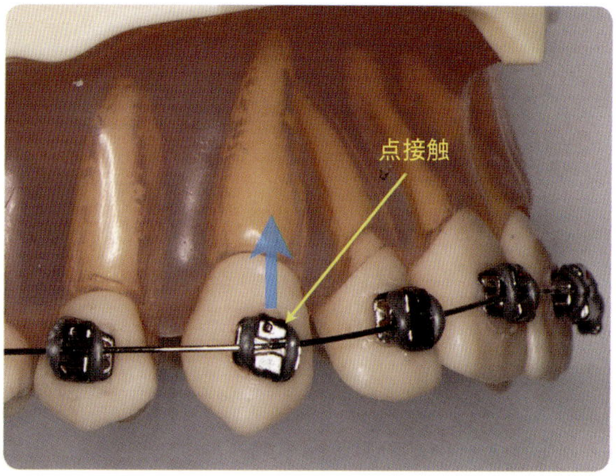

図7◉ティップエッジブラケットを用いると，点接触となり近心回転が生じない．

3 ▶ ティップエッジブラケット

ティップエッジブラケットは，Peter Keslingによって開発されたエッジワイズブラケットの一種である．2003年にホリゾンタルスロットを備えたティップエッジプラスブラケットが発表され，現在，MOOテクニックでは全歯にこのティップエッジプラスブラケットを用いている（**図8**）．

1 構造的特徴

❶ デュアルスロット

ティップエッジブラケットは通常のエッジワイズブラケットと異なり，メインスロットは022のエッジワイズスロットに加え，斜めに028スロットが重なって，X字型のデュアルスロットになっている．

もともとティップエッジブラケットはベッグ法をより効率的に治療することを目的として開発された．ベッグ法では抜歯症例において切歯の傾斜と圧下をさせながらスペースクローズを行う．Keslingはベッグ法で良好な治療結果をもつ10症例の治療経過時の各歯の傾斜を調べ（**図9**），これをもとに20〜25°の傾斜を許すスロットをエッジワイズブラケットに組み込んだ．つまり，ティップエッジはブラケットスロットに『動き』を組み込んだブラケットなのである．エッジワイズがTooth Positioner，ティップエッジはTooth Moverとよばれるゆえんである．

❷ シングルウィング

ティップエッジブラケットは，シングルウィングブラケットであり，ブラケット幅は狭い．ブラケットは，幅が広いとブラケット間の距離が狭くなるために，叢生症例のように回転を起こしている症例では，適正な部位にボンディングすることができない．ティップエッジブラケットはシングルウィングで，幅も狭いため，回転の不正があった場合もボンディングや結紮がしやすい．

シングルウィングのデメリットは，回転の調整が効きにくいという点である．一般的に，ブラケットの幅が広ければ広いほど，近遠心回転を是正するために必要な力のモーメントがかかりやすくなる．しかし，ティップエッジブラケットのメインスロッ

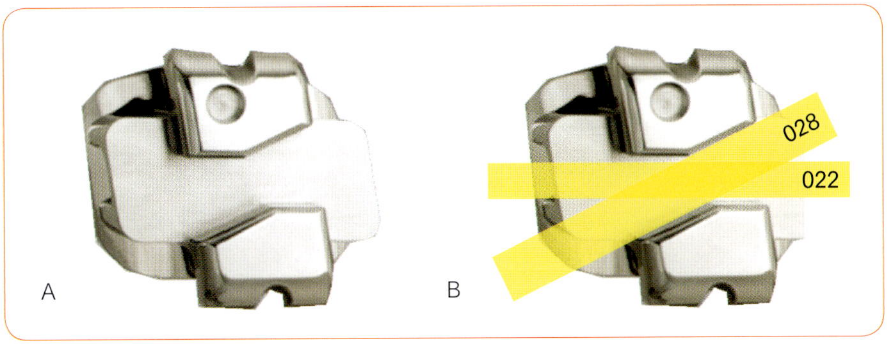

図8◉ティップエッジプラスブラケット
A：ティップエッジブラケットは，シングルウィングのエッジワイズブラケットである．ローテーションコントロールのためにメインスロットのベース面の幅が広い．
B：022スロットと斜めの028スロットからなるX字型のスロットをもち，歯冠の傾斜が可能である．

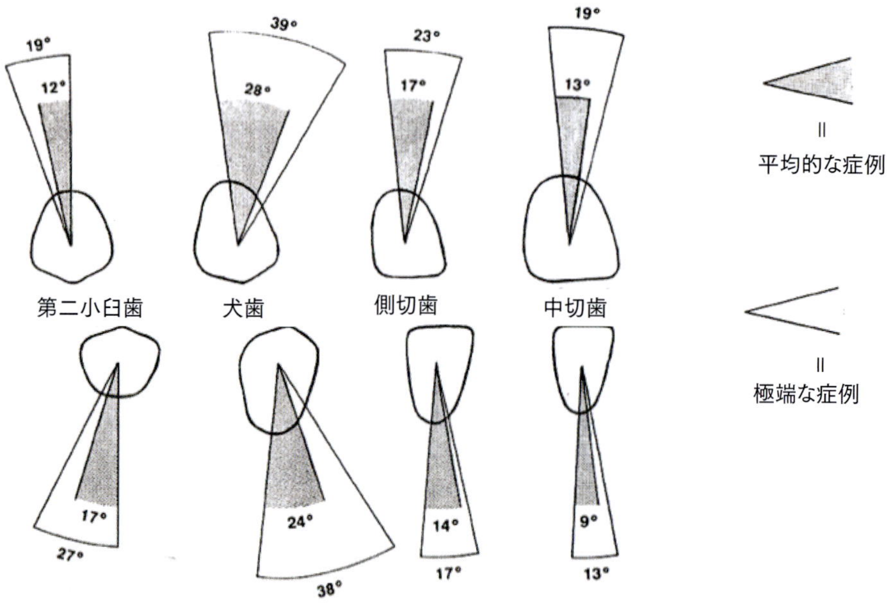

図9◉ベッグ法で良好な治療結果を得た10症例の治療途中における歯冠傾斜角の分析（Kesling 1991[2)]）
この数値をもとにティップエッジブラケットのデュアルスロットが生まれた．

トのベース部分は近遠心的に幅が広いため，弾性の高いワイヤーを挿入した場合，回転調整がより有効に働くようにデザインされている．また，次項で述べる通り，プラスワイヤーやオギジラリー（補助装置）などをメインワイヤーと併用すれば，回転の調整も効率的に進めることができる．

❸ バーティカルスロットとホリゾンタルスロット

オリジナルのティップエッジブラケットは，デュアルスロットの裏にバーティカルスロットのみを有し，パワーピン・パワーアーム・サイドワインダースプリング・ローテーティングスプリングなどのオギジラリーを使用することができるようになっている．犬歯が埋伏などで低位にあるような場合は，結紮線をバーティカルスロットに通してメインアーチワイヤーとつなげたりするのにも利用する（**図10**）．

ティップエッジプラスブラケットは，バーティカルスロットに加えてホリゾンタルスロットを備えている．**図11**は，ブラケットの背面からみたバーティカルスロットとホリゾンタルスロットの位置づけで，プラス（＋）の記号のようになっている．このホリゾンタルスロットには，ラウンドのNiTiを通すことができ，単にオギジラリー用に使うだけでなく，アーチワイヤーとして歯の配列に使うことができる．つまり，外側のメインワイヤーでアーチフォームを確立し，内側のホリゾンタルスロットのラウンドワイヤーで弱い力で歯を移動するというハイブリッドシステムとして使うことができる．このホリゾンタルスロットは単純なチューブなので，いわゆるパッシブセルフリゲーションブラケットにラウンドワイヤーをセットしたのと同じことになる．

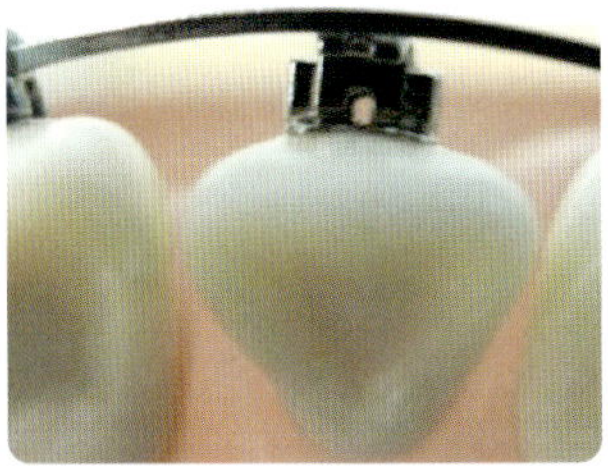

図10◉バーティカルスロットを用いて使うことのできるオギジラリー

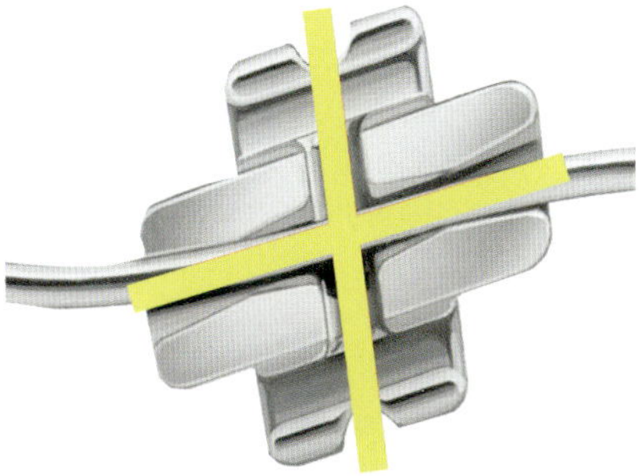

図11◉バーティカルスロットとホリゾンタルスロット
背面からみると，プラスの記号のようになっている.

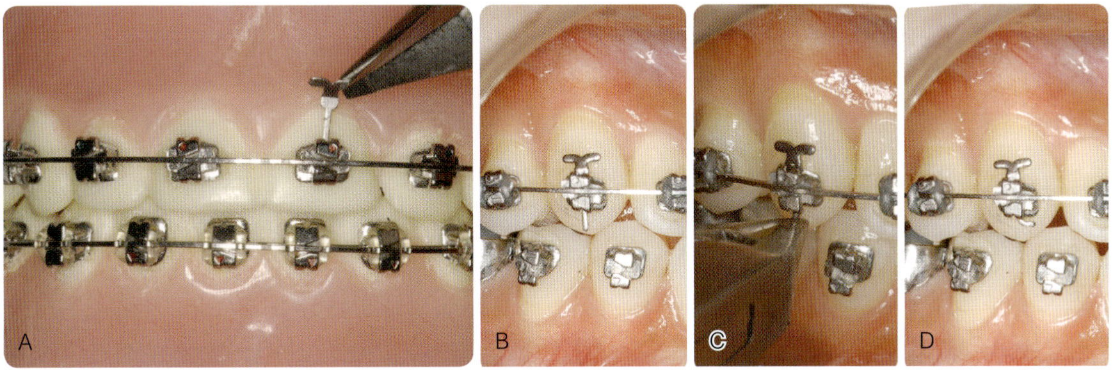

図12◉パワーピン
T字型をしたピンで，I級，II級，III級フォースをかける際に利用する.
A：ブラケットには歯肉側より挿入する.
B～D：根本まで挿入したら，力をかける方向とは逆向きにレグを曲げる．たとえば，上顎犬歯のII級ゴムに使う場合は，レグを近心に曲げる.

2 オギジラリーの使用

❶ パワーピン(図12)

顎間ゴムや顎内ゴムを使うときに用いる．バードビークプライヤーで挿入し，咬合面側から出たレグをL字に曲げる．このとき，ゴムがかかる方向とは逆向きに曲げるようにしておかないと，フックが抜けてしまう．たとえば，II級ゴムを使用する際のパワーピンを上顎犬歯にセットする場合は，バーティカルスロットから出た部分を近心に曲げておくと，脱落することがない.

❷ パワーアーム(図13)

ティップエッジブラケットのメインアーチワイヤースロットが斜めになっているために，この装置では歯体での移動ができないと考える矯正歯科医も多いと思う．メインアーチワイヤースロットの形態とは関係なく，抵抗の中心から離れたところに力をかければ，そこに常に力のモーメントが生じ，歯は回転しようとする．したがって，どんなに幅の広いエッジワイズブラケットを用いても，歯冠につけられたブラケットに直接力がかかれば，傾斜移動をもたらすことになる．

歯を歯体で移動したい場合，抵抗中心の近くに力を作用させる必要があるので，パワーピンより長いパワーアームをバーティカルスロットから挿入して，Ⅰ級ゴムをかける．**図14**は，ティップエッジブラケットとパワーアームを用いて，犬歯のリトラクションを歯体で行った症例で，前歯のリトラクション時には，Ⅱ級ゴムを用いるためのパワーピンに切り替えてスペースクローズを行ったものである．

❸ サイドワインダースプリング

サイドワインダースプリングは，歯根の近遠心的アップライトに用いる．スプリングには時計回りのものと半時計回りのものがあり，バーティカルスロットに切縁側から挿入して，フック部分をメインアーチワイヤーにかける．また，ロングタイプとショートタイプがあり，通常はショートタイプを用いる．ロングタイプのものは歯肉

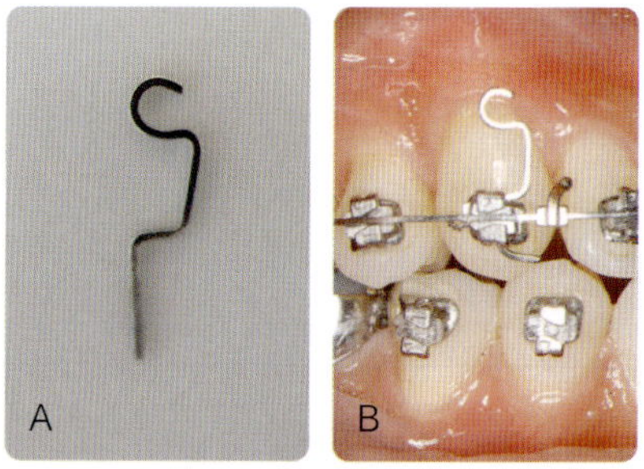

図13◉パワーアーム
おもに犬歯，小臼歯に用いるもので，歯体移動させたい場合に抵抗中心に近いところに力が作用するようにデザインされている．

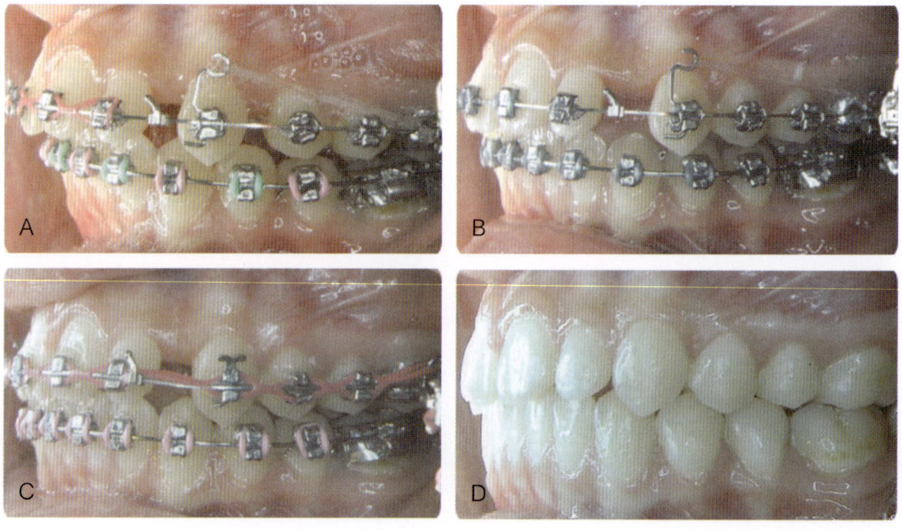

図14◉パワーアームを用いた症例
A：この時点で，これ以上の歯冠の傾斜移動は必要ないので，パワーアームを用いて犬歯の歯体移動を行った．
B：歯体移動での犬歯のリトラクションが終了したところ．前歯の位置には変化がない．
C：犬歯がⅠ級関係になったところで，前歯のリトラクションを開始．この時期では，犬歯の後方にはスペースがなく，パワーアームを使用する必要がないので，Ⅱ級ゴムのためパワーピンに交換した．
D：治療終了時．

側にワイヤーが出るので，顎間ゴムを使う際には便利である（**図15**）.

❹ ローテーティングスプリング

ローテーティングスプリングは，歯の回転の是正に用いる．スプリングには，時計回りのものと半時計回りのものがあり，歯肉側からバーティカルスロットに挿入し，切縁側から出てきたワイヤーを回転させたい向きに曲げて，その後，メインアーチワイヤーにかける．ミディアムタイプとショートタイプがあり，ショートタイプは下顎前歯に使い，残りの歯ではミディアムタイプを用いる（**図16**）.

❺ プラスワイヤー

ホリゾンタルスロットに通すワイヤーをプラスワイヤーとよぶ．最大016NiTiを使うことができる．症例によっては，トルク調整が必要のない場合，このプラスワイヤーのみで終えるような症例もあるが，トルク調整が必要な一般的な症例では，メインアーチワイヤーと併用して使う．挿入方法には，正中から遠心に向けて片側を通した後，他方に挿入していく方法と，第二小臼歯の遠心から正中を通り，反対側の第二

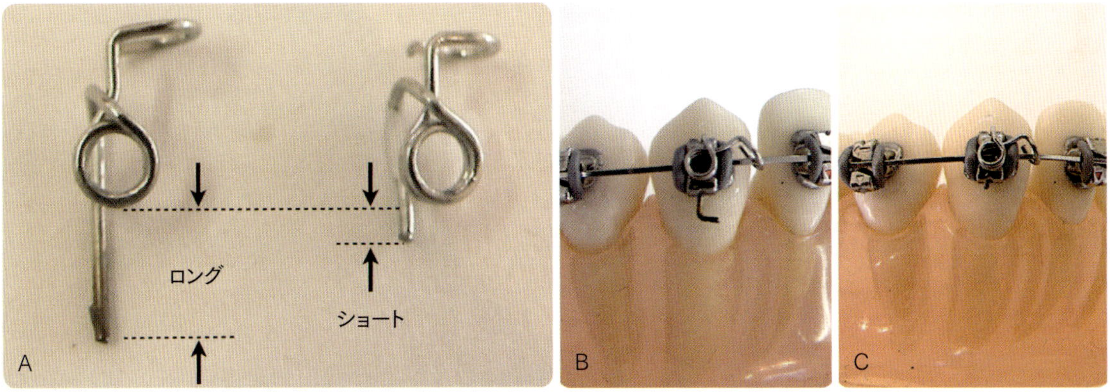

図15◉サイドワインダースプリング
A：ロングとショートがあると同時に，その動かしたい方向により時計回り（CW）と反時計回り（CCW）がある．
B，C：ロングタイプはレグの部分を調整して，顎内，顎間ゴムのフックとして利用できる．フックを必要としない場合はショートタイプを用いる．サイドワインダーは切端側より挿入する．

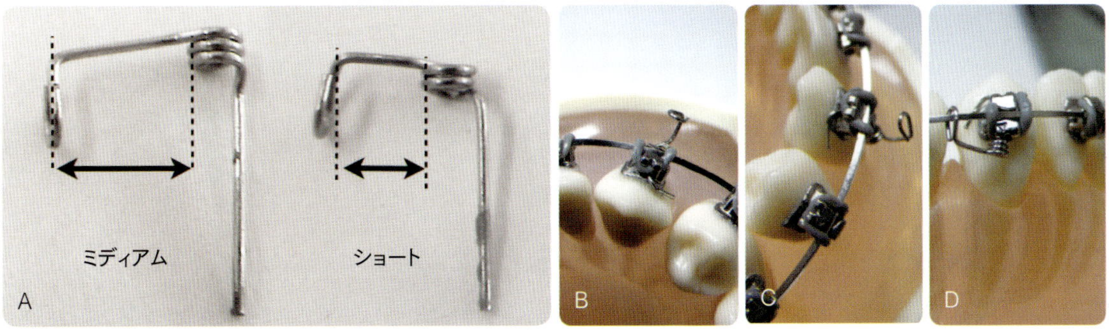

図16◉ローテーティングスプリング
A：アームの長さの違いに応じてミディアムタイプとショートタイプに分かれている．また，回転させたい方向により時計回り（CW）と反時計回り（CCW）がある（Aは両方ともCCW）.
B：ローテーティングスプリングは歯肉側よりバーティカルスロットに挿入して使う．
C：レグの部分はアームがアーチワイヤーに対して直角になるように保持した状態で，回転させたい方向に曲げ込む．
D：最後にアームをアーチワイヤーに引っかける（B～DはCWのミディアム）.

小臼歯の遠心へ通す方法がある．後者で挿入したときの連続写真を**図17**に示す．遠心部分に残ったワイヤーは，シンチバックプライヤーで内方に曲げ込む．

3 ティップエッジブラケットによる歯の移動の特徴

❶ 傾斜可能である

メインスロットが斜めのデュアルスロットなので，ブラケット部位で遠心方向に力をかけると歯冠は遠心傾斜しながらメインワイヤー上を動く．

❷ ドリフトを最大限に利用できる

2003年のアメリカ矯正歯科医会総会の会期中，日本非抜歯矯正研究会のメンバーのために，Greenfieldによるシークレットセミナーが行われた．これはもともとCetlinが行う予定だったもので，スライドなどはすべてCetlinの症例で構成されていた．そこで提示された症例では，遠心移動後の切歯の圧下のメカニクスにおいて，多くの場合犬歯や小臼歯部にブラケットがつけられていなかった．Cetlinはすべての症例の25%しか小臼歯ブラケットをつけなかったそうである．

切歯の圧下と後退時に，側方歯にブラケットをつけないのは，ワイヤーのフリクションとモーメントの副作用をなくし歯槽間靭帯の伸展している力を最大限に利用す

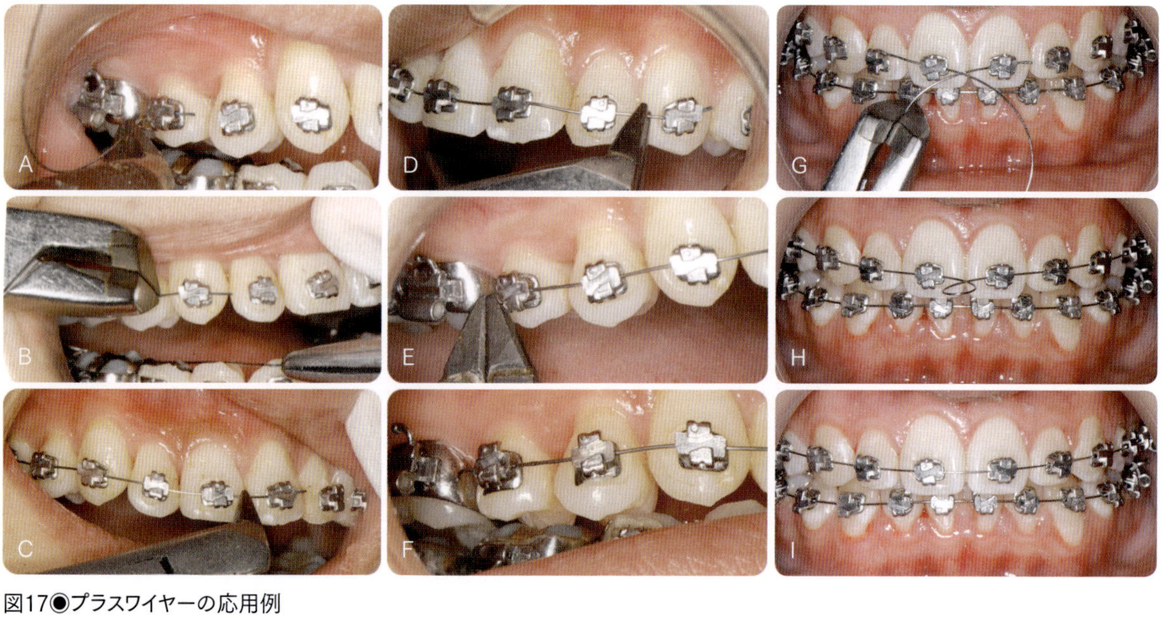

図17◉プラスワイヤーの応用例
A：ホリゾンタルスロットに第二小臼歯遠心より挿入する．バードビークやワインガードプライヤーを用いて行う．
B：ワイヤーエンドの違和感を軽減する際に，マシュープライヤーで把握しておくとよい．
C：引き続き反対側⌊5の遠心までセットする．
D：ブラケット間でスロットの角度が大きく違う場合，ワイヤーエンドに焼きなましを施しておくと入れやすい．
E：ワイヤーエンドは，ずれないように内側へ曲げ込む．
F：完成．
G：プラスワイヤーの挿入の仕方には，正中から行う方法もある．
H：左か右にそれぞれ入れていくと，正中にできているループが徐々に小さくなる．
I：最後まで引っ張るとループ部分はフラットになる．この挿入方法は012NiTiでは行えるが，014～016サイズで行うと，ワイヤーに永久変形が起こるので注意が必要である．

るためである．

ティップエッジブラケットを使うことで，傾斜時のスロットが 028 と幅広いことからフリクションが軽減され，遠心方向のみのモーメントがかかることになるので，ドリフトを最大限に利用しながら遠心方向へのコントロールをすることが可能となる（**図18，19**）．

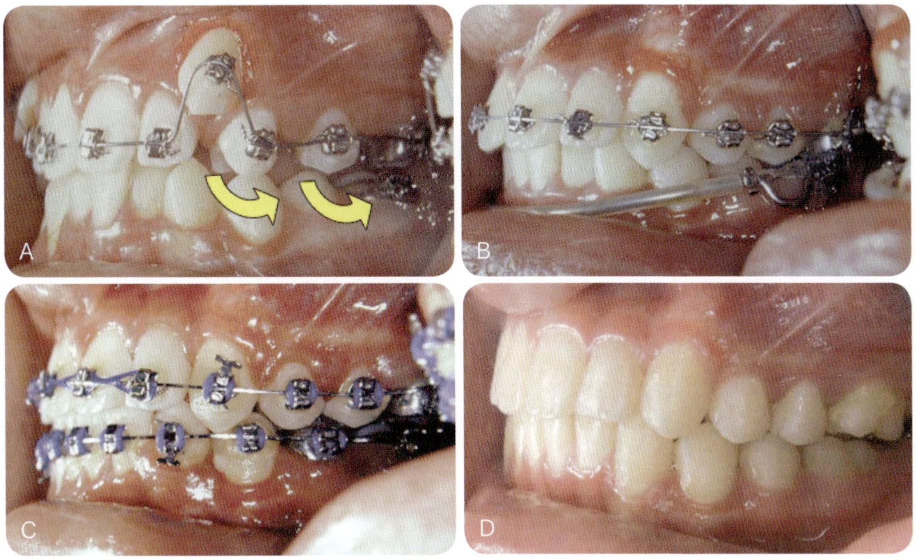

図18◉遠心移動後にティップエッジブラケットを使用した症例
A：臼歯遠心移動終了後，ブラケットを装着した
B：犬歯をレベリングする際，通常，切歯のフレアを起こしてしまうが，ティップエッジブラケットにより遠心方向への動きが促され，I級フォースを使わずに犬歯のI級関係を達成できる．
C：前歯のスペースクローズのため，パワーチェーンを使用した．
D：治療終了時．

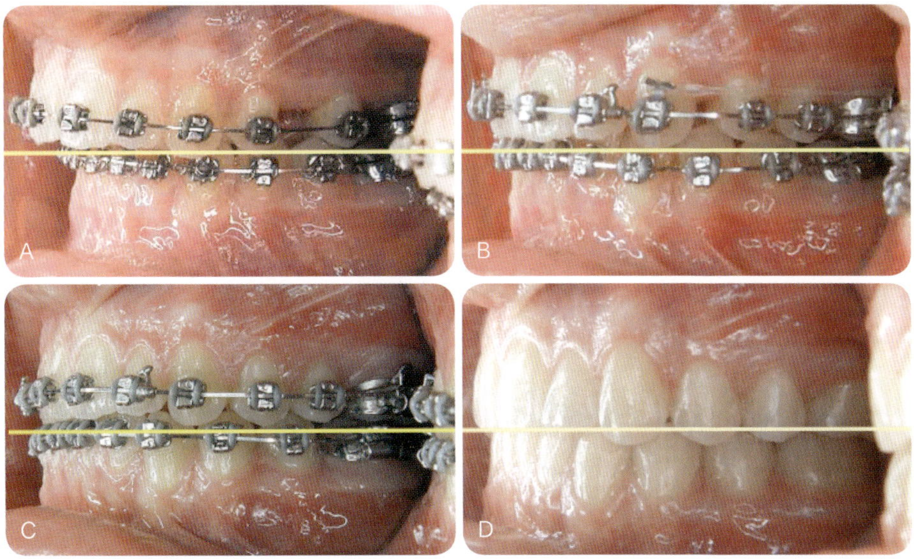

図19◉咬合平面を変えずにスペースクローズがスムーズにできる
A：レベリングが終了し，スペースクローズの準備が整った状態．
B：犬歯のリトラクション開始．
C：スペースクローズ終了時．
D：装置撤去時．A〜Dの治療を通して前歯の位置が変化せずに，咬合平面が保たれている．

❸ 咬合平面を維持できる

エッジワイズブラケットを使用した場合，レベリング時の咬合平面は犬歯のブラケットスロットの向きに影響を受ける．犬歯が近心傾斜していると切歯の位置はレベリングによってオープンバイト傾向になり，遠心傾斜しているとディープバイト傾向になる（**図20-A**）．ティップエッジブラケットの場合は，傾斜したスロットがあるために このような影響を受けず，臼歯から出たワイヤーの通りに前歯がポジショニングされる．

たとえば，遠心移動後のスペースクローズにおいても咬合平面を一定に保ちながら行うことができ（**図20- B，C，図21**），切歯の圧下に続く犬歯の圧下においても，犬歯の遠心傾斜に影響されずに点接触で圧下力をかけることができる（**図6，図7**）．

❹ 歯冠は根の位置に合わせて整直される

通常のエッジワイズブラケットの場合，歯根の位置が治療開始時に正しい位置にあっても，フリクションとモーメントが歯冠部にかかるので，レベリング時に歯冠の位置に合わせて歯根が移動する．これに対してティップエッジブラケットの場合は，フリクションとモーメントは非対称であり，歯根の位置に合わせて歯冠が傾斜しながら移動する．（**図22，23**）

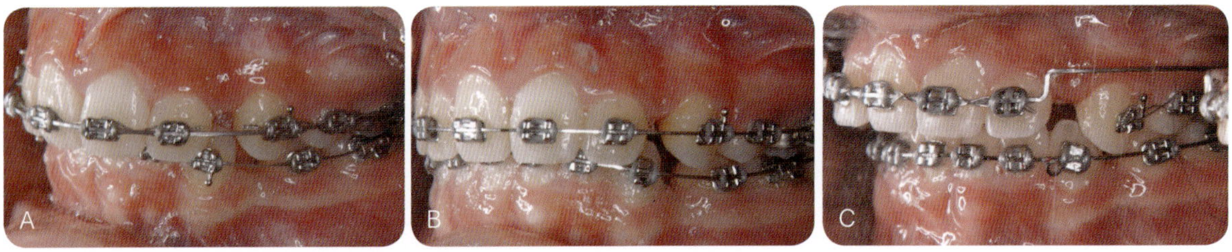

図20◉小臼歯抜歯でスペースクローズ中の転医症例
A：エッジワイズブラケットでスペースクローズしようとしているため，犬歯の傾斜と切歯の挺出が起こり，過蓋咬合となっている．
B：下顎犬歯をティップエッジブラケットにつけ替える．
C：スペースクローズと同時に前歯の咬合挙上が達成されている．

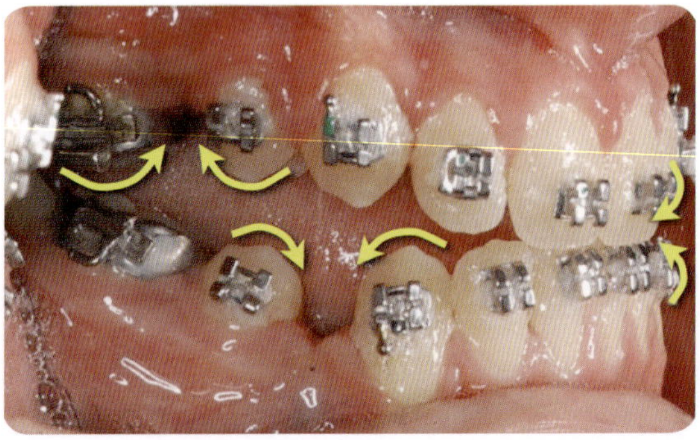

図21◉エッジワイズブラケットによるスペースクローズで過蓋咬合となっている例
抜歯スペースのクローズとともに前歯の挺出が起こっている．

❺ アンカーロスが少ない

歯冠が歯根の位置に整直される結果，スペースクローズ時の臼歯の近心へのアンカーロスは最小限に抑えられる．エッジワイズブラケットを使った場合は歯根に近心力がかかり，結果的に治療の長期化とアンカーロスのリスクが高まる．

レベリング終了時のエッジワイズブラケット使用時と，使用時の違いの重ね合わせを**図24**に示す．

❻ アンギュレーションコントロールとトルクコントロール

メインのデュアルスロットは 022 ～ 028である．ブラケットのトルク調整は，フルサイズの 021 × 027のワイヤーとプラスワイヤーを同時にセットして，近遠心的アップライトと，咬合面からみた回転の調整が適正になったときにはじめて発揮される．

また，近遠心のin-outやファースト，セカンド，サードオーダベンドのprescriptionも同様にフルサイズのワイヤーとプラスワイヤーのセットが必須である．

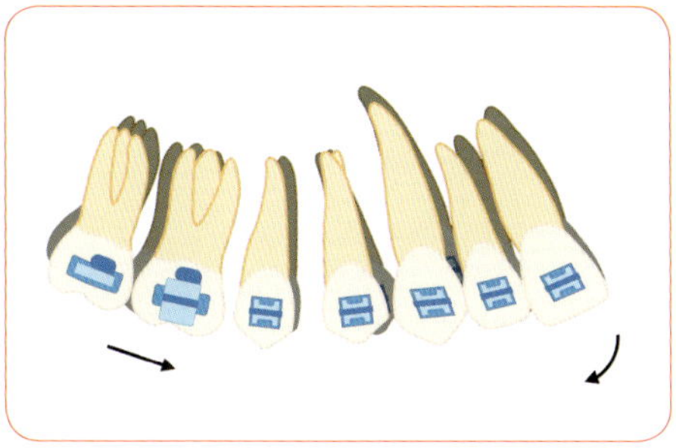

図22◉エッジワイズブラケットの場合
エッジワイズブラケットでレベリングしようとすると，歯冠部にフリクションとモーメントが生じて大臼歯のアンカーロスが多くなる．

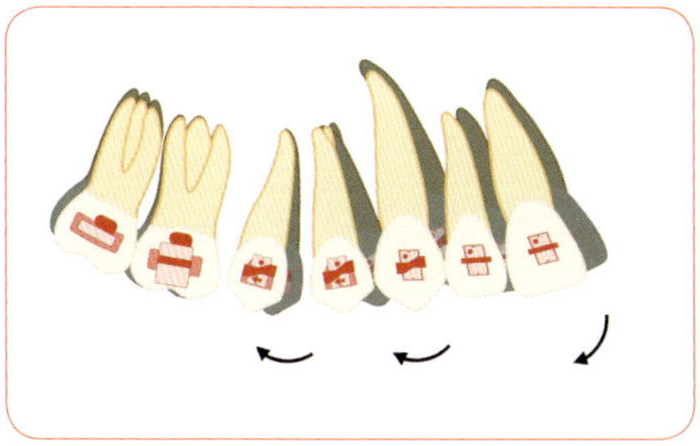

図23◉ティップエッジブラケットの場合
ティップエッジブラケットを用いた場合，歯冠は歯根の位置に合わせて傾斜しつつ配列される．フリクションも少ないため，臼歯のアンカーロスも少ない．

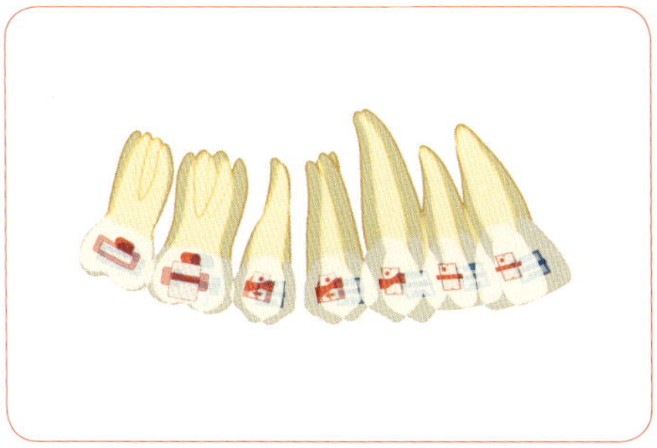

図24◉エッジワイズブラケットとティップエッジブラケットでレベリングしたときの重ね合わせ

4 ▶ エッジワイズブラケットとティップエッジブラケット

現在，矯正治療に使われるマルチブラケットの多くには，エッジワイズブラケットが使われており，ティップエッジブラケットを積極的に使う矯正歯科医はあまりいないようである．ティップエッジテクニックがもともとベッグ法からの進化型であるため，ベッグ法で治療されることが少なくなったいま，使用する矯正歯科医も減ったものと思われる．しかし，臼歯の遠心移動後に，エッジワイズブラケットを全歯につけてレベリングしようとすると，必ず臼歯のアンカーロスにつながる．なぜなら，傾斜した側方歯では，フリクションとともにモーメントが発生し，これが歯冠を近心に向ける力となるからである．

多くの矯正歯科医が遠心移動後のアンカレッジコントロールを失敗しているのは，エッジワイズブラケットを使ってスペースクローズしようとするからである．

ここでは，歯の移動という原点に立ち返って，エッジワイズブラケットとティップエッジブラケットの特徴についてまとめ，なぜMOOテクニックにおいてティップエッジブラケットが有利なのかについて考察する．

1 歯の移動様式の分類とブラケットの効果

歯の移動は，歯冠の位置は変わらず歯根を位置づける動き（位置づけ）と，歯冠部の空間的な位置移動（位置移動）とに分類できる．位置づけにはトルクとアンギュレーション・ローテーションコントロールがあり，位置移動には近遠心的移動・頬舌的移動・垂直的移動がある．

この位置づけと位置移動に対して，エッジワイズブラケットとティップエッジブラケットを比較した場合，どのような特徴があるだろうか（**図25**）？

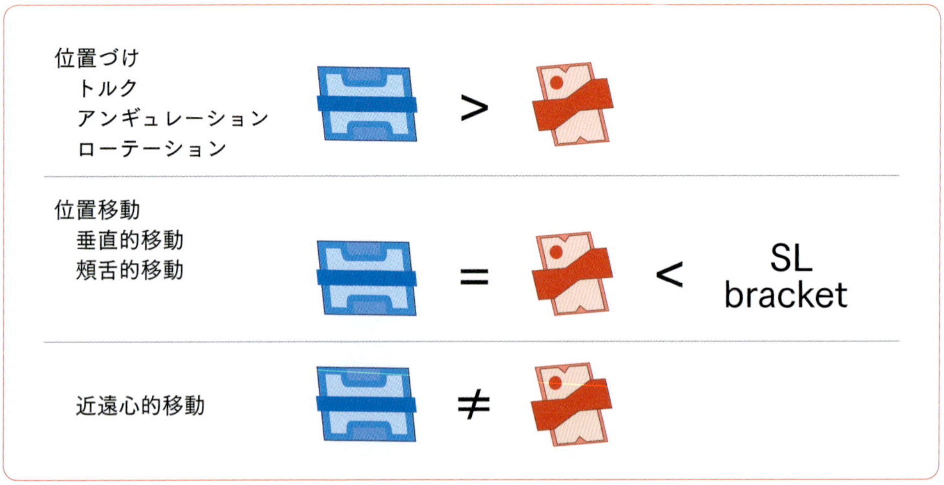

図25◉歯の移動様式に関連したエッジワイズとティップエッジの効果の違い
歯の位置づけに関してはエッジワイズのほうが有利だが，近遠心的移動では，両者の効果はまったく異なる．近年話題のセルフリゲーションブラケットは垂直的・頬舌的移動に関してのみ有利と考えられる．

まず，位置づけのコントロールに対しては，ティップエッジブラケットだとトルク・アンギュレーション・ローテーションコントロールともにサイドワインダースプリングなどのオギジラリーが必要である．エッジワイズブラケットにフルサイズのワイヤーを挿入した場合のほうが確実で，シンプルに位置決めをすることができるだろう．

位置移動のコントロールに関しては，ループメカニクスで移動させるのであればしっかり固定できるエッジワイズブラケットのほうがよい．

スライディングメカニクスを使うのであれば，頬舌的・垂直的移動においてはほとんど差がないと思われる．ただ，このときに影響するのはエラストメトリックモジュールやリガチャータイによる摩擦であり，近年，話題の多いパッシブセルフリゲーションブラケットは，この点においてのみ有利である可能性がある．

しかし，近遠心的移動に関しては，エッジワイズブラケットとティップエッジブラケットとでは大きな違いがある．

ワイヤー上をスライディングさせながら近遠心に力をかけると，歯冠は傾斜し，挺出しようとする．このとき，エッジワイズブラケットだとワイヤーとブラケット間に摩擦とモーメントが同時に起こり，近遠心的移動の抵抗となってアンカーを消費する（**図26**）．

したがって，スライディングメカニクスにおいて持続的に遠心方向へ力をかけると，傾斜と挺出によって前歯の過蓋咬合を起こすことがあり，バーティカルポジションを保ちながらスペースクローズするために断続的に力をかけるべくレースバックのような手法が用いられる．しかし，**図27**にも示されているように，アンカーサイドの歯根面全体に圧力がかかっており，これはアンカーロスがメカニクスに組み込まれていることを意味する．

これが，ティップエッジブラケットでは，ティップを許さない側ではエッジワイズブラケットと同じことが起こるが，ティップを許す側ならば摩擦もモーメントも発生せず，ワイヤーとブラケットは点接触なのでワイヤーの弾性によって挺出が防がれ，

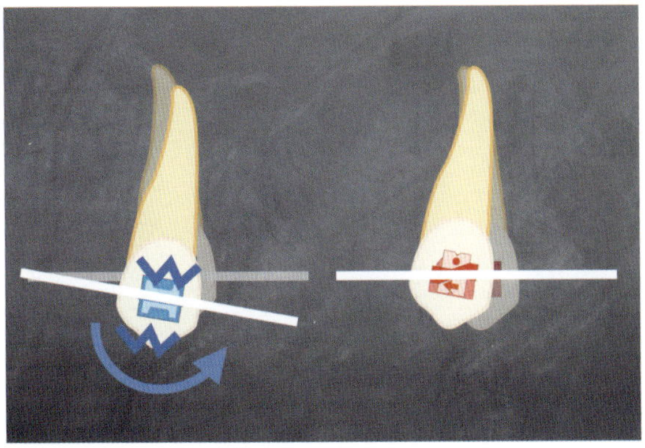

図26●近遠心的移動時のエッジワイズとティップの違い
エッジワイズでは遠心移動の瞬間にフリクションとモーメントが発生し，歯が挺出する．その結果，アンカーの消費を招く．

垂直方向のコントロールが容易に行える．そして，歯はワイヤーに沿って傾斜で移動していくことになる．

2 MOOでティップエッジが有利な理由

このようにみていくと，ティップエッジブラケットに比べてエッジワイズブラケットのほうが利点が多いように思える．しかし，MOOで行われるような，大きな遠心移動後の歯の移動コントロールにおいては，ティップエッジブラケットのような特徴がきわめて有利に作用する．

なぜか？

ここでもう一度，遠心移動後に臼歯のリポジションが終わった状態が，どのようになっているかを思い出してみよう．

臼歯の遠心移動後は，通常，

・第一小臼歯と第一大臼歯間の大きなスペース

・第一小臼歯の若干のアンカーロス

・前歯のアンカーロスとフレア

が認められる．そしてこの状態から，

・臼歯をロスさせずに，

・切歯を圧下後退させる

ということが必要なのであった．

だからこそ，

・垂直方向のコントロールが行いやすい．

・小臼歯近心傾斜による近心回転のモーメントを生じない．

・歯冠の遠心傾斜と同時に歯槽間靭帯の緊張による歯根のドリフトを有効に使える．

という特徴をもつティップエッジブラケットが，最も効率よく治療を進めていくことができるのである．

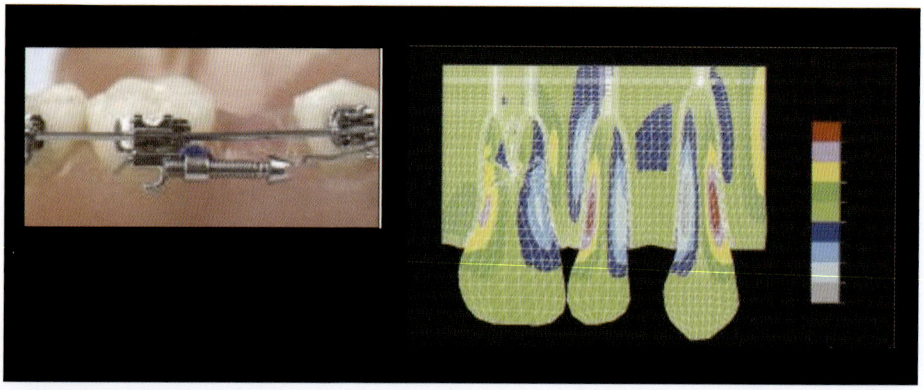

図27◉ストレートワイヤーメカニクスによるスペースクローズ時の根面圧力分布（Kalha et al 2010[3] 改変）
根面全体に圧力がかかっている．

5 ▶ 切歯のポジショニングとレベリングの実際

臼歯のリポジション後はマルチブラケットに移行するが，すべての症例で第二小臼歯から反対側第二小臼歯までブラケットを装着するわけではない．大きく分けて，前歯だけ装着する場合と，すべての歯に装着する場合とに分かれる．

1 前歯だけ装着する場合（図28）

最終的な前歯の位置づけで，より圧下が必要な場合や大きな後退が必要な場合は，前歯だけにブラケットをつけ，圧下と後退のメカニクスを用いる．側方歯はドリフトさせ，順次，犬歯，小臼歯とブラケットをつけていく．小臼歯ブラケットが必要ない場合もある．

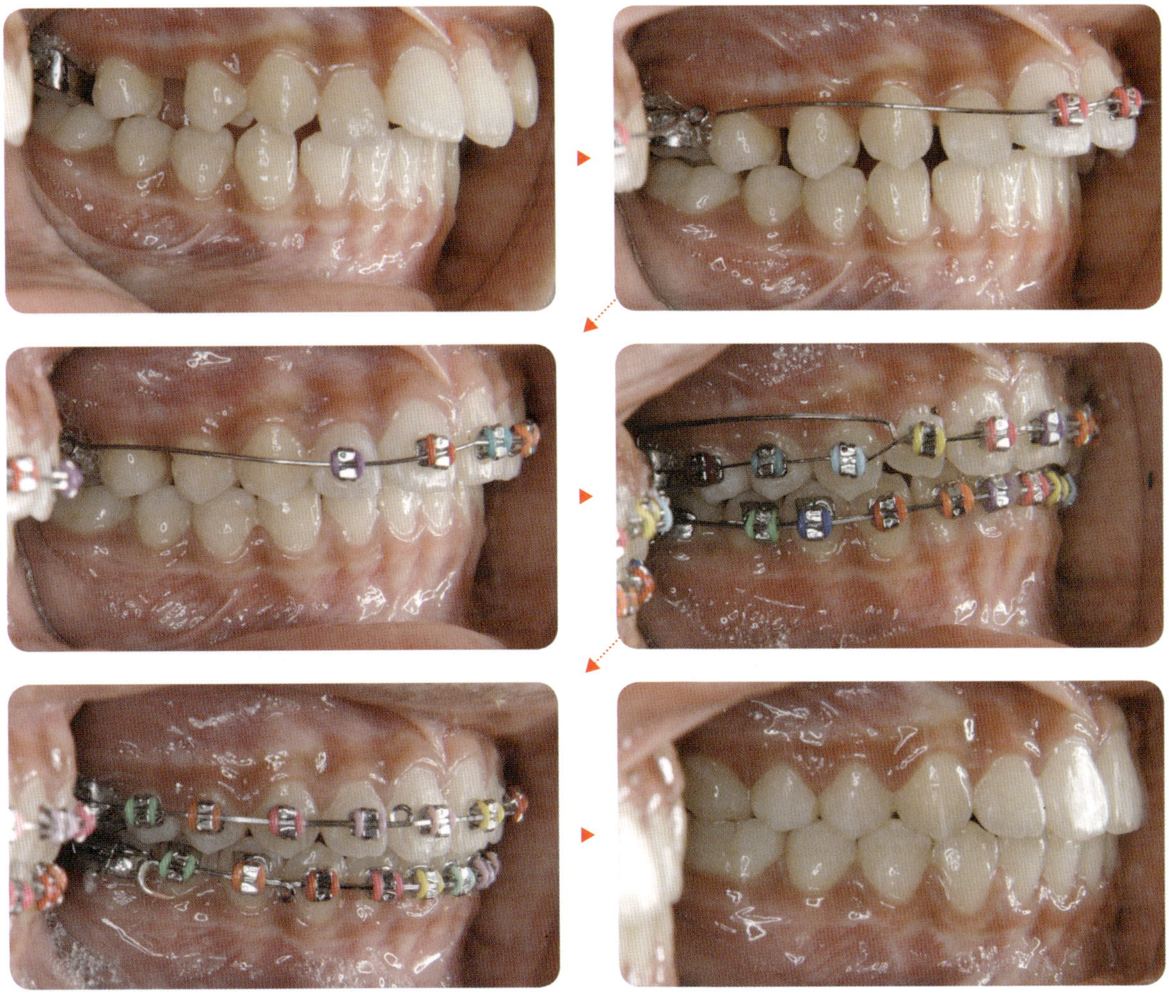

図28◉前歯からブラケットを装着する圧下と後退のメカニクスの典型例
切歯の圧下と後退の間，側方歯をフリーにしてドリフトさせる．切歯の後退が終了して，犬歯を圧下する時には犬歯はすでにI級になっている．

2 すべての歯に装着する場合

切歯の位置づけが最終目標の位置とあまり変わらないか，挺出が必要な場合は，前方歯すべてに装置をつけてレベリングをはかることが多い．この際，必ずティップエッジブラケットをつける．ティップエッジブラケットは歯冠の遠心傾斜を許容するので，歯槽間靭帯の緊張による収縮力が効率的にスペースクローズにつながる（**図29**）．

もし，エッジワイズブラケットでレベリングしようとすると，近心傾斜した歯冠に合わせて近心モーメントがかかり，前方への力のロスが大きくなってしまう（**図30**）．

以上が，ブラケットをつけてレベリングしていく際の原則となるが，この他に特徴的なメカニクスとして叢生がある場合にアーチフォームを崩さずにライトフォースでレベリングするオーバーレイメカニクスと，スタビライズされた下顎アーチを使って後退と叢生解消を同時に行うパワードリフトがある．

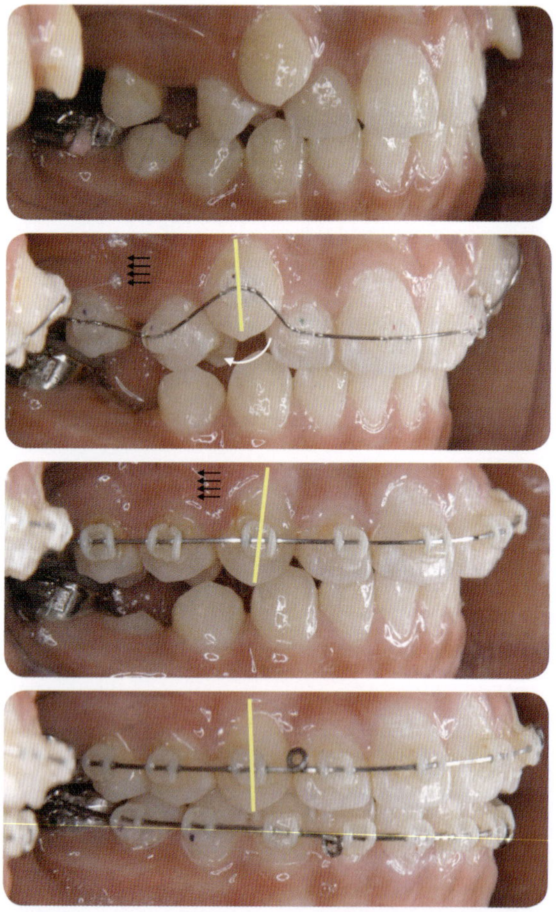

図29◉ティップエッジブラケットによる叢生のレベリング
切歯のポジションはほとんど変わっていない．犬歯，側方歯は遠心に傾斜しつつドリフトし，最終的にはオギジラリーを使わなくても歯槽間靭帯の働きで歯根も遠心にアップライトしている．

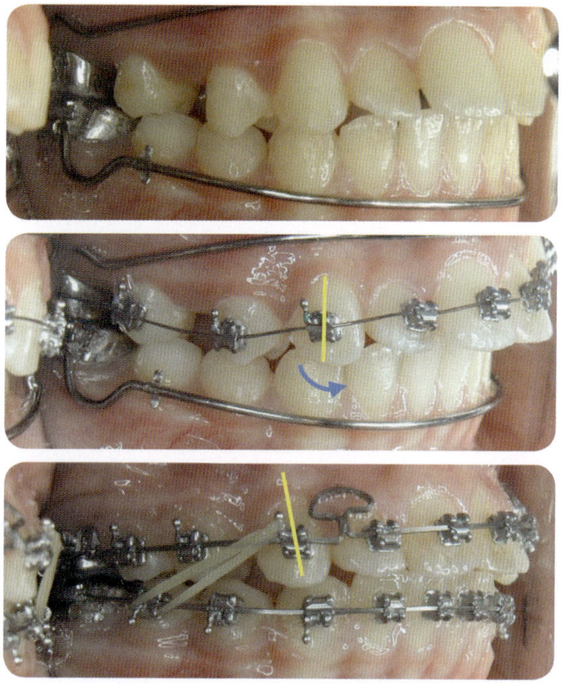

図30◉遠心移動後にエッジワイズブラケットでレベリングして前方ロスした例
犬歯に，フリクションとともに近心回転がかかり，近心ロスを起こしながらレベリングされた．臼歯も近心にロスするため，Ⅱ級関係に戻ってしまった．

6 ▶ オーバーレイメカニクス

マルチブラケットシステムにおいて，コンティニュアスワイヤーを叢生の強い犬歯低位の症例に用いると，隣在歯を圧下させてしまったり，犬歯埋伏の症例では，側切歯や小臼歯が圧下してかえって治療が難しくなってしまうことがある（**図31**）.

このようなコンティニュアスワイヤーの副作用を予防する方法として，オーバーレイメカニクスがある．**図32**に示すような犬歯低位の症例に，犬歯以外の歯をレベリングした後，021×025SSをセットしたうえで，ティップエッジプラスブラケットのホリゾンタルスロットを用いて，012NiTiを全歯に通す．このとき，犬歯の垂直的な移動に対しては，両隣在歯である側切歯と第一小臼歯に圧下やモーメントが生じるが，021×025SSの剛性によって相殺され，バーティカルエラスティックのなどの併用を最小限にして効率的なアラインメントができる.

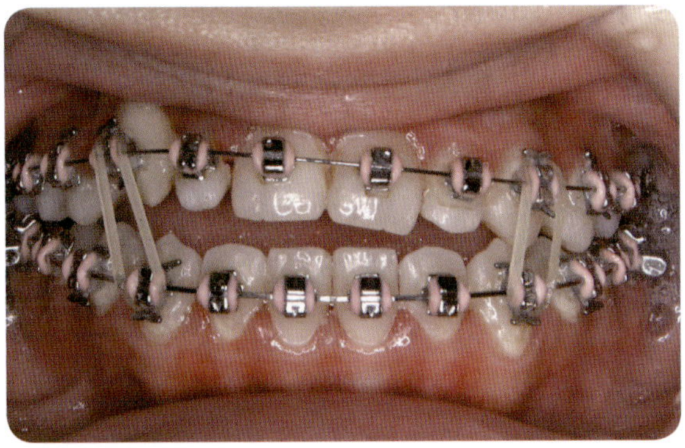

図31◉コンティニュアスワイヤーを用いることで，咬合平面が斜めになってしまった例
左右の犬歯の高さが違う状態で，弾性の高いコンティニュアスワイヤーを用いると，犬歯の高さにつられて咬合平面が傾斜してしまう.

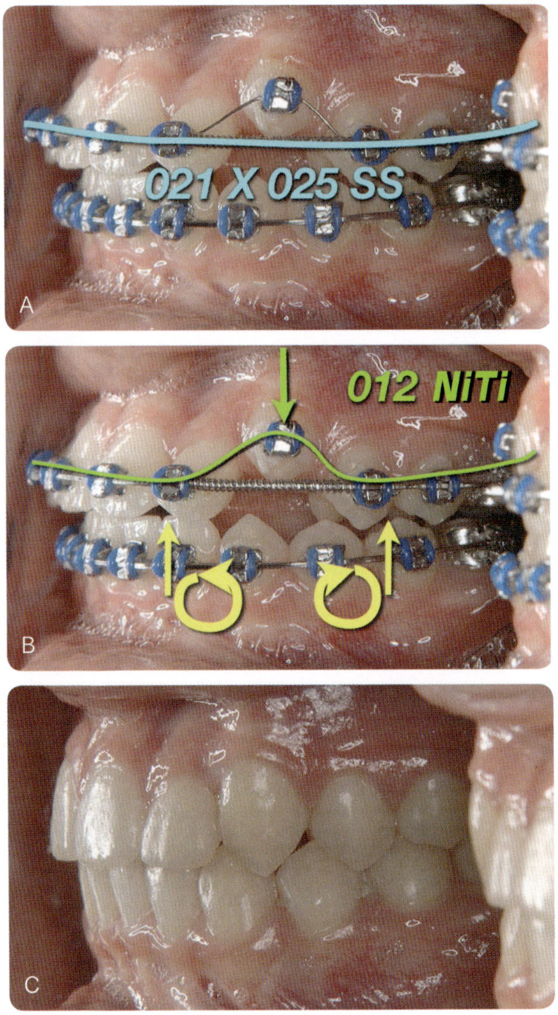

図32◉犬歯低位症例
A：剛性の高い021×025SSを|3以外の歯にセットしておく.
B：ホリゾンタルスロットに012NiTiを挿入して|3のレベリングをはかる．このとき，021×025 SSによって|3以外の歯がアンカレッジとして作用するため，両隣在歯の不必要なモーメントは打ち消され，|3の挺出のみが起こる.
C：終了時.

7 ▶ パワードリフト

すでに，「ドリフトを最大限に利用できる」（☞p.122）でも少し触れたが，Cetlinの症例では，臼歯遠心移動後に行われる小臼歯，犬歯の後方へのドリフトに際してブラケットをつけずに治療が行われている症例が多かった．このようなphysiological tooth movementを阻害しないブラケットとして，ティップエッジブラケットが有利であることについても説明した．実際，症例の中には歯槽間靭帯の力だけで側方歯のⅠ級関係が自然に獲得できる症例もある．しかし中には，Ⅰ級ゴムやⅡ級ゴムなど後方へ動かす何らかの力を必要とする症例もある．

パワードリフトのメカニクスは，それら側方歯の遠心ドリフトが，期待したようになかなか進まない症例や，ファーストフェイズでの臼歯の位置づけにおいて，オーバーコレクションが達成できず，側方歯・前歯の後方移動時に臼歯のアンカーロスが許容できないような症例に応用されるために開発された．すなわち，スタビライズされた下顎アーチを使って後退と叢生解除を同時に行うメカニクスである．

Case Ⅲ-2-1は，9歳8カ月のⅡ級の女児で，オーバージェット9.5mm，骨格的な上顎骨の過成長と上顎前歯の唇側傾斜を伴っている（**1，2**）．まず，上顎臼歯リポジショニングのためGMDで遠心移動を行った．臼歯のⅠ級関係を達成するには，約11カ月を要した（**3，4**）．本症例では，遠心移動に平均的な症例よりも長く時間がかかっていることもあり，単にⅡ級ゴムやヘッドギアなど，患者の協力度に左右されるような方法ではなく，これから始まる切歯の後退においてアンカーロスを予防するためにも，確実にリトラクション可能なメカニクスを選択する必要があった．

5〜14をみると臼歯のアンカーロスがなく，前歯が後退できたことが確認できる．この上顎ブラケットによる切歯のポジショニングが9カ月と短期間でできたのは，ティップエッジプラスブラケットのデュアルスロット効果，オーバーレイメカニクスによるスペースオープニングとレベリングが同時にできること，ドリフトを最大限に利用できるⅡ級ゴムの相乗作用である．

15に，パワードリフトのメカニクスを解説する．

上顎臼歯の遠心移動と並行して，下顎歯列を先に完成させておく．メインアーチとして0125×027SS，ホリゾンタルスロットには014NiTiが入っている．

臼歯のⅠ級関係が達成された後，遠心移動装置を撤去し，ティップエッジプラスブラケットを上顎歯列に装着し，016SSをセットした．叢生のためワイヤーで結紮するのは中切歯と犬歯のみとし，ホリゾンタルスロットに012NiTiを挿入した（**15-C**）．また，このワイヤーには臼歯のアンカレッジを補強するためにアンカーベンドを45°入れている（**15-B**）．

アンカーベンドが45°入ったワイヤーにより，臼歯歯冠に遠心方向のモーメントが働く．そこで，口蓋にミニスクリューをセットし，臼歯歯根に遠心方向の力がかかるように口蓋のスクリューにパワーチェーンをかけて，遠心への回転とともに臼歯の歯体での遠心移動が達成できる力系をつくる（**15-A**）.

上顎歯列は治療前に叢生だったにもかかわらず，遠心移動後にスペーシングアーチになっているため，歯槽間靭帯が伸張されている．この歯槽間靭帯がもとに戻ろうとすることから，臼歯位置のアンカレッジが保たれれば，犬歯，小臼歯は自然と遠心にドリフトする．しかし，この靭帯が戻ろうとする力だけでは，すべてのスペースクローズは難しいので，トライアングルエラスティックを用いる（**15-D**）．Ⅱ級ゴムの使用による下顎大臼歯の挺出を防ぐために，ショートClassⅡエラスティックと同じメカニズムを使う．エラスティックは，遠心方向に150gほどの力がかかればよい．このエラスティックにより，犬歯には遠心方向と，垂直方向に力が加わり，犬歯をⅠ級関係に確立するような位置にドリフトしていく．

このエラスティックの反作用で，下顎前歯は唇側へフレアするような力がかかるが，下顎にはメインアーチに215×27SS，プラススロットに014NiTiをセットしているために唇側へのアンカーロスは起こりにくい（**15-E**）．すでに，治療前から下顎前歯が唇側傾斜しているような症例では，リンガルクラウントルクを入れたり，ミニスクリューなどを用いて，そのアンカーロスを予防することもできる．

ここに示した症例では，ブラケットを装着してから約9カ月で動的治療を終了することができ，パワードリフトによって下顎前歯位置のコントロールをしながら口唇の緊張感をなくすことができた（**16〜19**）.

Case Ⅲ-2-1 パワードリフトを用いた症例　（術者：賀久）

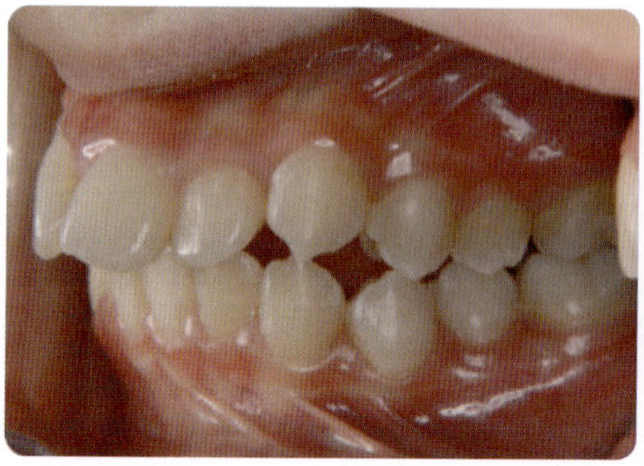

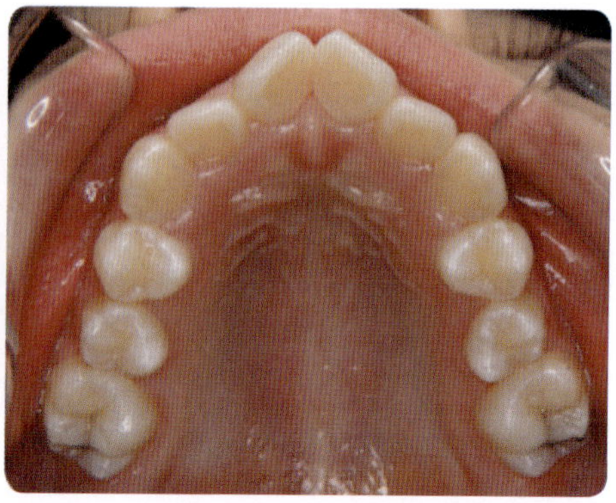

1-1,2　治療前．

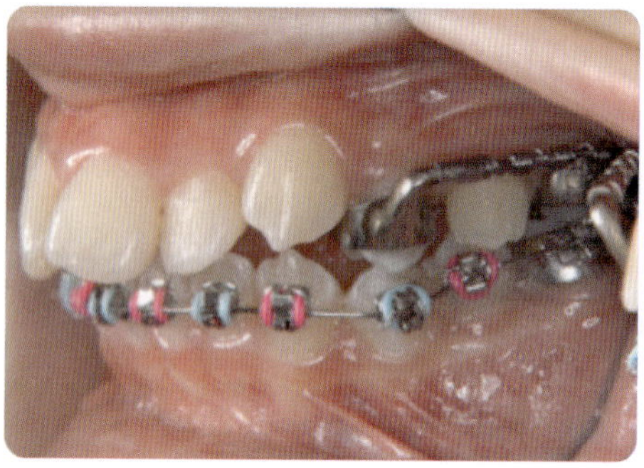

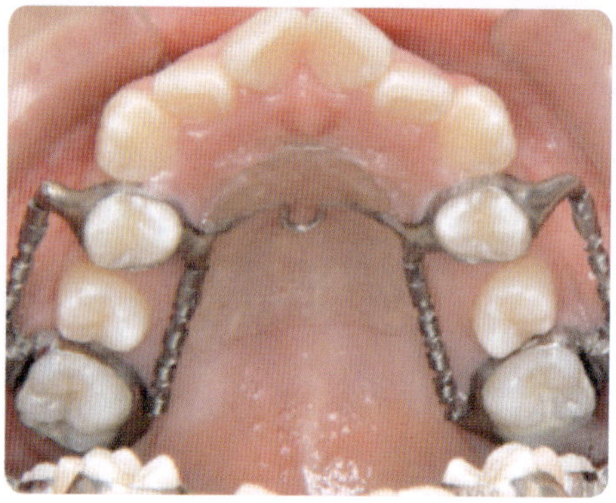

1-3,4　パワードリフトのメカニクスに先立ち，上顎臼歯の遠心移動と下顎のレベリングを行った．治療前と比較すると，上顎第一小臼歯のアンカーロスがみられる．

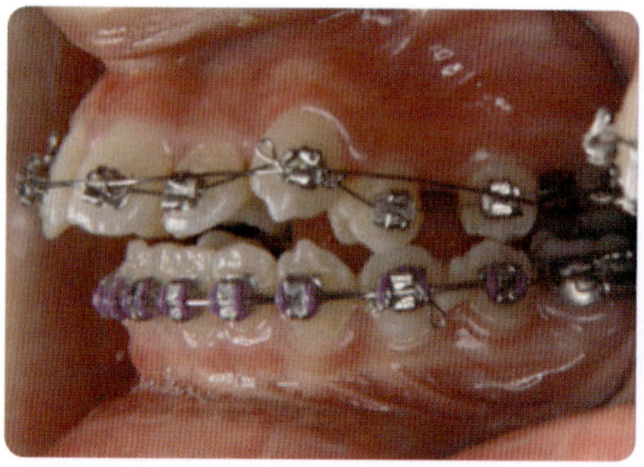

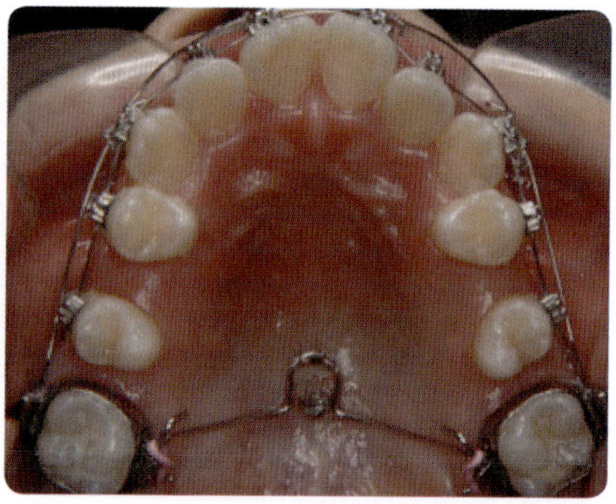

1-5,6　ドリフト開始時．

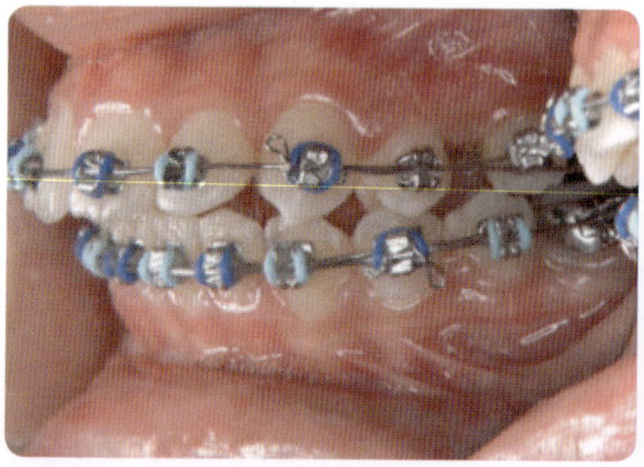

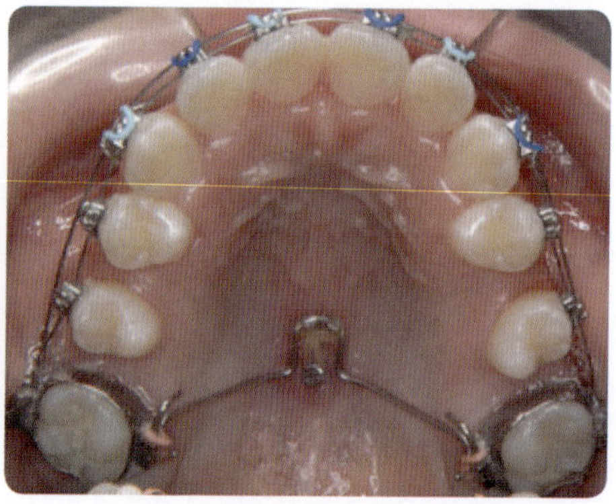

1-7,8　ドリフト開始後2カ月．

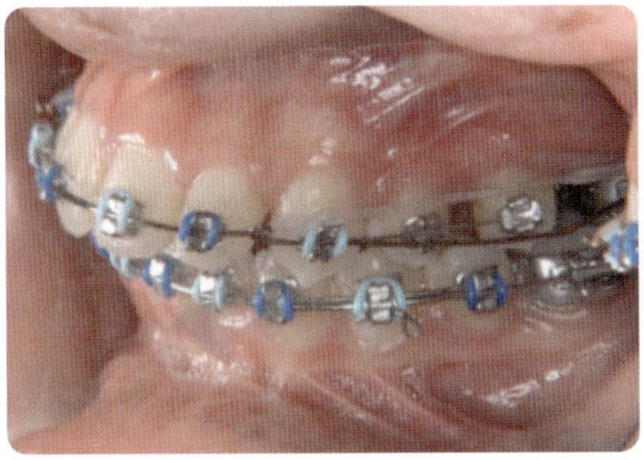
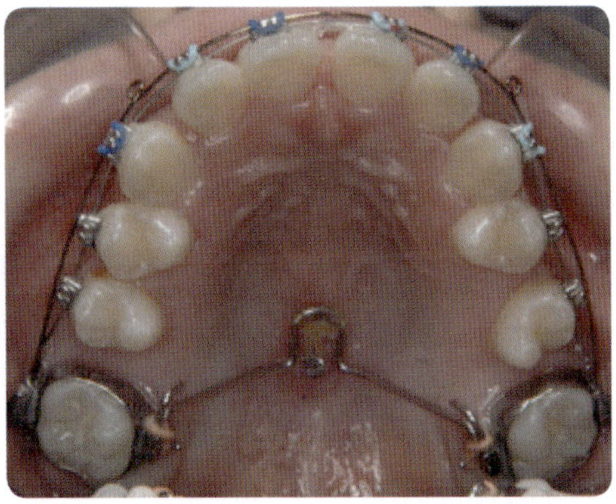

1-9,10　ドリフト開始後4カ月.

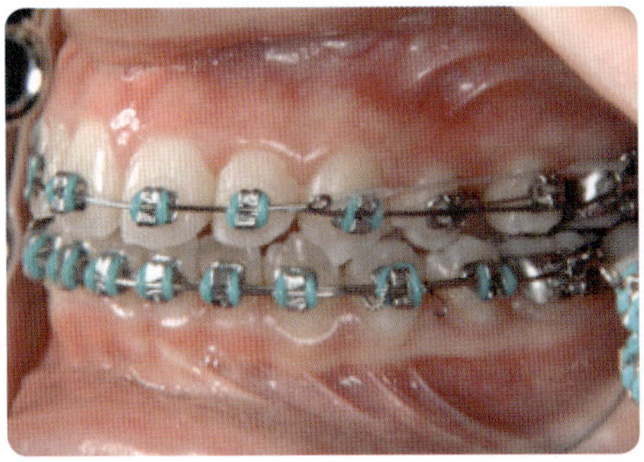
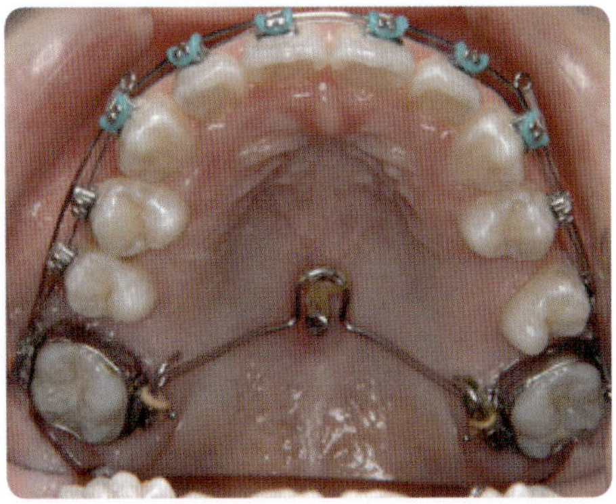

1-11,12　ドリフト開始後6カ月.

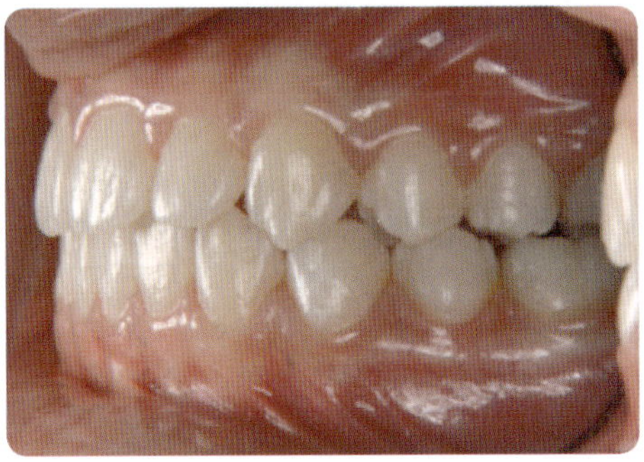
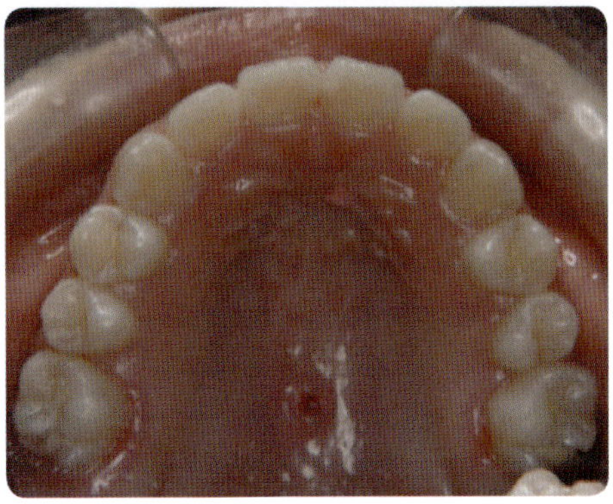

1-13,14　ドリフト開始後9カ月（治療終了時）.

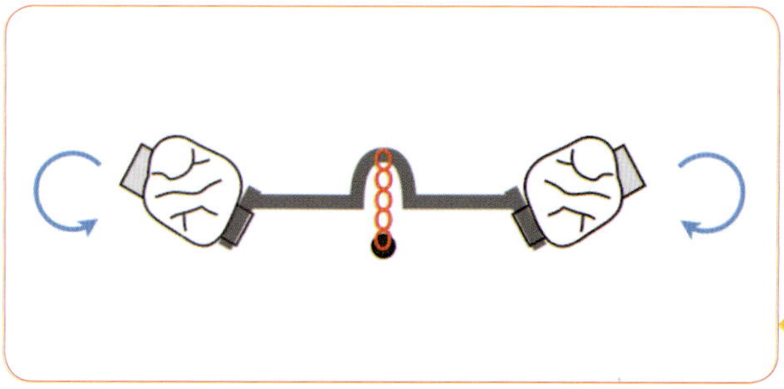

A：TPAには遠心回転の調整が入るのと同時に，近心ループに設けられたフックとTADをエラスティックでつなぐことで臼歯に遠心方向の力が加わる．

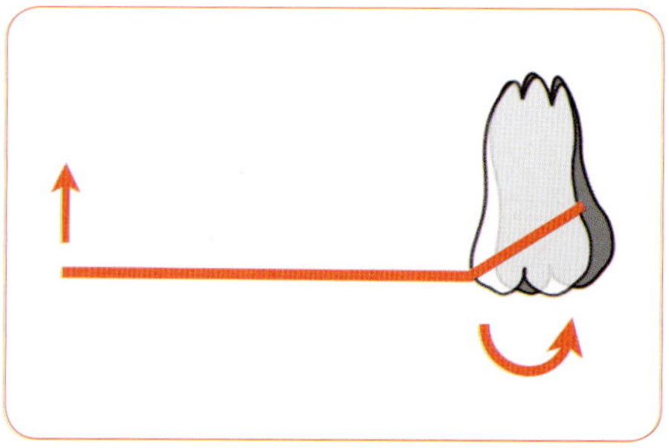

B：016SSにアンカーベンドを入れると，第一大臼歯の歯冠に遠心回転するモーメントが生じる．同時に，上顎前歯には圧下の力がかかる．

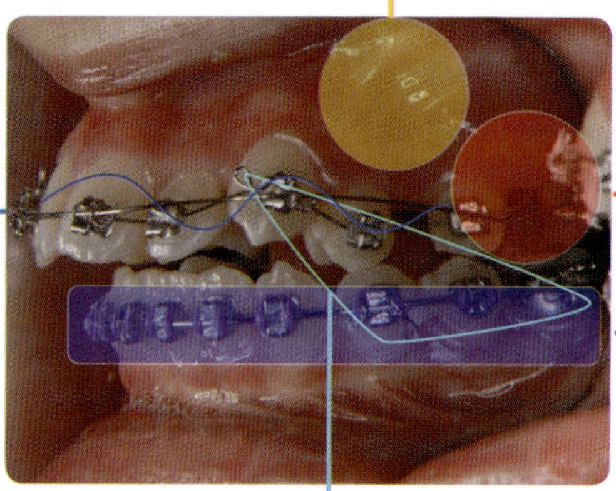

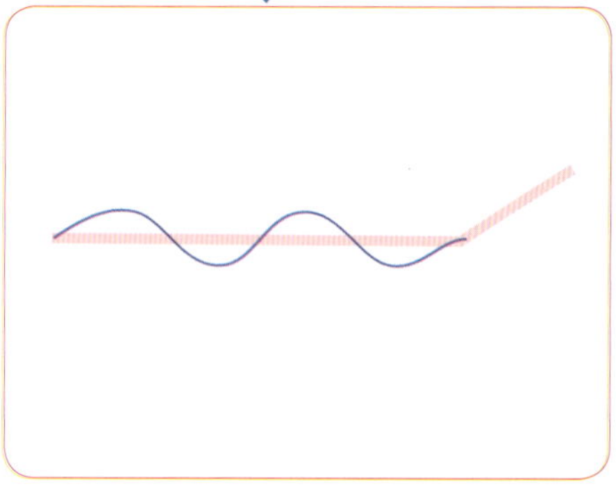

C：オーバーレイメカニクス
012NiTiを両側第二小臼歯間のプラススロットに挿入し，前歯の圧下と後退を行うと同時に歯列全体の叢生を解除して治療の効率化をはかる．

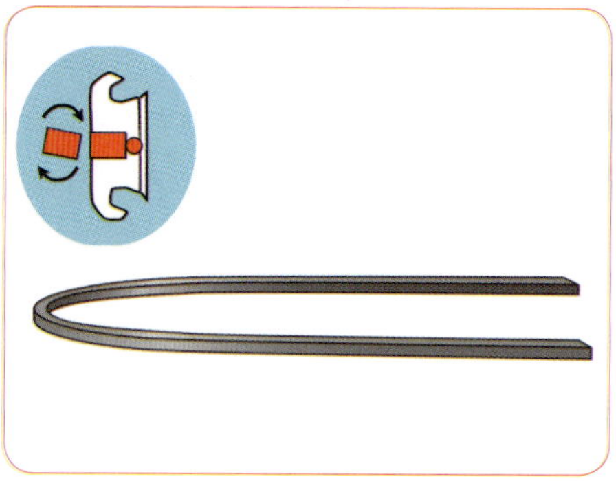

E：パワードリフトのメカニクスに入る前に下顎歯列は0215×027SSと014NiTiでスタビライズしておく．そうすることで，Ⅱ級ゴムによる下顎前歯の唇側傾斜という副作用を予防する．

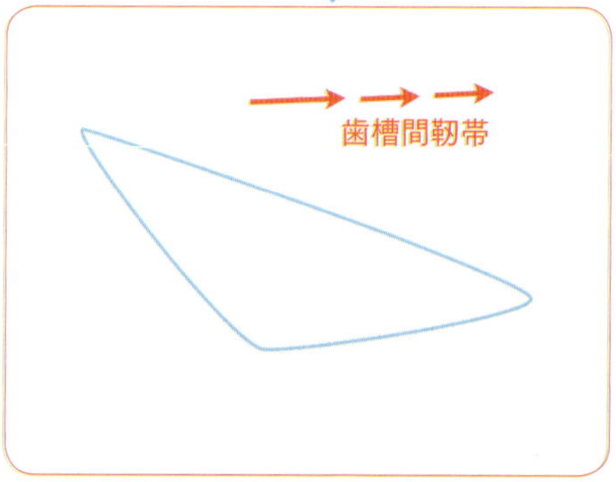

D：臼歯遠心移動後は側方歯の歯槽間靭帯が緊張した状態である．つまり，スペースクローズの力をかけなくても，ある程度スペースは閉じる．さらに，トライアングルエラスティックを使用して，前歯の垂直的位置のコントロールと，上顎歯列全体の遠心へのドリフトを促進する．

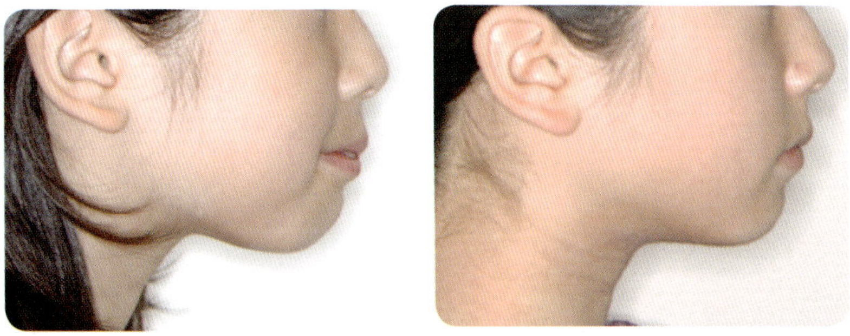

1-16,17 術前，術後の側貌の変化．オトガイの緊張と口元の突出感が解消した．

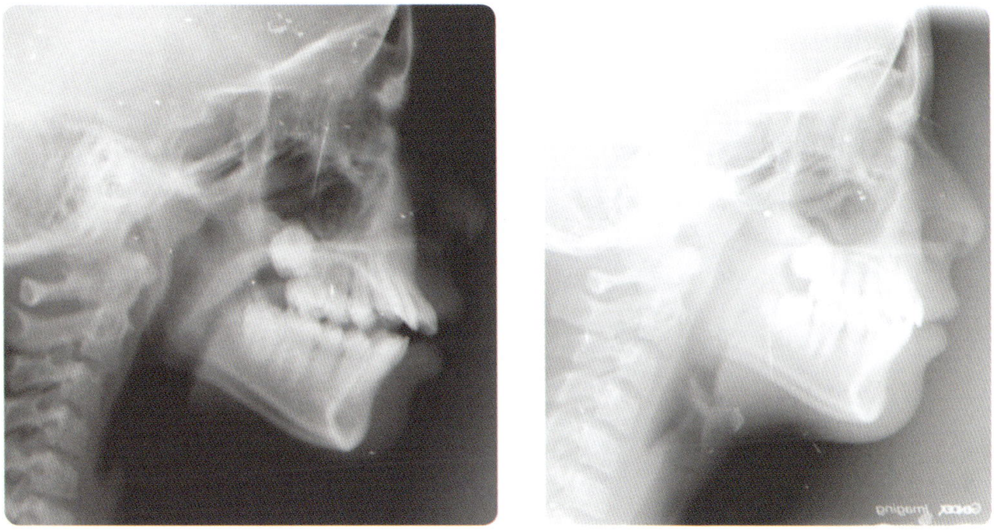

1-18,19 術前，術後のセファログラム．臼歯の遠心移動と上顎前歯軸の改善が認められる．Ⅱ級ゴムを使用したが，下顎前歯はフレアしていない．

column6
ティップエッジブラケットを使うけれどもティップエッジメカニクスではない

私（賀久）は，ボストン大学大学院在学中に，主任教授のジアネリーが考案したバイディメンジョナルテクニックと，いわゆるベッグメカニクスを基本としたティップエッジテクニックをそれぞれ学ぶ機会があり，双方の利点と欠点を体験することができた．

バイディメンジョナルテクニックとは，前歯に018，犬歯・小臼歯・大臼歯に022と，2つの異なるサイズのブラケットを用いることで，018×022のワイヤーを用いて前歯のトルクコントロールを達成しつつスライディングメカニクスをスムーズに行うというものである（**図1**）．抜歯，非抜歯症例に限らず臼歯位置の関係を先に築くことが基本になっており，コンセプトとしては現在の我々が行っている治療法に近い．しかし，エッジワイズのスライディングメカニクスなので，常にアンカレッジを強固にしたヘビーフォースメカニクスにならざるを得ない．

一方，ティップエッジテクニックとは，ラウンドワイヤーと顎間ゴムを用いた歯の傾斜移動主体のメカニクスで，仕上げにレクタンギュラーワイヤーによりセカンドオーダーとサードオーダーの調整をする治療法である．Ⅱ級関係をⅠ級関係にするのは顎間ゴムの使用によるものであり，臼歯関係も犬歯関係も同時に直していくのでスピードは比較的速い．仕上げのフェーズでは，歯軸，回転，垂直方向の是正などをオギジラリーによって直す．この仕上げのフェーズで歯根位置のコントロールに時間がかかったり，このためにコントロール不十分なまま治療を終了せざるを得なかったりということもあった．

3年半の留学を終えて帰国してから，この双方のユニークな点を取り込むために前歯にエッジワイズブラケットを用いながら，犬歯，小臼歯にティップエッジを使用する方法を採用するに至ったが，2003年にティップエッジプラスブラケットが発表されて以来，現在では全歯にティップエッジプラスブラケットを使っている．

本書に掲載した症例は，いずれもいわゆるティップエッジメカニクスではなく，臼歯位置を確立した後に切歯位置を直すという，いわばバイディメンジョナルテクニック的な考えを独自にアレンジし，ティップエッジブラケットのユニークな特性を利用したものである．したがって，TP社から出版されている『ティップエッジガイド』

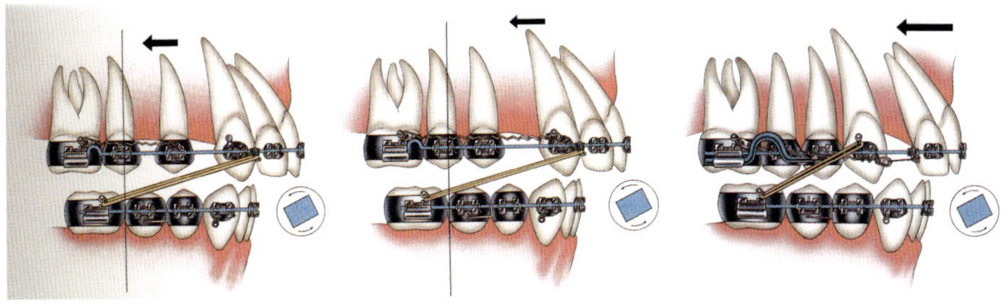

A B C

図1◉犬歯と小臼歯の遠心移動におけるマキシマムアンカレッジのメカニクス（Gianelly 2000[1)]）

016×022SSにオメガループを曲げて，大臼歯チューブにパッシブにあてる．側切歯と犬歯の間にはフックをつけてⅡ級ゴムが使えるようにする．犬歯と小臼歯は022スロットのブラケットなのでフリクションが少なく，スムーズに遠心移動することができる．一方で，前歯部は018スロットのブラケットなので，上顎前歯のトルクが失われることはない．150gmのセンタロイクローズドコイルスプリングで犬歯を遠心移動すると同時に，100～150gmの級Ⅱ級ゴムが上顎臼歯のアンカレッジをサポートするために用いられている．このⅡ級ゴムの反作用が予想される下顎前歯には，018スロットのブラケットに018×022SSのワイヤーが入り，リンガルクラウントルクが入っているため，下顎前歯の唇側へのアンカーロスは最小限となる．犬歯の後退が終了した後は，前歯4本の後退を018×022SSで行う．犬歯・小臼歯・大臼歯には022スロットがセットされているので，スライディングメカニクスがスムーズに行われる．

に掲載されているような症例とは，ワイヤーシークエンスを含め，根本的に異なるものである．

（賀久浩生）

1）Gianelly AA：Bidimensional technique theory and practice. GAC International, 51, 55, 73, 2000.

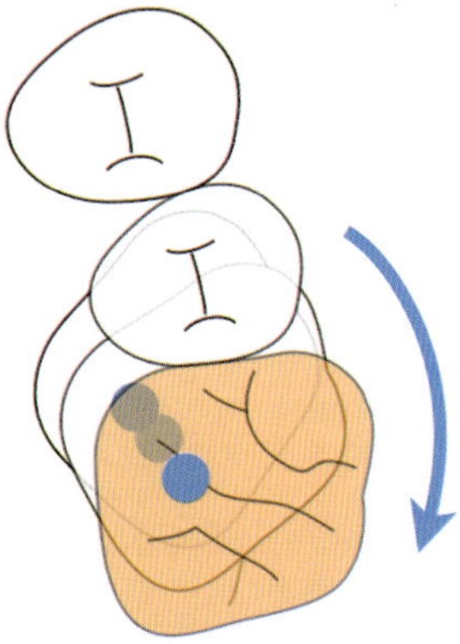

3 Finishingのティップス

動的矯正治療の終盤は，細かなスペースクローズや角度調整などになるが，ここではMOOでよく用いられる特徴的な手法を説明する．ティップエッジブラケットにおけるオギジラリーの使い方も，いわゆるティップエッジテクニックで用いられるようなサイドワインダースプリングやローテーティングスプリングの近遠心角度の調整で使うためだけでなく，スペースクローズのアンカレッジコントロールのために用いたり，TP社製ではないアトランタトルクスプリングやロッキーマウンテンのトルキングスプリングなどを用いることがある．これらの使い方を知っておくと非常に役に立つツールである．

1 ▶ サイドワインダースプリング，ローテーティングスプリングとスペースクローズ

サイドワインダースプリングは，近遠心角度を調整するため，また，ローテーティングスプリングは咬合面からみた場合の回転を調整するために使われるものであるが，スペースクローズ時のアンカーとして用いることがある．臼歯部にⅠ級ゴムをかけずに第一小臼歯間のスペースクローズを行おうとした場合，第一小臼歯の歯冠が遠心に回転するような力を応用したうえで，パワーチェーンを使うと大臼歯の位置を変えずに前歯部のスペースクローズが可能である（**図1**）．

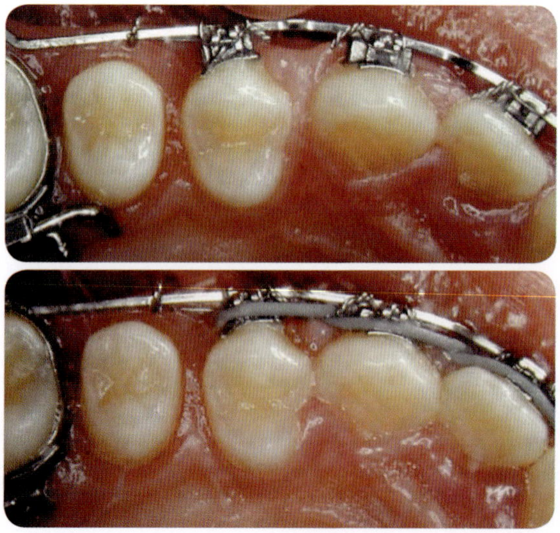

図1◉サイドワインダースプリング，ローテーティングスプリングとスペースクローズ
第一小臼歯に遠心方向へのローテーティングスプリングをかけながらパワーチェーンを使うことで，小臼歯が近心にロスすることなくスペースクローズすることができた．

2 ▶ アトランタルートトルキングオギジラリー（ART）

犬歯Ｉ級関係が確立された状態でも，前歯部分にオーバージェットが残ってしまったり，オーバージェットは残っていないのに，犬歯や大臼歯のⅡ級関係やⅢ級関係が治っていないということに直面することがある．このような現象は，上下顎歯の幅径の調和がとれていない場合や，アーチフォームが上下顎で食い違っている場合，また前歯のトルクが適正に調整されていない場合に起こることがある．BennettとMcLaughlinによればトルクの調整を5°増やすことにより，アーチ全体で1 mmのスペースを獲得できるという報告をしている[1)]（**図2**）．

エッジワイズブラケットでトルクの調整を行う場合は，レクタンギュラーワイヤーに必要な角度を組み込むことで行うが，思ったような効果が得られないことがある．そのような前歯のトルク調整をより確実に行うために，ARTを用いることができる．

また，セラミックブラケットなどでは，トルクの効いたレクタンギュラーワイヤーをブラケットに挿入することが破折の原因になったりする．そのような場合でも，ARTが非常に有効である．

Ⅱ級症例では，上顎歯列に歯肉側から挿入し，下顎歯列は切端側よりセットすると，それぞれリンガルルートトルクとラビアルルートトルクがかかってくる（**図3，4**）．

ARTは，非常に強力な力のモーメントを発揮することから，次の3つの点に注意する必要がある．

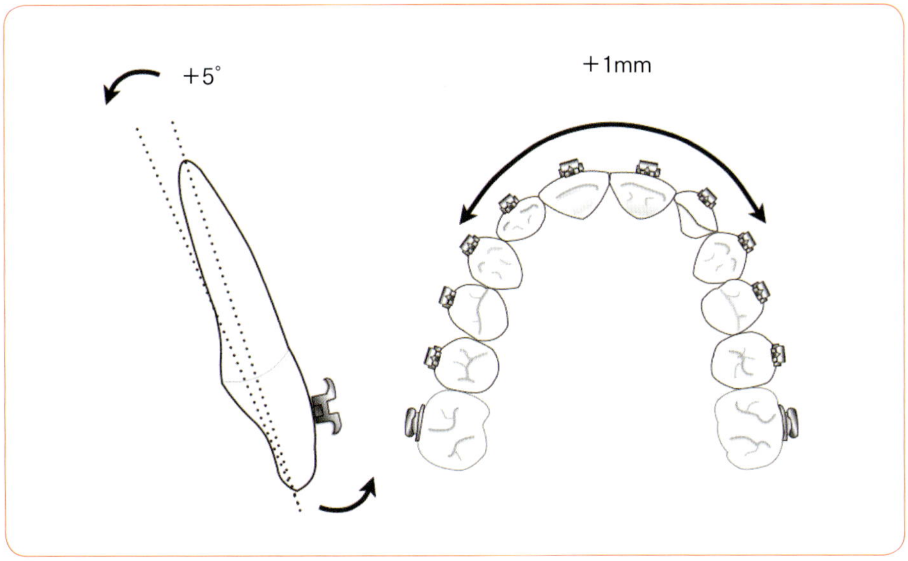

図2◉トルク調整とアーチ全体のスペースの関係（Michael Florman et al 2009[2)]）．
トルクの調整を5°増やすことにより，アーチ全体で1mmのスペースを獲得できる．

1 アーチが拡大されるような力が働く

アーチが拡大しないようにするために，上顎歯列の場合であればTPAをパッシブの状態でセットしておくことや，メインアーチワイヤーに若干のトーインの調整を行うなどによって，歯列の幅径を変えないような工夫をする（**図5**）．また，メインアーチには少なくとも018×025以上のレクタンギュラーワイヤーを使用し，必ずリガチャーワイヤーで結紮する．

2 切歯が挺出されるような力が働く

特に上顎歯列にARTを使うと，この傾向が強い．オーバーバイトを変えずにトルクの調整を行う場合は，メインアーチワイヤーにスピーカーブの調整を行っておく必要がある（**図6**）．逆に，治療終盤でオーバーバイトが浅いような症例では，むしろ垂直的被蓋を獲得するツールとして有効である（**図7〜10**）．

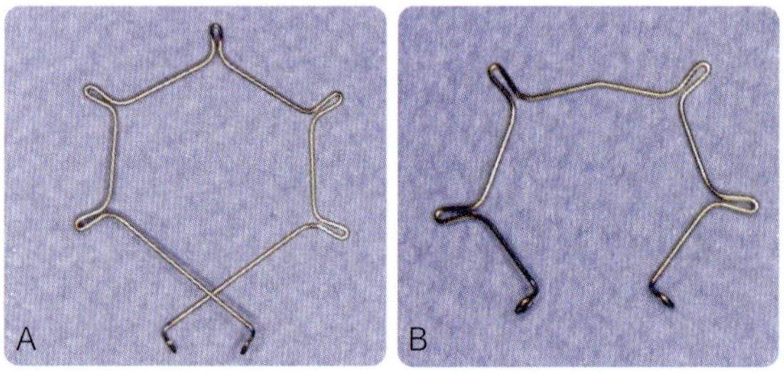

図3◉アトランタルートトルキングオギジラリー（ART）
A：Maxillary ART，B：Mandibular ART．

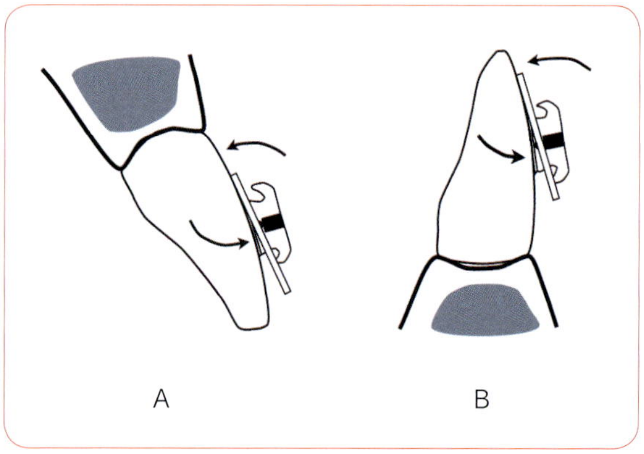

図4◉ARTの使用例
A：Maxillary ART．リンガルルートトルクがかかってくる．
B：Mandibular ART．ラビアルルートトルクがかかってくる．

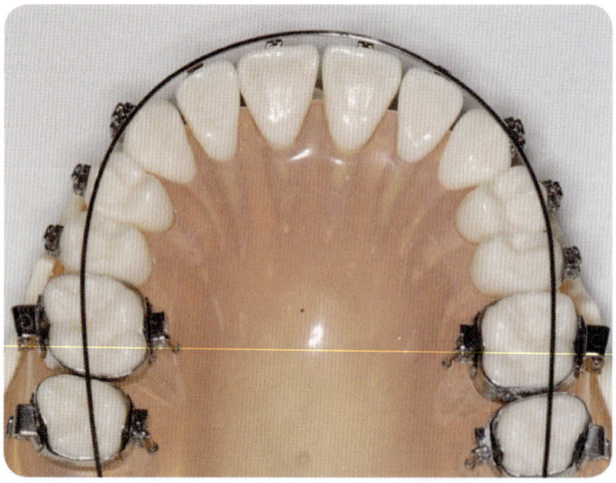

図5◉アーチワイヤー
ARTを使うときは，アーチが拡大する傾向にあるので，メインアーチワイヤーをやや狭く調整する．もしくはTPAをパッシブに入れておく．

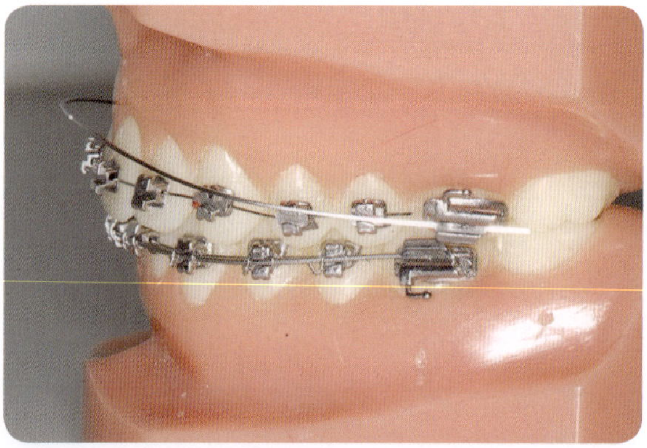

図6◉アーチワイヤーの使用例
ARTを入れるときは切歯を挺出させる傾向があるので，スピーカーブを組み込む．

3 唇側へのトルク調整の場合，スペースができてしまう

スペースができないようにするための配慮としては，アーチワイヤーをシンチバックしたり，第二小臼歯と第一大臼歯の間にフックを設けてタイバックしたり，ゆるい力のパワーチェーンなどを利用する必要がある（**図11**）.

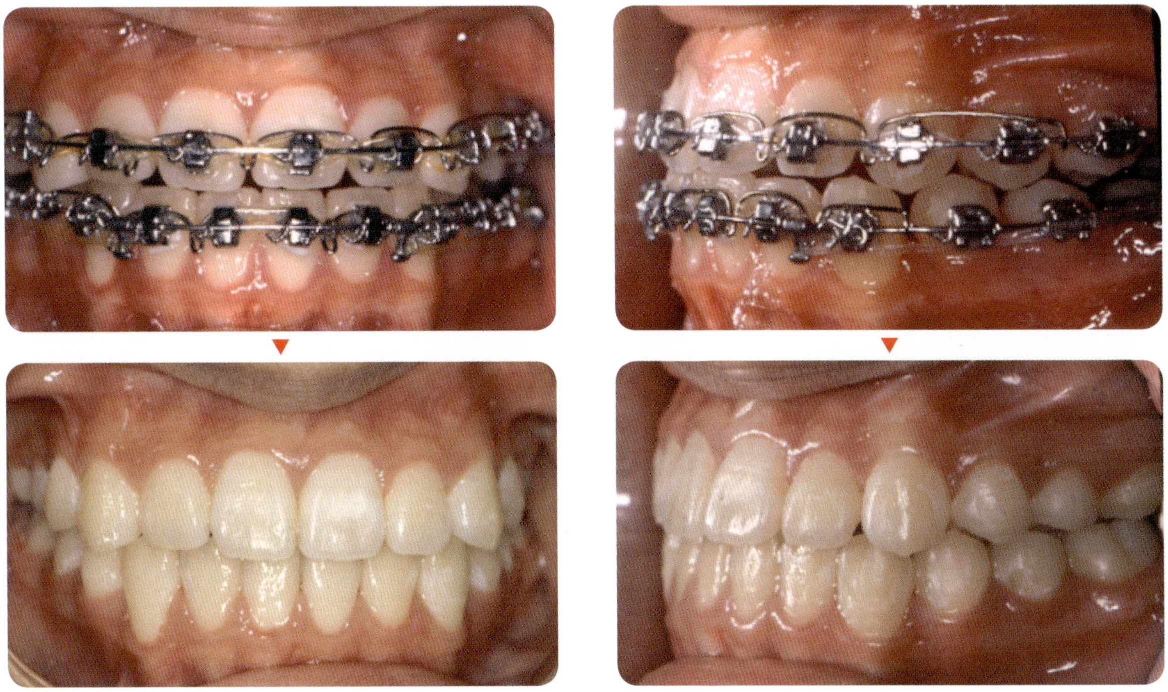

図7～10◉アーチワイヤーの臨床例
前歯のバイトが浅い場合は，ARTで意図的に挺出させることもできる.

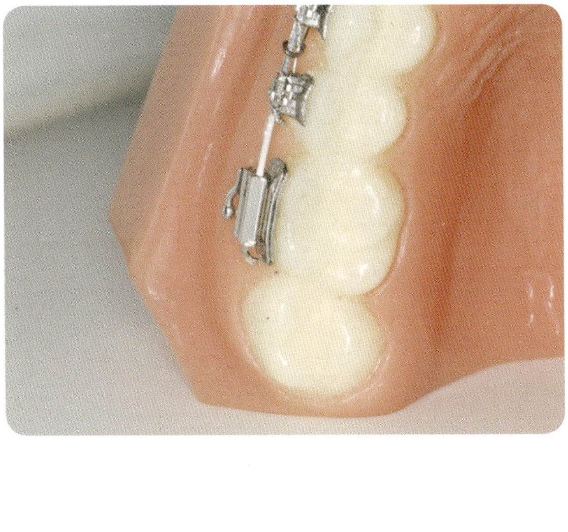

図11◉シンチバックしてスペースができないように配慮する.

3 ▶ ロッキーのトルキングスプリング

ロッキーのトルキングスプリングは，016 × 022 SSに挿入して使用するものである．一般的には，ルートリンガルトルクの調整に有効であるが，歯の大きさによってはスプリングが切端側に位置するようセットすることにより，ルートラビアルトルクの調整を行うことも可能である．

臨床的な歯冠高径が短く，スプリングが歯肉に近い場合や，接触してしまうようなときは，チューブ状になっている部分を広げると，スプリングの高さを低く設定できる．

レクタンギュラーワイヤーでの調整と比較すると，個々の歯に単独でトルクをかけられることと，ワイヤーに通してブラケットから離れた歯面に作用点を設けるメカニクスのために，セラミックブラケットの破折が起こりにくいという利点がある（**図12**）．

4 ▶ ディスキング

Boltonは，調和のとれた咬合においては上下顎の歯の大きさに一定の比率があることを見いだした[3]．すなわち，上顎の6前歯幅径の総和を100とした場合，下顎の6前歯幅径の総和は77.2%±1.65，上顎の第一大臼間12歯幅径の総和を100とした場合，下顎12歯幅径の総和は91.3%±1.91となる．同様の報告が，Freeman，Santoro，Alexanderらによってもなされている[4]．

一方で，この比率にあてはまるような調和のとれた歯の素材を有していないのは全体の30%になるという[3]．そのような場合は，抜歯，非抜歯に限らず最終仕上げの段階でディスキングの調整が必要である．

たとえば，12歯の総計で上顎歯列が下顎に対して3 mm大きく，犬歯間6歯の総計

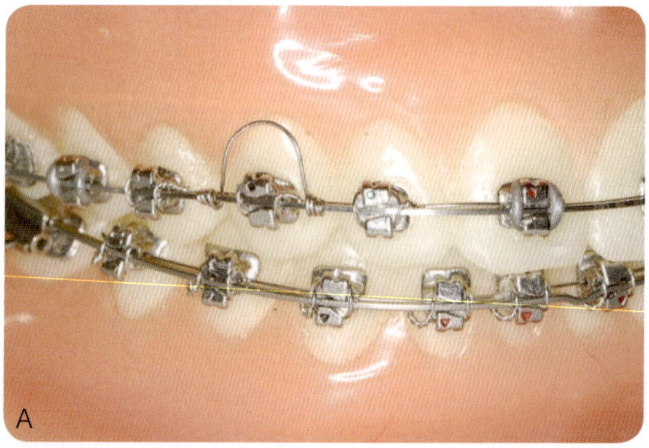

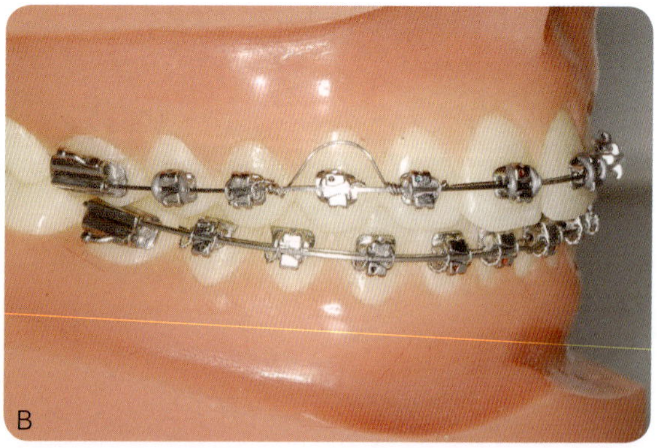

図12◉ロッキーのトルキングスプリングの使用例
A：ルートリンガルトルクがかかる．
B：スプリングの高さを合わせるために幅を調節する．

では正常値がみられた場合は，ディスキングする箇所は臼歯，小臼歯部となる．

またSheridanによると，ディスキングによって獲得できるスペース量は，臼歯部の場合0.8mm，前歯部の場合0.25mmとなり，トータルで8.9mmほどのスペースを獲得できるとしている[5)]．Fillionによれば，第一大臼歯までであれば上顎に10.2mm，下顎に8.6mmのスペースを獲得することが可能で，第二大臼歯までディスキングした場合は，さらに1 mm獲得できるとしている[6)]．

Peckらによれば，ディスキングを行うと，両隣在歯の歯面がよりフラットになり，お互いに接する歯面の面積が広くなるため，後戻りが起こりにくいという報告がなされている[7)]．

ディスキングのテクニックとして用いるツールは，手で前後に動かして使用するステンレススチールストリップ，通常の回転するハンドピースにつけて使用する円盤状のダイヤモンドディスクやバー，前後に振動するハンドピースとダイヤモンドのストリプスなどである（**図13〜16**）．実際にディスキングする際は，ある程度，叢生が治ってからのほうが行いやすい．また，その際にThickness Gaugesを用いて可能なかぎり正確に，その量を把握するのが好ましい（**図17**）．

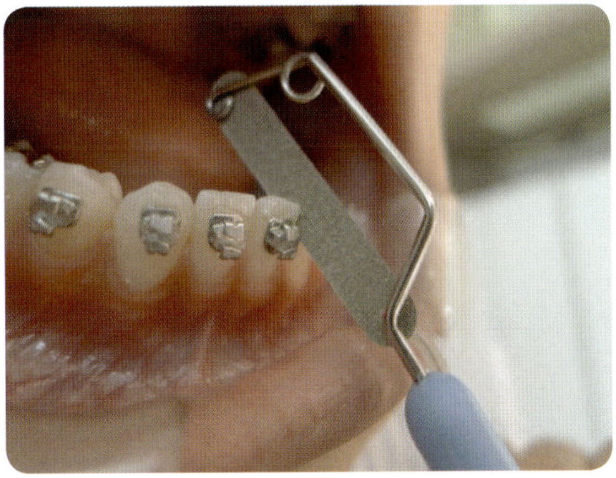

図13◉ステンレススチールストリップによるディスキング

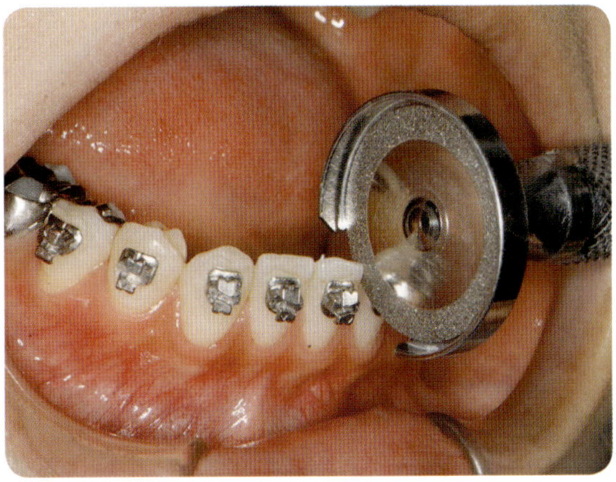

図14◉ダイヤモンドディスクによるディスキング

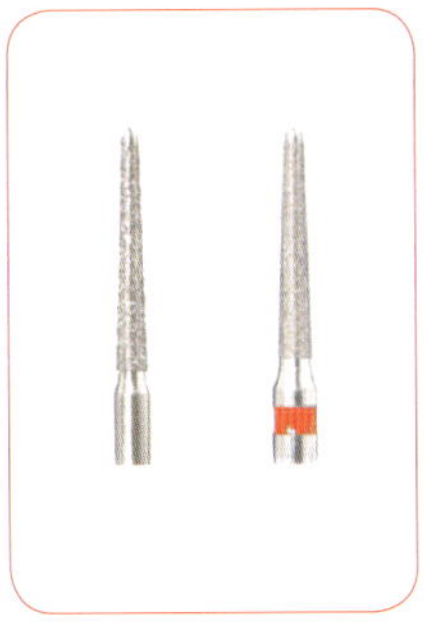

図15◉エアロータースト リッピング用のバー

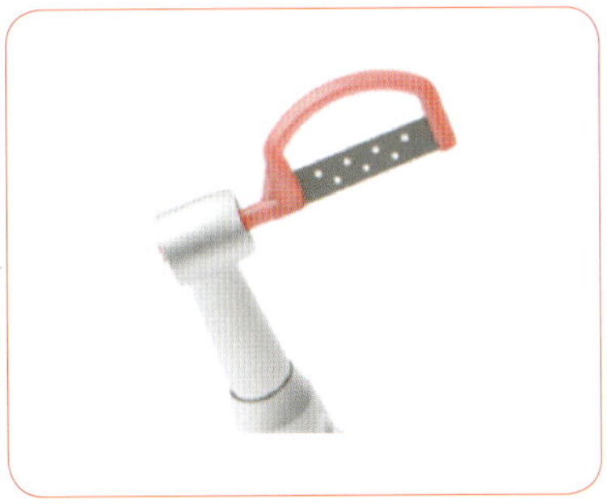

図16◉ハンドピースで振動させながらディスキングするオルソファイル
15，25，40，60，90μmのサイズがある．

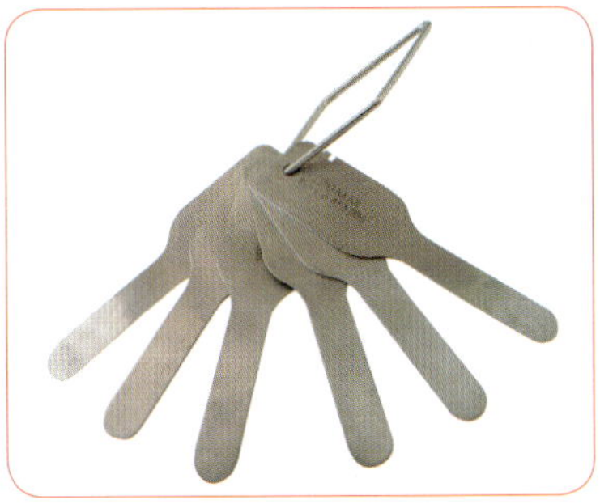

図17◉Thickness Gauges

5 ▶ 歯肉整形

成人で前歯部叢生のある場合，特に側切歯の舌側転位があるような場合に前歯を配列していくと，歯肉辺縁が不揃いになることが多い．成長期であれば自然に吸収することもあるが，成人の場合はなかなか吸収しない．これは審美的に悪いだけでなく，仮性ポケットによる清掃不良や，歯肉繊維による後戻りの力も懸念される．

このような場合，仮性ポケット部分の歯肉を切除整形することで，審美的にも満足のいく仕上がりとなる（**図18〜27**）．

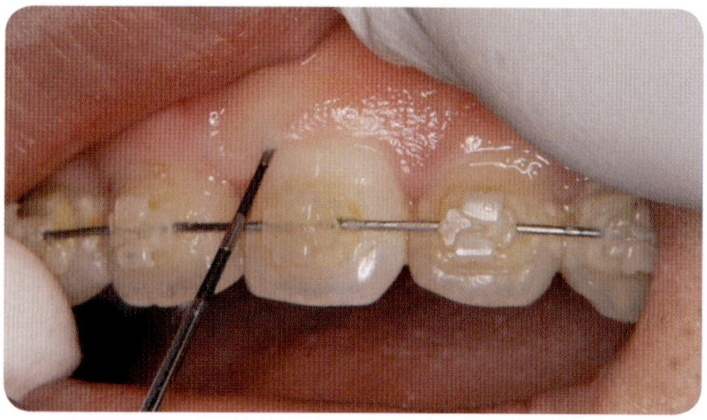

図18◉仮性ポケットの測定

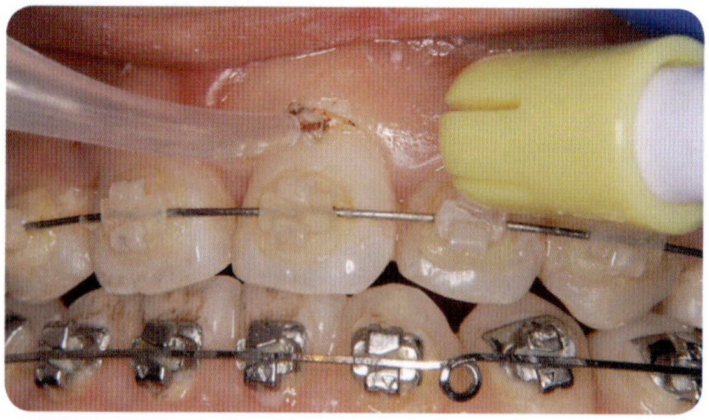

図19◉半導体レーザーによる歯肉切除

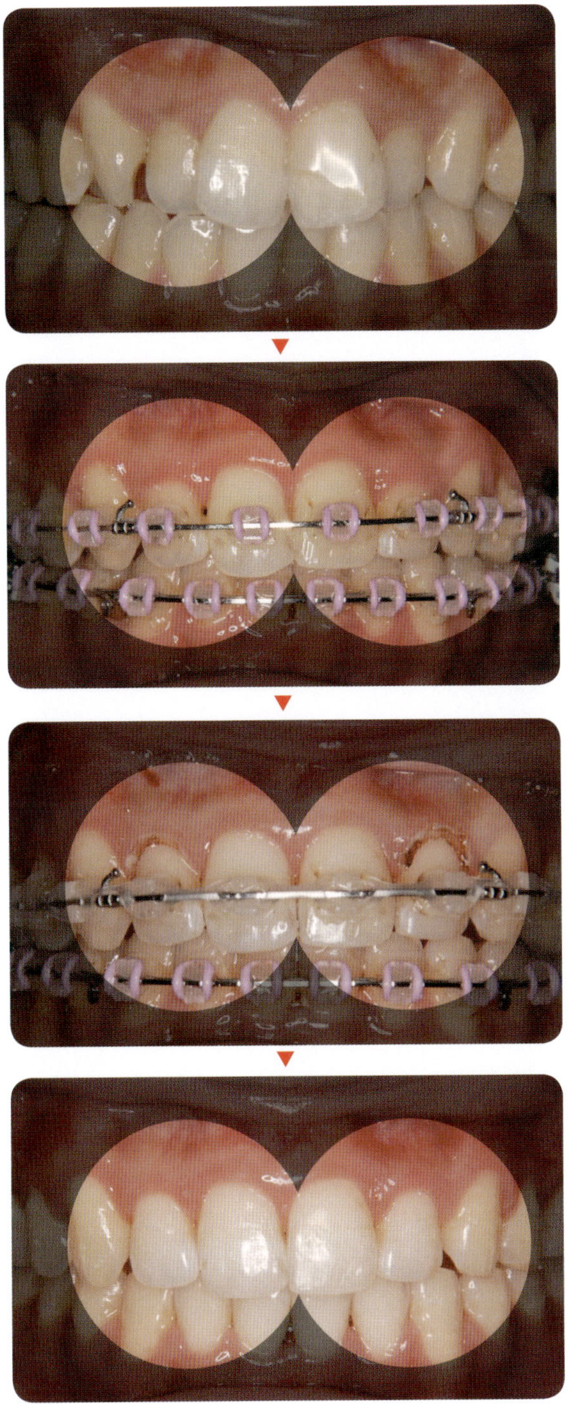

図20～23◉上顎両側側切歯がやや舌側転位していた例

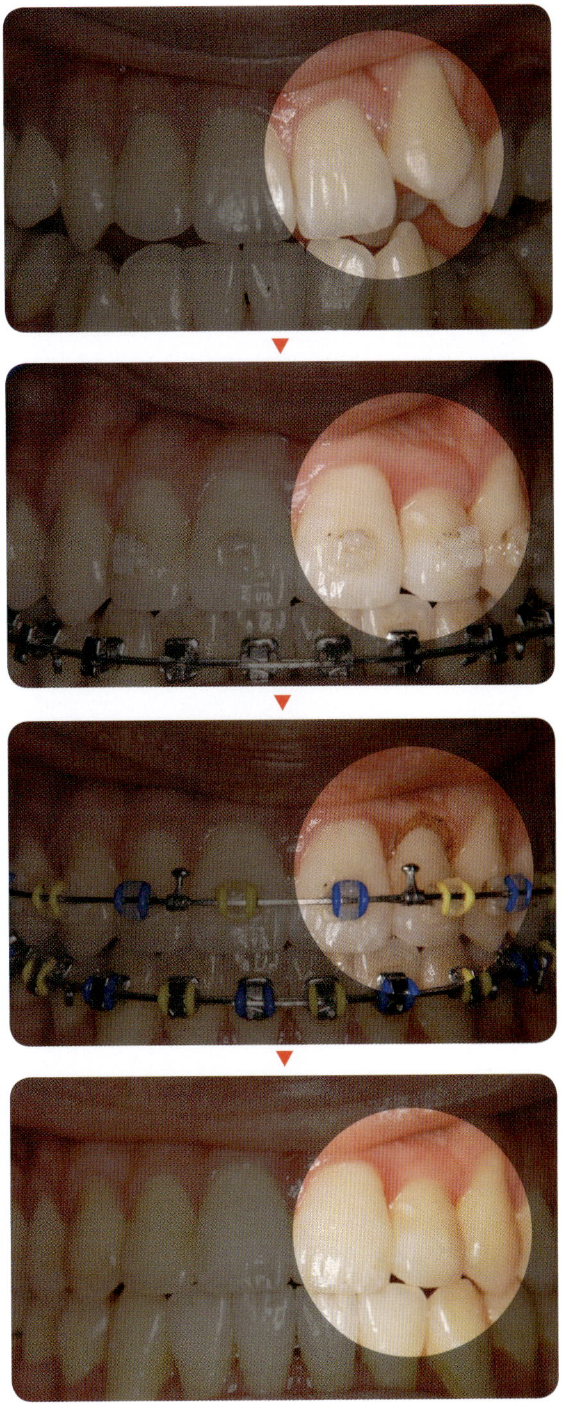

図24～27◉上顎左側側切歯が完全に舌側転位していた例

6▶リテーナー調整

遠心移動を行った症例では，臼歯間距離が治療前と比較して拡大傾向を示していることが多い．そのような症例では，ブラケットを除去してリテーナーをセットした後，リテーナーでその幅径を器械的に維持しようとするのではなく，リテーナーの内面のレジンをトリミングして，むしろ若干の狭窄方向へドリフトし，自然な嵌合を誘導するよう意図的に調整する（**図28**）．

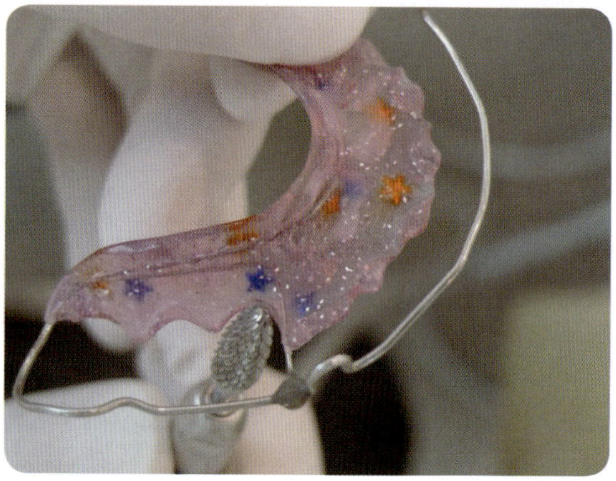

図28◉リテーナー調整
リテーナーの内面をトリミングして，若干の狭窄方向へドリフトする．

column7 日本における近年の非抜歯論の背景

「98.5%非抜歯」という数字とともに，Greenfieldが初来日講演を行ったのは1994年のことである．以来，彼の講習会は毎年日本で行われることとなり，この講習は2001年の秋まで続いた．その受講生で構成される日本非抜歯矯正研究会が設立され，アメリカ矯正歯科医会での毎年のテーブルクリニック発表など，積極的な活動がなされてきた．

しかし一方で，「非抜歯」という言葉だけが一人歩きし，主としてマルチループテクニックで治療するとある開業医によって，矯正治療に伴う抜歯はいけないとするような書籍が一般向けに出版され，従来の，特に矯正を専門とする歯科医師からは「非抜歯原理主義者」とか「非抜歯ビジネス」などという感情的拒否反応を受けることもあった．これら日本での状況は海外にまで伝わり，アメリカ矯正歯科医会などでわれわれのグループ（日本非抜歯矯正研究会）が発表をしていると，高名な米国の矯正専門医や大学教授などから，「非抜歯など何を考えているのだ」とか「なんでそんな拡大をしている」など，これまた感情的拒否反応に似たコメントをいただいたものである．このように，「非抜歯矯正」という言葉がわが国の矯正界に与えたインパクトは，小さいものではなかったと思われる．

そのような中で，2002年に，アメリカ矯正歯科医会でスピーカーとして講演する機会を与えられ，同時に日本非抜歯矯正研究会の症例展示がその年の「Joseph E. Johnsonテーブルクリニックアワード」を受賞したことは，とりもなおさず，われわれの治療クオリティーがアメリカで認められたということであり，大いに励まされたことであった．

もちろんMOOは歯を抜かないこと自体を目的としたテクニックではないので，小臼歯抜歯が必要なこともある．私のオフィスの小臼歯非抜歯での治療率は，第三大臼歯の抜歯や転医症例ですでに抜歯されていたり，先天性欠如やカリエスなどで保存不可能な場合を除き，第二大臼歯がすでに萌出している症例では89.3%，混合歯列期から治療を開始できた症例では97.7%，全体で92.9%であった．

これは，約100年前の有名な抜歯論争で，当時「抜歯主義者」のレッテルを貼られたカルビン=ケースの非抜歯率とほぼ同率である（彼は抜歯を否定したデューイに対して，抜歯も時には必要であると唱え，自身は14症例中1症例程度の抜歯をしていた．つまり92.8%の非抜歯率であった）．したがって，100年前なら私は「抜歯主義者」というレッテルを貼られていたことだろう．現代では抜歯そのものを否定するのは論外だが，成人症例も含めて93%という数字は，非抜歯率としては昔より明らかに高い．たとえば，私の父は40年以上にわたって矯正専門オフィスでスタンダードブラケットによるエッジワイズ法を中心に治療してきたが，最初の30年間はおそらく20～30%の非抜歯率，最近の10年はおそらく90%くらいの非抜歯率である．

何がこのような変化をもたらしたか？　たとえば，非抜歯での治療を求めてくる患者さんが多く，いわゆるボーダーライン症例では非抜歯を選択することが多くなったであろうことも，もちろん要因の1つだが，最大の要因は診断と治療目標の違いであり，そしてその診断と治療目標を可能にするテクニックの進歩にある．

（有本博英）

Ⅳ

MOOの臨床

Case of
Molar
Oriented
Orthodontics

『馬が馬車を引くのであって逆ではない』

Raphael Greenfield

2003年，アメリカ矯正歯科医会にて

MOO アプローチについて

ここでは，タイプの異なるさまざまな症例へのMOOアプローチを紹介する．

1．成長期の下顎後退を上顎臼歯の遠心移動で治療する

まず，典型的な症例として混合歯列期後期のⅡ級1類について，異なる遠心移動装置，GMDとACCOを使って治療した症例を1つずつあげる．このような症例は，戦略編でも考察したように，混合歯列期前期からファンクショナルアプライアンスを用いて下顎成長を誘導するというアプローチも考えられる．

しかし，ここにあげた2症例は術前，いずれも下顎後退を示しているが，上顎臼歯の遠心移動を中心としたアーチデベロップメントを行っている間に下顎の良好な発育が得られている．適切な治療のタイミングをはかることで，矯正治療の期間をワンステージにまとめ，成長の効果と歯の移動のたやすさの効果を最大限に生かすことができる．

2．MOOを成人Ⅱ級症例に適応できるか？

では，下顎の成長が見込めない成人の下顎後退はどうすればよいだろうか？

シンプルに考えると，骨格性の不正咬合に対しては骨格を治す必要があり，顎矯正外科手術や仮骨延長術などの骨格へのアプローチが必要ということになる．このようなアプローチについては，本書のテーマとは異なるので特に言及しない．しかし，明らかに外科的な処置が必要と思われるような骨格的不正と，平均的な骨格形態との間には無限の骨格形態が存在する．患者の視点からすると，外科的手法は大きな決断を必要とすることであり，できれば避けたいと考える人が多い．そのような場合は，ある程度の骨格的不正の中で，歯の移動によるコンペンセーションをする必要がある．

具体的には，上顎の片顎小臼歯抜歯や，上顎前歯の舌側傾斜と下顎前歯の唇側傾斜のコンビネーションなどである．実際，多くの矯正歯科医はそのようにして骨格的不正をもつ不正咬合を治療しているのではないだろうか．

そのような場合でも，臼歯のリポジショニングを優先させ，MOOの治療戦略をとることで，妥協部分を最小限に抑え，結果のクオリティを上げることができる．
ここでは，典型的なⅡ級2類，開口障害を伴う骨格性Ⅱ級2類，組織外プレートによる遠心移動を行った症例について紹介する．

3．臼歯のリポジショニングが鍵となるハイアングル・開咬症例

次に，従来，非抜歯治療は難しいと考えられてきたハイアングル・開咬について3症例あげる．これらの症例では，臼歯の垂直的コントロールを，トランスバースコントロールとともに行うのが鍵となる．

ここであげた症例は，成長期にヘッドギアでコントロールした症例，成人の下顎側方偏位をも含む症例，臼歯の垂直的コントロールをTADを使って行った症例である．

4．MOOを適応したⅢ級症例

Ⅲ級症例に対しては，できるだけ骨格的な補正を行うことが重要である．われわれはナポリ大学で開発されたSEC Ⅲ（☞p.203参照）という可撤式の装置や，ベルギーのHugo De Clerckの開発したBollardプレートなどを用いて顎整形的効果を得るようにし，その後に臼歯のリポジショニング，切歯のポジショニングというMOOのアプロー

チを適応した.

ここでは，SECⅢ骨格的補正をした後にGMDで遠心移動した症例を紹介する.

また，Ⅲ級症例においては，切歯のポジショニングのフェーズで，スマイル時の切歯のみえ方に考慮することが術後のスマイルクオリティに大きく影響する．このインサイザーショーイングについての考察と臨床的アプローチについても紹介する.

5. 8mm以上の叢生症例であっても最初に抜歯と診断しない

小臼歯抜歯のもっともらしい根拠の1つは，アーチレングスディスクレパンシー，つまり「スペースが足りない」ということである．しかし，戦略編でも述べたように，まず臼歯のリポジショニングが終了するまで，抜歯という診断はしない．臼歯のリポジショニングをすることによってアーチが発達し，結果的にスペースが生じるからである．ここでは特に，8mm以上の叢生をもつ症例についてあげる．臼歯のリポジショニングに従ってどのようにスペースができるのか，その後の配列におけるティップエッジプラスブラケットの効率的な使用法などを紹介する.

6. その他の症例

1）非抜歯で上下顎前突をどこまで改善できるのか？

上下顎前突も小臼歯抜歯の根拠の1つである．しかし，これもまず臼歯のリポジショニングを行うということと，成長期であれば骨格の変化をみきわめたうえで診断する必要がある.

2）PAOOとTADを応用したインターディシプリナリー治療

中高年で歯の問題を抱えるほとんどの患者は，カリエス・不正咬合・歯周病が蓄積した症状を示す．このような症例では，歯周補綴のみで対応するよりも，矯正治療を併用することで治療結果が大きく変わってくる.

ここで示した症例は，periodontally accelerated osteogenic orthodonticsという，歯周再生技術と矯正治療を組み合わせた方法に，TADを応用してMOO的な治療目標を組み合わせ，短期間に改善が得られたインターディシプリナリーアプローチである.

3）アンチエイジングコンセプトに従って治療した重篤なガミースマイル

Ⅱ級1類不正咬合は臼歯の近心舌側傾斜や切歯の前突・挺出など，いわゆる歯列の加齢変化と相似した形態を示す.

ここであげた症例は，さらに慢性歯周疾患をもつ症例で，重篤なガミースマイルを示すが，MOOのコンセプトを適応することで，劇的なアンチエイジング的な効果が得られた.

◆ 症例カテゴリー

1. Class Ⅱ div.1（Ⅱ級1類）：臼歯関係が明らかにⅡ級でオーバージェットが5mm以上のもの.
2. Class Ⅱ div.2（Ⅱ級2類）：臼歯関係が明らかにⅡ級で上顎前歯が舌側傾斜し，下顎前歯歯冠の半分以上を覆うもの.
3. Open bite（開咬）：オーバーバイトが－2mm以下のもの.
4. Class Ⅲ（Ⅲ級）：臼歯関係あるいは犬歯関係が3mm以上Ⅲ級のもの.
5. Crowding（叢生）：片顎の叢生量がEスペースを除いて5mm以上のもの.
6. Miscellaneous：その他の症例.

Case 1 Class Ⅱ div.1　　（術者：有本）

GMDを用いた下顎後退を伴う混合歯列期後期のⅡ級1類

◆初診時所見・治療方針

11歳10カ月の男児．SNA82°，SNB75°，ANB7°，SN/MP30°と，下顎後退を示す混合歯列期後期のⅡ級1類不正咬合である．顔貌はコンベックスタイプで，上唇の突出がみられる．オーバージェット8mm，オーバーバイト7mmであり，安静時に口唇閉鎖が難しい．上顎切歯の垂直的な位置は口唇接合線より4mm下がっており，スマイル時はややガミースマイル傾向がある（*1〜10*）．

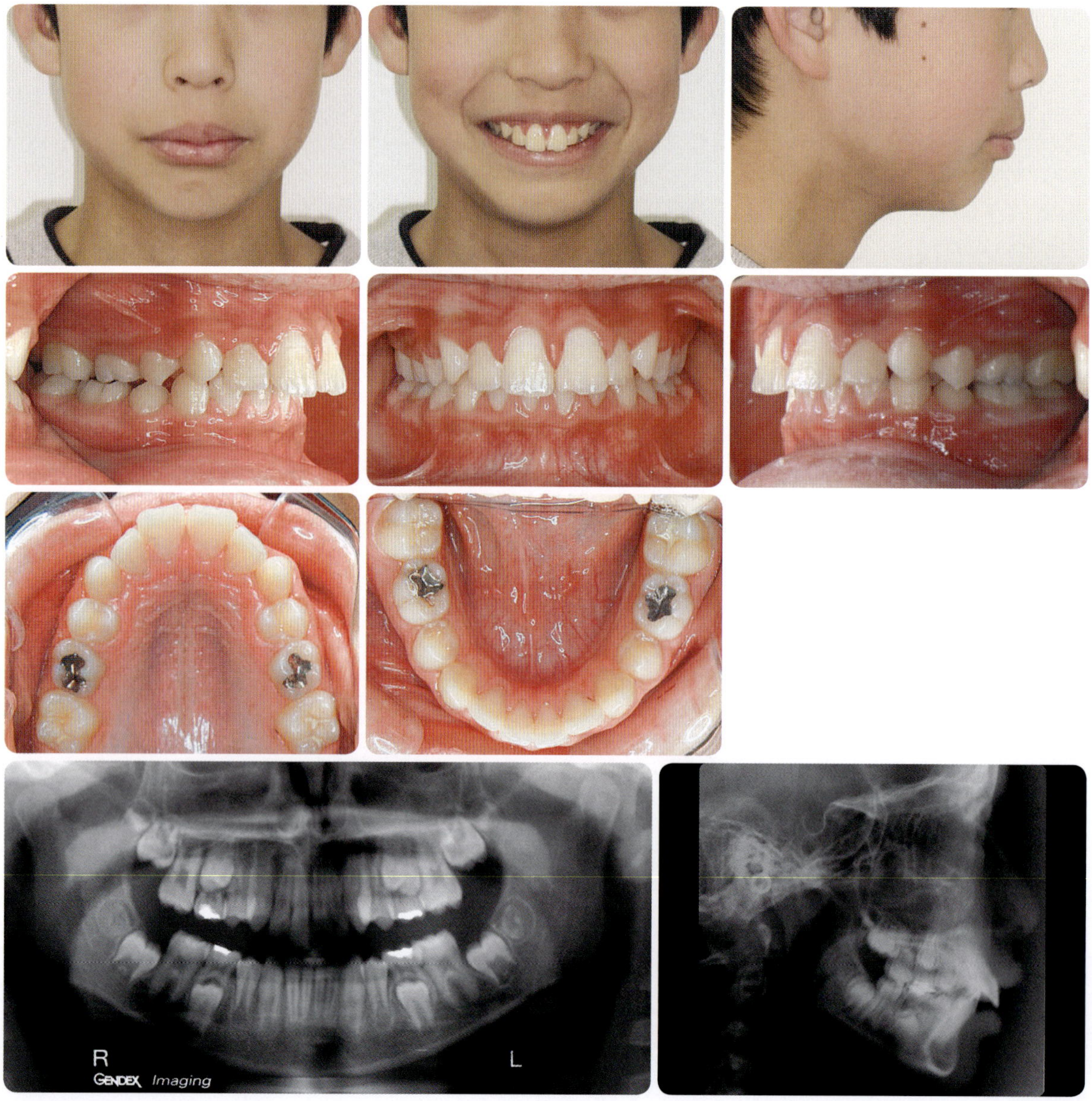

1〜10　初診時（11歳10カ月）．

したがって，この症例では，上下顎臼歯のリポジショニングを行いながら，臼歯関係をⅠ級にできるかどうか，成長も含めて観察し，その後，切歯を圧下しつつ後退させるという治療方針をとることとした．

◆治療の実際

まず，上顎歯列の拡大から開始し，続いて上顎臼歯の遠心移動を行った（***11***）．この間，下顎はリップバンパーで臼歯のリポジショニングと筋の再教育を行い，アーチデベロップメントを行った（***12〜14***）．

臼歯のリポジショニング終了後，切歯のポジショニングに入った．この症例の場合，切歯の後退と同時にかなりの圧下を必要としたため，ブラケットは4切歯のみにつけて，より効率的に圧下の力がかかるようにした．側方歯はこの間にドリフトさせた（***15***）．

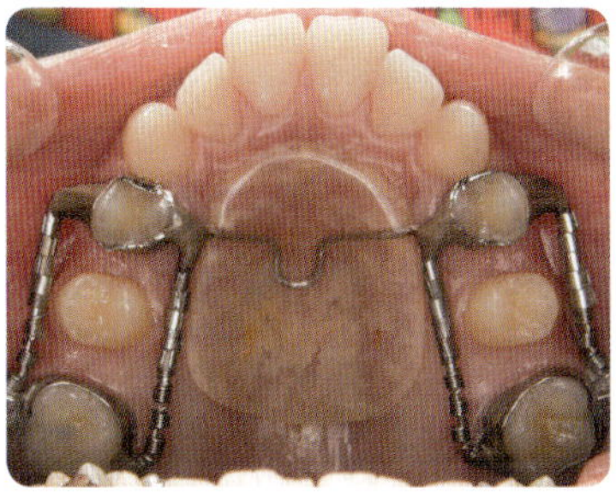

11　GMDによる上顎臼歯の遠心移動．

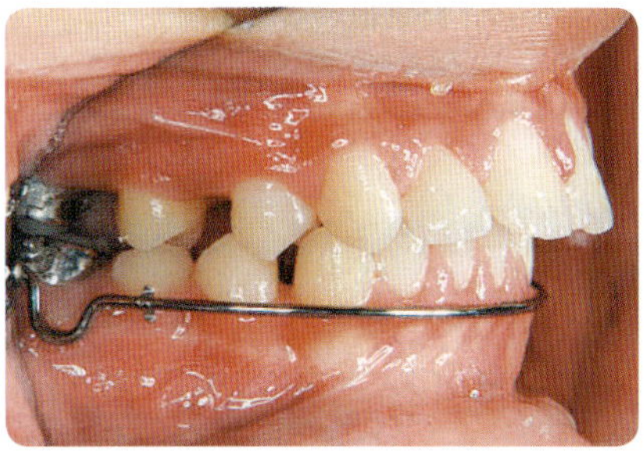

12　スーパークラスⅠになるまで上顎臼歯を遠心移動する．

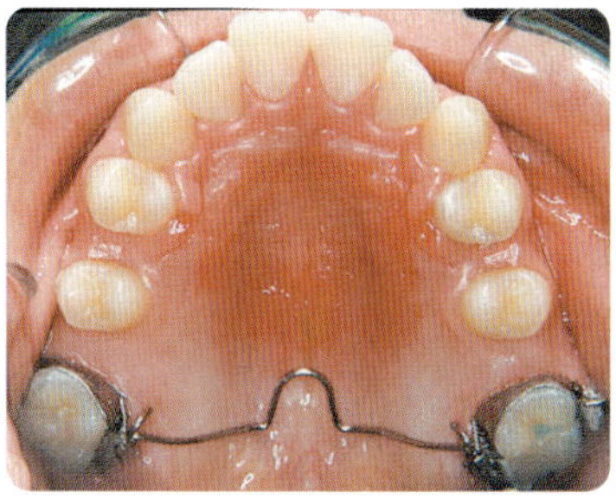

13　遠心移動後，大臼歯はまだ近心回転が残っている．TPAで遠心方向に回転させることで，さらにスペースを得る．

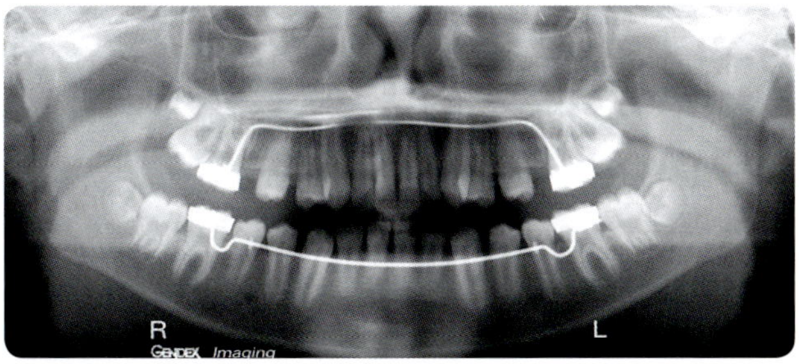

14　歯体での遠心移動が達成されていることがわかる．

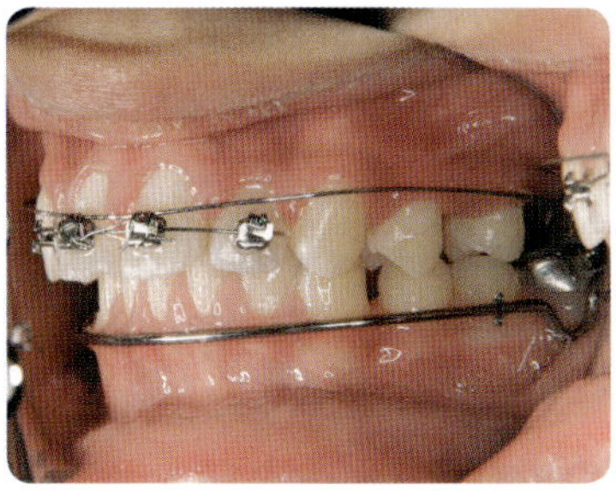

15　全歯列のレベリングをするのではなく，切歯の圧下から配列に入る．

治療後，SNA80°（ほぼ変化なし），SNB77°（2°増加），ANB3°（4°減少）SN/MP30°となり，下顎の良好な前方回転を伴う発育がみられた（***16〜25***）.

動的治療終了後2年，下顎前歯にわずかな叢生がみられるものの，大きく変化したアーチフォームはよく維持されている（***26〜35***）.

さらに動的治療後5年，引き続き下顎の成長が起こっており，代償的に上顎歯列の前方へのトランスレーションが生じている．この間，第三大臼歯は完全萌出し，咬合に参加している（***36〜45***）.

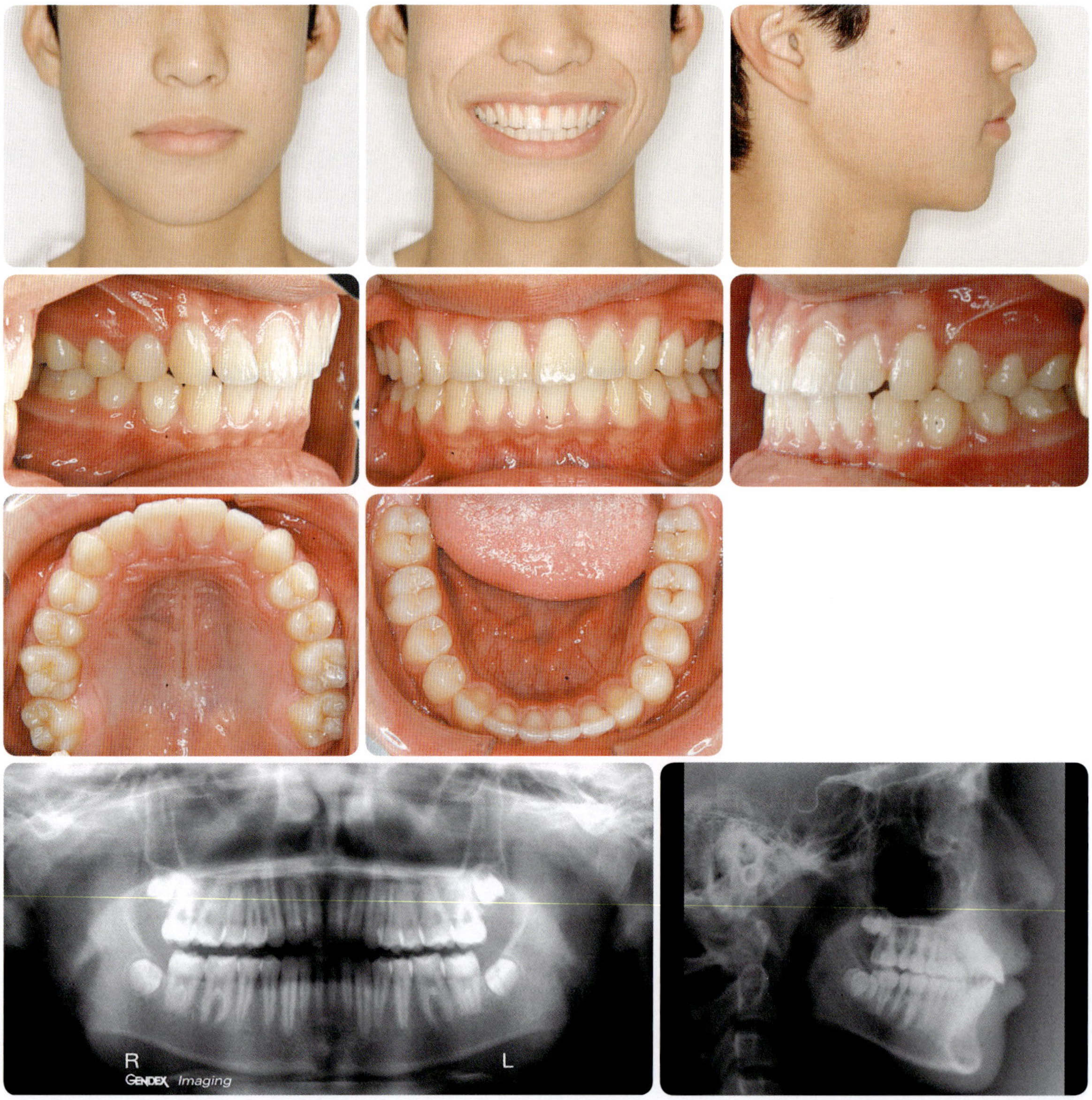

16〜25　動的治療終了時（15歳8カ月）.

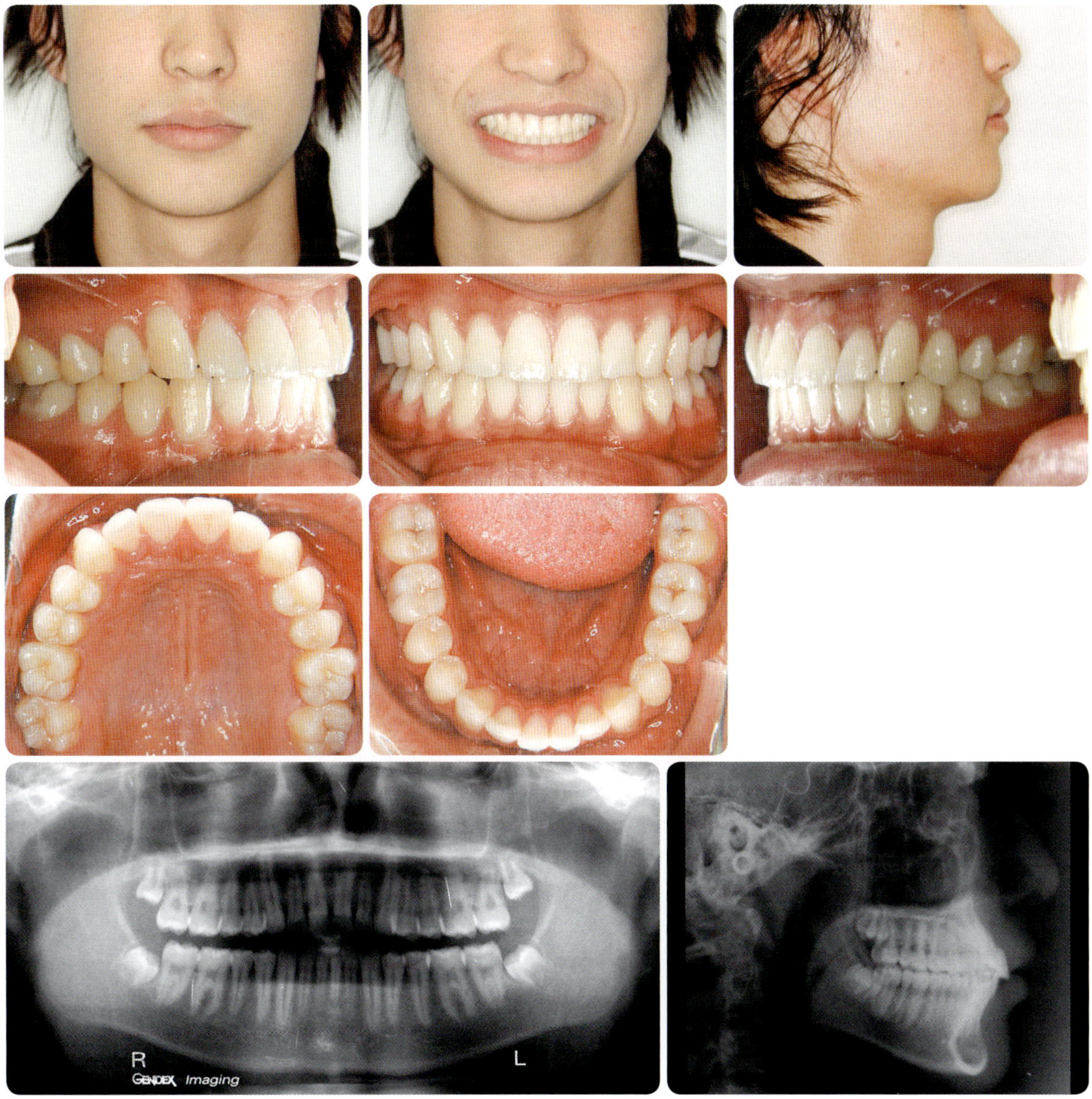

26～35　動的治療終了後2年（17歳8カ月）.

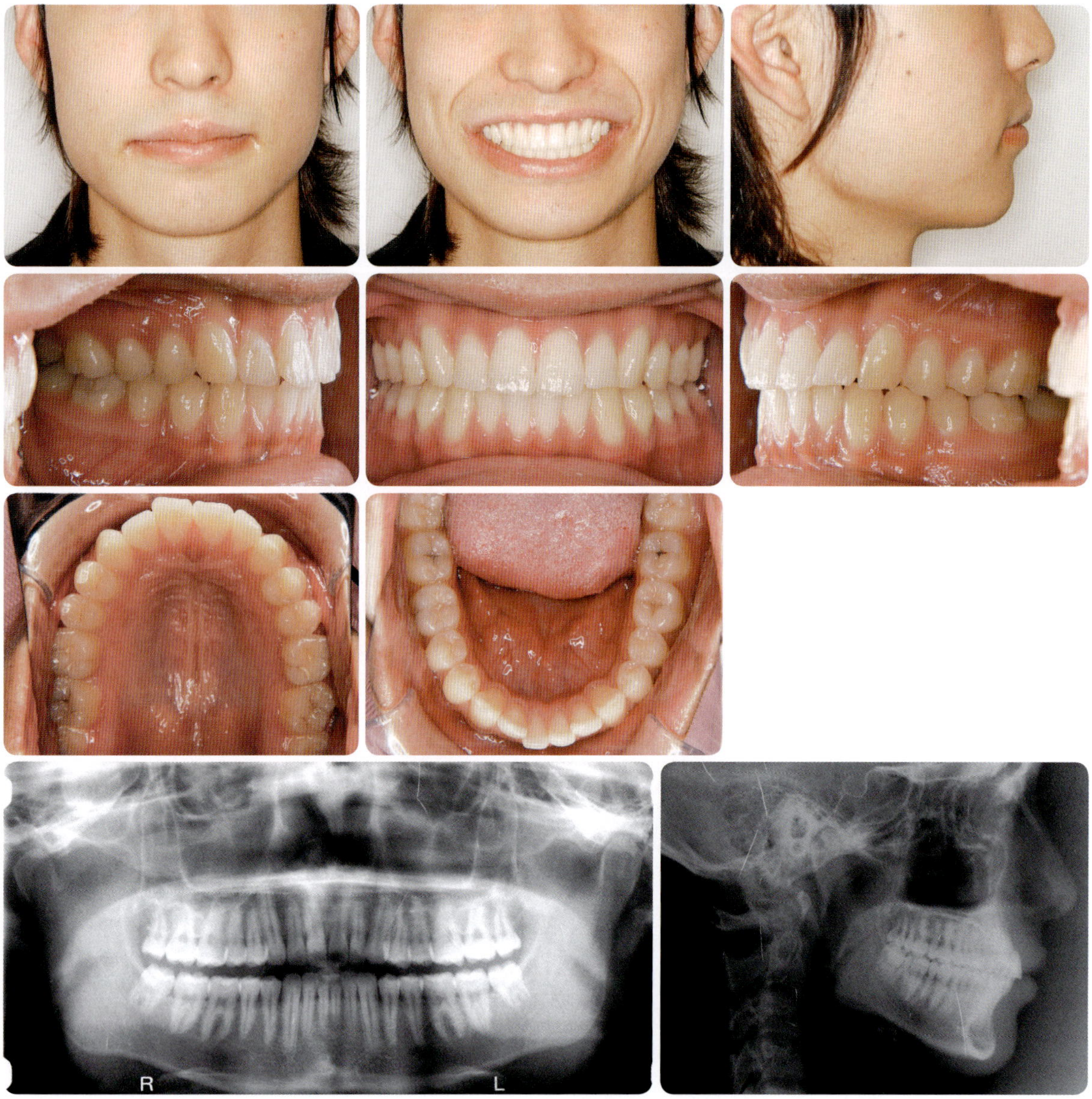

36～45　動的治療終了後5年（20歳8カ月）．第三大臼歯が萌出し，咬合に参加した．

◆考　察

このような症例の場合，混合歯列前期からファンクショナルアプライアンスを開始して，下顎の前方発育を促そうという選択肢や，ヘッドギアで垂直方向のコントロールのみを行いながら，第二大臼歯の萌出まで治療を遅らせるという選択肢も考えられる．しかし，混合歯列後期に治療を開始し，臼歯の遠心移動をすることで，治療期間を1期に収めることができ，下顎の良好な発育も得られている（***46***）．

また，もしヘッドギアのみで第二大臼歯萌出まで治療を遅らせたとすると，上顎臼歯の遠心移動が難しくなったり，遠心移動に伴う第二大臼歯のコントロールが必要になることや，Eスペースを有効に使えないなど，治療上，不利になる点が増え，Ⅰ級の臼歯関係が得られない場合は，上顎の小臼歯抜歯が必要になることも考えられる．

この症例は，治療を最適なタイミングで開始することで効率的にも効果的にも良好な結果を得られることを示した症例である．

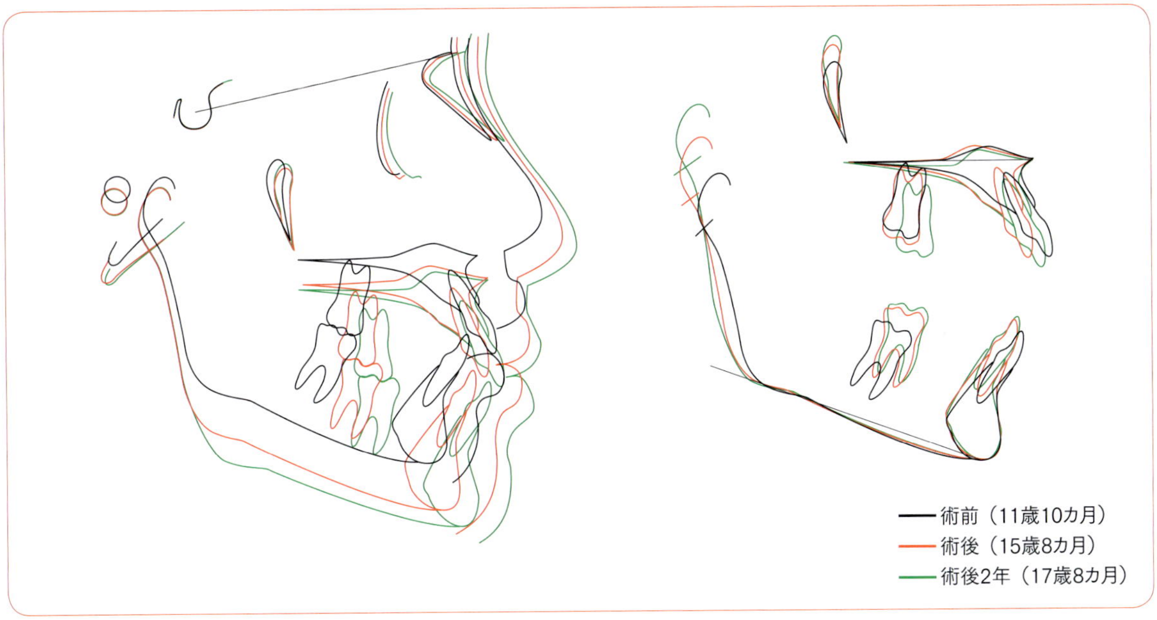

46　側面セファロのトレースの重ね合わせ

Case **2** **Class Ⅱ div.1**　（術者：篠原）

ACCOを用いた下顎後退を伴う混合歯列期後期のⅡ級1類

◆初診時所見・治療方針

11歳5カ月の男児．オーバージェット11mm，オーバーバイト5.5mm，SNA85.5°，SNB79.5°，ANB6°，Wits 4.5mmを呈する骨格性Ⅱ級1類の症例である．下顎臼歯部に強い舌側傾斜と近心傾斜があり，上顎歯列にも狭窄が認められる．下顎側方歯の近心傾斜が強いために，臼歯関係はI級を呈している．オーバージェットが大きいため，顔貌所見では上口唇が翻転し，安静時に口唇は閉鎖されない（***1〜10***）．

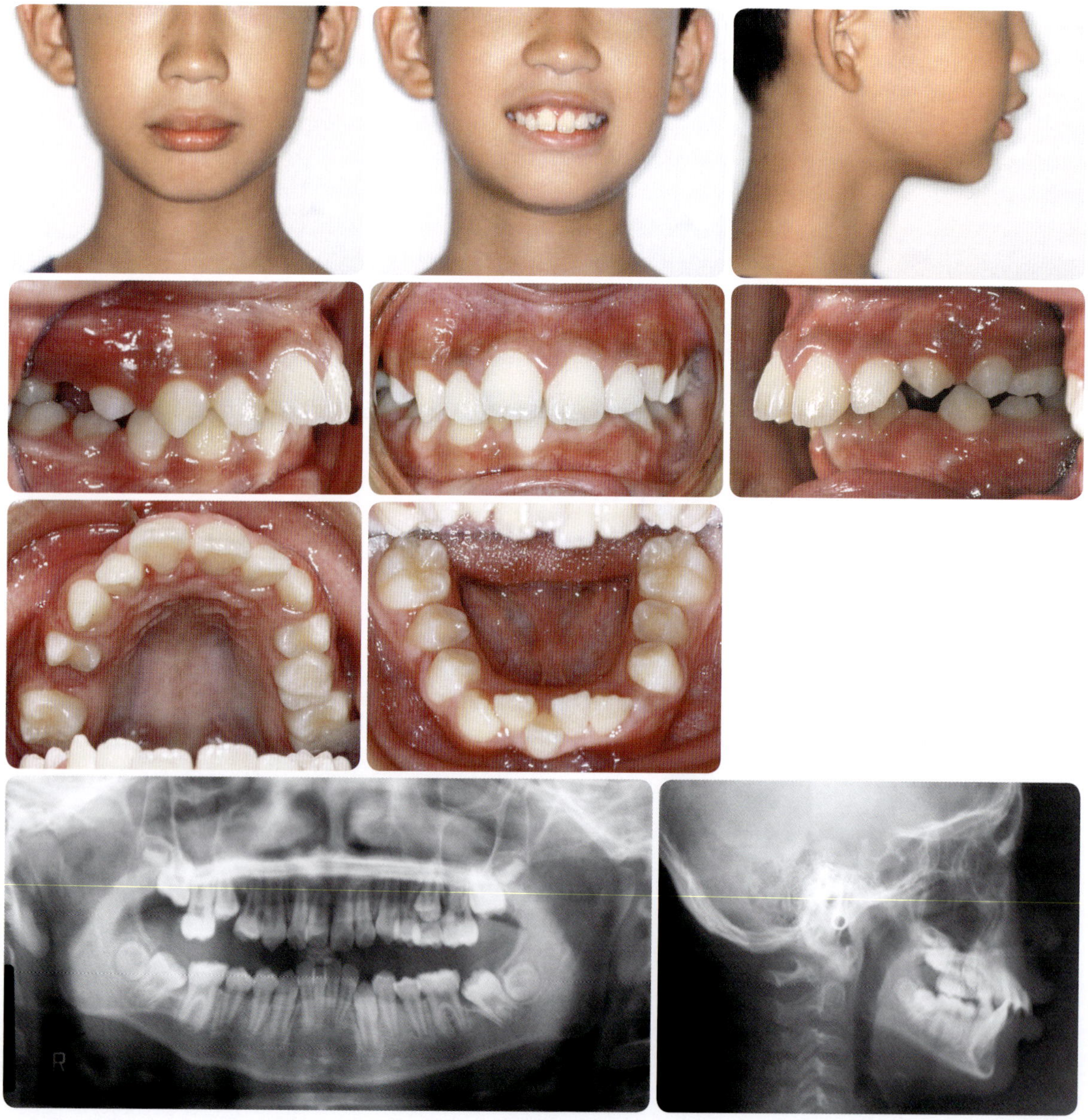

1〜10　初診時（11歳5カ月）．叢生を伴う，骨格的なⅡ級1類を示す．

まだ成長が見込めることもあり，MOOフィロソフィーに基づいて，まずは臼歯のリポジショニングから治療を開始した．すなわち下顎はリップバンパーを用いた臼歯の整直，それに伴って必要となる上顎大臼歯の遠心移動，ACCOとコンビネーションプルヘッドギアで行うこととした．ACCOとヘッドギアを選択した理由は，過蓋咬合であることと，ヘッドギアのインナーボウによる拡大を期待したからである．

1年程度，臼歯のリポジショニングを行い，成長や患者の協力度，矯正治療の効果などを再評価後に切歯のポジショニングを行うこととした．

◆治療の実際

ACCOによる上顎大臼歯の遠心移動は10カ月で終了した（***11～15***）．治療効果や成長も良好であることから，小臼歯の抜歯は不要と判断した．

その後，3カ月のドリフトフェーズを経て，大きなオーバージェットやオーバーバイト，そしてガミースマイルの改善のために，016×022SS圧下アーチを用いて上顎前歯の圧下と後退を行った．アンカーの加強のために上顎にもリップバンパーを用いた（***16～18***）．

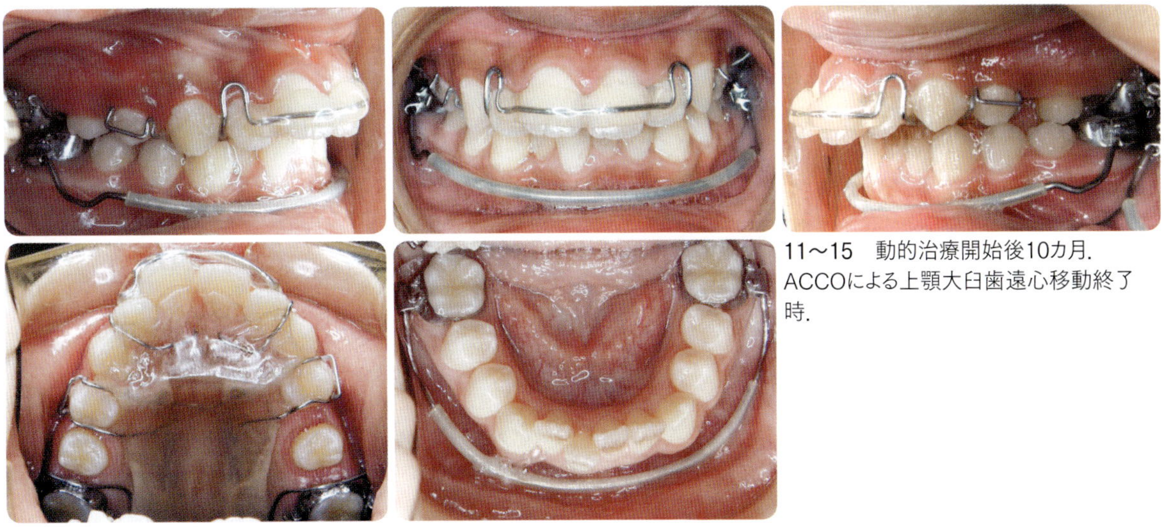

11～15　動的治療開始後10カ月．ACCOによる上顎大臼歯遠心移動終了時．

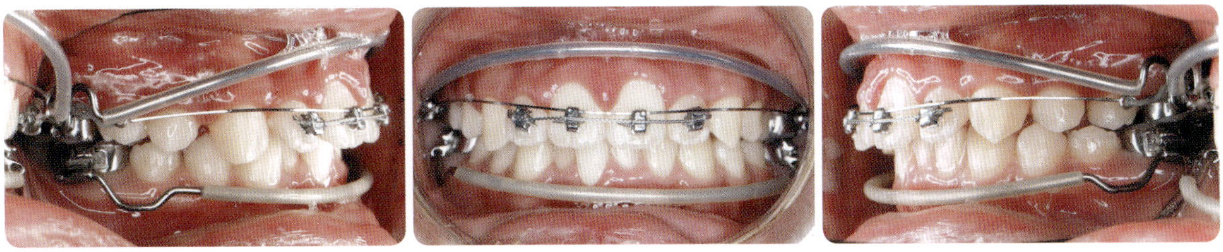

16～18　動的治療開始後23カ月．016×022SS圧下アーチを用いて上顎前歯の圧下を行った．

上顎前歯の圧下終了後に犬歯・小臼歯にブラケットを装着し，圧下アーチを併用しつつ側方歯のレベリングを行った．このとき，犬歯・小臼歯の効果的な圧下とさらなる遠心へのドリフトを促すために，歯冠周りの近心モーメントが生じないティップエッジブラケットを用いた（*19〜23*）．

大臼歯遠心移動後の後戻りを懸念して，遠心ループのTPAと上顎リップバンパーを用いたが，圧下アーチの作用とも相まって大臼歯が遠心傾斜を生じた．その改善のために近心ループのTPAに変更し，上顎リップバンパーは中止した（*24〜28*）．同時にヘッドギアにて歯根遠心回転のモーメントを与えた．動的治療37カ月で治療を終え

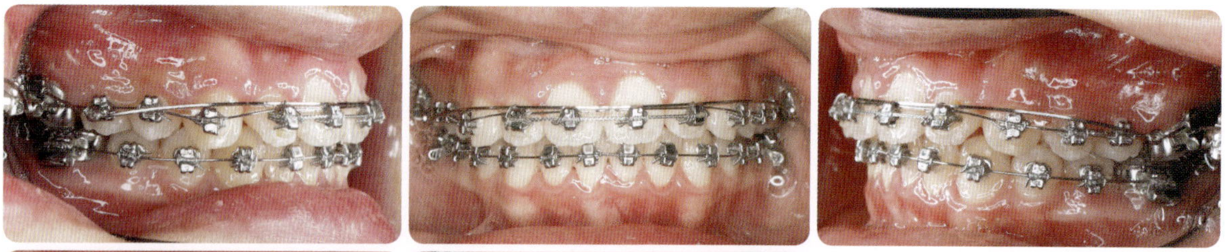
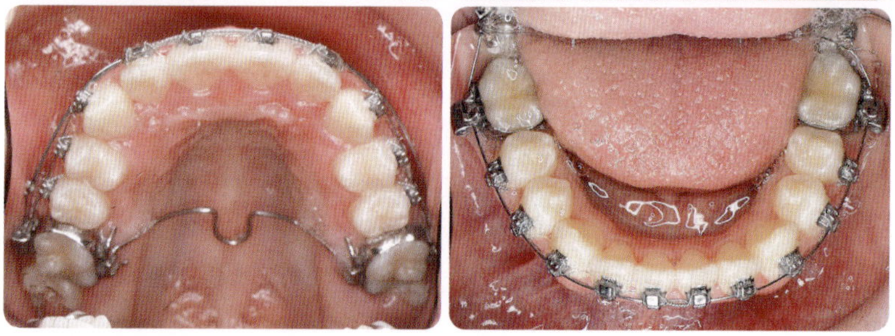

19〜23　動的治療開始後30カ月．上顎前歯の圧下終了後に犬歯・小臼歯にブラケットを装着し，圧下アーチを併用しつつ側方歯のレベリングを行った．

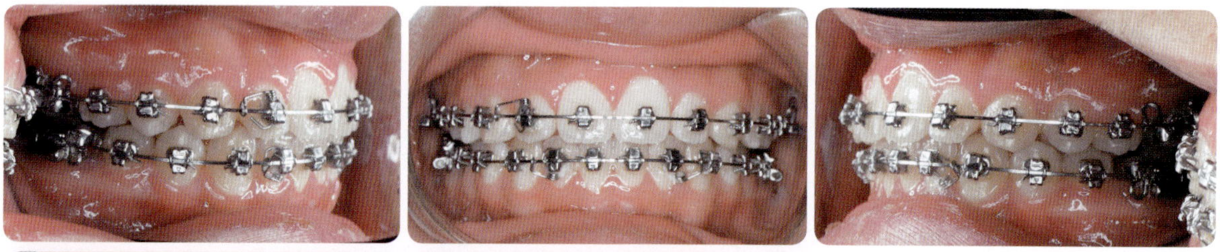
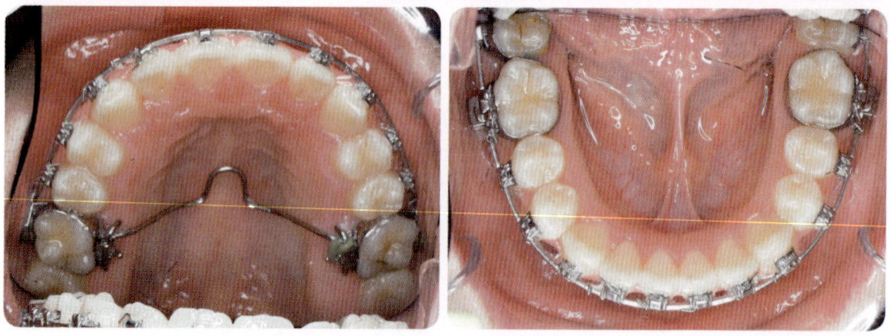

24〜28　動的治療開始後36カ月．近心ループのTPAに変更し，大臼歯の遠心傾斜を改善した．

た（*29〜38*）.

◆考　察

治療後，ANBは6°から3°になり，Witsは4.5mmから0.5mmに改善した．U1/L1は11°大きくなり，下顎切歯は4°舌側へアップライトした．これらは動的治療中に良好な成長があったことと，効果的な上顎前歯の圧下と後退の結果と考えられる．

大きなオーバージェットとオーバーバイトは改善され，良好なプロファイルが得ら

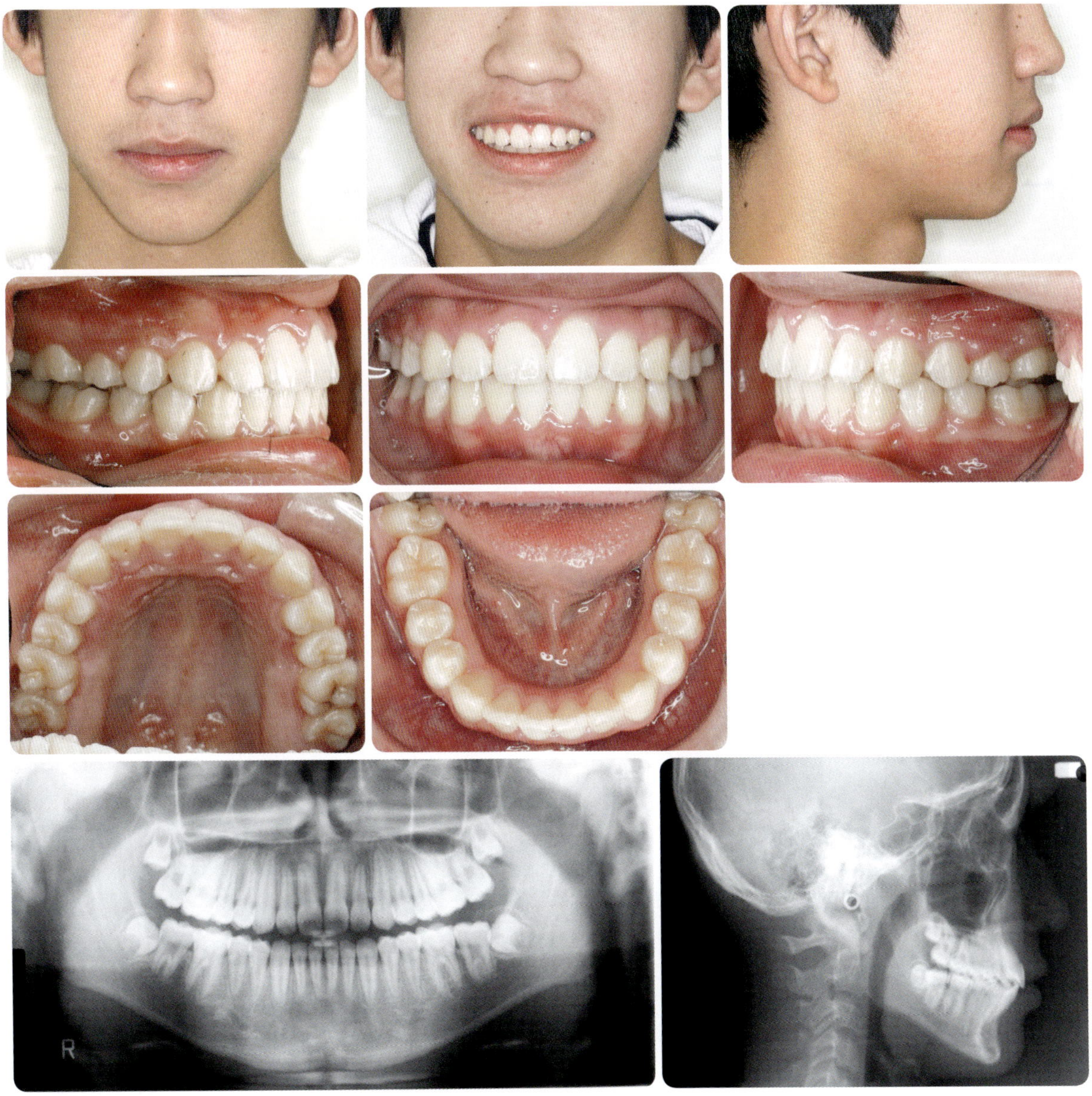

29〜38　動的治療終了時（14歳10カ月）.

れた．安静時に口唇は閉鎖され，ガミースマイルも改善されている．動的治療終了後2年で保定を終了したが，非常に安定している（***39～48***）．

ここで智歯の抜歯を依頼したため，動的治療終了後4年では，下顎前歯にわずかに乱れがみられるものの安定していると考えられる（***49～59***）．

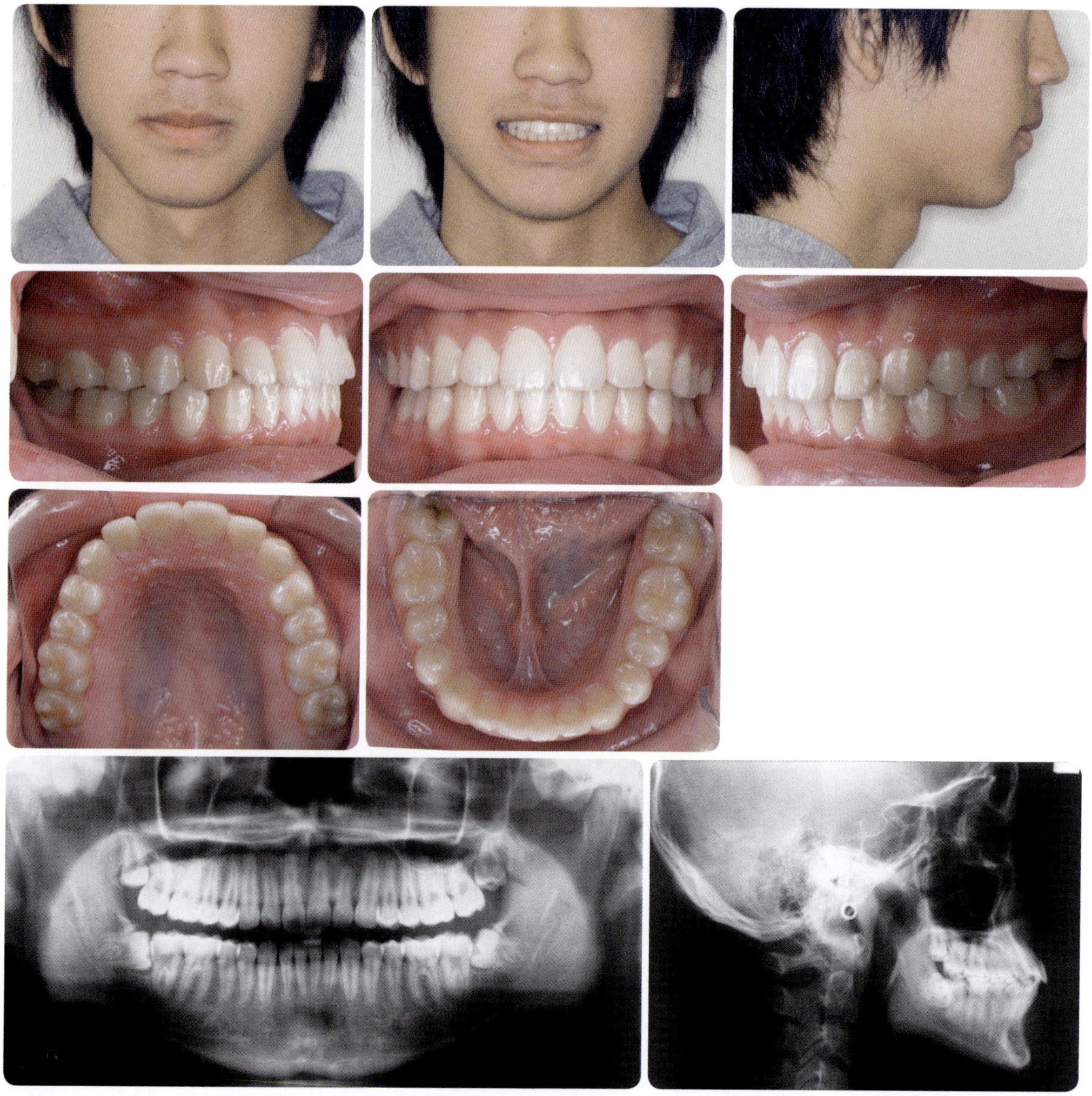

39～48　保定終了時（動的治療終了後2年，16歳10カ月）．

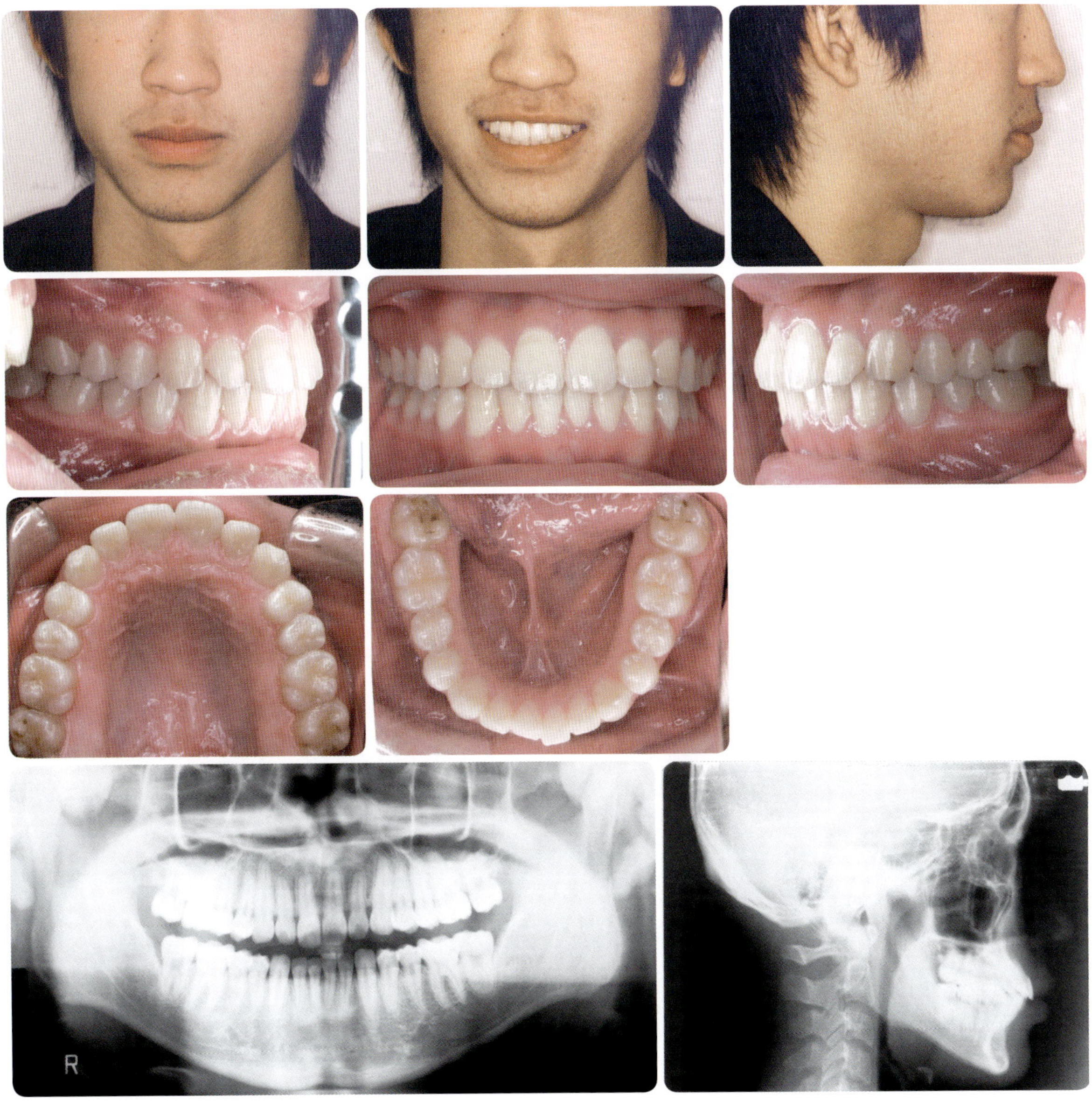

49～58　保定終了後2年（動的治療終了後4年，18歳10カ月）.

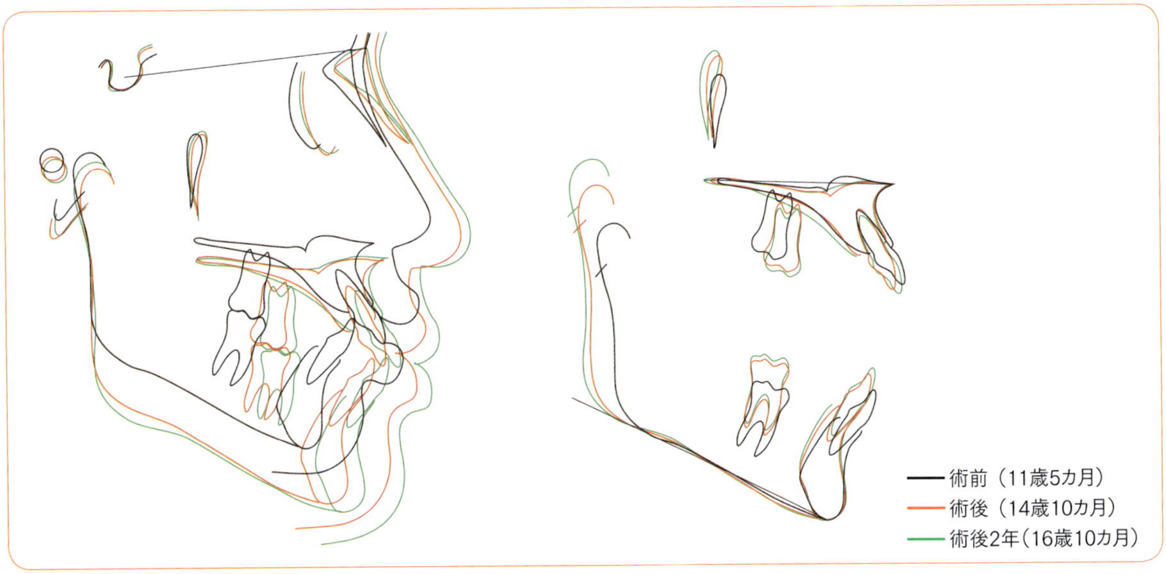

59　側面セファロのトレースの重ね合わせ.

Case 3 Class Ⅱ div.2　　（術者：篠原）

効果的に前歯の圧下を行った成人Ⅱ級2類

◆初診時所見・治療方針

21歳11カ月の女性．オーバーバイト10mmのⅡ級2類の症例である．SNA79°，SNB74.5°，ANB4.5°で，SN/MPは32°と小さい．U1/L1は165.5°と非常に大きく，U1/SN81°，L1/MP81.5°と上下顎切歯の舌側傾斜が認められた．口腔内所見では下顎臼歯部に強い舌側傾斜と近心傾斜がみられ，スピーカーブも強く，下顎前歯は上顎前歯に覆われ，全くみえない（*1〜10*）．

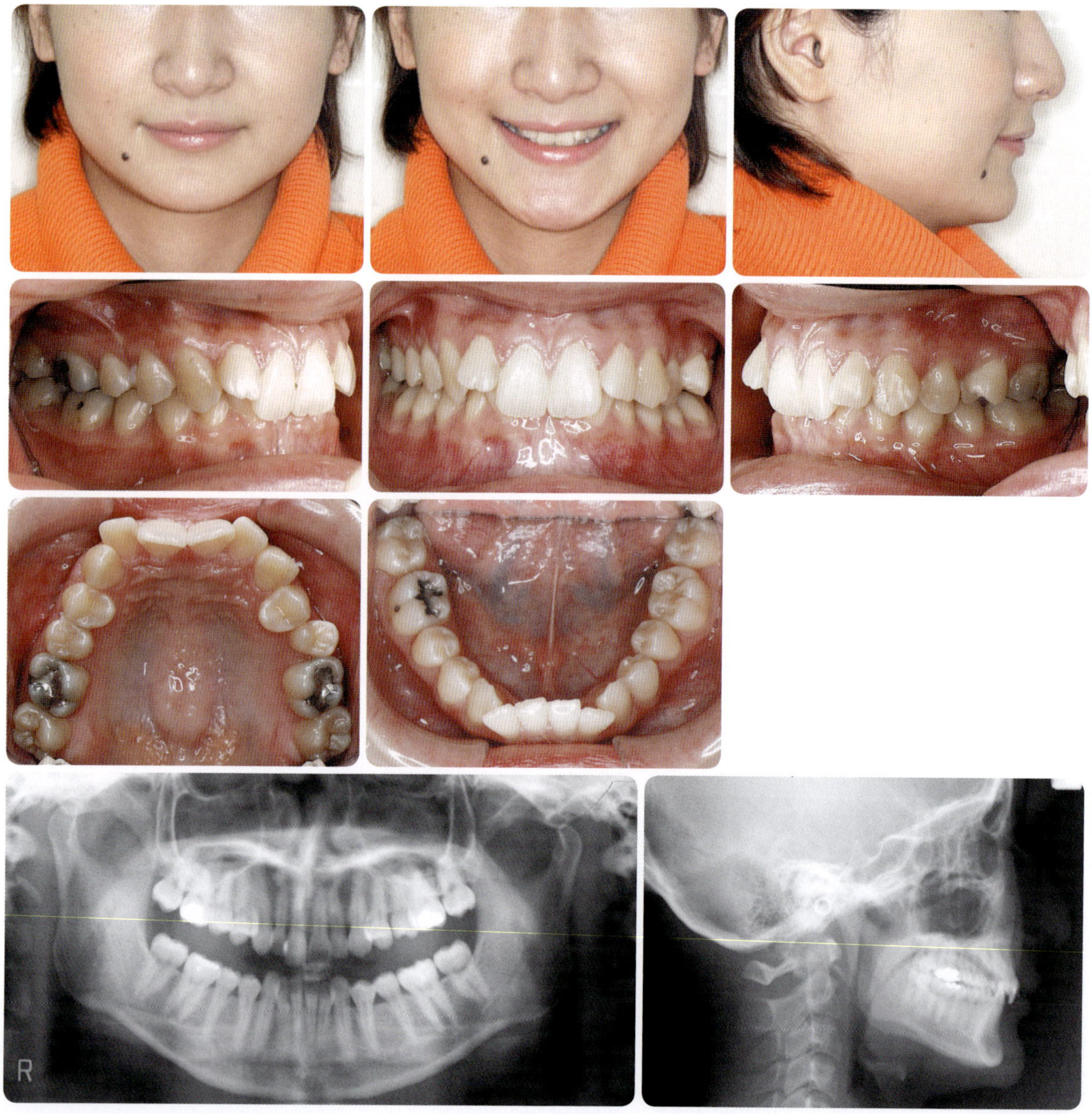

1〜10　初診時（21歳11カ月）．

プロファイルは良好であるため，リップバンパーによる下顎臼歯のアップライトと上顎大臼歯の遠心移動による小臼歯非抜歯治療を選択した．下顎臼歯の近心傾斜が強いために臼歯関係はⅠ級にみえるが，下顎臼歯の整直に伴って上顎大臼歯の遠心移動が必要となる．

◆治療の実際

左側第二小臼歯が頬側に傾斜していたため，リンガルアーチで歯列内に取り込んだ後，GMDとリップバンパーを装着した（***11〜13***）．

遠心移動は10カ月で終了した．上顎には十分なスペースが得られ，下顎臼歯のアップライトが進んでいる（***14〜18***）．

大臼歯の遠心移動後，上顎中切歯のみの圧下を行った．Ⅱ級2類のため，トルキングスプリングを併用し，遠心力は極力加えずに圧下のみを行うように心がけた．反作用である大臼歯の遠心傾斜を防ぐため，近心コフィンのTPAを併用している（***19〜23***）．

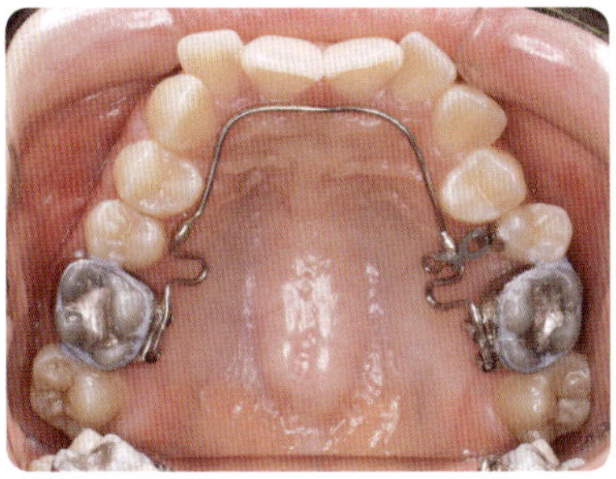

11　動的治療開始時

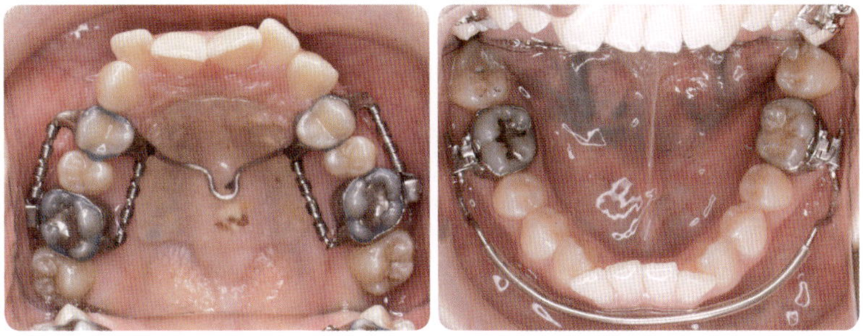

12, 13　動的治療開始後4カ月．唇側傾斜していた左側第二小臼歯をリンガルアーチにて歯列内に取り込んだ後，ピストンアプライアンスとリップバンパーを装着した．

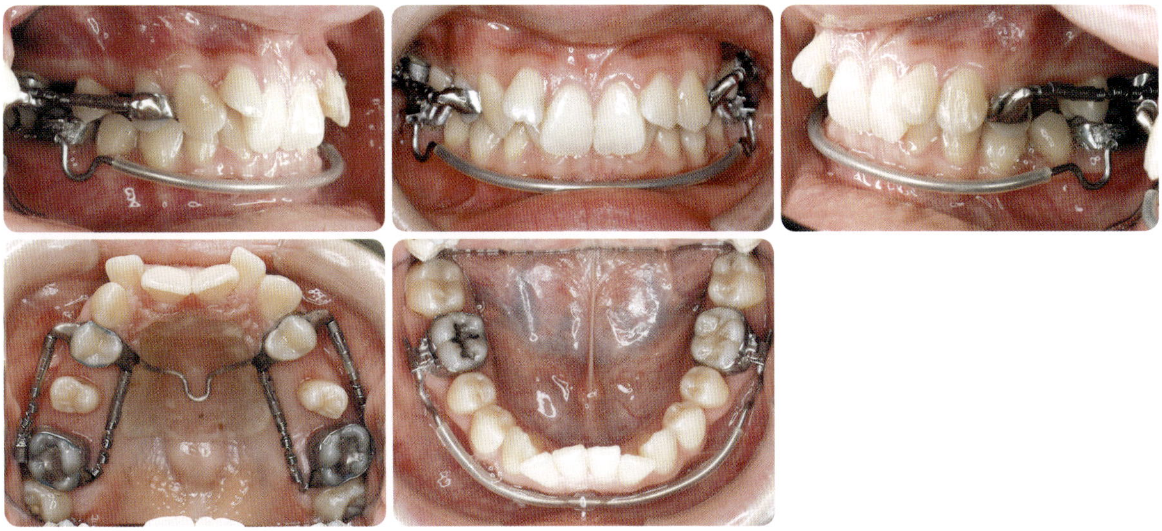

14〜18　動的治療開始後14カ月．遠心移動が終了し上顎には十分なスペースが得られた．下顎臼歯のアップライトも進んでいる．

圧下開始7カ月で下顎前歯がみえ始めた（***24〜26***）．側切歯のレベルまで上顎中切歯が圧下した時点で，圧下アーチを併用しながら，上下顎すべての歯にブラケットを装着しレベリングを行った（***27〜29***）．

上顎のレベリングが進み，下顎にブラケットが装着できるようになった．下顎前歯の過度のフレア防止と効果的な圧下のためにリップバンパーにろう着したフックからゴムを下顎前歯にかけている（***30〜32***）．

上顎第二大臼歯が頬側に傾斜してきたので，TPAにろう着したフックからパワーチェーンを用いて口蓋側へ牽引した．同時に圧下力も加わっている（***33***）．

動的治療終了前．上顎第二大臼歯はパワーチェーンのみで良好なコントロールが得られた（***34〜38***）．動的治療期間は39カ月であった（***39〜48***）．

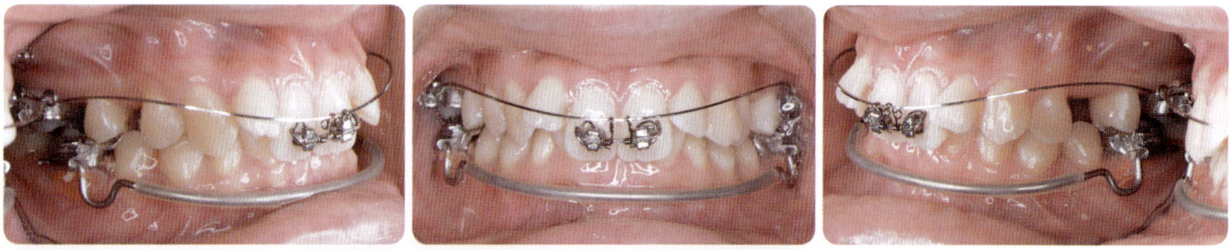
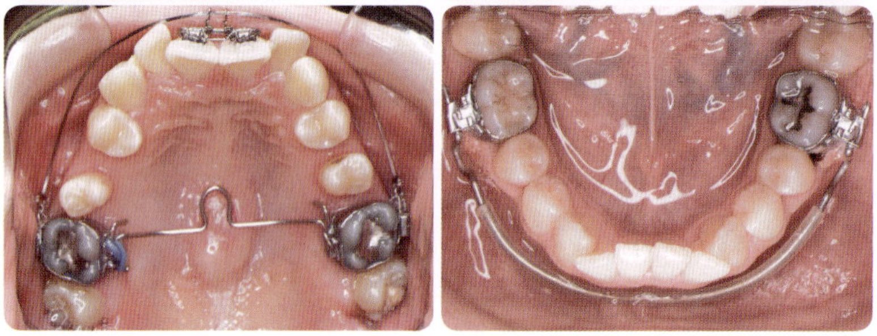

19〜23　動的治療開始後16カ月．圧下アーチを使用して上顎中切歯のみの圧下を開始．Ⅱ級2類症例であるので，トルキングスプリングを併用し，遠心力は極力加えずに圧下のみを行うように心がけた．反作用である大臼歯の遠心傾斜を防ぐために近心コフィンのTPAを併用している．

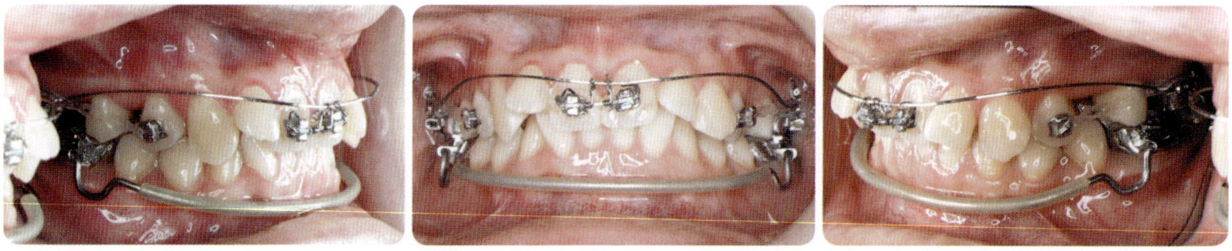

24〜26　動的治療開始後23カ月（上顎中切歯圧下開始後7カ月）．下顎前歯がみえ始めた．

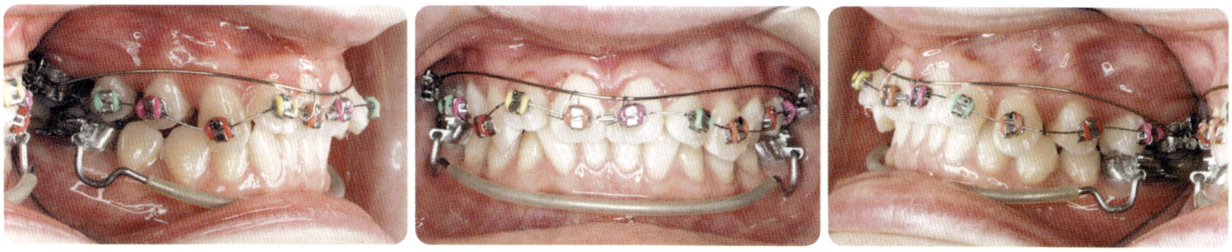

27～29　動的治療開始後25カ月（上顎中切歯圧下開始後9カ月）．側切歯のレベルまで上顎中切歯が圧下した時点で，圧下アーチを併用しながら，上下顎すべての歯にブラケットを装着してレベリングを行った．

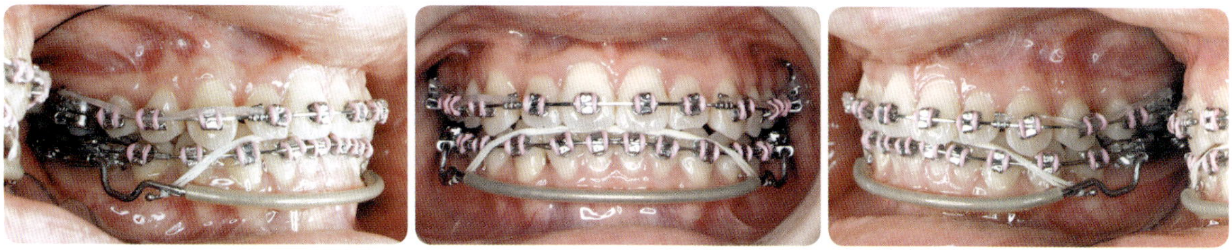

30～32　動的治療開始後30カ月．上顎のレベリングが進み，下顎にブラケットを装着できるようになった．下顎前歯の過度のフレア防止と効果的な圧下のためにリップバンパーにろう着したフックからエラスティックを下顎前歯にかけている．

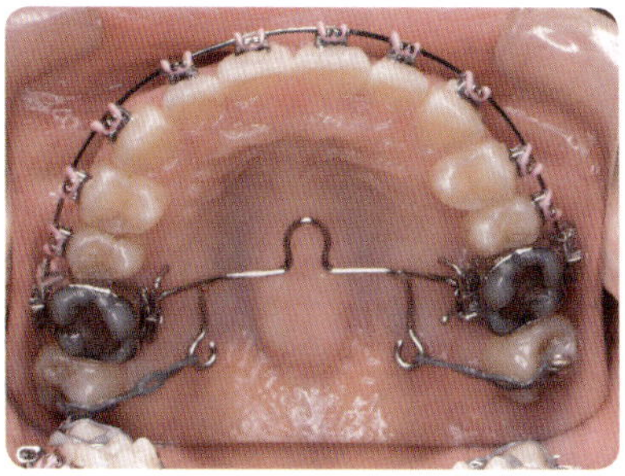

33　動的治療開始後35カ月．頬側傾斜している上顎第二大臼歯を，TPAにろう着したフックからパワーチェーンを用いて口蓋側へ牽引した．第二大臼歯には同時に圧下力も加わっている．

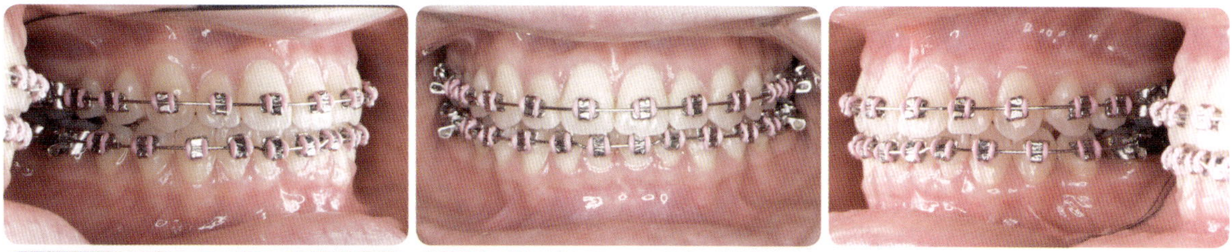

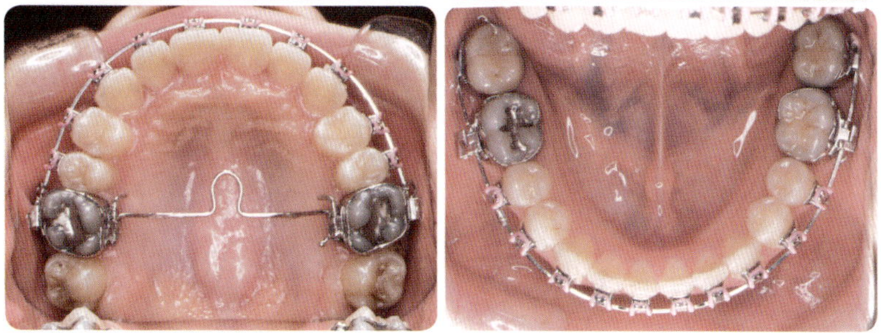

34～38　動的治療開始後38カ月．動的治療終了前．上顎第二大臼歯はパワーチェーンのみで良好なコントロールが得られた．

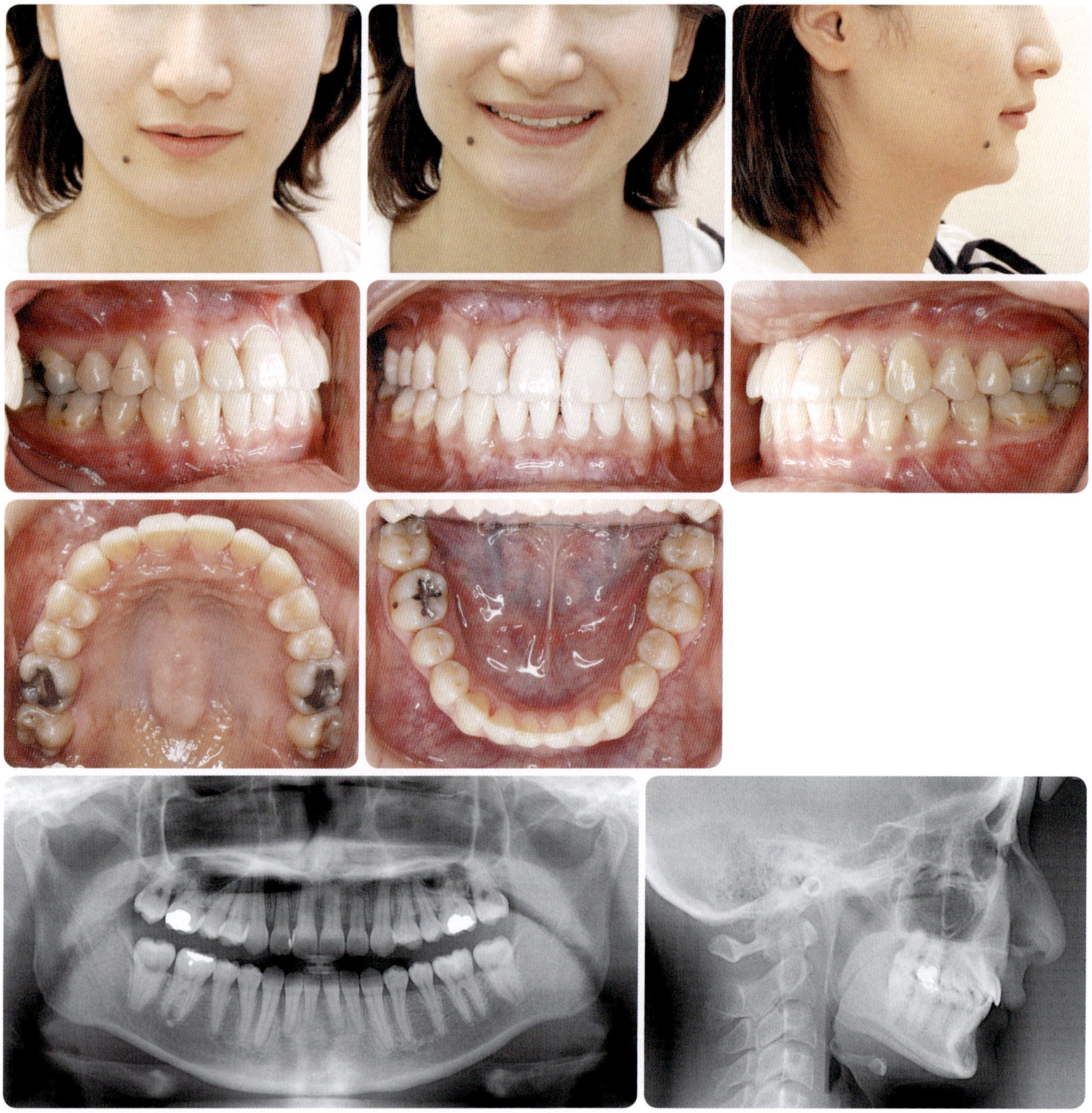

39～48　動的治療終了時（25歳6カ月）．治療期間は39カ月であった．

◆考　察

U1/L1は165.5°から適切な128°へと改善し，良好なプロファイルが保たれている．SN/MPは32°で変化なく下顎下縁平面は変化しなかった．口腔内では下顎の臼歯部がアップライトされアーチフォームが大きく変化している．上下顎の前歯は圧下され，適切な被蓋関係が達成された．動的治療終了後2年には，わずかながらオーバーバイトが増加したものの，アーチフォームに変化はみられず，よく安定している（***49〜58***）．

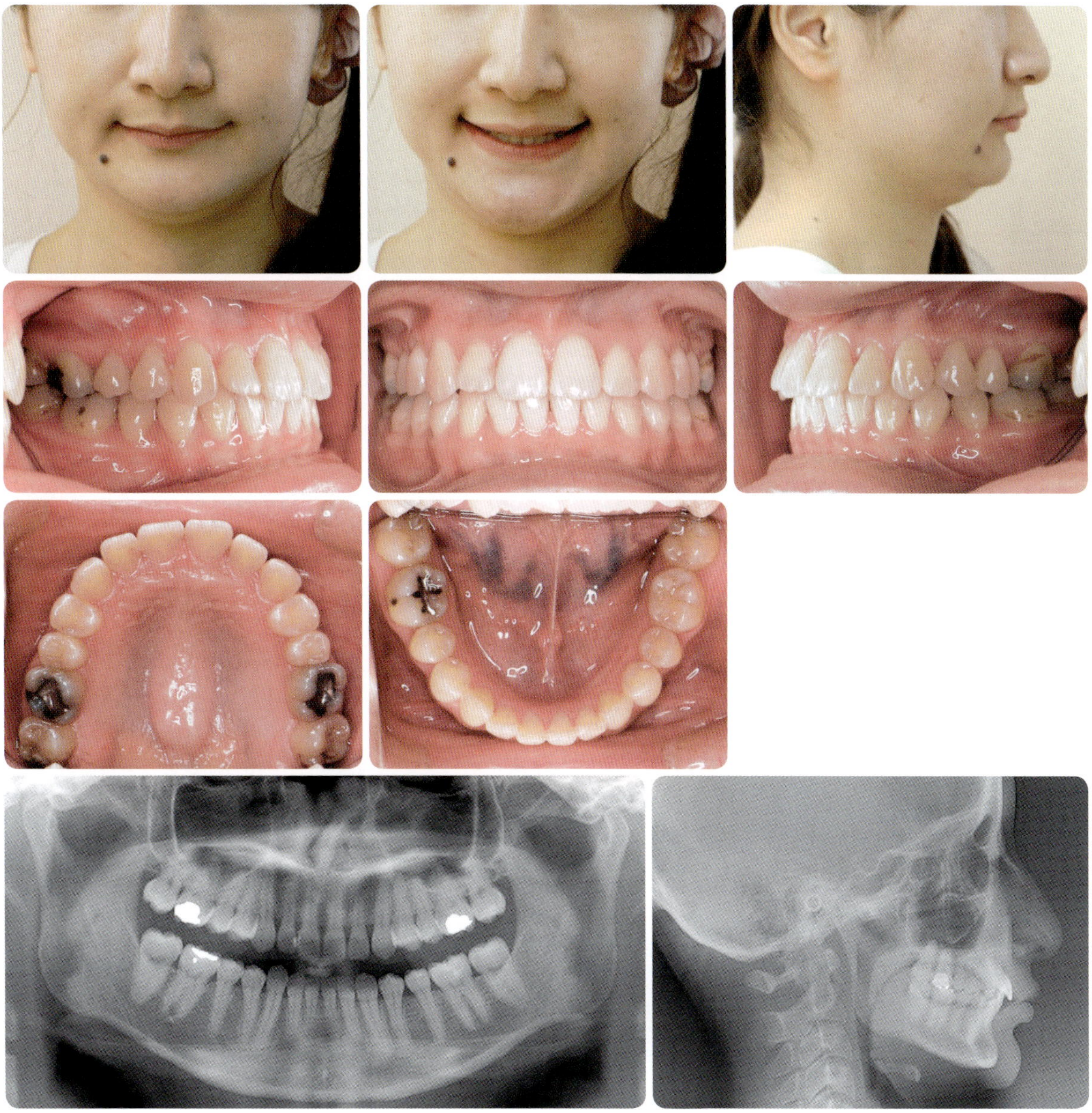

49〜58　動的治療後2年（27歳9カ月）．わずかながらオーバーバイトが増加したものの，アーチフォームに変化はみられず，よく安定している．

Case 4 Class Ⅱ div.2　（術者：有本）

顎関節内障による開口障害を伴うⅡ級2類

◆初診時所見・治療方針

19歳9カ月の女性．主訴は開口障害で，口腔外科を受診したが，「復位のない関節円板前方転位」と診断され，パンピングマニピュレーション施術後，矯正科を紹介された．咬合は典型的なⅡ級2類の不正咬合を示しており，ANBは7°である（*1～12*）．下顎頭の屈曲と深い関節窩・大きな関節結節は，急峻なポステリアーガイダンスを示唆しており，前歯部の深い咬合とともに，ほとんど習慣性蝶番運動しかしてこなかったことを伺わせる．

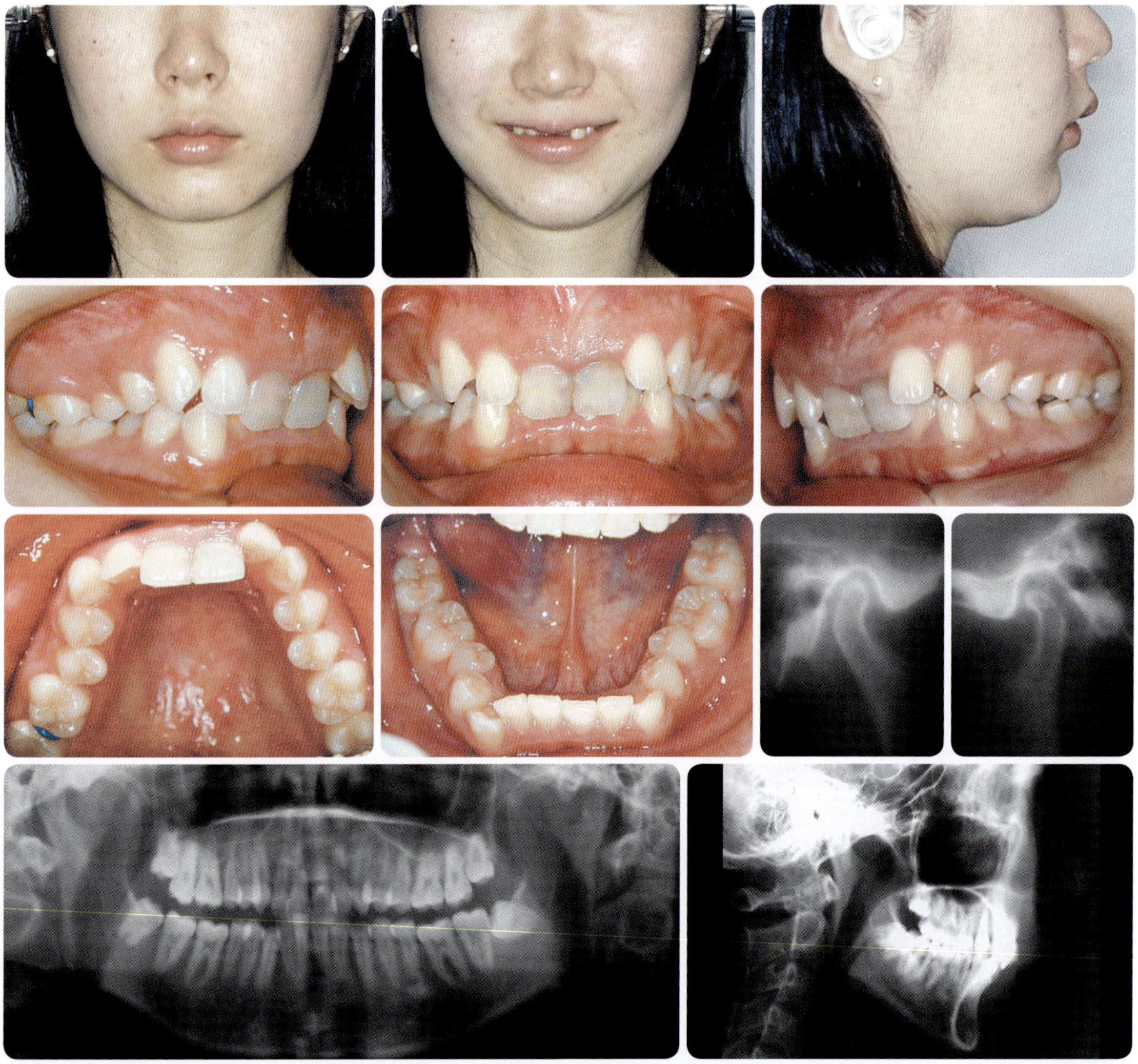

1～12　初診時（19歳9カ月）．開口障害で口腔外科を受診し，非復位性関節円板前方転位と診断され，パンピングマニピュレーション施術後，矯正科（当院）を紹介された．典型的なⅡ級2類の不正咬合で，ANBは7°．下顎頭の屈曲と深い関節窩，大きな関節結節，前歯部の深い咬合が認められる．

これらのことが開口障害を引き起こすほどの顎関節内障になった原因の1つと考えられる．

◆治療の実際

治療はまず，横断方向の補正から始め（transverse → vertical → sagittal の原則），同時に前歯部のロックを解放するために切歯軸の補正を行った（*13〜17*）．臼歯のアップライトができた時点で顎矯正外科手術の治療オプションについても検討したが，そもそも開口障害が主訴であり，外科的矯正は避けたいということであった（*18〜22*）．

そこで，臼歯の遠心移動でⅠ級関係の獲得を目指すこととした．

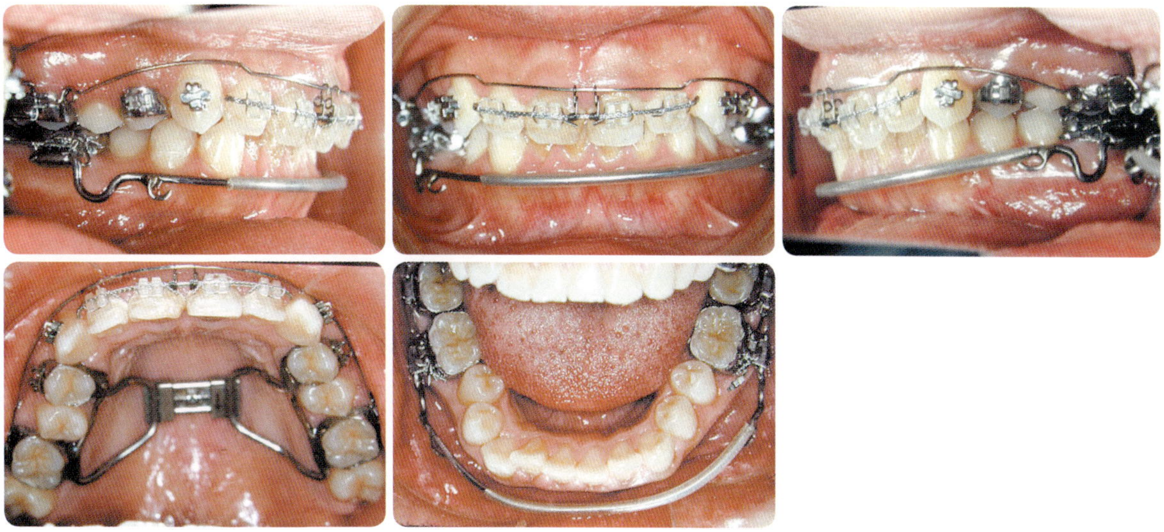

13〜17　治療はまず横断方向の補正から始め，同時に切歯部のロックを解放するために前歯軸の補正を行った．

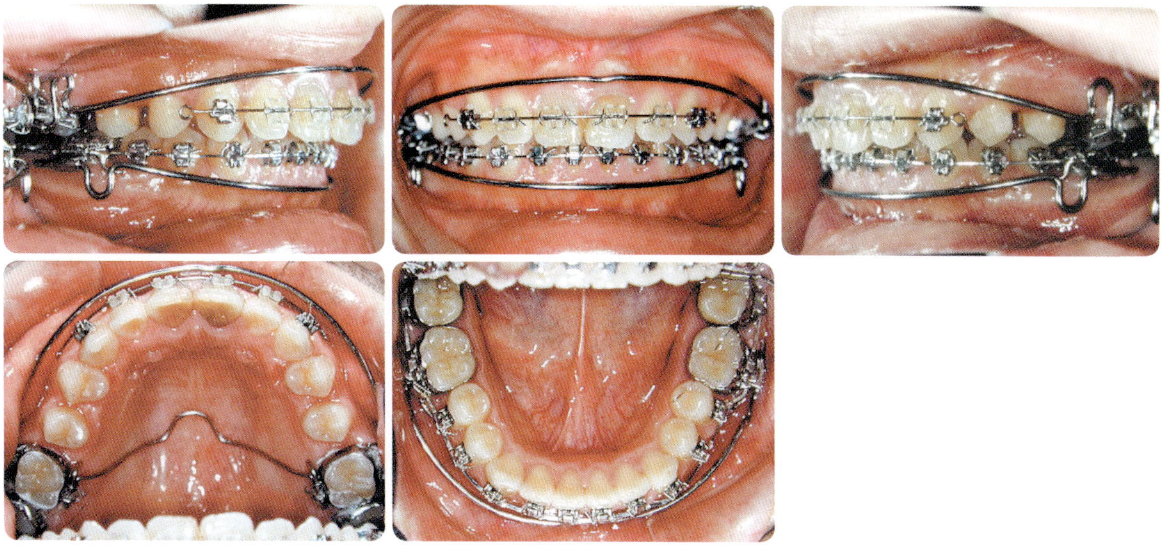

18〜22　GMDによる遠心移動終了時．上顎大臼歯の近心回転がまだ残っており，TPAにより回転を修正しつつ上顎リップバンパーでさらに遠心にスペースを得ることとした．

臼歯の遠心移動後，さらに前歯の圧下を行って治療を終了した（*23〜32*）.

治療の結果，骨格形態に変化はなく，ANB, SN/MPともに大きな変化はなかった．スペースマネジメントという意味では上下顎臼歯のリポジショニングで叢生をとり，下顎前歯の唇側傾斜でデンタルコンペンセーションして仕上げたと解釈できる.

◆考　察

このように，顎位を低くするのがきわめてリスキーな症例では，MOOのアプローチは臼歯のポジションを維持・安定させながら治療を進めることができるので，治療中・治療後を通じて顎関節症状を発することなく治療を進めることができた．術後2年2カ月でもほぼ安定した咬合を保っている（*33〜43*）.

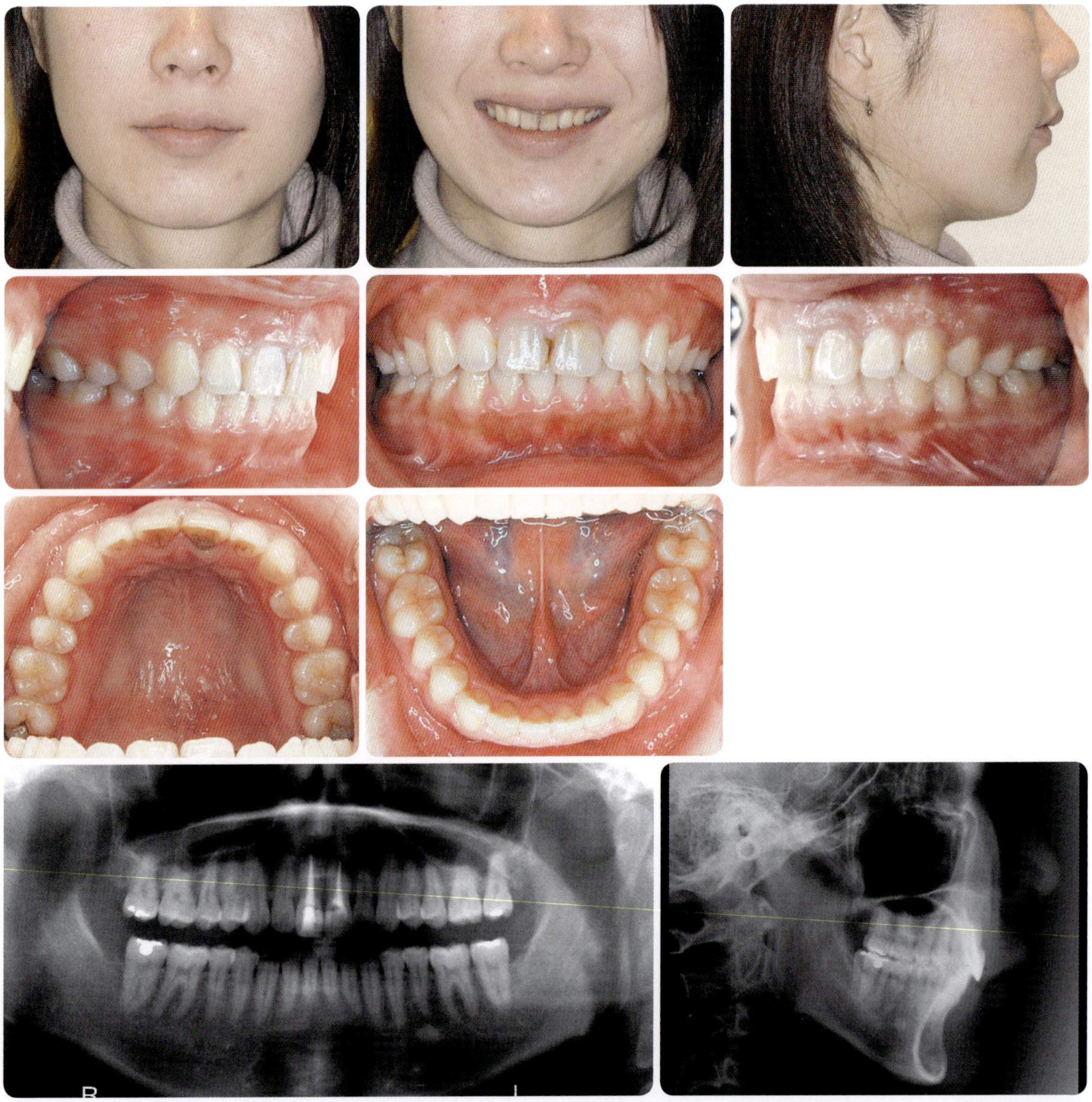

23〜32　動的治療終了時（24歳4カ月）．骨格形態に変化はなく，ANB，SN/MPともに大きな変化はなかった．MOOでは臼歯のポジションを維持・安定させながら治療を進めるため，治療中，治療後を通じて顎関節症状は生じなかった.

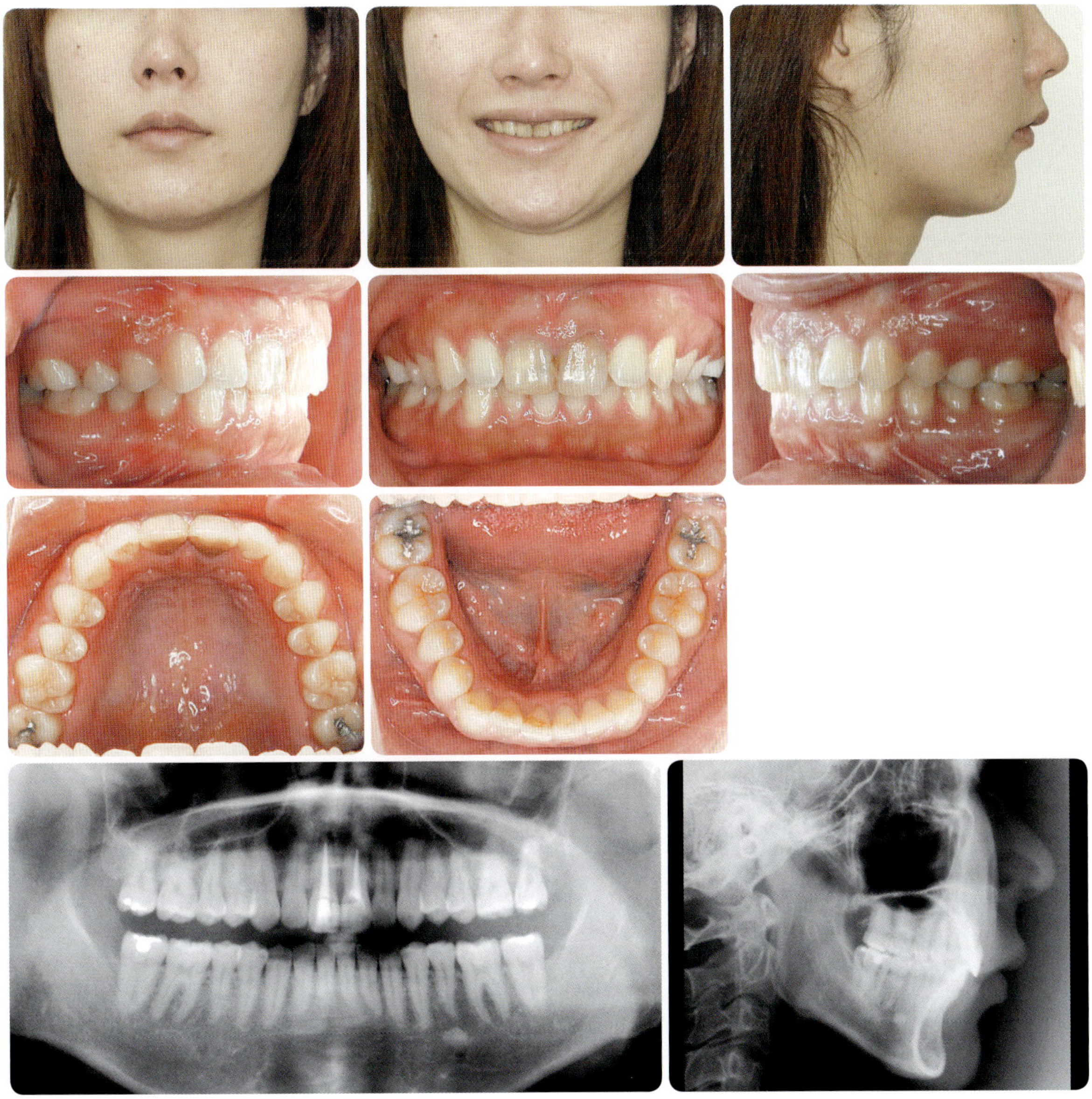

33～42　術後2年2カ月（26歳7カ月）．咬合は安定している．

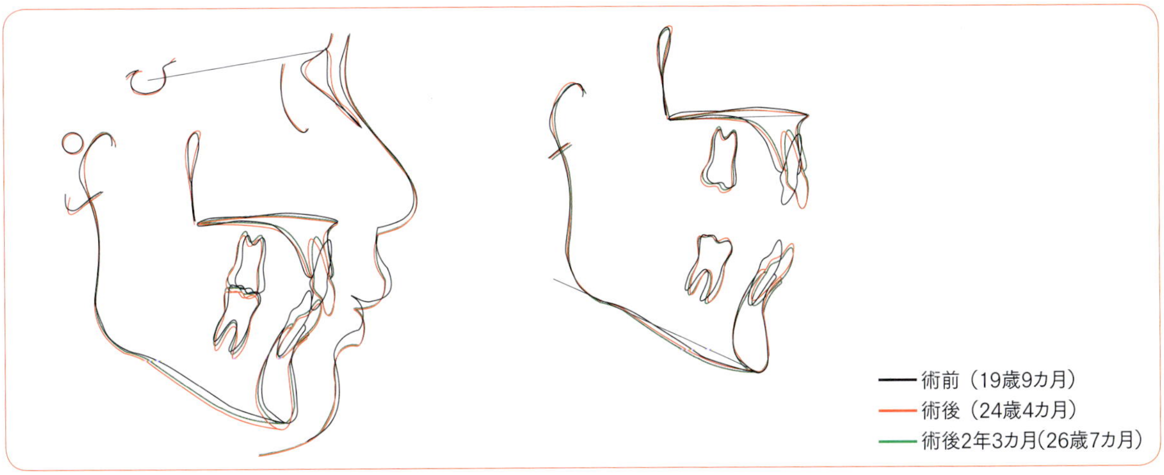

43　側面セファロのトレースの重ね合わせ．

Case 5 ClassⅡ div.1　　（術者：賀久）

ミニプレートを用いて遠心移動を行った成人症例

◆初診時所見，治療方針

39歳6カ月の女性．オーバージェットが12.5mmで，ANBが6°の骨格性Ⅱ級1類の症例である．SNBが71°，SN/MPが48°，SN/OPも23°で，下顎の成長が垂直傾向の強いハイアングルで，前後的な下顎骨劣成長を伴った成人の難症例であることがわかる．コンサルテーション時に，治療の選択肢として，唇側フレアしている上顎前歯を，現在の下顎前歯の位置まで後退させることができれば，側貌からの突出感を改善できる

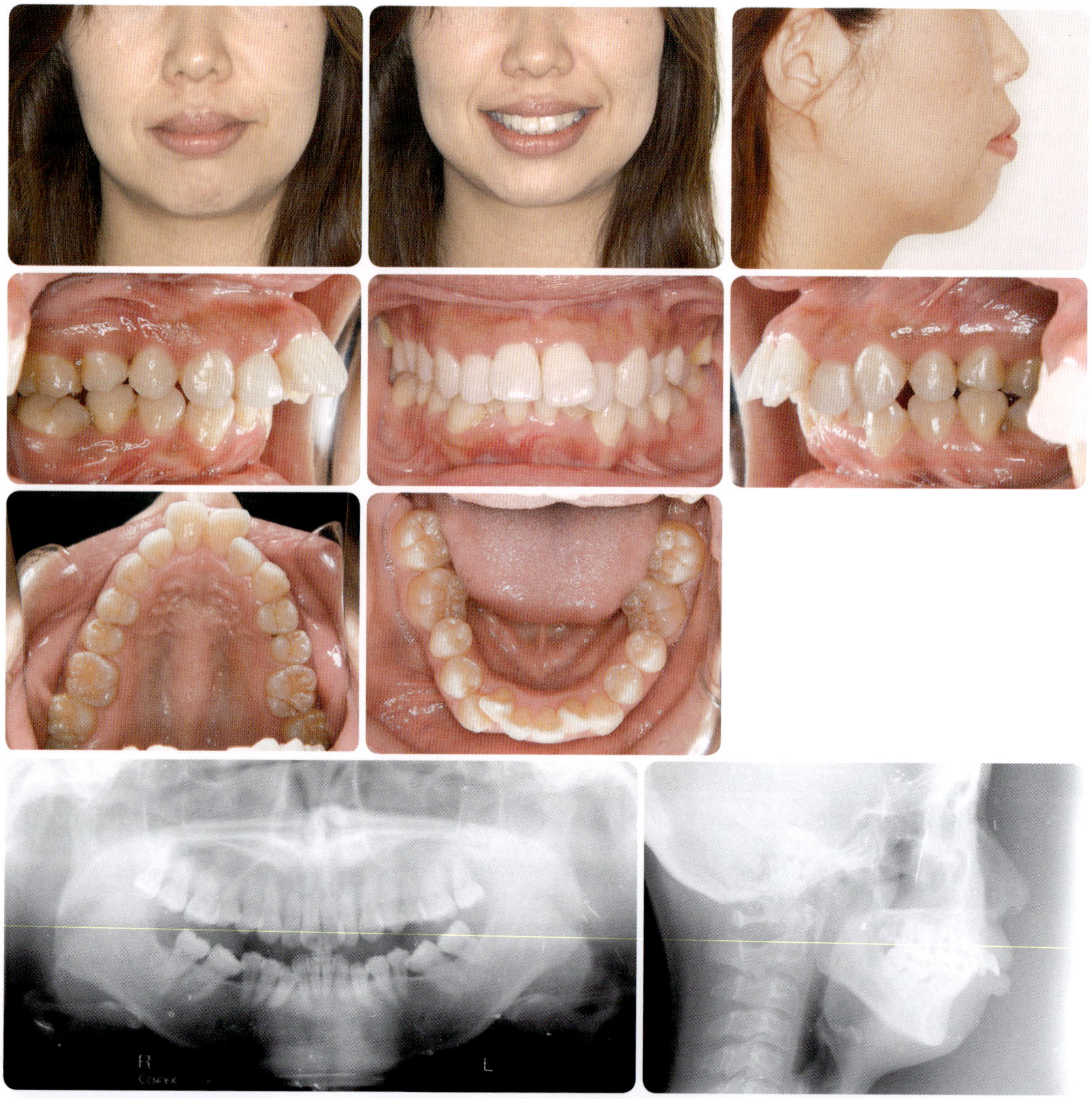

1〜10　初診時（39歳6カ月）．口唇の突出感が強く，オーバージェットは12.3mmである．下顎の叢生も強く，単にブラケットのみで治療を行った場合，前歯のアンカーロスを招くと思われる症例である．

という提案をした．患者自身それまで大きな歯科治療の経験もなく，補綴や保存修復処置の既往もほとんどなかったことから，親知らず以外の歯は残したいという希望があった（***1〜10***）．

◆治療のポイント

上顎の口蓋は浅く，改良型ナンスを使ったGMDのような装置では，臼歯遠心移動時に前歯のアンカーロスが懸念される．特に，上顎前歯が大きく唇側傾斜している今回のような症例では適応症にならない．そこで，口蓋が浅い症例でも臼歯の遠心移動が可能になるようスクリュー3本を用いてプレートで固定して，それを固定源としながら第一大臼歯に可撤式リンガルアーチを装着し，近遠心の回転や拡大もしくは狭窄の調整を行いながら移動できるようにした．この方法を私たちはpalatal arch distalization systemと名づけ，ここで使用しているプレートをPADSプレートとよんでいる（***11***）．

PADSプレートを用いて臼歯遠心移動を行う際は，リンガルアーチにゴムやコイルがセットできるようなフックを設け，プレートから臼歯が後方に動くように引っ張っていく．リンガルアーチには複数のフックが設けられていて，遠心移動が進んでいくにつれて，遠心方向への力がかかりやすいように前方のフックを用いて牽引していく．また，PADSプレートにも複数の切れ込みがあってリンガルアーチのフックからゴムやコイルをプレートにかける際，臼歯の抵抗中心を通り，これが咬合平面に平行にな

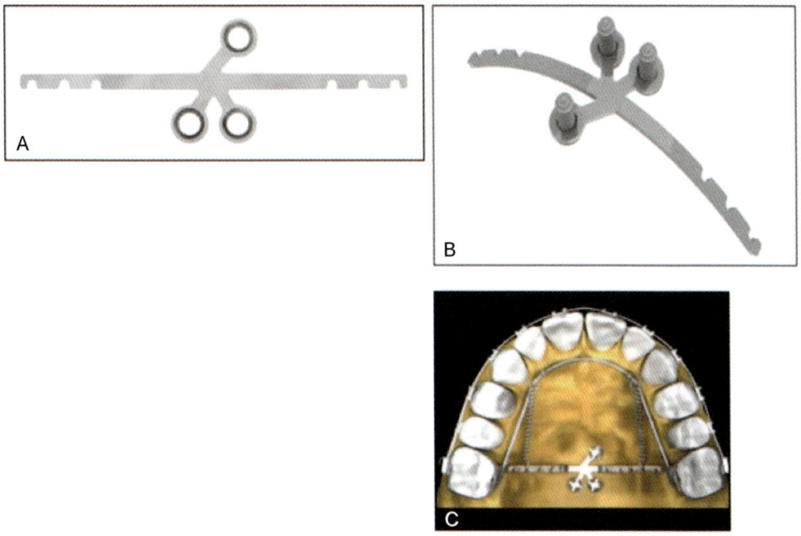

11　本症例に用いたミニプレート（JCO, 44(12):719〜730, 2010）．
1.8mmの直径で6mmの長さをもったミニスクリューを3本用いて口蓋にセットする．上顎第一大臼歯部に設けられたリンガルアーチ上にあるフックを，ミニプレート上の切れ込みとゴムやコイルで牽引することで臼歯の遠心移動を行う．
A：プレートはフラットな状態となっている．
B：遠心に2本，近心に1本のスクリューで固定できるようになっている．
C：口腔内にセットされた状態．

るようにセットすることで，下顎骨の回転をさせずにⅡ級の臼歯関係を是正できる．この角度の調整ができることで，歯冠を遠心傾斜させたり近心傾斜をさせたりすることが可能である（***12***）．また，リンガルアーチは可撤式になっているので，遠心移動時に下顎の幅径に合わせて調整が可能でⅡ級不正咬合の多くにみられる近心回転も，TPAの調整を応用することで容易に改善することができる（***13***）．

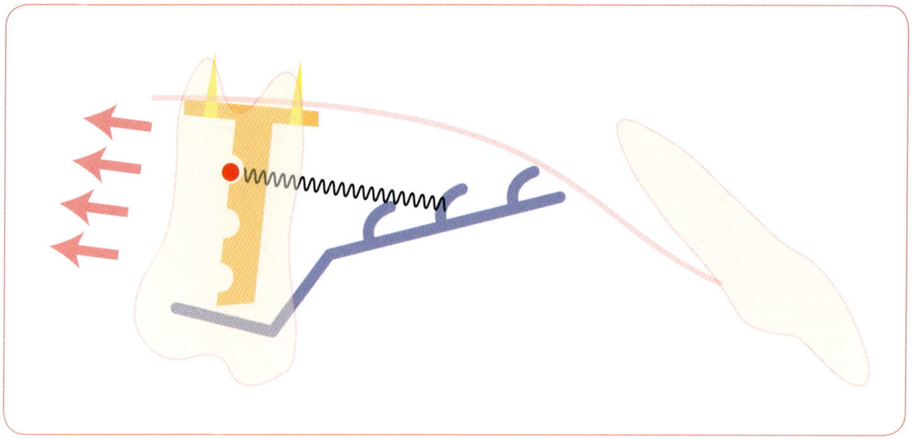

12　PADSのフックの位置と，リンガルアーチのフックの位置の組み合わせによって歯冠の遠心傾斜と歯根の遠心傾斜をコントロールする．臼歯の抵抗中心を通るように作用線を設定できれば，臼歯の歯体移動が得られる．

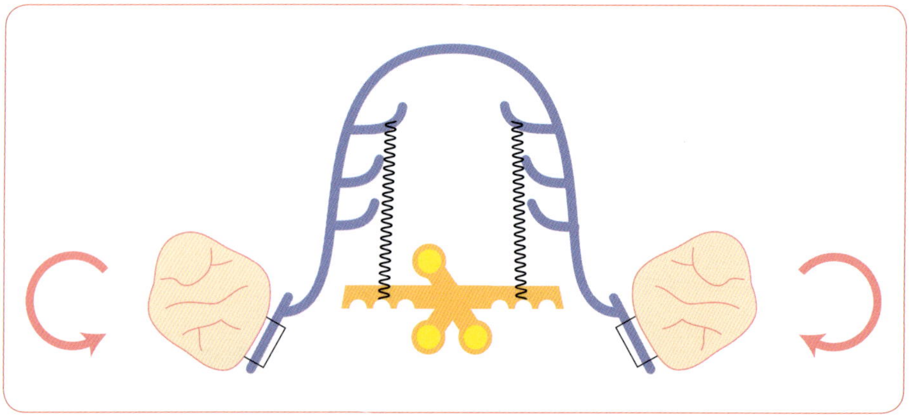

13　臼歯の遠心移動時に6|6間の幅径や近遠心の回転調整を行うことができるように，リンガルアーチは可撤式となっている．

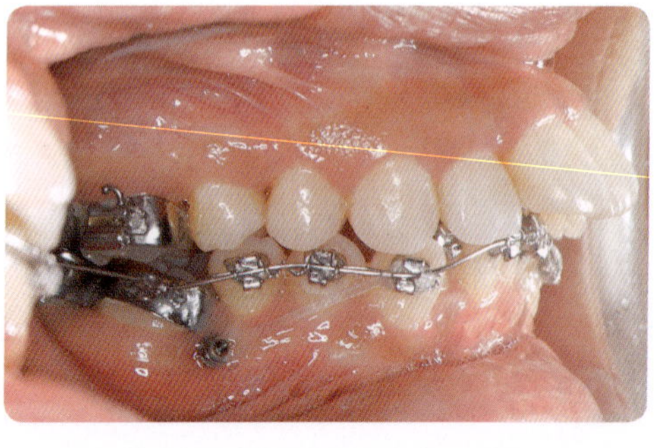

14　下顎前歯の唇側へのフレアを回避するために，65|56間にミニスクリューを設けて予防した．

下顎歯列弓においては，臼歯と犬歯が著しく近心傾斜している．このような状態で，単にワイヤーとブラケットのみでレベリングを行うと，下顎の前歯が唇側にフレアしてしまい，治療の目標である側貌改善が行えなくなる．咬合面からみても前歯の叢生が強く，通常のレベリングでは前歯のフレアを容易に引き起こしてしまうことが理解できるだろう（***8***）．

そのため，下顎第一大臼歯と第二小臼歯間にTADを挿入して犬歯が遠心に回転するように力をかけて，前歯のアンカーロスを予防することとした（***14***）．

◆治療の実際

まず，上顎第一大臼歯と第二大臼歯にバンドをセットし，PADSのメカニクスを開始した．同時に，セクショナルワイヤーで6～7番をつなげて，頬舌的なズレが遠心移動時に起こらないようにコントロールした．最初にこの部位にセットしたワイヤーは016×022NiTiで，3カ月後に016×022SSに交換した（***15，16***）．

この間，下顎アーチにはブラケットをセットし，018NiTiをすべての歯に結紮した．第一大臼歯と第二小臼歯間に直径1.4mmで長さ8mmのTADを挿入して，犬歯のブラケットから直接後方に牽引した．犬歯には抵抗中心よりも歯冠側から力がかかり，遠心回転のモーメントがかかるため，ブラケットとワイヤーでつくられる近心回転のモーメントを相殺しながら遠心方向への力がかかり，下顎前歯の唇側傾斜を予防する．

治療開始後6カ月，臼歯関係がⅠ級になった時点でパワードリフトのメカニクスを開始し（☞p.132参照），上顎アーチには016SSをティップエッジブラケットのメインアーチワイヤースロットに挿入し，3┼3に結紮して54|45をフリーにした状態で，65|および|56間にティップバックベンドを入れて6|6のチューブにセットした．同時に，5┼5には012NiTiをホリゾンタルスロットに挿入して，6前歯が後方に移動する際，アーチの形態が崩れないようにコントロールした．上顎歯列の後方移動が効率的に行えるように，5/16インチ　3.5オンスのⅡ級ゴムを使用し，下顎歯列には016×022SSをセットした（***17～20***）．

10カ月目より上顎にコンティニュアスの016×022NiTiをセットし，11カ月目には016×022SSに交換し，パワーチェーンでのスペースクローズを同時に行った（***21～24***）．

フィニッシングワイヤーとして021×025NiTiを用いてトルクコントロールを行い，動的治療を17カ月で終了した（***25～35***）．

セファロの重ね合わせをみると，U1-NA 7.5mm→4mm，U1/NA　42°→25°，L1-NB 14mm→13mm，L1/NB 40°→40°，L1/MP102°→100°と変化しており，下顎切歯の位置を変えずに上顎前歯の後退をはかるという当初の治療目標は達成できた．また，側貌も口唇の突出感が解消され，良好なものに変化した．

◆考　察

本症例は口蓋が浅く，通常の遠心移動を行うと著しく前歯のアンカーロスを引き起こすと考えられる症例であり，成人でハイアングルであることも考えると，小臼歯非抜歯治療はかなり難しい症例といえる．PADSで上顎臼歯をコントロールしながら遠心移動し，下顎歯槽間ミニスクリューをアンカーに臼歯をアップライトしたことがこの治療の成功に大きく寄与している．

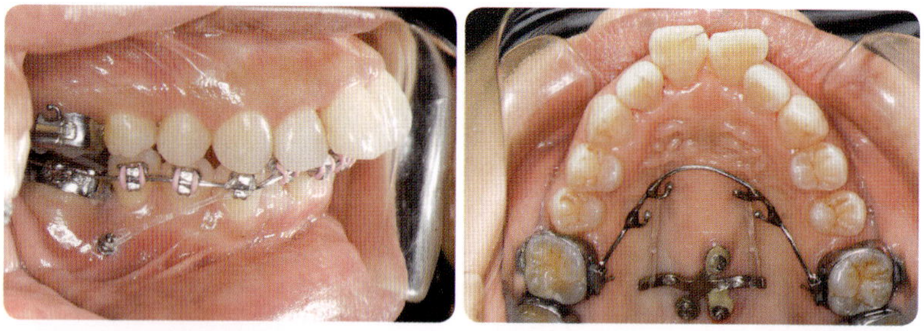

15，16　遠心移動後3カ月．すでにスペースが確保できている．

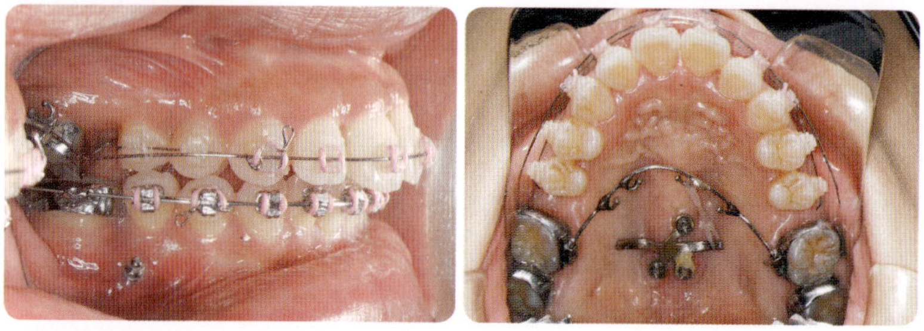

17，18　遠心移動後7カ月．臼歯がⅠ級関係になったところで上顎歯列にもブラケットをセットした．

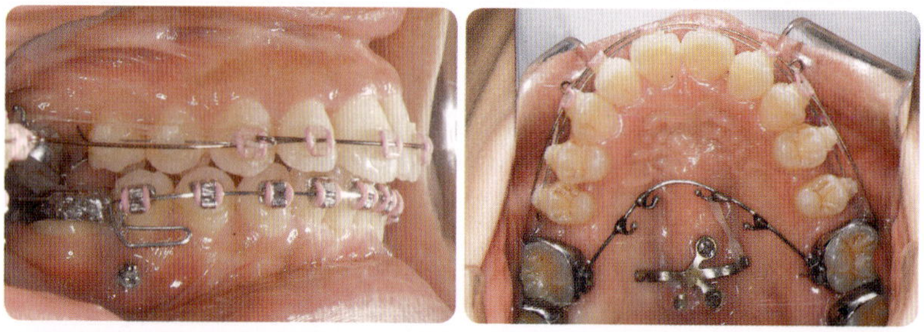

19，20　遠心移動後9カ月．犬歯，臼歯でもほぼⅠ級関係ができあがってきている．

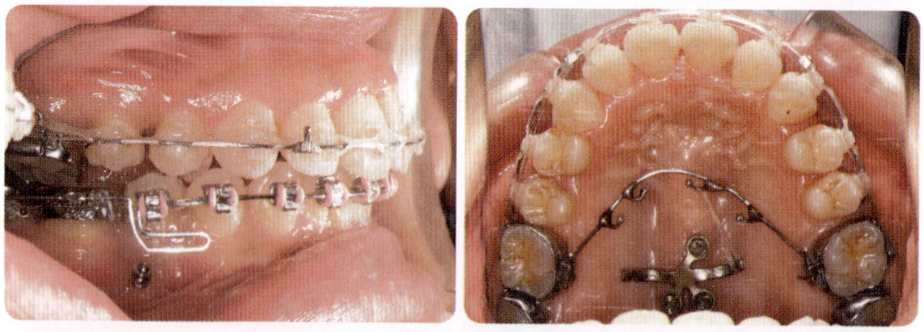

21，22　遠心移動後11カ月．コンティニュアスなワイヤーを上顎にやっと挿入できた．

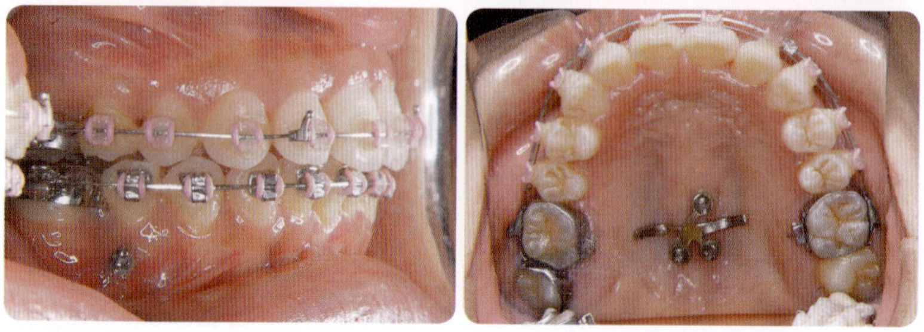

23，24　遠心移動後13カ月．リンガルアーチをはずし，仕上げに入った．

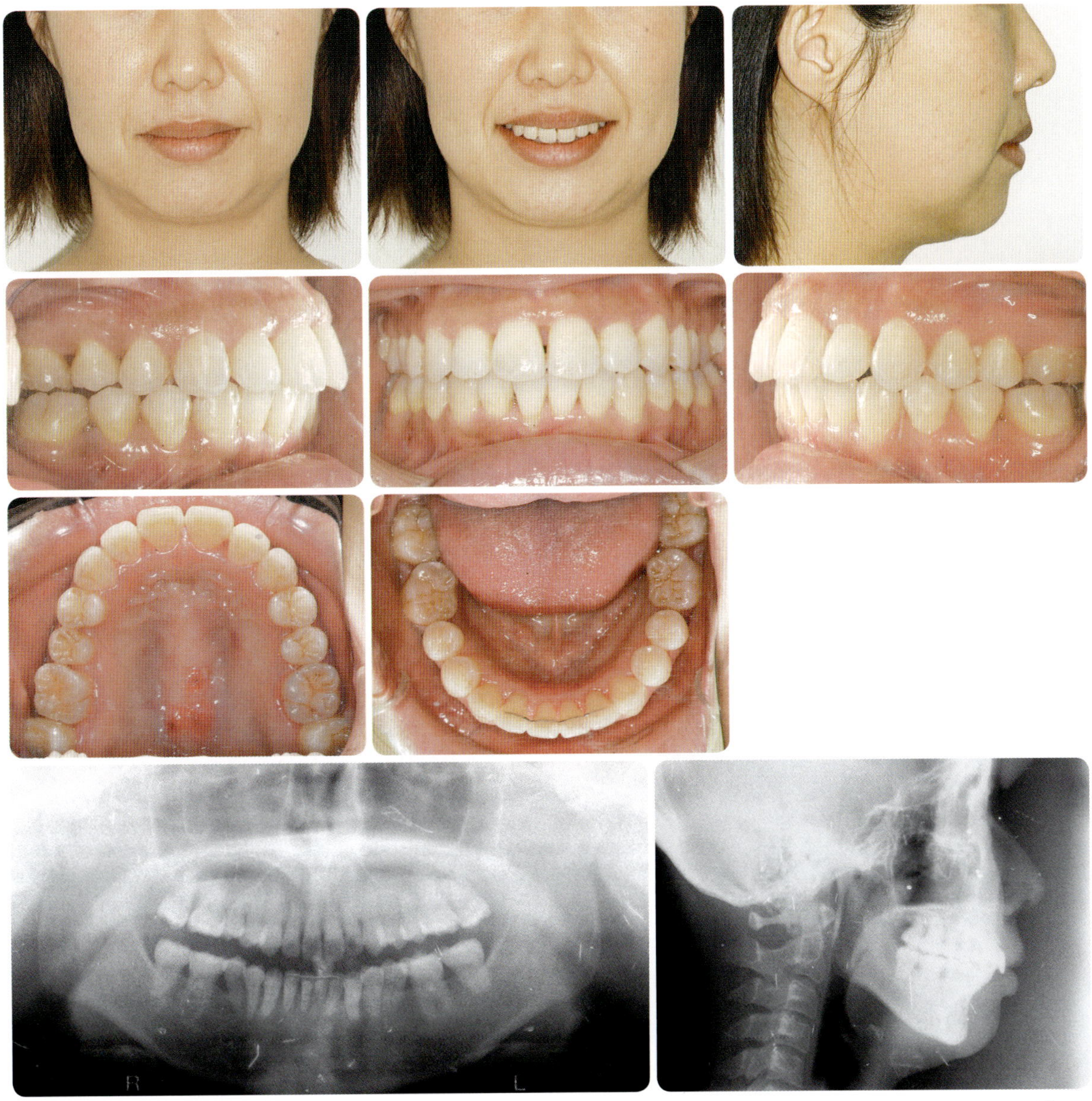

25～34　動的治療終了時（41歳3カ月）．上顎はアーチ全体が後方に移動し，より幅の広い基底骨に囲まれたことで，形態もV字からU字へと変化している．側方からみた上下顎の前歯の歯軸は改善されており，治療前に近心傾斜していた右側犬歯，第一大臼歯もアップライトできている．

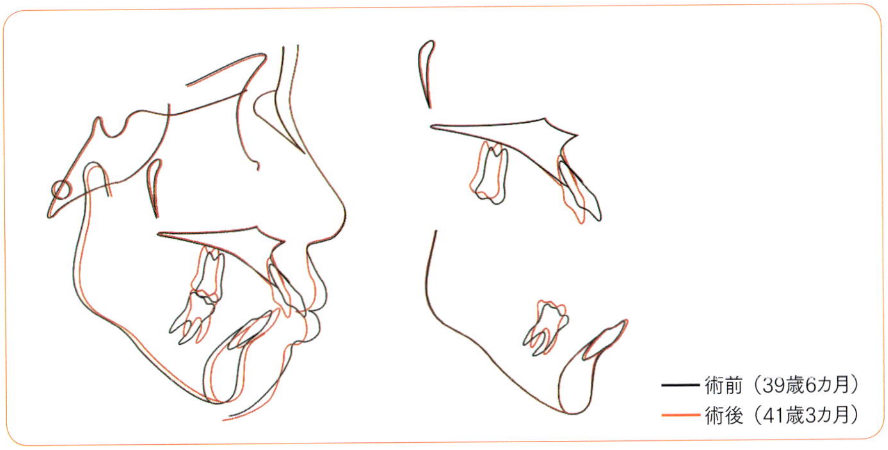

35　下顎前歯の位置を前後的に安定させた状態，上顎前歯の後退が達成できた症例で，口唇の緊張感も取れて，バランスがとれている．

Case 6 Open bite

（術者：篠原）

ハイプルヘッドギアとMEAを用いて治療した成長期のⅡ級開咬症例

◆初診時所見・治療方針

11歳2カ月の女児．前歯でものが噛めないことを主訴として来院した．オーバーバイトは-3mmで前歯部開咬を呈している．SNA78.5°，SNB74°，ANB4.5°と下顎劣成長の上顎前突であり，オーバージェットも5mmと大きい．SN/MPは42°でハイアングル傾向を示す．上下顎前歯はともに唇側傾斜しており，U1/L1は112°と小さい．口腔内所見では上顎歯列の狭窄と上顎大臼歯の近心回転，下顎臼歯の舌側傾斜と近心傾斜が認められる（*1〜10*）．

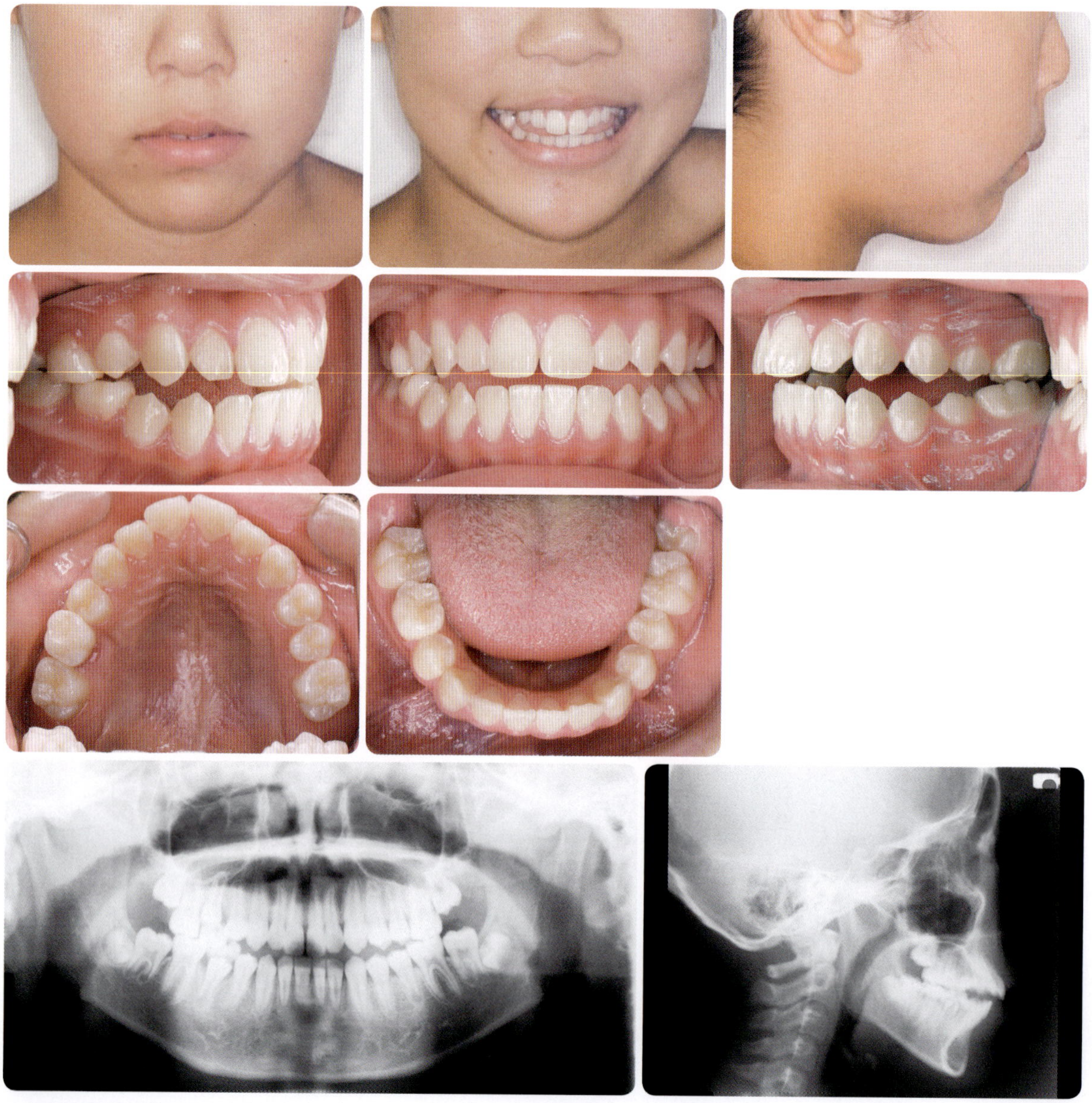

1〜10　初診時（11歳2カ月）．

これらのことから，治療計画は上顎歯列の拡大と下顎臼歯の3次元的アップライトに加え，臼歯部を圧下し下顎骨を反時計回りに回転させることで，開咬と上顎前突を改善させることとした.

◆治療の実際

上顎にはHyraxおよびハイプルヘッドギア，下顎にはレベル3のリップバンパーを装着した（*11〜15*）.

上顎拡大のペースは週に1/4回転（0.2mm）とし，5カ月間拡大した後，4カ月間保定した（*16〜20*）.

大臼歯が圧下したことにより下顎骨が反時計回りに回転し，オーバーバイトの増加とオーバージェットの減少，上下顎歯列にスペースが認められた．これは，上顎ではHyraxによる拡大に加え，同時にヘッドギアを用いることで臼歯部が遠心移動したこ

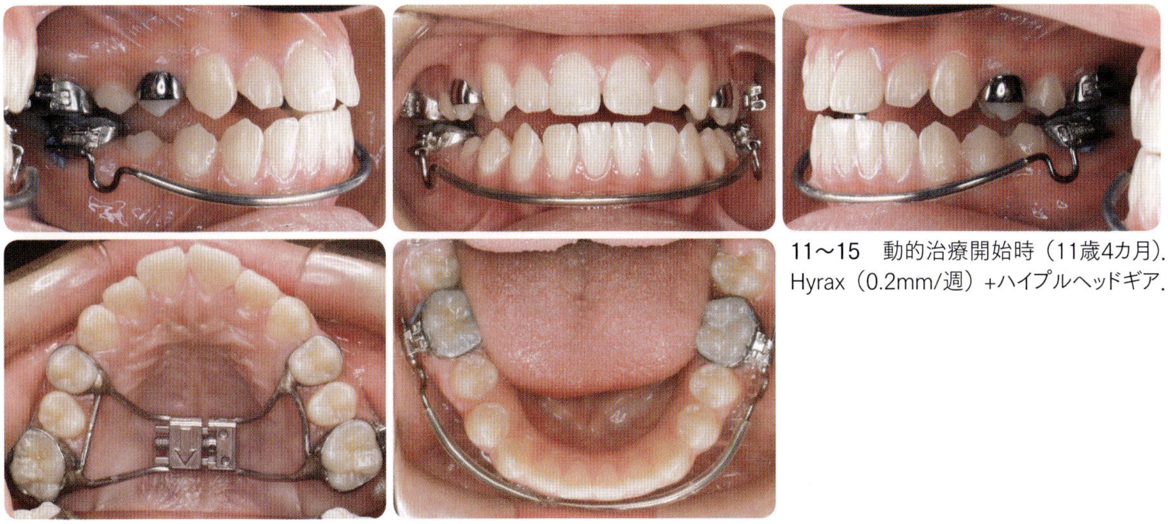

11〜15　動的治療開始時（11歳4カ月）．Hyrax（0.2mm/週）+ハイプルヘッドギア.

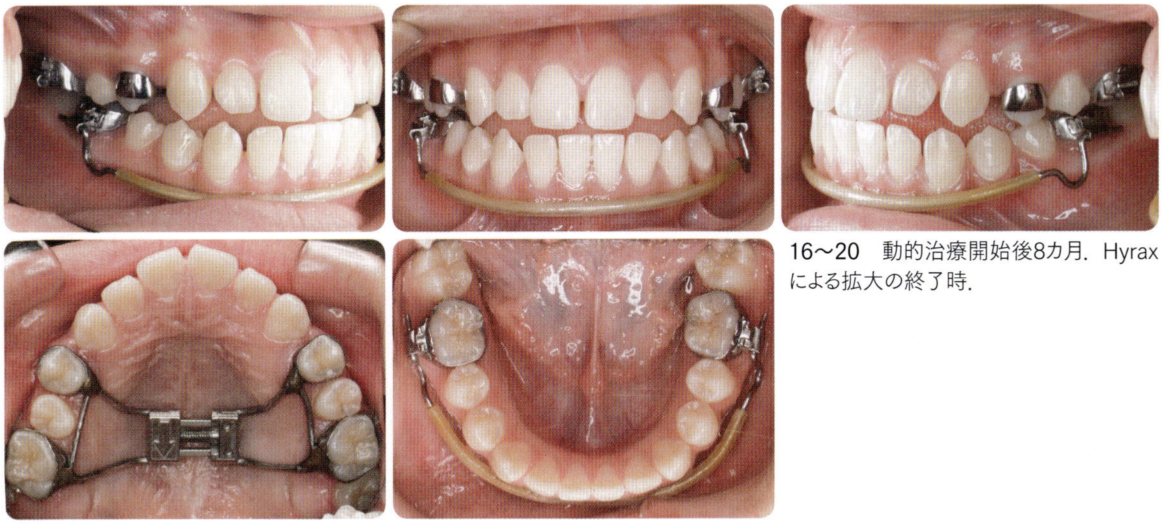

16〜20　動的治療開始後8カ月．Hyraxによる拡大の終了時.

とによる．また，下顎ではリップバンパーによるパッシブエクスパンションと大臼歯が遠心にアップライトしたためである．

Hyraxを TPAに変更し，頬側に傾斜した上顎大臼歯のトルクを修正しつつ，上下顎にブラケットを装着しレベリングと前歯部リトラクションを行い，スペースを閉鎖した（***21〜25***）．26カ月で動的治療を終了した（***26〜36***）．

◆考　察

動的治療終了時では，大臼歯のアップライトと上顎アーチフォームの大きな変化が認められた．また，セファロ所見ではSN/MPは42°から39.5°へ2.5°減少し，下顎骨の反時計回りの回転が認められた．下顎の成長も相まって，ANBは4.5°から2.5°へと2°減少した．U1/SNは105.5°から98.5°へ7°改善し，L1/MPは100.5°から91.5°へと9°改善した．U1/L1は112°から130.5°へ18.5°改善した．前歯部の開咬の閉鎖は，下顎骨の反時計回りの回転に加え，唇側傾斜していた上下顎前歯の歯軸改善の効果も大きい．

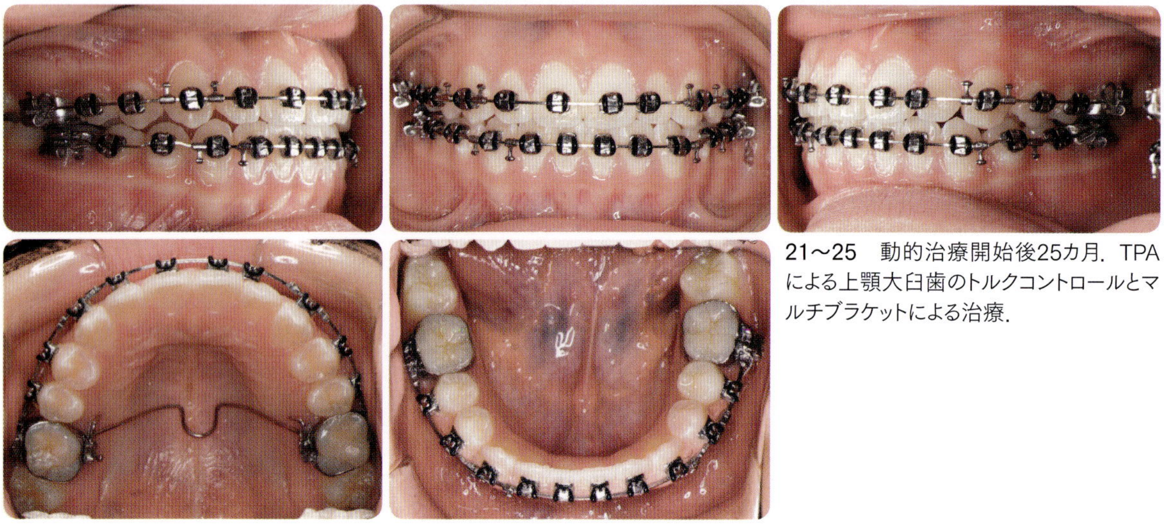

21〜25　動的治療開始後25カ月．TPAによる上顎大臼歯のトルクコントロールとマルチブラケットによる治療．

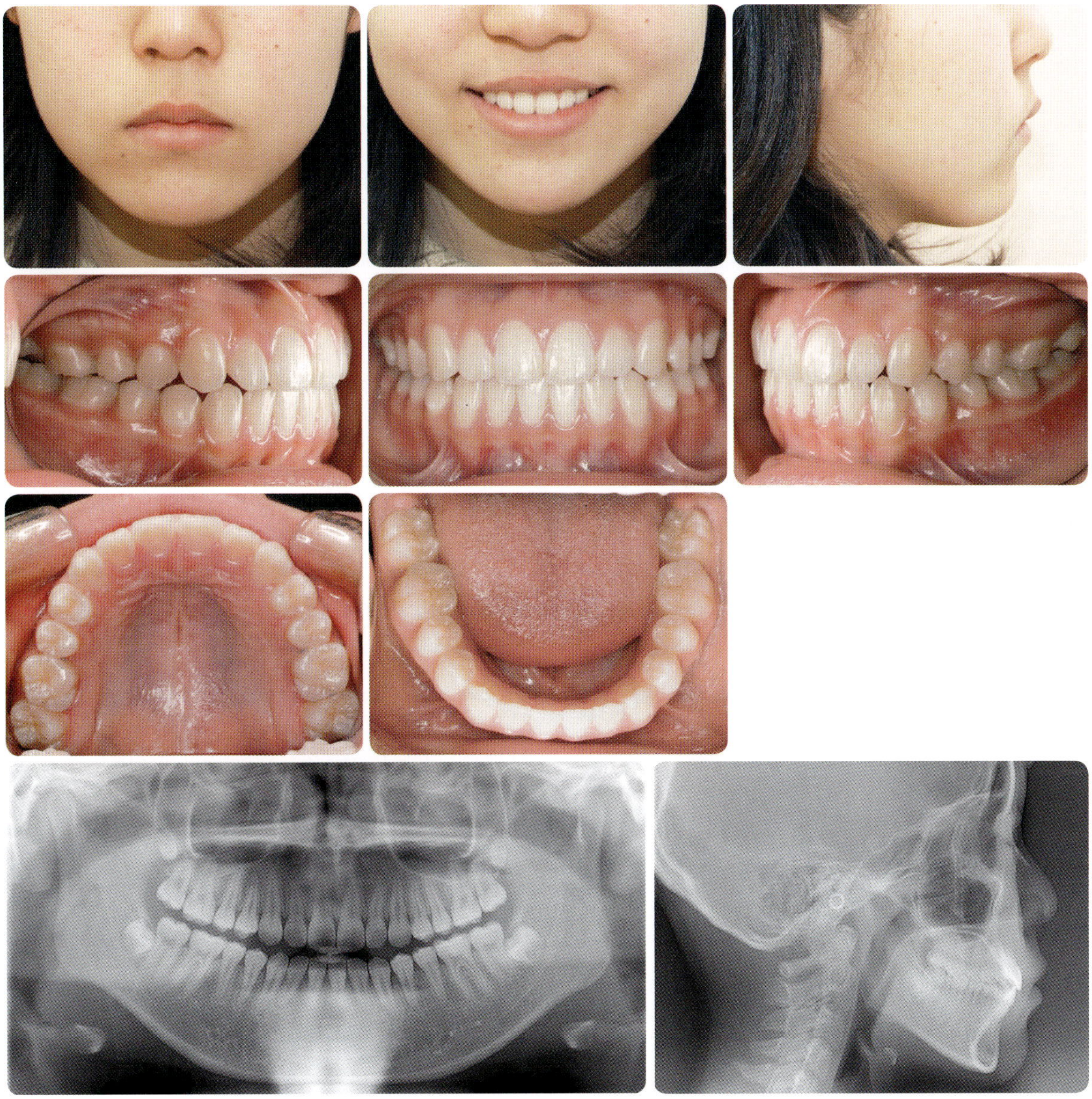

26～35　動的治療終了時（13歳7カ月）.

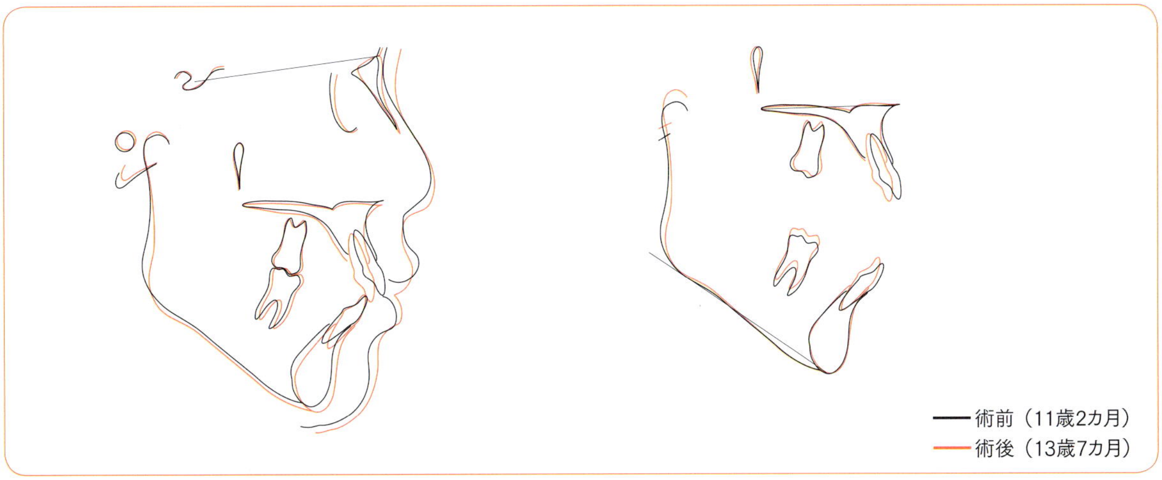

36　側面セファロのトレースの重ね合わせ.

Case 7 Open bite （術者：有本）

交差咬合と下顎側方偏位を伴う成人Ⅲ級開咬症例

◆初診時所見・治療方針

31歳11カ月の女性．前歯でものを噛みたいという主訴．Ⅲ級でオーバーバイトは－5mm．右側臼歯部は交差咬合を呈している．骨格的にはANB5°のⅡ級傾向とSN/MP45°の開咬傾向を示している．咬合高径の左右差があり，オトガイが右側に偏位しているが，中顔面・下顔面全体にわたって右側顔面の高径がやや低く，非対称は顎骨部分だけではないことが伺える．顔貌正面観はさほど非対称が目立つものではないが，スマイル時は非対称となり，右口角のほうがやや上がるため，口輪筋活動のアンバラ

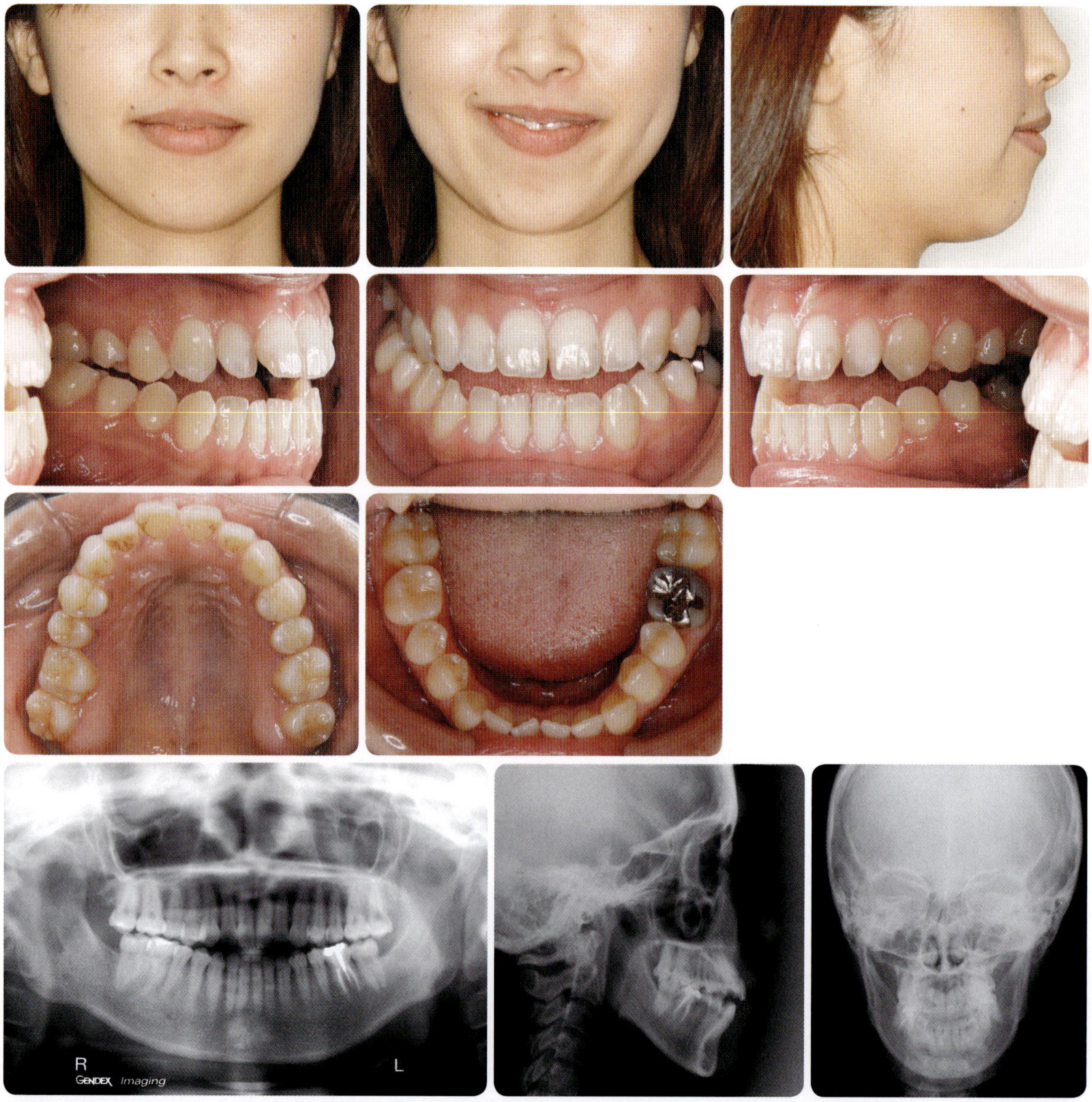

1～11　初診時（31歳11カ月）．Ⅲ級で非対称を伴う開咬症例．

ンスによる非対称と思われる．側貌はややコンベックスタイプを示す（*1〜11*）．

骨格的な非対称があるので顎顔面外科的手法も考えられるが，静止時の非対称がさほど目立つものではなく，本人も外科的手法には同意しなかったため，現状のファンクショナルマトリックスの中で咬合を確立することを目標とした．

◆治療の実際

まず，臼歯のリポジションについて考えるが，この症例の場合，上下顎幅径のコーディネーションと，臼歯の垂直的リポジションが必要である．これらの目的を達するため，上顎にHyraxタイプの拡大装置を装着し（*15*），同時にハイプルヘッドギアを使用，臼歯の挺出を防止した．上顎の拡大は，ヘッドギアの顎整形力を期待して，8カ月かけてゆっくりと拡大した．

下顎は近心傾斜している臼歯を整直するためにリップバンパーを用いた（*12〜14, 16*）．これも臼歯の挺出を防ぐため，レベル3の位置づけとし，口腔前庭の低い位置に設定した．

8カ月後，臼歯のリポジショニングがほぼ終了した時点で，右側臼歯部交差咬合が改善され，前歯部の被蓋も4mm改善されている（*17〜21*）．

ここから切歯をポジショニングしていくが，上顎切歯の位置づけはU1-NAが5mm，U1/NAが23°と悪くないので，上顎前歯をフレアさせることなく臼歯関係の改善と前歯部被蓋を獲得したいと考えた．このため，まず上顎からレベリングし，スタビライズ後に，下顎にブラケットをつけてⅢ級メカニクスで仕上げた（*22〜46*）．

動的治療期間は1年9カ月であった．結果的には咬合平面の垂直的非対称は完全に補正されていないが，緊密な咬合関係が得られた（*47〜57*）．

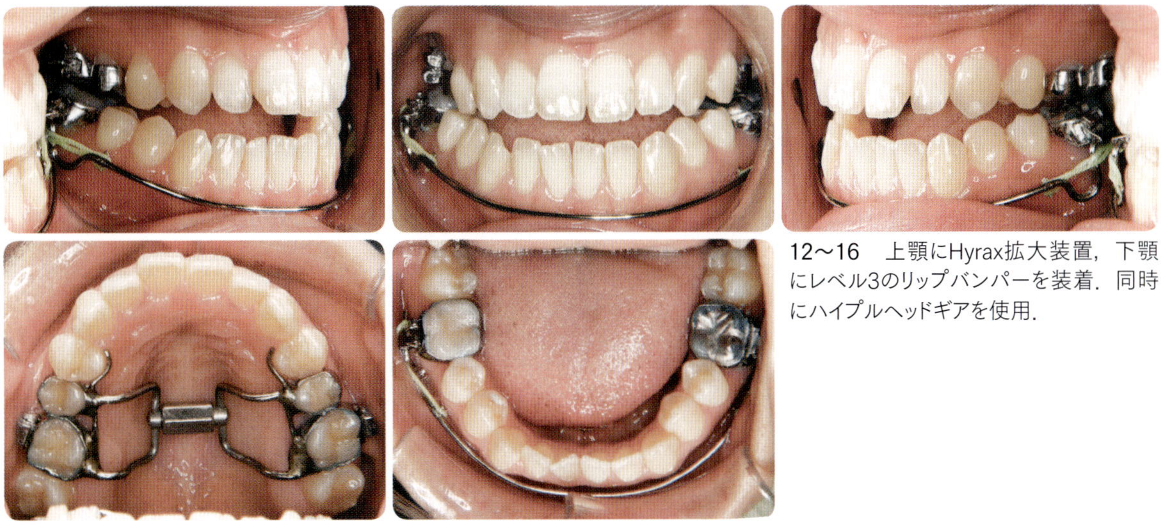

12〜16　上顎にHyrax拡大装置，下顎にレベル3のリップバンパーを装着．同時にハイプルヘッドギアを使用．

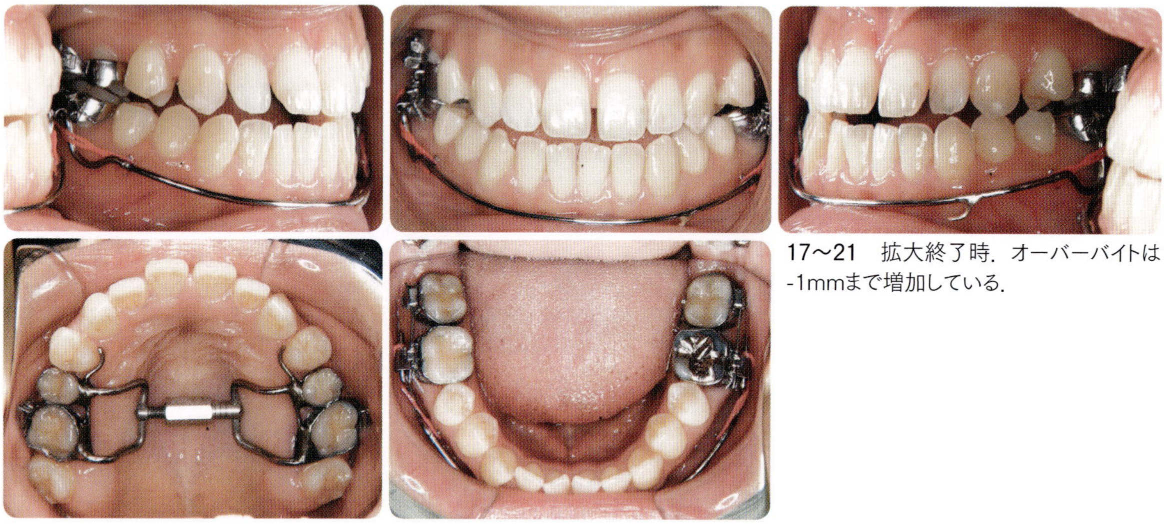

17～21　拡大終了時．オーバーバイトは-1mmまで増加している．

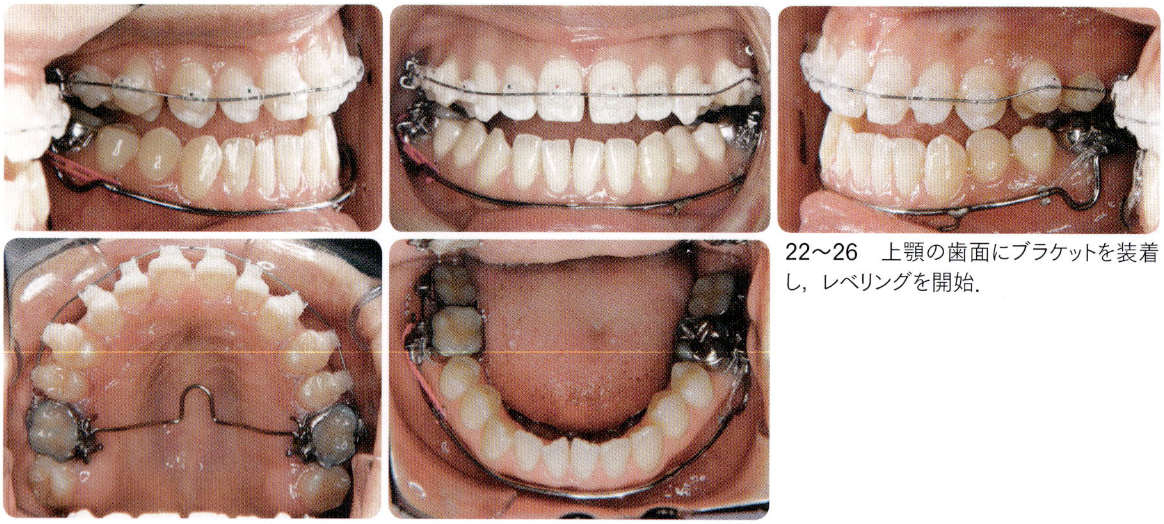

22～26　上顎の歯面にブラケットを装着し，レベリングを開始．

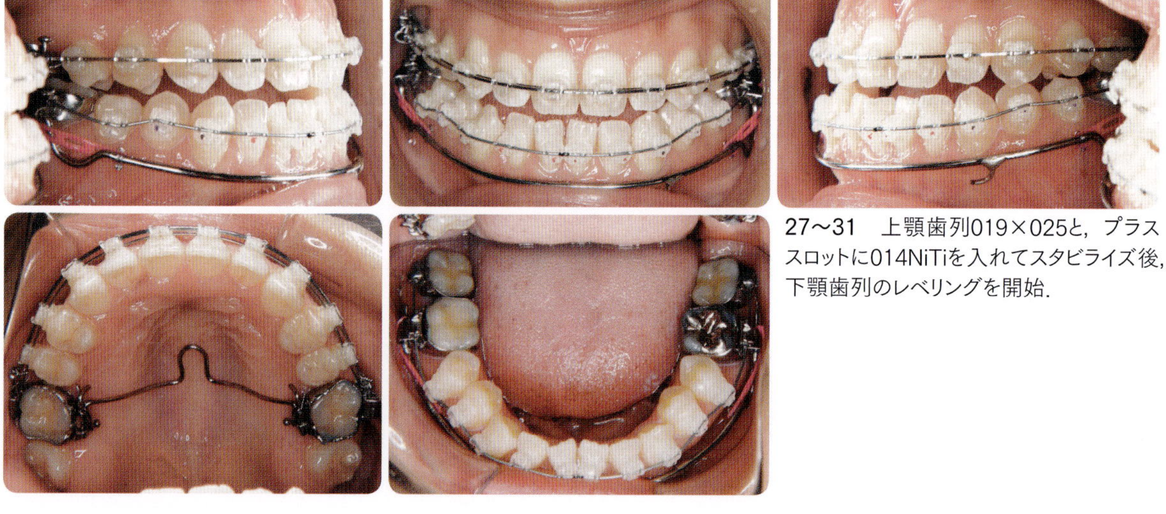

27～31　上顎歯列019×025と，プラススロットに014NiTiを入れてスタビライズ後，下顎歯列のレベリングを開始．

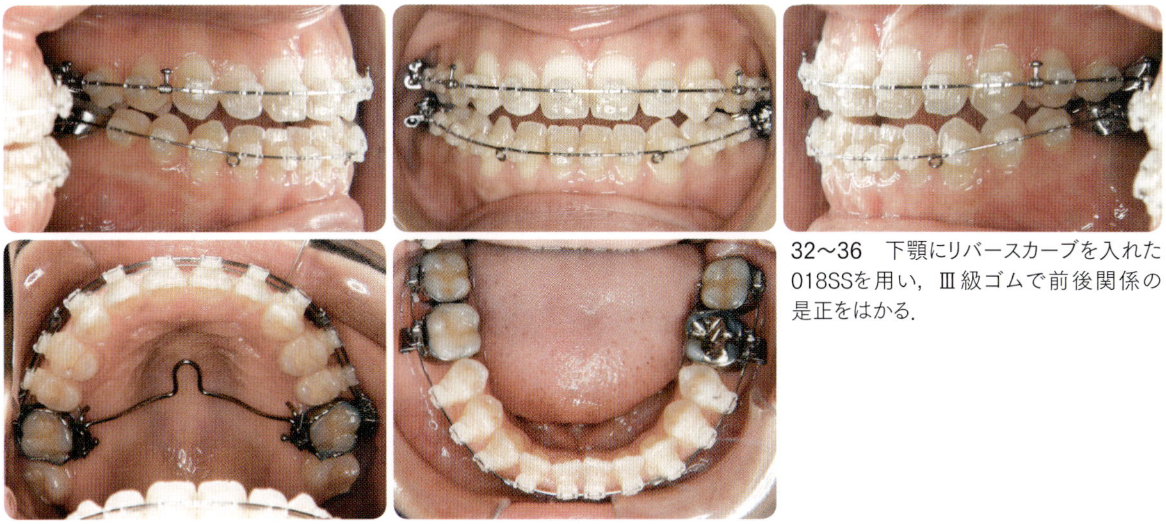

32～36　下顎にリバースカーブを入れた018SSを用い，Ⅲ級ゴムで前後関係の是正をはかる．

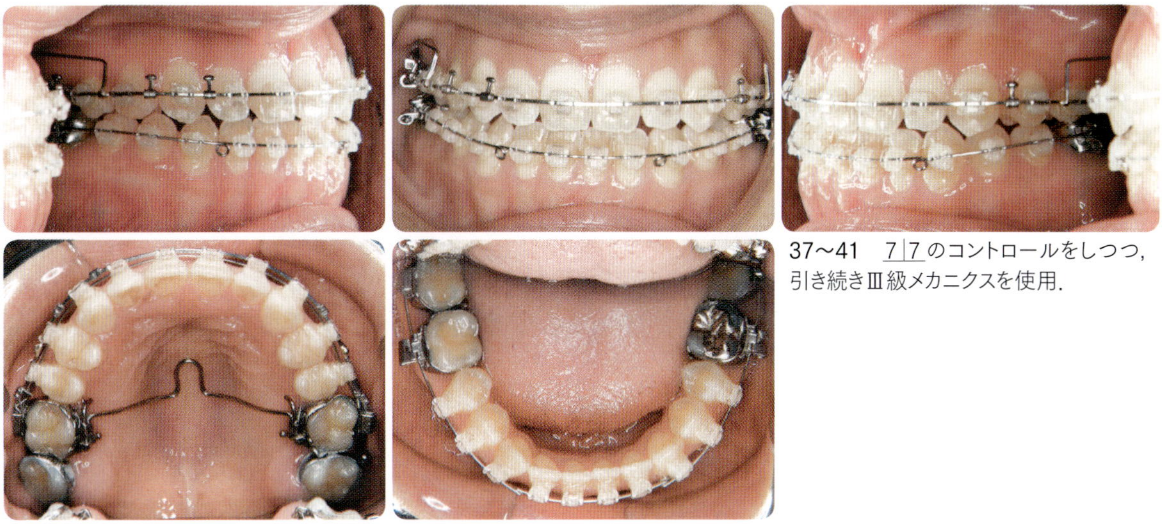

37～41　7|7 のコントロールをしつつ，引き続きⅢ級メカニクスを使用．

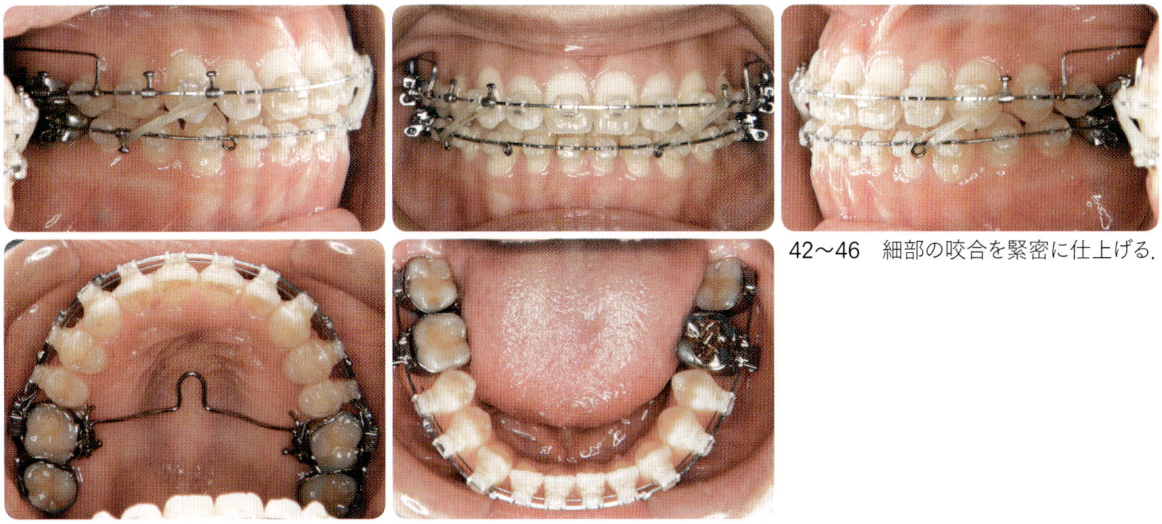

42～46　細部の咬合を緊密に仕上げる．

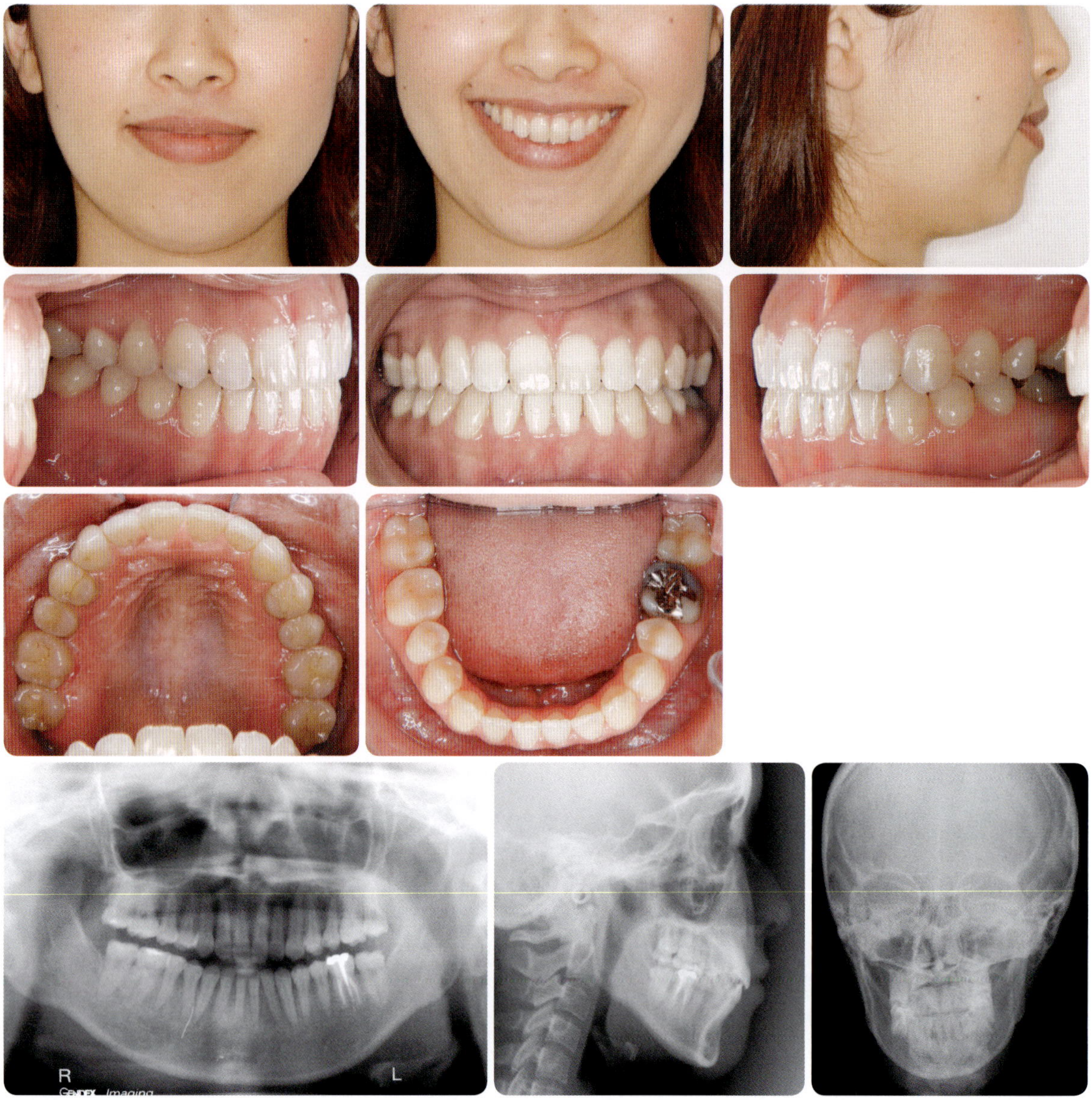

47〜57　動的治療終了時（33歳10カ月）．動的治療期間は1年9カ月．咬合平面の非対称は完全に補正されていないが，緊密な咬合関係が得られた．

◆考 察

オープンバイトの治療では，特に臼歯のリポジションを慎重に行い，切歯のポジショニング前に横断的・垂直的な補正を済ませておくことが重要である．そうすることで，前歯を垂直的に挺出させることを最小限に抑えて治療を仕上げることができる．治療後はガム咀嚼など，垂直的な保定に配慮する．

術後2年3カ月，咬合は安定している（***58～61***）．

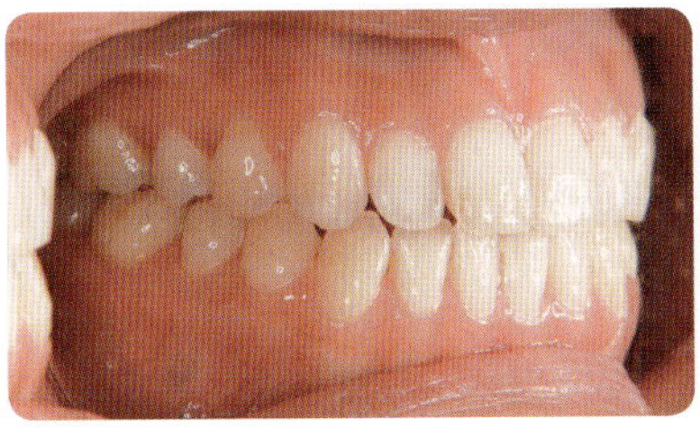
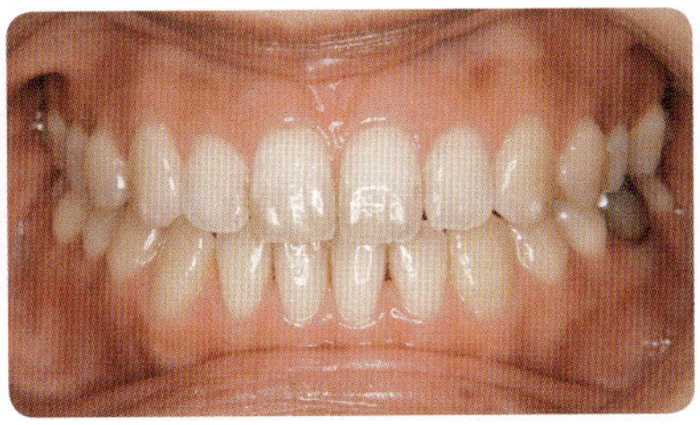
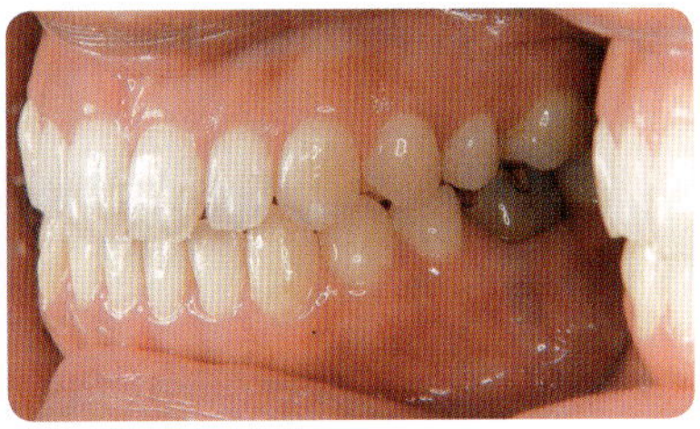

58～60 術後2年3カ月（36歳1カ月）．

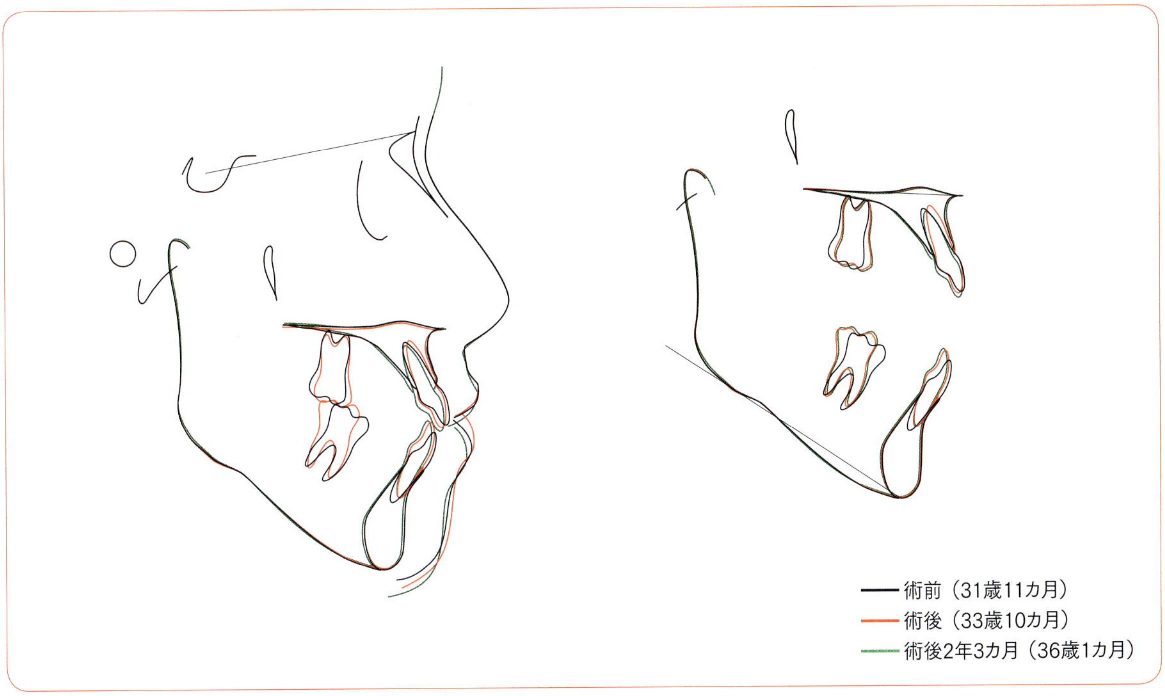

61 側面セファロのトレースの重ね合わせ．

Case 8 Open bite　（術者：賀久）

TPAとミニスクリューで垂直的コントロールを行った開咬症例

◆初診時所見，治療方針

23歳1カ月の女性．7.5mmの開咬を呈するⅡ級1類の症例である．セファロ分析の数値は，SN/MPが54°，SN/OPも26°という強いハイアングル傾向と，下顎骨劣成長を伴った成人の難症例であることがわかる（*1～10*）．

また，審美的な点から症例をみていくと，スマイル時の顔貌を正面観でみたときに，上顎前歯が中切歯の1/3程度しかみえていないことがわかる（*7*）．スマイル時の上唇

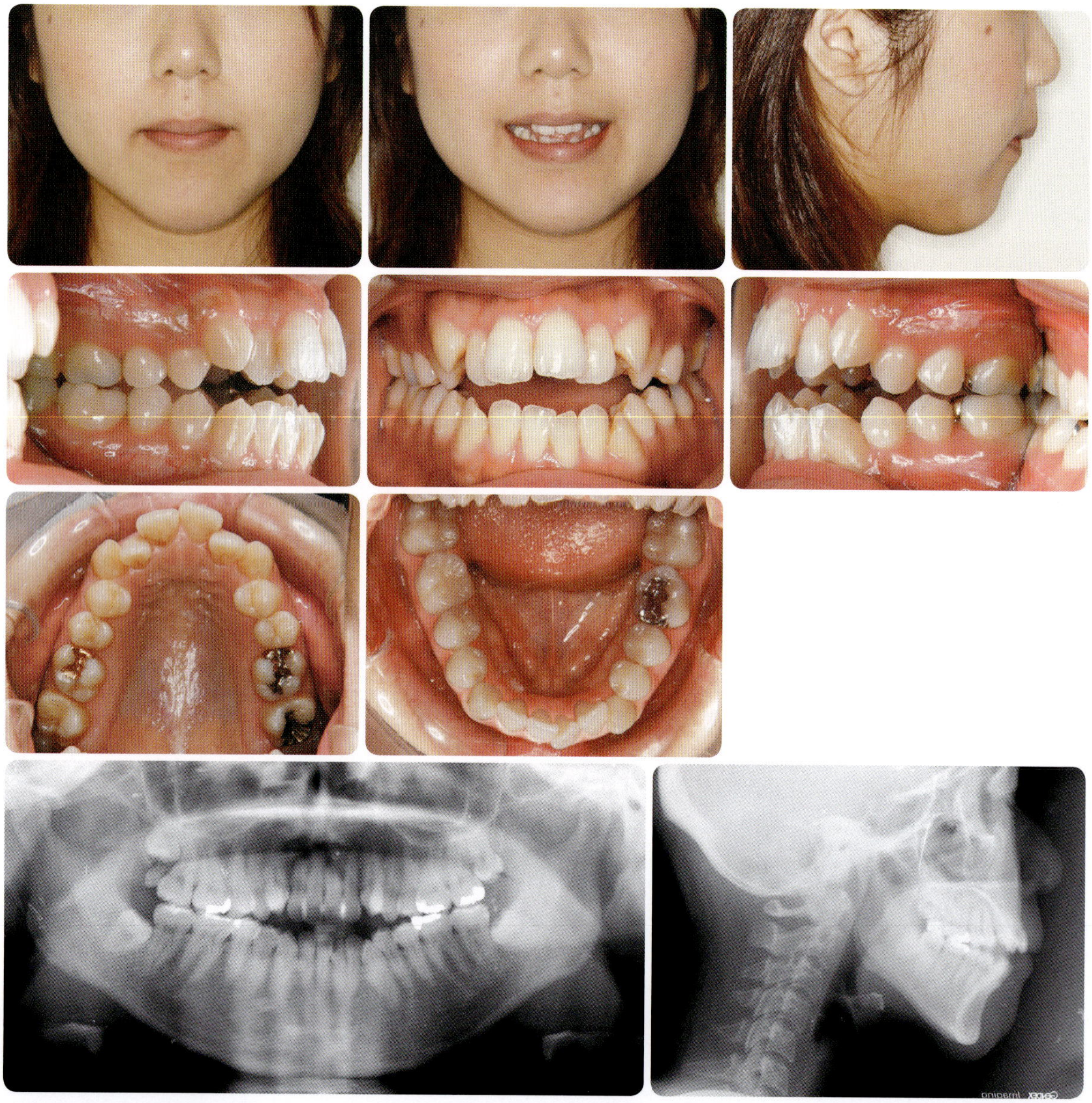

1～10　初診時（23歳1カ月）．

に対して，歯肉のマージンが触れる程度にすることが1つの目安であることから，現在の上顎のインサイザーショーイング（スマイル時の切歯のみえ方）の量は，上顎前歯の挺出が妥当な症例といえるだろう．

◆治療の実際

本症例は，上下顎臼歯の圧下をTADを用いて行うことにより，前歯部のオープンバイトを改善すると同時に，臼歯が圧下することで起こる下顎の反時計回りの回転で，犬歯と臼歯のⅡ級関係を改善することを目標とした．メカニクスとしては，口蓋に6mmのTADをセットし，パラタルバーに設けられたフックからパワーチェーンを使って圧下力を作り出すというものである．下顎アーチはレベリングが終了した後に，016×022SSがセットできるようになった時点で，第一大臼歯と第二小臼歯の間にTADを設置し，メインワイヤーとパワーチェーンをかけることで，臼歯部の圧下を行った（***11～20***）．このシステムにより，上下顎の臼歯がそれぞれ1.5～2mmほどの

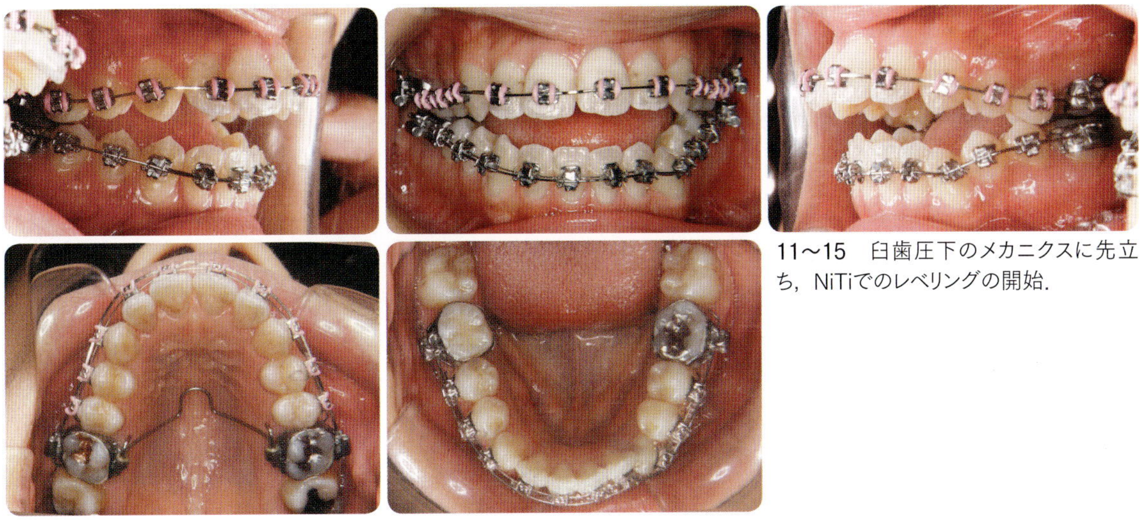

11～15　臼歯圧下のメカニクスに先立ち，NiTiでのレベリングの開始．

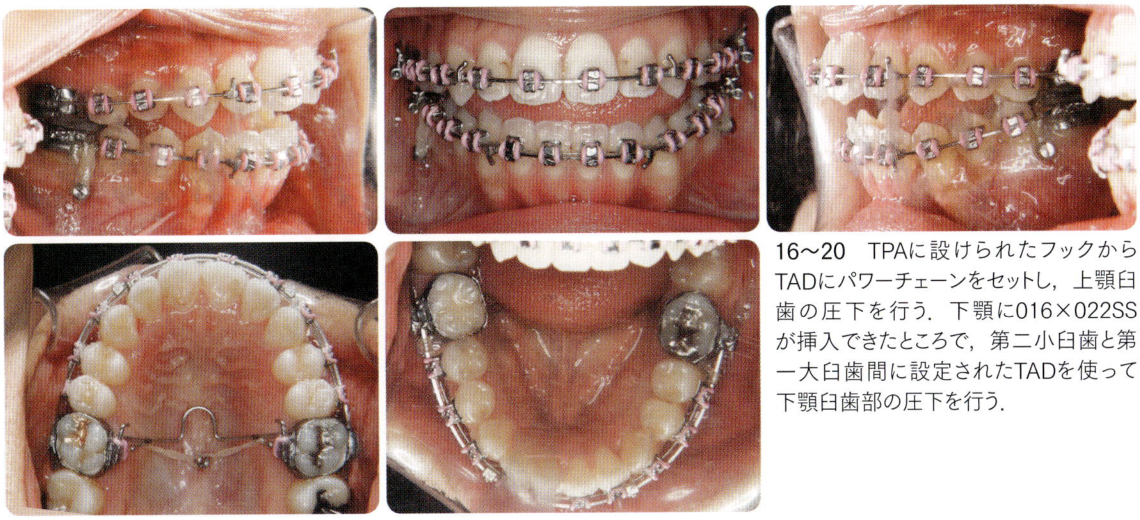

16～20　TPAに設けられたフックからTADにパワーチェーンをセットし，上顎臼歯の圧下を行う．下顎に016×022SSが挿入できたところで，第二小臼歯と第一大臼歯間に設定されたTADを使って下顎臼歯部の圧下を行う．

圧下が行われれば，約4mmほどのオーバーバイトの改善がなされる．さらに，上下顎前歯の挺出をそれぞれ2mmほど行い，適正なオーバーバイトを獲得すると同時に，スマイル時のインサイザーショーイングもより審美的に仕上げるという計画である（***21〜30***）．

また，下顎左側の犬歯は近心傾斜を呈しているため，単にブラケットを装着してフレキシブルなワイヤーでレベリングを行うと，前歯は唇側へフレアする．しかしここでは下顎の劣成長を歯の位置で補うという考えのもと，歯肉退縮をしない範囲では唇側傾斜を許容し，過度に進んでいくようであればTADを用いて後方移動をすることにして，治療を開始した．

まずは，018NiTi，016×022NiTiにてレベリングを行って4カ月後に，上下顎歯列に016×022SSを挿入することができるようになった．このとき，上顎の口蓋にトランスパラタルバーをセットし，口蓋に埋入されたTADとの間にパワーチェーンをセットし，上顎臼歯の圧下を行った．下顎は計画通り第一大臼歯と第二小臼歯間にTADを

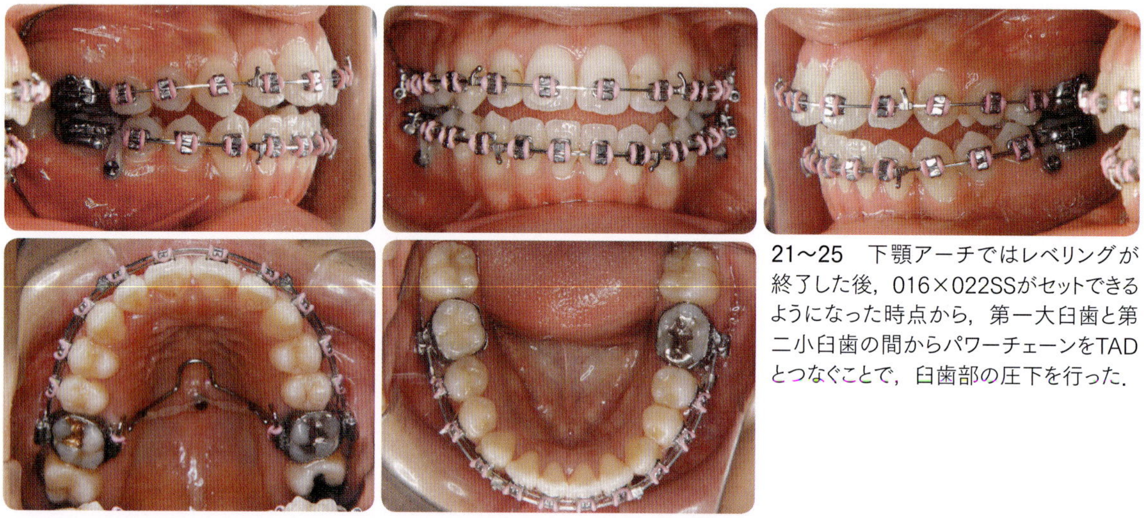

21〜25　下顎アーチではレベリングが終了した後，016×022SSがセットできるようになった時点から，第一大臼歯と第二小臼歯の間からパワーチェーンをTADとつなぐことで，臼歯部の圧下を行った．

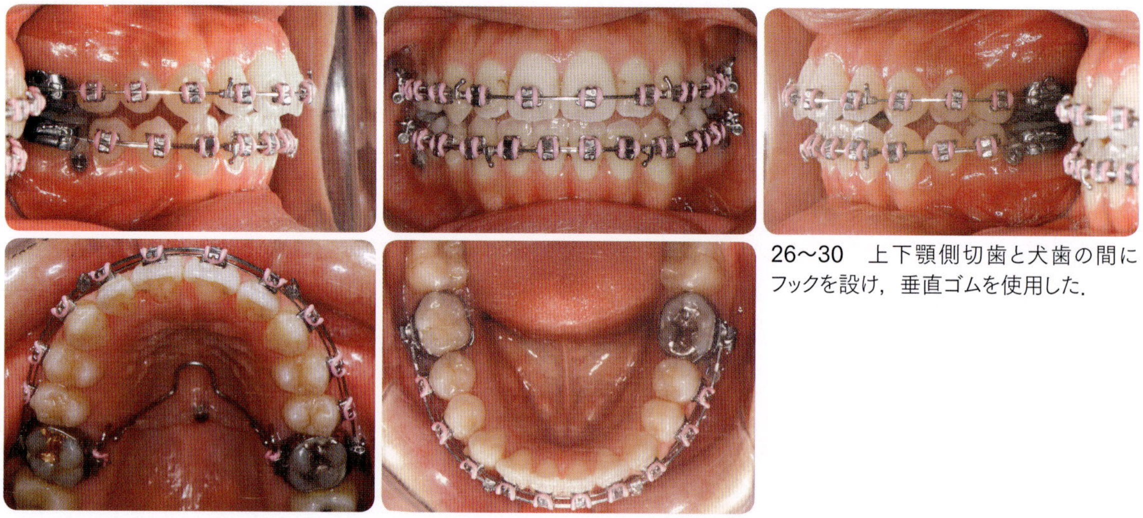

26〜30　上下顎側切歯と犬歯の間にフックを設け，垂直ゴムを使用した．

セットし，下顎臼歯の圧下を行った（***21〜25***）.

臼歯が圧下され開咬が閉じてくると，上下顎犬歯と側切歯の間のアーチワイヤーにクリンパブルフックをセットし，前歯を挺出させるための顎間ゴム（1/8インチ）をかけて，上顎前歯の挺出を促した．このとき，下顎の前歯が挺出しないように下顎のアーチワイヤーにリバースカーブを入れて，より上顎前歯に挺出力が発揮されるよう期待した（***26〜30***）.

前歯のコンタクトが得られるようになったところで，垂直ゴムを装着する部位を上顎犬歯の近心から下顎第一小臼歯の遠心に設けられたコバヤシタイにセットし，犬歯，小臼歯部の緊密な咬合が得られるように進めていった（***31〜35***）.

治療開始15カ月後，小臼歯，犬歯のⅠ級関係がほぼ達成でき，前歯部のコンタクトも獲得できた（***36〜40***）．セファロの重ね合わせでは，上下顎臼歯部の圧下と前歯の挺出が観察され，スマイル時のインサイザーショーイングも大幅に向上できた（***41〜51***）．術後１年の経過も良好である（***52〜59***）.

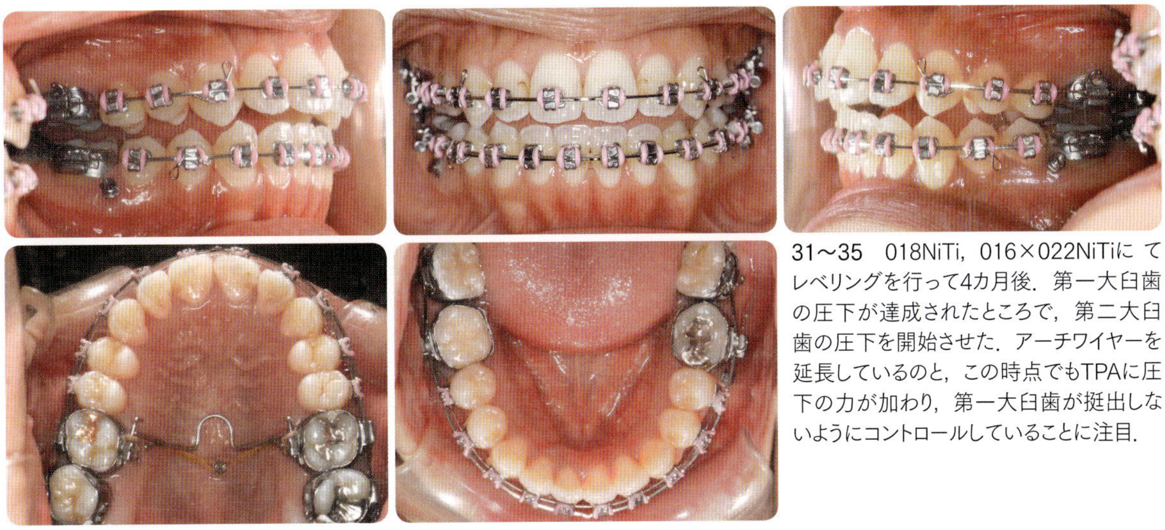

31〜35　018NiTi，016×022NiTiにてレベリングを行って4カ月後．第一大臼歯の圧下が達成されたところで，第二大臼歯の圧下を開始させた．アーチワイヤーを延長しているのと，この時点でもTPAに圧下の力が加わり，第一大臼歯が挺出しないようにコントロールしていることに注目．

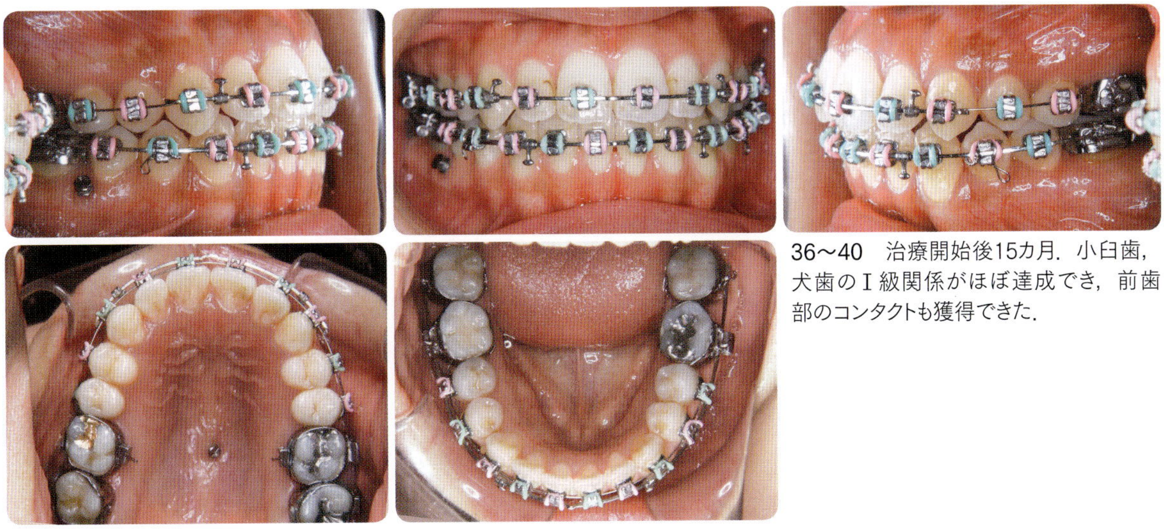

36〜40　治療開始後15カ月．小臼歯，犬歯のⅠ級関係がほぼ達成でき，前歯部のコンタクトも獲得できた．

◆考　察

治療前後の重ね合わせからは，臼歯の圧下によるSN/MPの変化を確認することができなかった．このことから，臼歯，犬歯のⅡ級関係やオーバージェットの改善は，ハイアングルの骨格的フレームを維持しながら，上下顎臼歯の圧下を伴う幅径の獲得がなされ，歯列全体の再構成によって達成できたものと思われる．

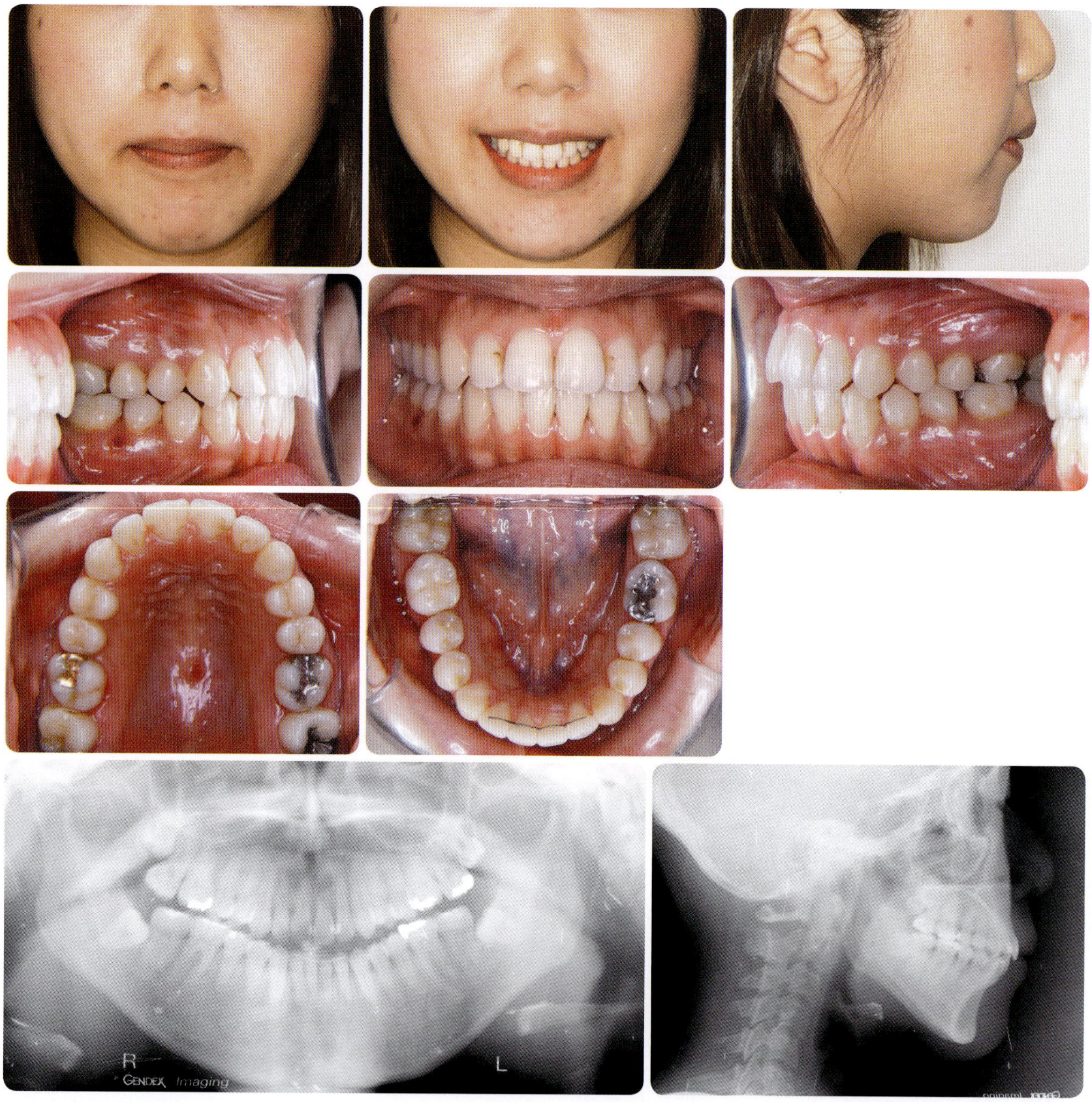

41～50　動的治療終了時（24歳6カ月）．

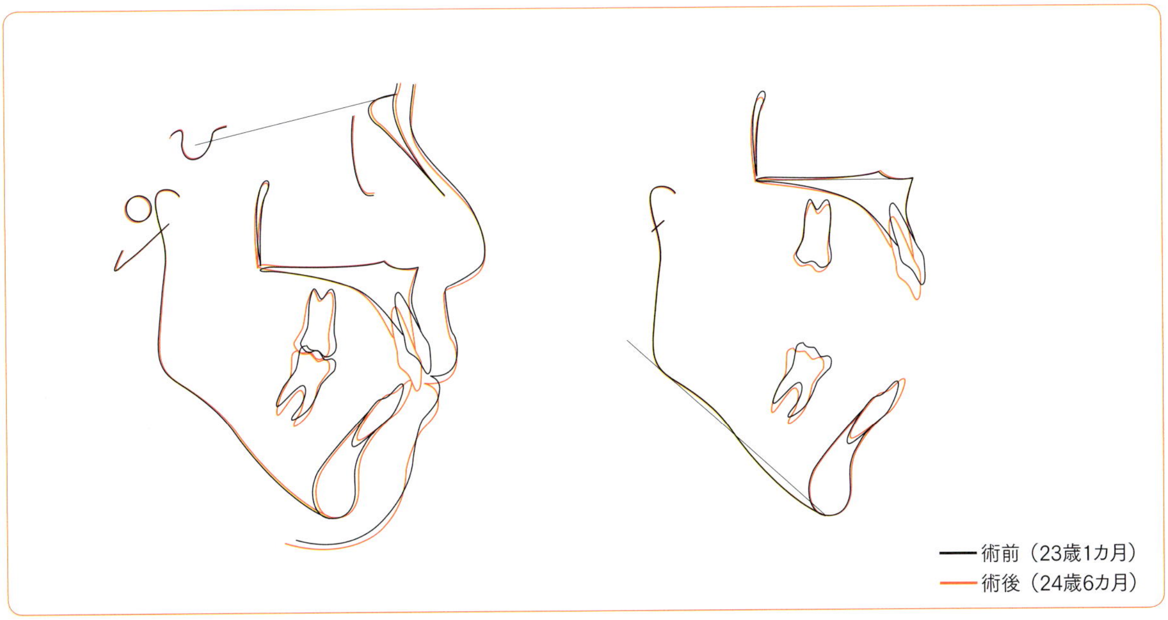

51 側面セファロのトレースの重ね合わせでは，上下顎臼歯部の圧下と前歯の挺出が観察され，スマイル時のインサイザーショーイングも大幅に向上できた．

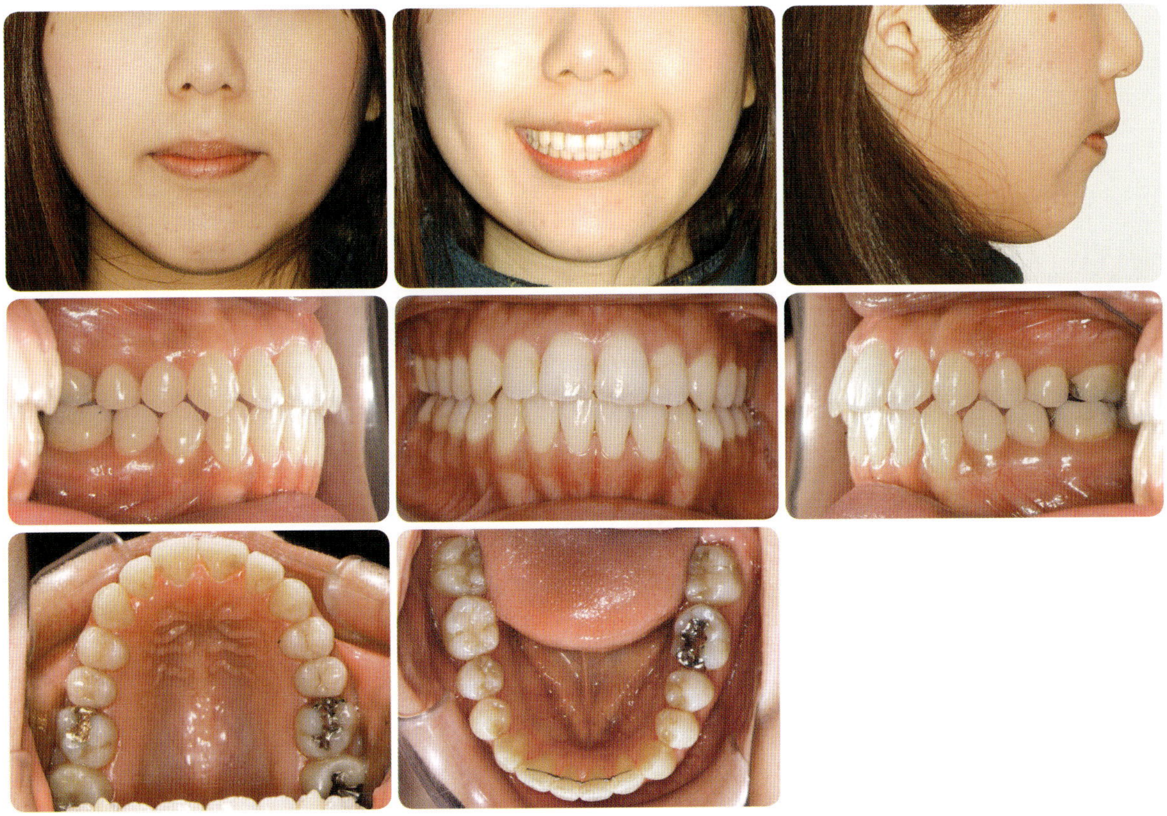

52～59 術後1年の経過も良好である．

Case 9 Class Ⅲ（術者：賀久）

骨格的補正を行った後にMOOを適応したⅢ級症例

◆初診時所見，治療方針

9歳1カ月の女児．－2.5mmのオーバージェットを呈するⅢ級症例．骨格的な問題と歯の位置異常の両方により起こっていると思われる前歯の反対咬合で，上顎歯列には重度の叢生である．また，口蓋は浅く，ナンスを用いた治療には前歯のアンカーロスに対する配慮が必要である．U1/NAが28°という数字からも，切歯はこれ以上フレアさせたくない症例である（***1〜10***）．

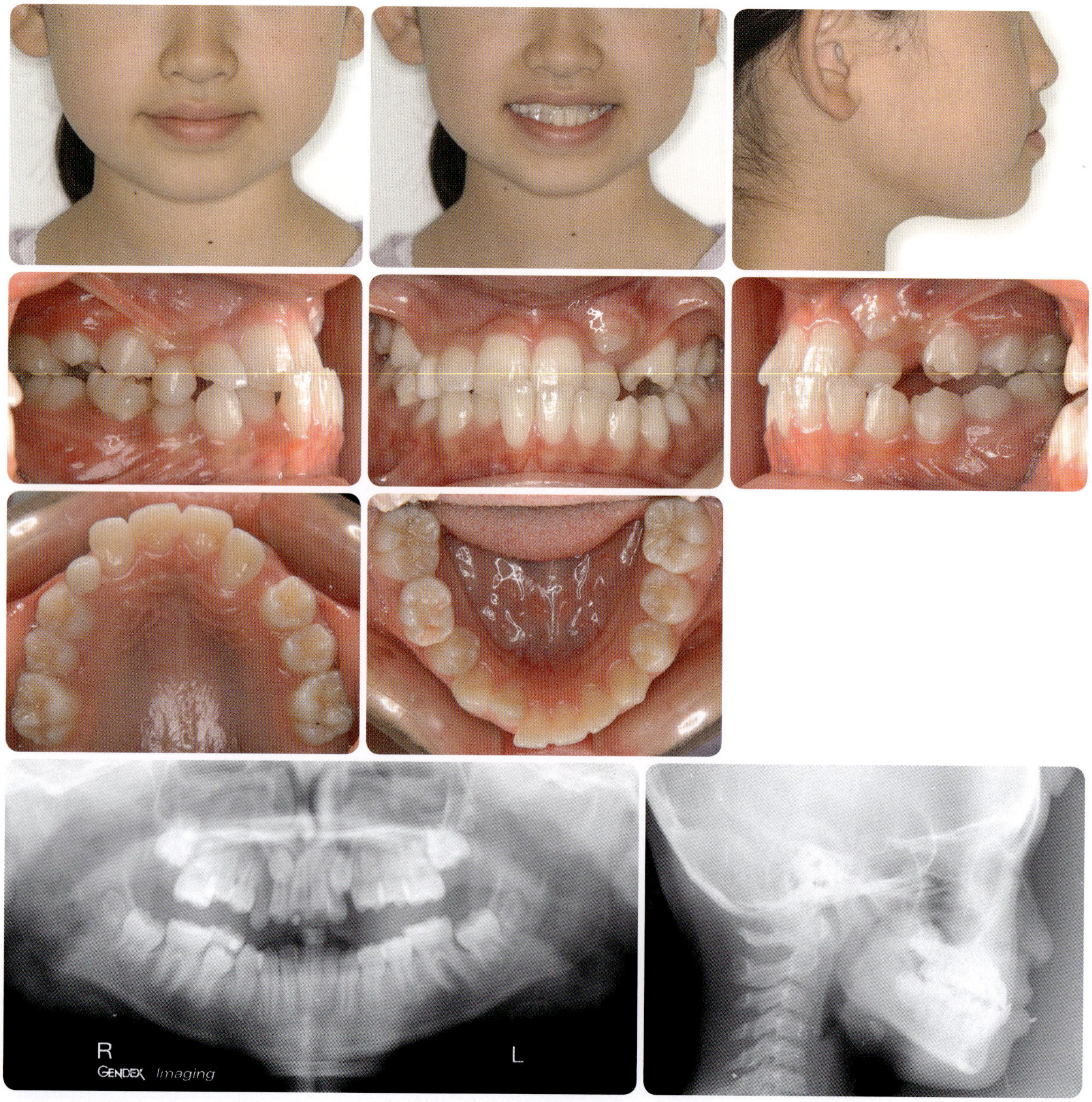

1〜10　初診時（9歳1カ月）．前歯の反対咬合を伴ったシビアな叢生症例．

◆治療の実際

まず最初に，前歯の反対咬合の改善を目的にSEC Ⅲ（splints，Class Ⅲ Elastics，Chincapのコンビネーション装置）を用いることとし，基本的に夜間10時間程度の装着を指示した．Ⅲ級ゴムは約300g，チンキャップには500gを用いた．これにより，歯の位置で不正咬合を改善するのではなく，可能なかぎりオルソピディックな改善を期待した．

患者の協力もよく，3カ月後に中切歯の反対咬合を治すことができたが，叢生が強く，この時点でも上顎右側側切歯は交差咬合の様相を示している（***11〜13***）．

そこで，拡大装置とフェイスマスク（400g）を併用することとした．前方と側方の改善スピードが調和するようにスクリューは1週間に1度の割合で調整し，月1mmの拡大が得られるようにした（***14〜18***）．

幅径のコーディネーションができたところで，臼歯関係はⅡ級となった．そこで，拡大装置からGMDに切り替えて，前後関係の改善をスタートさせた．コイルによる臼歯遠心移動の反作用で前歯の唇側傾斜が起こらないように，ミニスクリューを口蓋

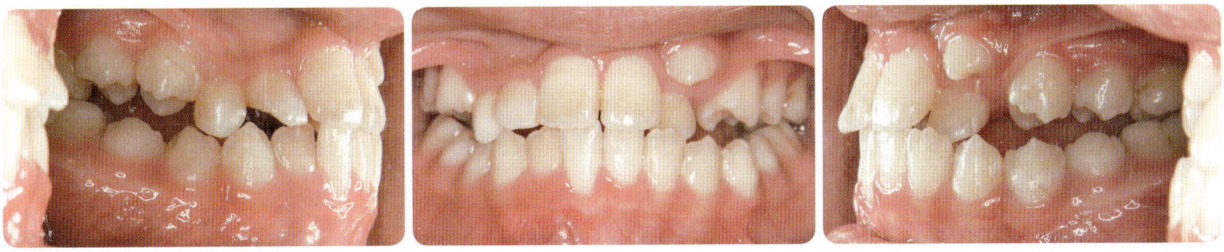

11〜13　治療開始後3カ月．SECⅢにより中切歯の反対咬合が改善された．

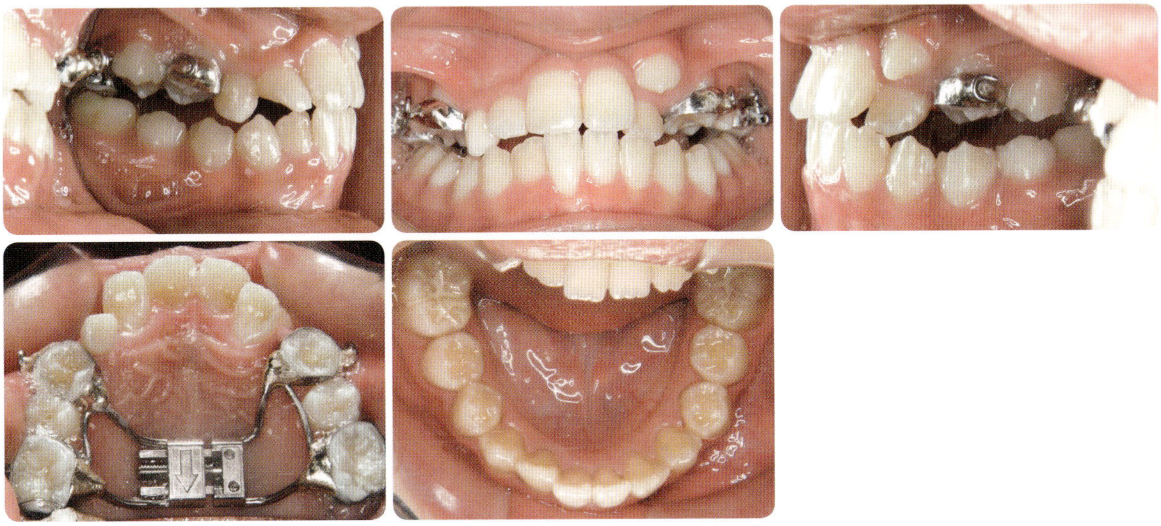

14〜18　上下顎の幅径を調和させるため，上顎に拡大装置を用いた．同時にフェイスマスクを用いて，前後的な改善を行った．

に挿入し，ナンスのレジン部分に設けられたループにエラスティックスレッドを使ってスクリューとつないで固定した（*19*）．

十分なスペースを得た後（*20*），上顎歯列にはブラケットを装着し，オーバーレイメカニクスによってレベリングとアラインメントを進めていった．上顎前歯と下顎前歯につけたブラケットが干渉していたので，暫間的に上顎前歯の舌側や臼歯部にレジンを盛って治療を進めていった．動的治療期間は31カ月であった（*21〜38*）．

◆考　察

Ⅲ級不正咬合の治療において，Ⅲ級ゴムを多用すると下顎前歯の挺出が起こり，その結果，終了時のインサイザーショーイングが適正でなくなることが多い．また，本症例のように叢生が強い場合は，上顎前歯の唇側へのフレアが起こってしまい，長期経過後は，さらに上顎前歯が倒れやすくなり，機能的にも審美的にも悪くなってしまう．本症例では，SECⅢでまず骨格の前後的な是正を行った後，1本のTADを使って前後的な前歯の位置をコントロールしたことで，上顎前歯を適正に位置づけることができた．また，治療前後のトレースからも，下顎前歯の舌側への移動はみられるが歯軸は保たれており，上顎前歯のフレアを起こすことなく挺出していることが確認できる（*39*）．

ブラケットだけに頼った矯正治療では前歯歯軸による改善，すなわち上顎前歯の唇側フレアや下顎前歯の舌側への倒れ込みになる．本症例では，SECⅢ，ミニスクリューを採用したことにより，上下顎骨に対する歯軸の変化は最小限に抑えることができた．

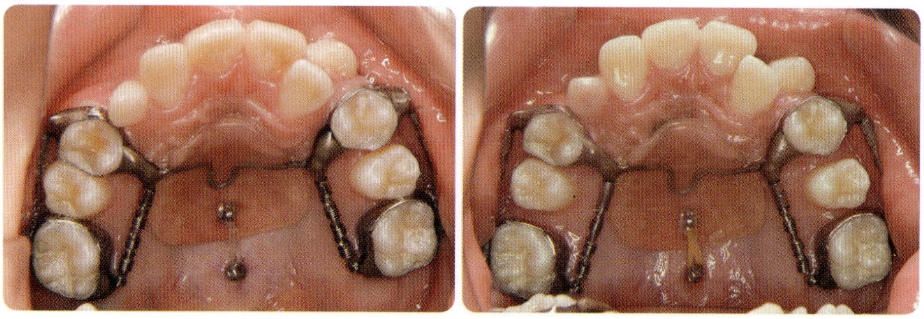

19，20　8カ月後．この時点で上下顎第一小臼歯の関係がⅡ級になったためGMDをセット．口蓋が浅いためミニスクリューを用いて前歯のアンカーロスを防いだ．

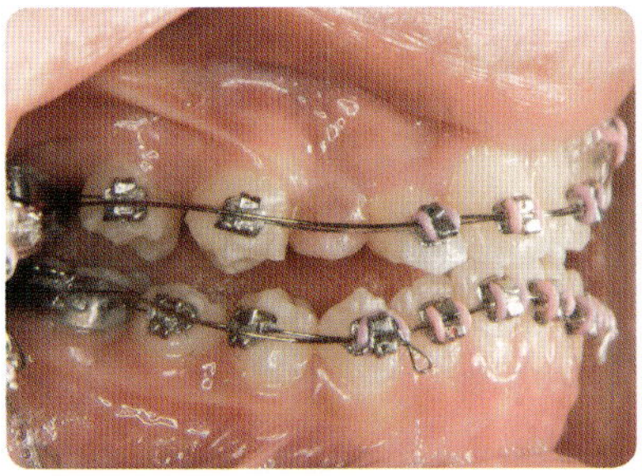

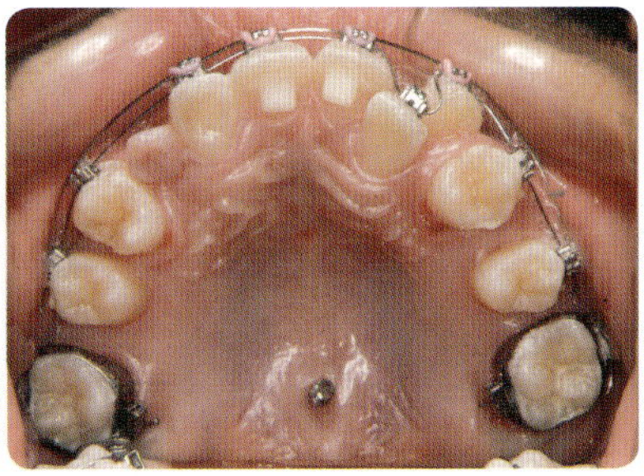

21，22　10カ月後．臼歯遠心移動中の前歯のアンカーロスは，ミニスクリューにより防ぐことができた．左側側切歯の反対咬合を改善する際にブラケットと咬合の干渉を避けるために，上顎中切歯の舌側面にレジンをボンディングし，レベリングを進めた．

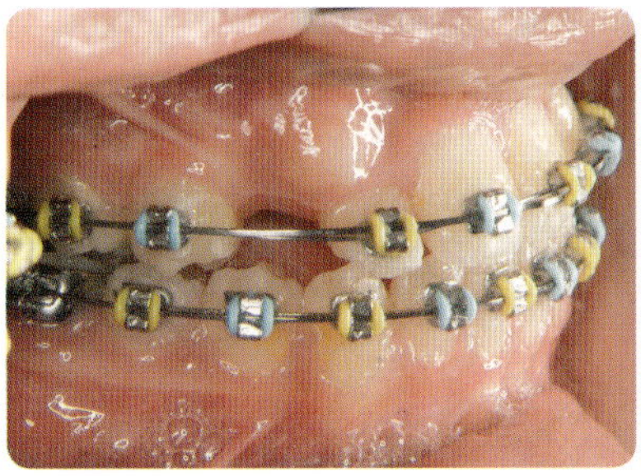

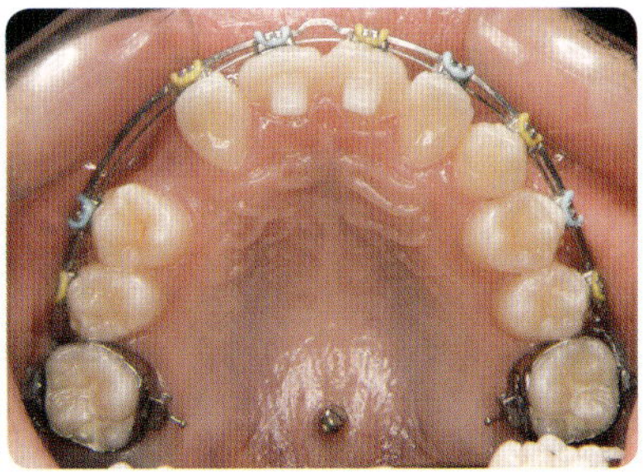

23，24　16カ月後．すべての歯の反対咬合が改善され，右側上顎犬歯の萌出を待っている状態．

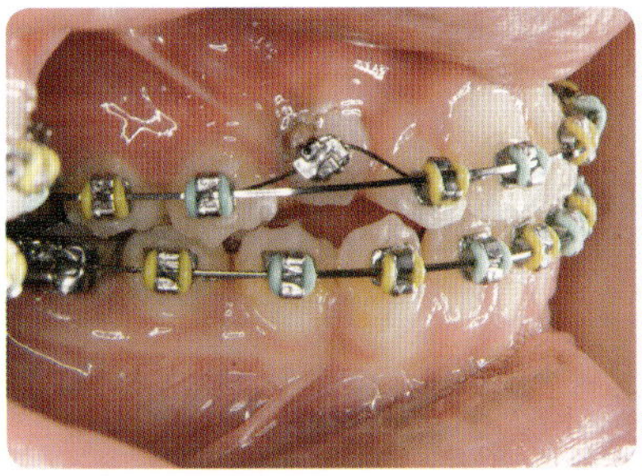

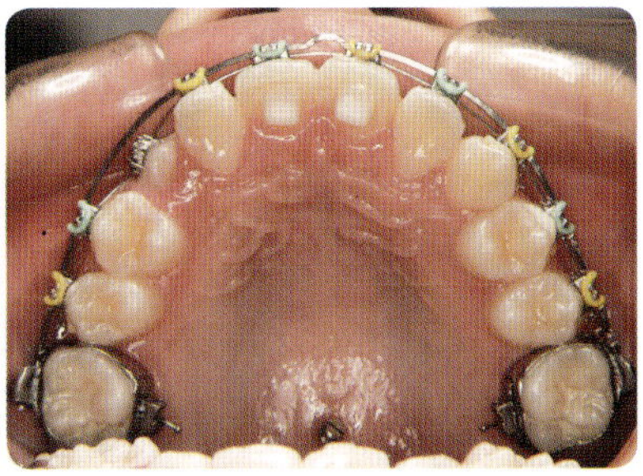

25，26　20カ月後．025×025SSを上顎のメインアーチスロットにセットし，オーバーレイメカニクスによる上顎右側のレベリングを行う．

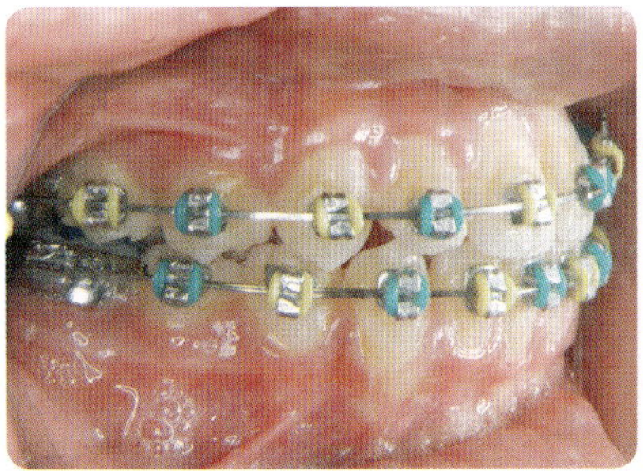

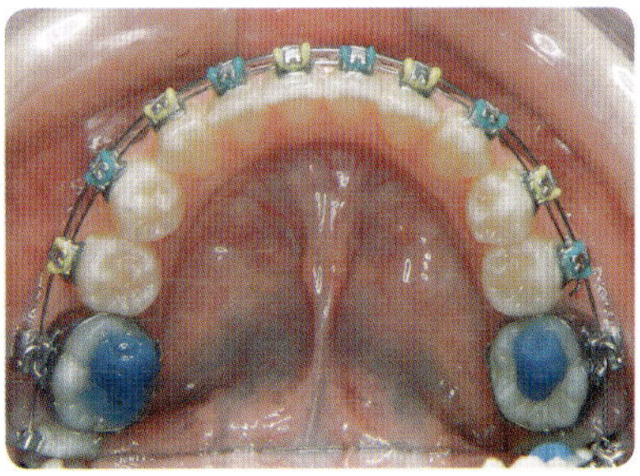

27，28　オーバーレイメカニクスを用いることにより，右側上顎側切歯，第一小臼歯の圧下を軽減し，犬歯の挺出を行った．

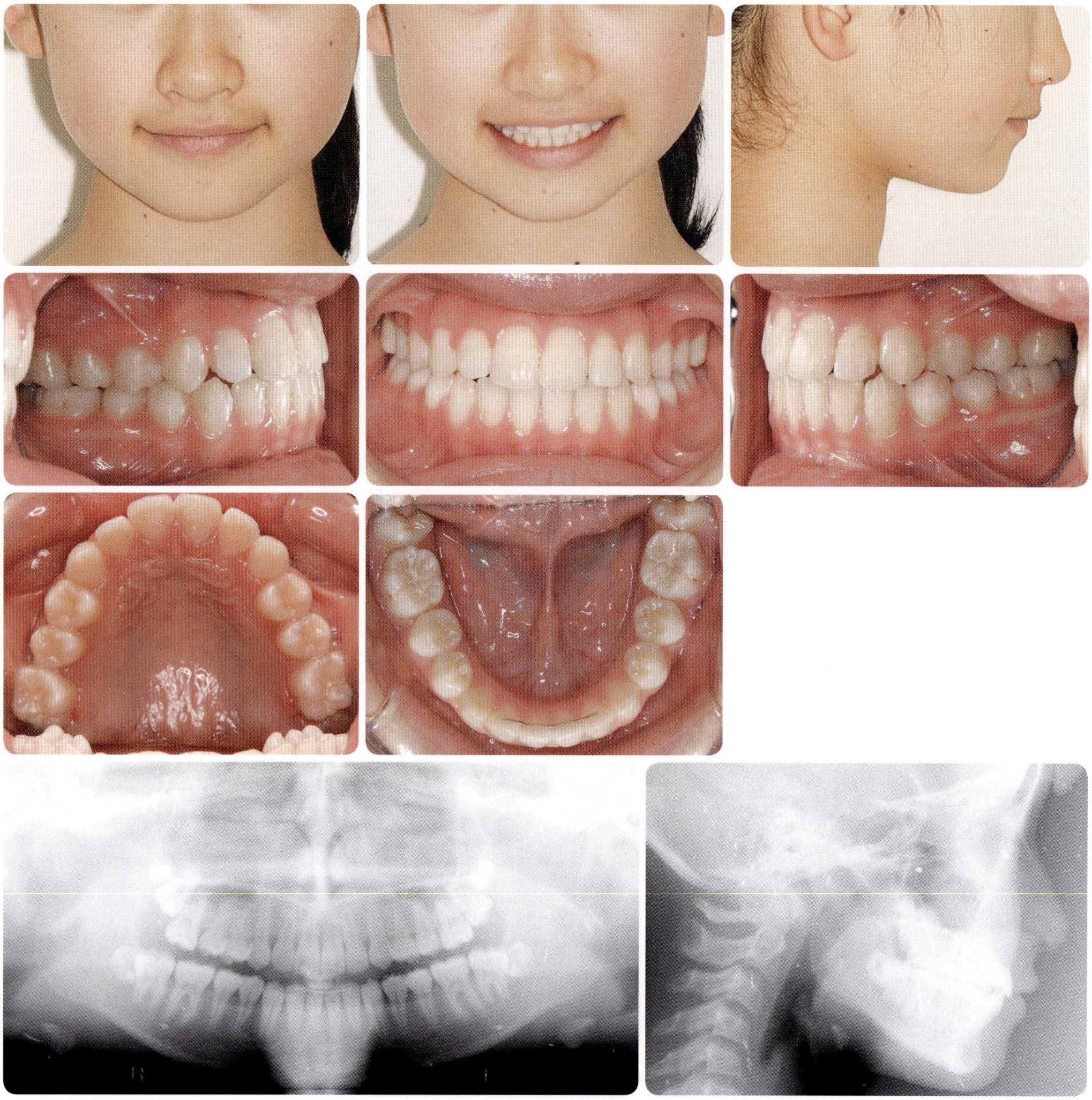

29～38　動的治療終了時（11歳10カ月）．オトガイが突出した反対咬合特有のプロファイルは，治療後，バランスのとれた状態になっている．口唇からみえる上顎前歯の量も，スマイルを損なうことなく治療を終了させることができた．正中線のずれや，犬歯，大臼歯のⅢ級関係は改善され，良好な結果が得られた．

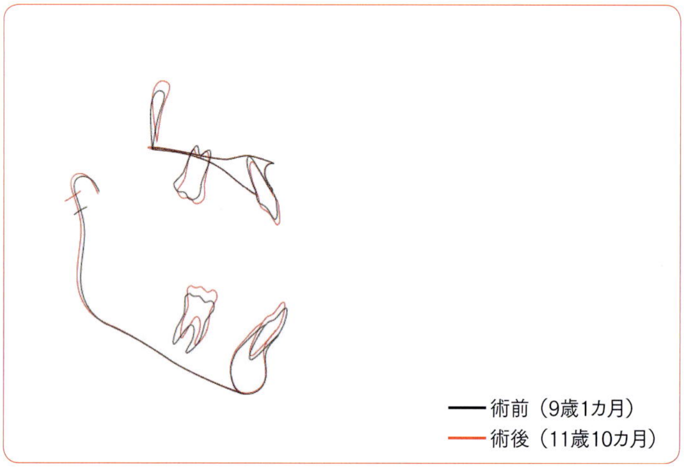

39　上下顎臼歯および切歯のトレースの重ね合わせからは，上顎前歯の挺出が観察され，ミニスクリューにより臼歯遠心移動中の前歯のアンカーロスは最小限に防ぐことができたことがわかる．

column8 SECⅢの治療

スプリント（Splint），エラスティック（Elastic），チンキャップ（Chincap）を用いたⅢ級治療をSECⅢとよんでいる．この治療は骨格を矯正して咬合の前後的関係を改善し，なるべくデンタルコンペンセーションの状態にしないことや，垂直方向の顎骨サイズをコントロールすることを目的として行うものである．

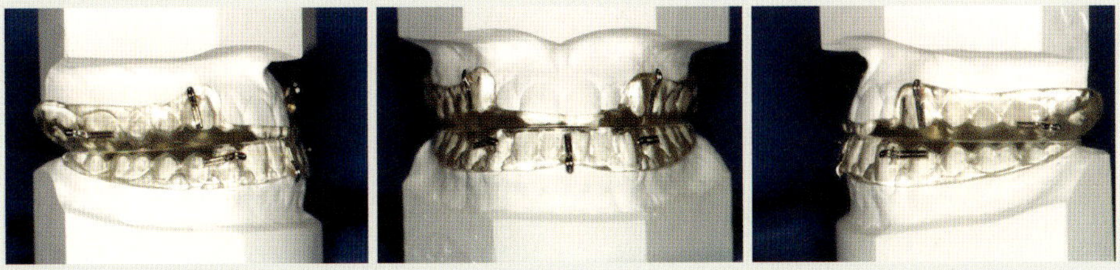

図1◉SECⅢで使用するスプリント
前後関係矯正用のラテラルエラスティックと垂直関係矯正用のアンテリアーエラスティックをかけるためのフックの両方が取りつけられている．

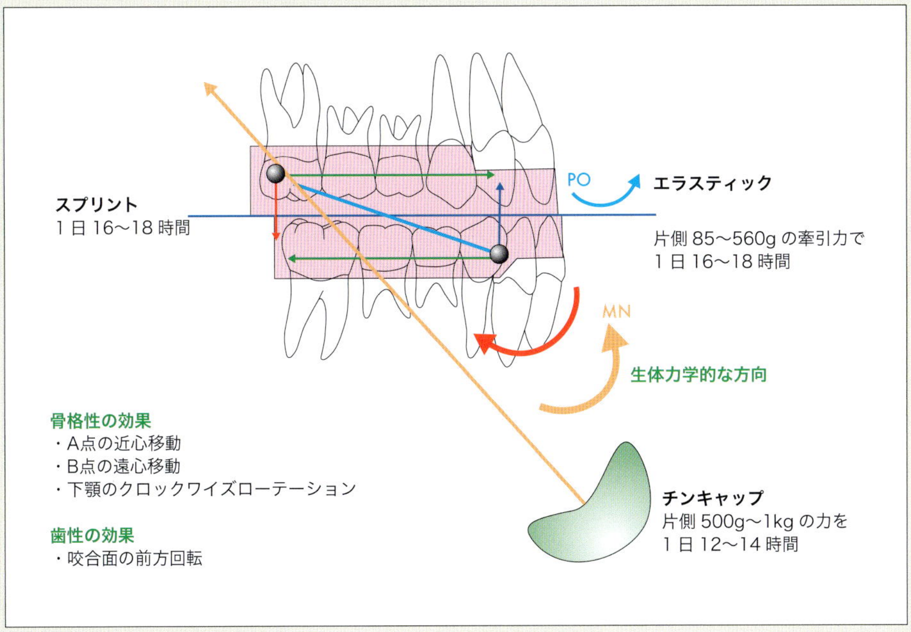

図2◉SECⅢの生体力学的作用

（賀久浩生）

Case **10** **Class Ⅲ** （術者：賀久）

Ⅲ級治療におけるインサイザーショーイングの重要性

◆初診時所見，治療方針

14歳8カ月の女性．Wits －7mmのⅢ級症例である．セファロ分析の数値からは，下顎下縁平面角が40°であることから，下顎の成長は垂直方向が強いハイアングル傾向であることがわかる（***1〜10***）．

スマイル時の口元を正面観でみると，上顎中切歯の1/4程度しかみえていない．上顎歯列の切縁のラインをスマイルアークとよぶが，Sarver[1)]は審美的なスマイルの基準として，このスマイルアークが下唇と平行にそろっているか，口角に対してスト

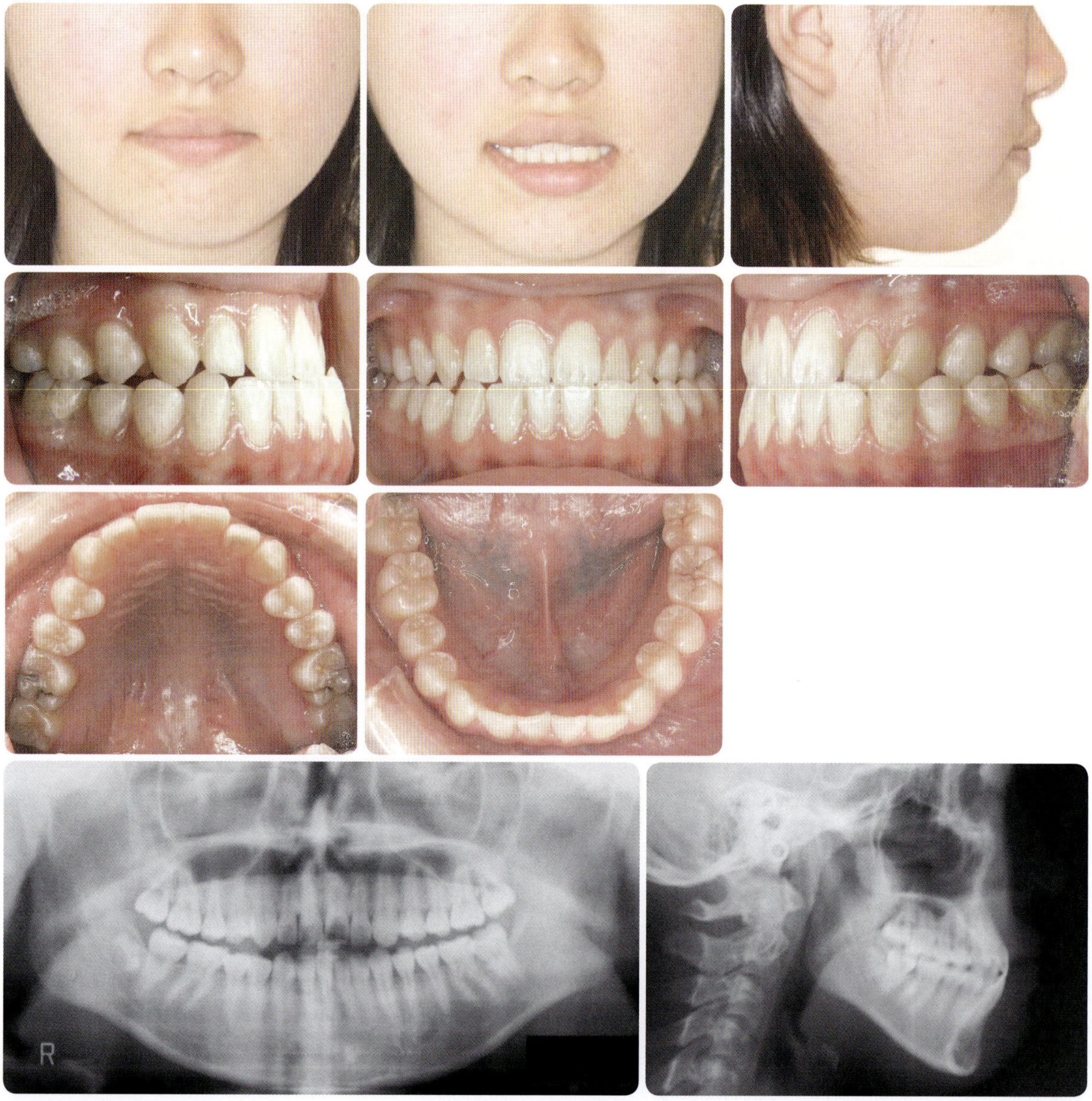

1〜10　初診時（14歳8カ月）．

レートな状態が望ましいとし，上向きの弧を描くような場合は魅力的ではないと述べている（***11***）．

また，安静時の上唇からみえる上顎前歯の量（インサイザーショーイング）は経年的に少なくなっていくと言われており，30歳以下では3.4mmみえるのに対し，40歳までに1.6mmになり，60歳以上になると全くみえなくなるという（***12，13***）．

ここで，Ⅲ級の治療を考えてみると，Paikによれば，Ⅲ級症例では通常，Ⅲ級ゴムを利用するが，このメカニクスでは下顎前歯が挺出することとなり，その結果，咬合平面の平坦化に伴って前歯がみえなくなってしまうという（***14***）．

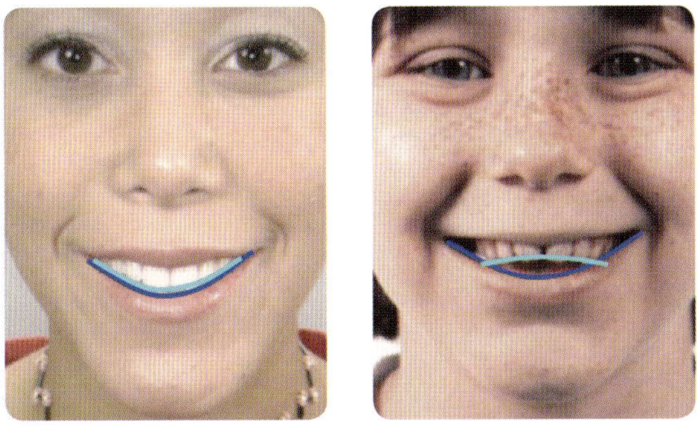

11　審美的なスマイルの基準（Sarver 2001[1)]）

年齢（歳）	上顎前歯（mm）	下顎前歯（mm）
30 以上	3.4	0.5
30 ～ 40	1.6	0.8
40 ～ 50	1.0	2.0
50 ～ 60	0.5	2.5
60 以上	0.0	3.0

12　加齢に伴う上下顎前歯の安静位における歯のみえる量の平均値（Vig et al 1978[2)]）

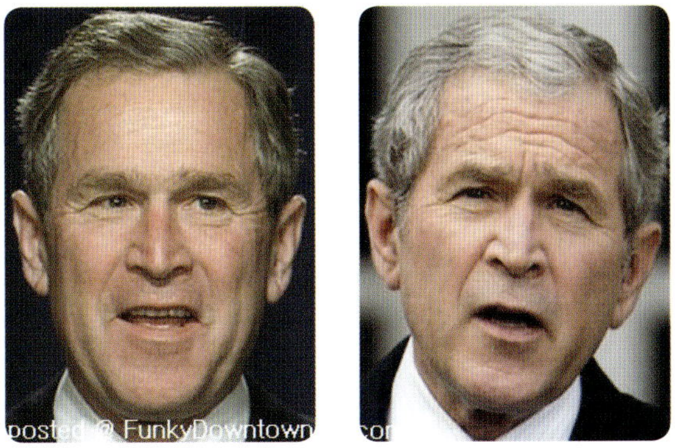

13　高齢になると，上顎前歯はみえなくなる．[3)]

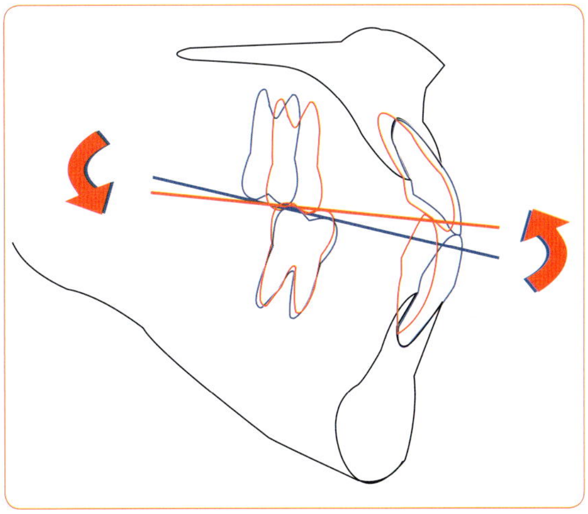

14　Paikによれば，Ⅲ級症例では通常，Ⅲ級ゴムを利用するが，このメカニクスでは下顎前歯が挺出することとなり，その結果，咬合平面の平坦化に伴って前歯がみえなくなってしまう．（Paik et al 2005[4)]）

1）Sarver DM：The importance of incisor positioning in the esthetic smile: the smile arc. *Am J Orthod Dentofacial Orthop*，**120**：98 ～ 111，2001.
2）Vig RG, Brundo GC：The kinetics of antherior tooth display. *J Prosthet Dent*，**39**（5）：502 ～ 504，1978.
3）http://funkydowntown.com/age-in-office-photos-us-american-presidents-obama-clinton-bush/
4）Paik CH, Woo YJ, Boyd R：Non-surgical treatment of an adult skeletal ClassⅢ patient with insufficient incisor display. *J Cin Orthod*，**39**：515 ～ 521，2005.

つまり，Ⅲ級症例において，上顎のインサイザーショーイングが少ない状態は加齢に伴ってますます少なくなる傾向があるため，典型的なⅢ級メカニクスによってそれを増幅させるような治療をすることは，長期の審美的状況からはよくないと考えられる．

以上のことから，強いⅢ級ゴムの長期使用を避けて，できるだけ上顎前歯を挺出させて，インサイザーショーイングを増やし，スマイルアークをより魅力的なものにすることを治療の目標とした．

◆治療の実際

まず最初に，拡大装置を使って臼歯部反対咬合の改善を試みた（***15〜19***）．上顎小臼歯部の頬側咬頭が下顎に対して外側になった時点で，犬歯部の反対咬合は改善されていなかったため，上顎犬歯の舌側歯面にフックを設け，下顎アーチに装置したブラケットと顎間ゴムをつけ，側方歯の反対咬合の改善を行った（***20〜24***）．

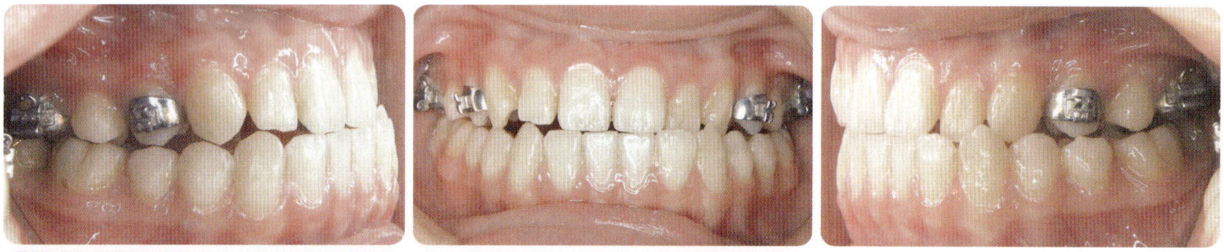
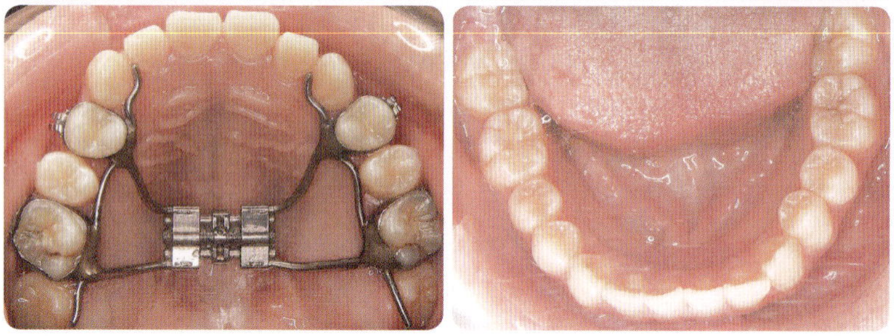

15〜19　急速拡大装置を使用しているが，スクリューの調整は週に1回，0.25mmとして，オルソピディックな目的ではなく，あくまでオルソドンティックな効果を期待している．

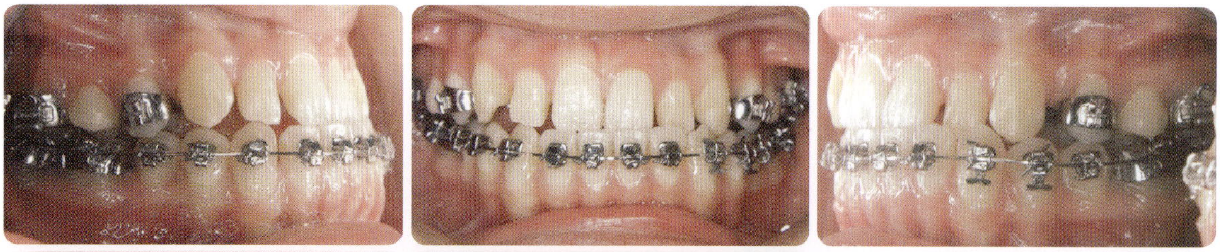
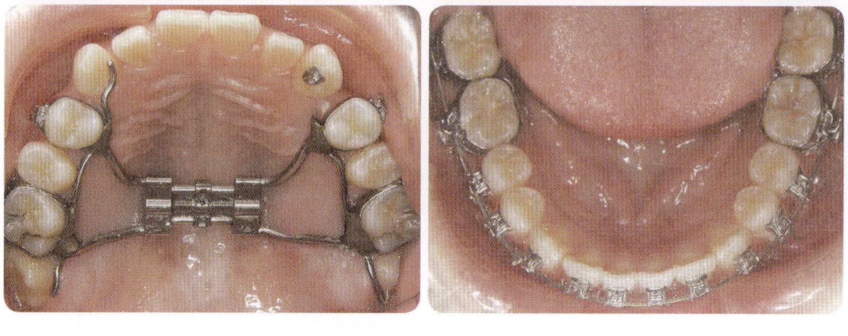

20〜24　右側の犬歯は拡大装置によって反対咬合が改善したが，左側は依然，舌側に位置していたために，舌側歯面にボンダブルフックを設けて下顎左側犬歯，第一小臼歯のパワーピンとの間にバーティカルエラスティックを用いて直していった．

次に，前歯の反対咬合を直すために，上顎4前歯の舌側にフックをボンディングし，下顎6前歯とバーティカルエラスティックをかけた．この際，下顎前歯が挺出してこないように，下顎には016×022SSにリバースカーブを調整してセットした（***25～30***）．

さらに，上顎6前歯のスペースを閉鎖し，犬歯関係がⅠ級になったところで，021×25SSでトルクコントロールを行った．このとき，摩擦が少なくなるように臼歯部のレクタンギュラーワイヤーの角を丸く削り，臼歯の近心移動を開始した（***31～41***）．

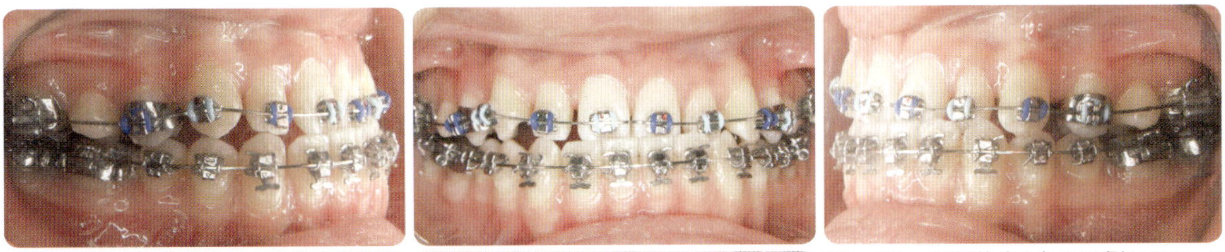

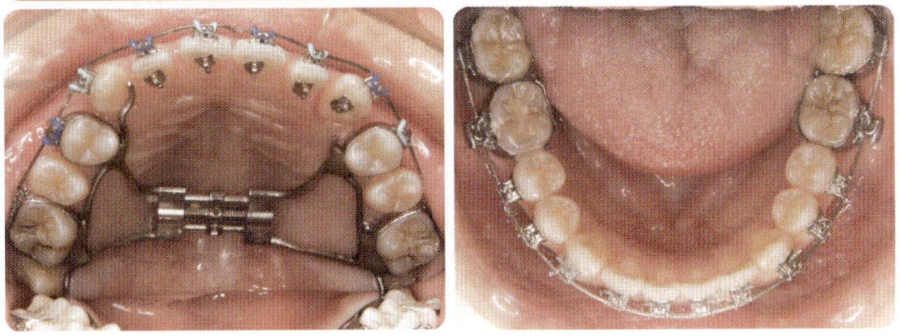

25～29　上顎前歯4本の舌側にはフックを設けて下顎6前歯の唇側にセットしパワーピンにクロスエラスティックを用いて，改善をはかった．

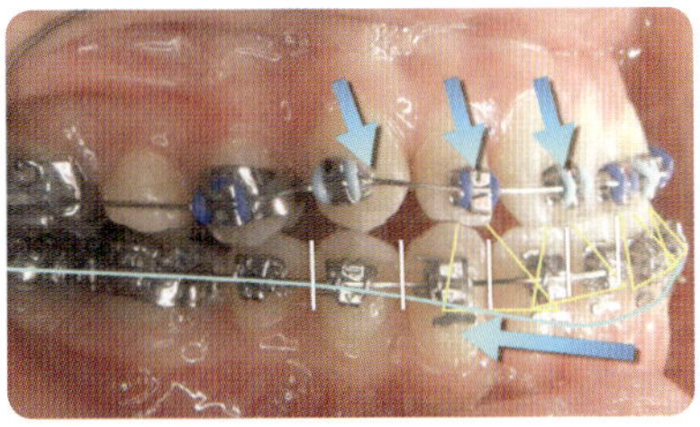

30　下顎前歯が挺出してこないように下顎には016×022SSにリバースカーブを調整してセットした．その結果，上顎前歯の挺出が期待できる．

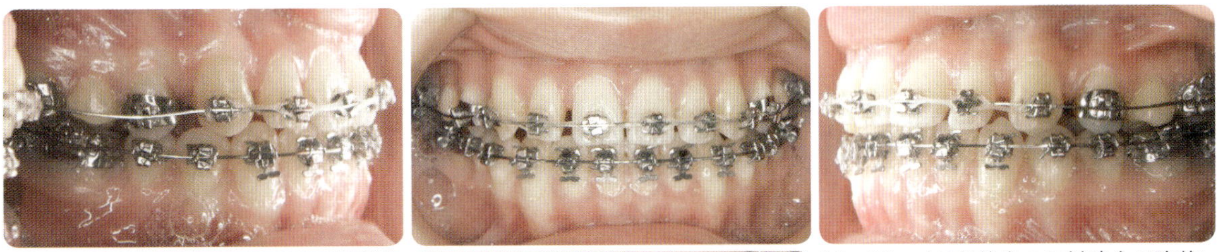

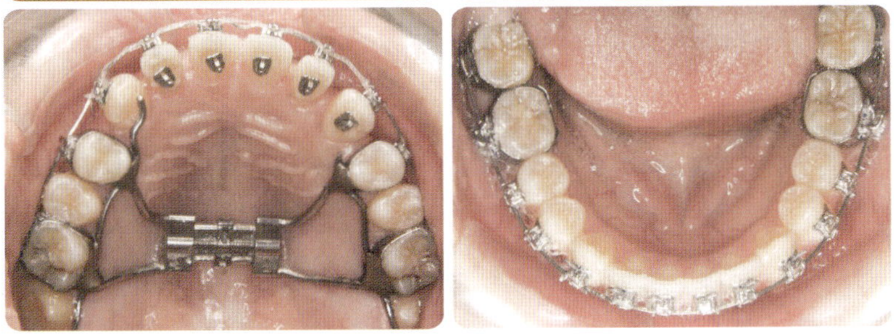

31～35　上下6前歯の反対咬合が改善した状態．この時点で，Ⅰ級ゴムにより6前歯のスペース閉鎖をはかる．

最終仕上げには，ショートClass Ⅲエラスティックを用いた．動的治療期間は26カ月であった（***42〜51***）．

◆**考　察**

スマイル時のインサイザーショーイングはより魅力的になっており，治療中の上下顎前歯の垂直的コントロールがきちんとなされている（***43***）．トレースの重ね合わせでは，上顎前歯の挺出が起こっており，下顎前歯の垂直的な変化はほとんどみられない（***52***）．患者が協力的であったことも，よい結果に結びついた症例である．

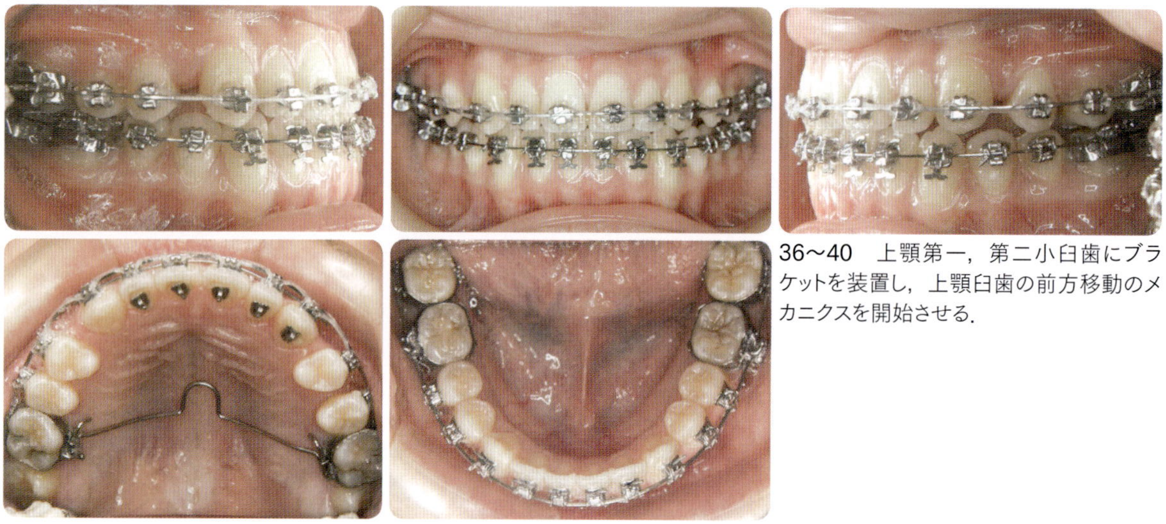

36〜40　上顎第一，第二小臼歯にブラケットを装置し，上顎臼歯の前方移動のメカニクスを開始させる．

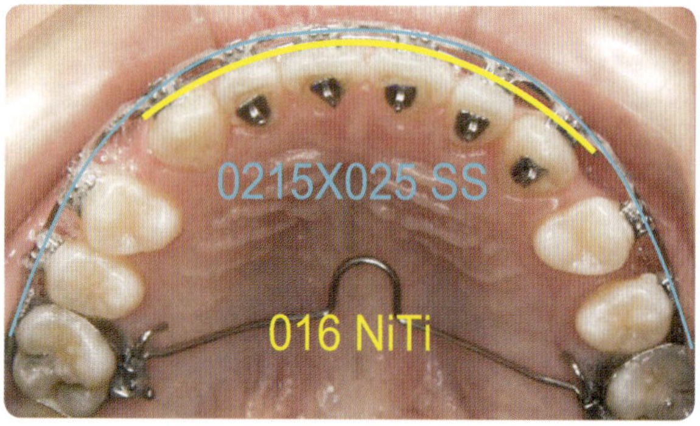

41　3+3は臼歯部にあるスペースクローズによって，アンカーロスのおそれがある．そのため，トルクコントロールを行うために0215×025SSをセットした．また，小臼歯・大臼歯の近心移動がスライディングメカニクスでスムーズに行えるように，カーボランダムでワイヤーの角を丸くした．ティップエッジプラスブラケットでトルク調整を行うためには，ホリゾンタルスロットにワイヤーが挿入されている必要があり，ここでは016NiTiを入れている．

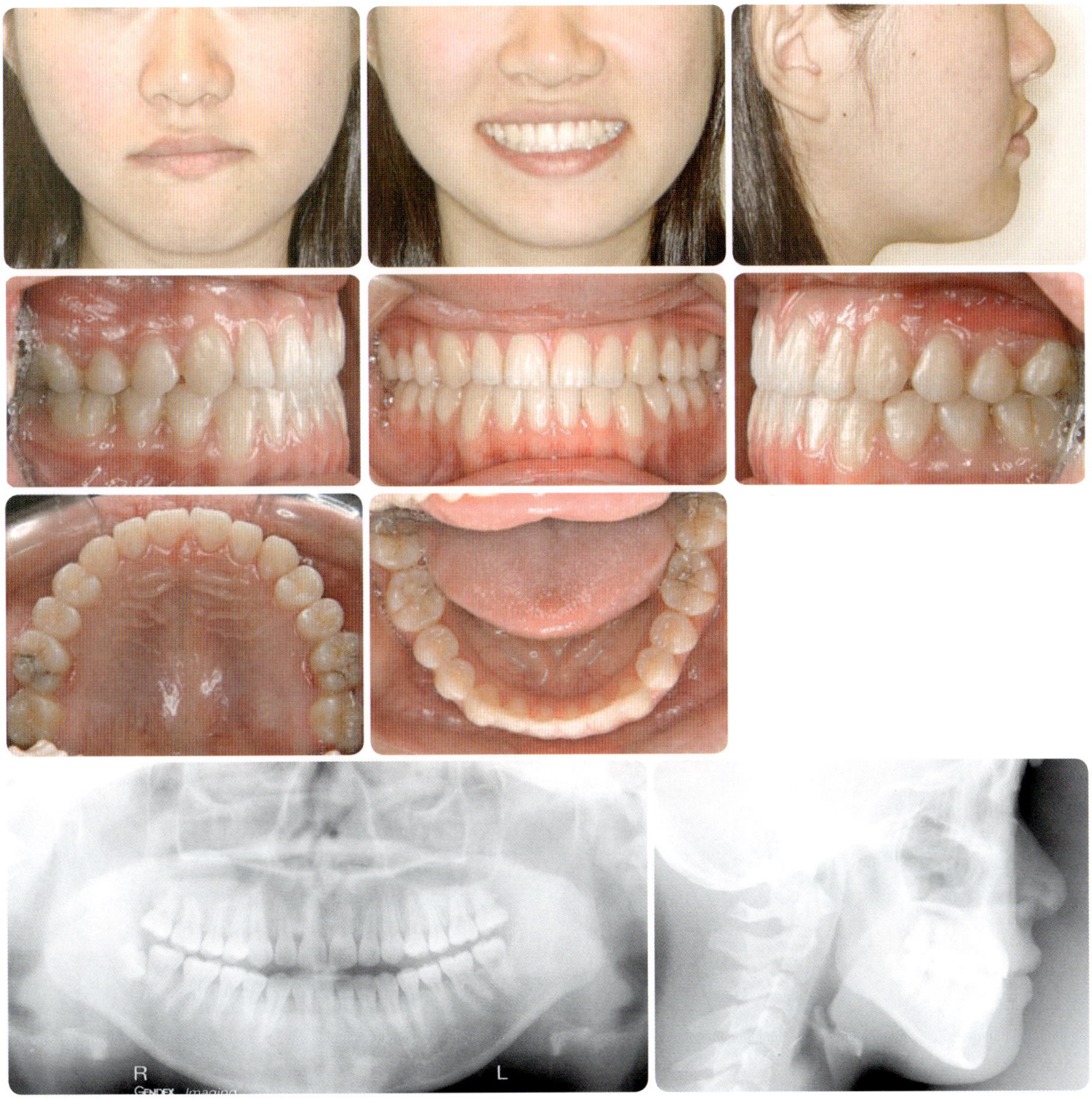

42〜51 動的治療終了時（17歳0カ月）．正中のずれ，犬歯・臼歯のⅠ級関係は達成され，拡大による歯肉退縮などはみられない．

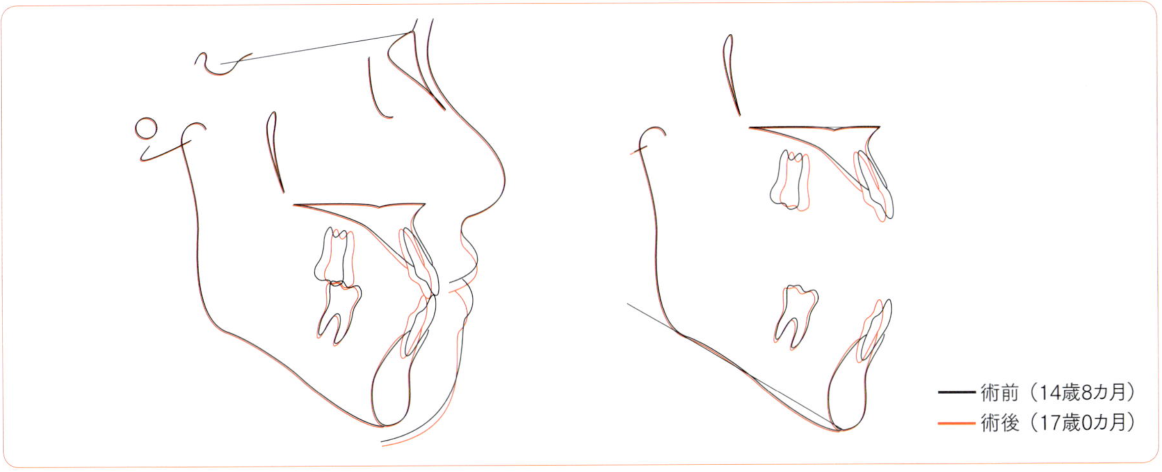

52 側面セファロのトレースの重ね合わせ．

Case **11** **Crowding**　　（術者：篠原）

保定5年経過した成人の著しい叢生症例

◆初診時所見・治療方針

18歳2カ月の女性．上下顎前歯の叢生を主訴として来院した（*1～10*）．口腔内所見では，大臼歯および犬歯において咬頭対咬頭のⅡ級関係を示す．上下顎の大臼歯は近心に回転し，アーチフォームは小臼歯部で特に狭窄し，鞍状歯列となっている．下顎大臼歯の舌側および近心傾斜も認められる．また，それらの結果として上下顎前歯に著しい叢生も認められる．

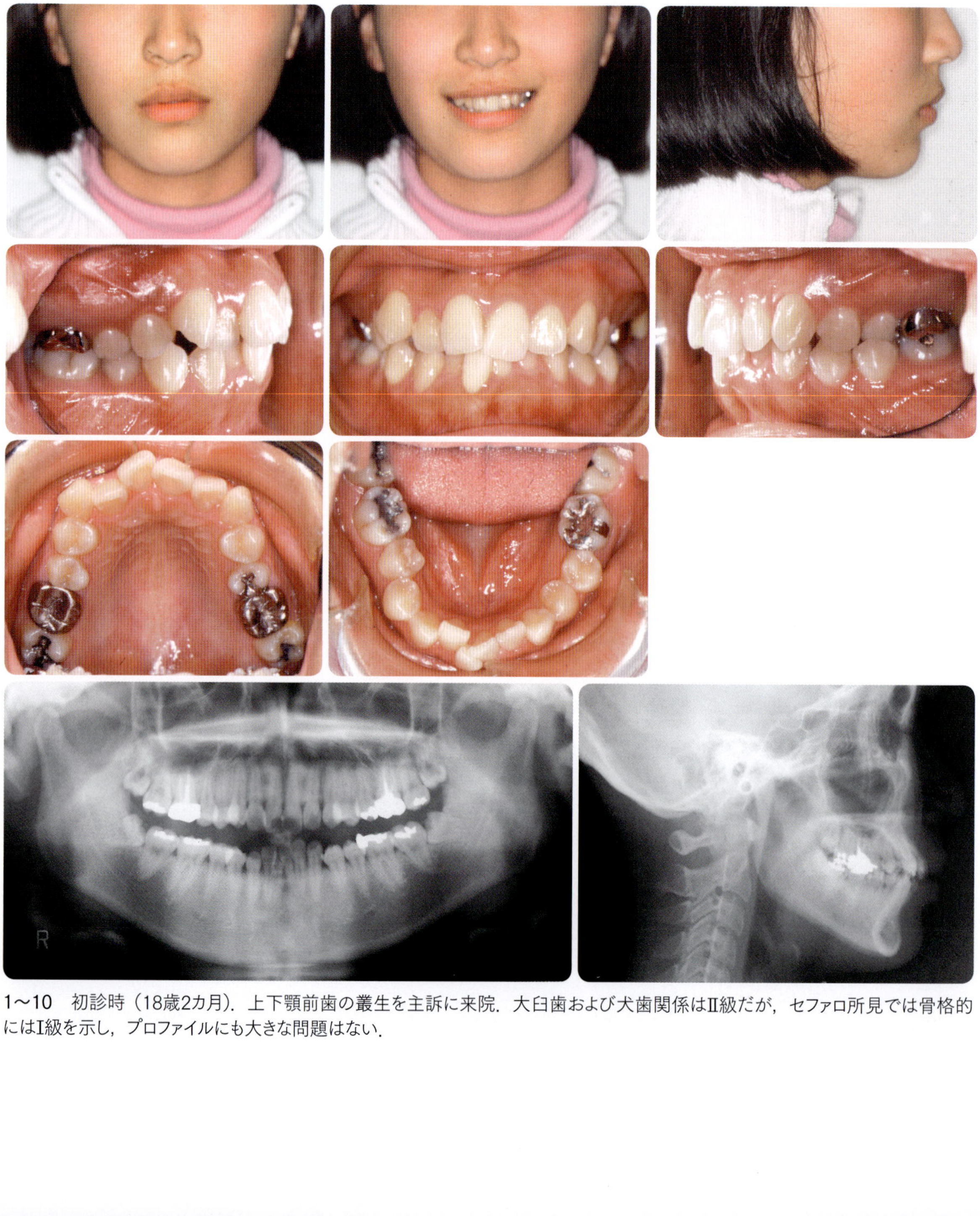

1～10　初診時（18歳2カ月）．上下顎前歯の叢生を主訴に来院．大臼歯および犬歯関係はⅡ級だが，セファロ所見では骨格的にはⅠ級を示し，プロファイルにも大きな問題はない．

セファロ所見では，SNA81.5°，SNB79°，ANB2.5°と骨格的にはⅠ級を示し，SN/MPは34°と平均的である．U1/L1が113.5°と小さく，上下顎切歯に唇側傾斜が認められたが，プロファイルには大きな問題はない．これらのことから，MOOフィロソフィーによる上顎大臼歯の遠心移動と下顎大臼歯の3次元的アップライトを行うことで，小臼歯を抜歯することなく叢生を解消しても，プロファイルの維持あるいは改善が可能と考えた．

◆治療の実際

上顎にGMD，下顎にリップバンパーを装着して治療を開始した．約12カ月後，臼歯のリポジショニングが終了した．大臼歯関係はスーパークラスⅠとなり，下顎第一大臼歯の3次元的アップライトが達成され，犬歯—小臼歯部を含めたパッシブエクスパンジョンが得られた．その結果として，下顎前歯の叢生量は減少している（***11〜15***）．この後，ブラケットを装着して配列を行った．この症例は叢生量が多く，臼歯のリポジショニングのみでは下顎前歯部の叢生が解消しなかったので，下顎前歯のフレアリングを防ぐために，下顎のレベリング初期にリップバンパーに前歯ゴムを装着したう

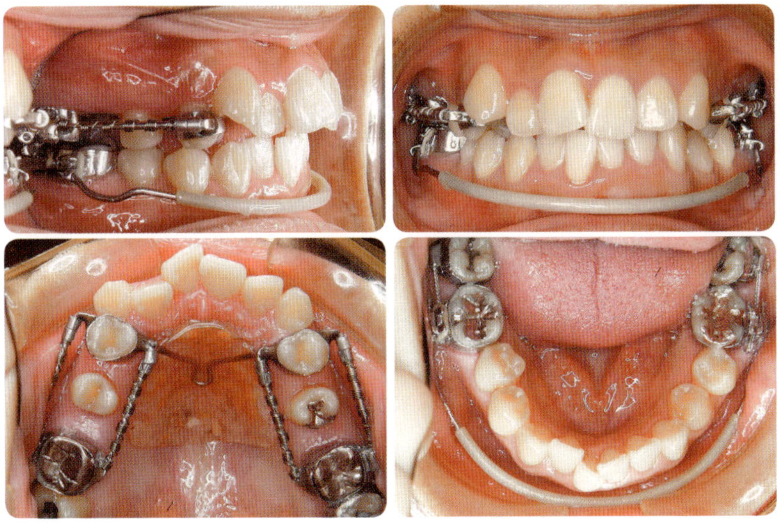

11〜15　動的治療開始後12カ月（19歳7カ月）．上顎臼歯遠心移動終了時．上顎にGMD，下顎にリップバンパーを装着して治療を行い，大臼歯関係はスーパークラスⅠとなり，下顎第一大臼歯の3次元的アップライトが達成された．

えで，治療の終盤までリップバンパーを継続して使用した．

最後には，オギジラリーを用いて細かな調整を行い治療を終えた（*16〜20*）．動的治療期間は36カ月であった（*21〜30*）．

◆考　察

下顎のアーチフォームは，術前，術後で大きく変化している（*8，28*）．この変化はアーチワイヤーによって機械的に得られたものではなく，リップバンパーの効果によるものである．術前，術後のセファロの比較では，ANBが0.5°減少し，下顎下縁平面角は維持されている．U1/L1 は7.5°改善した．L1/MPが100.5°から94°に変化しており，術前の著しい叢生にもかかわらず，下顎切歯は舌側へアップライトされた（*31*）．

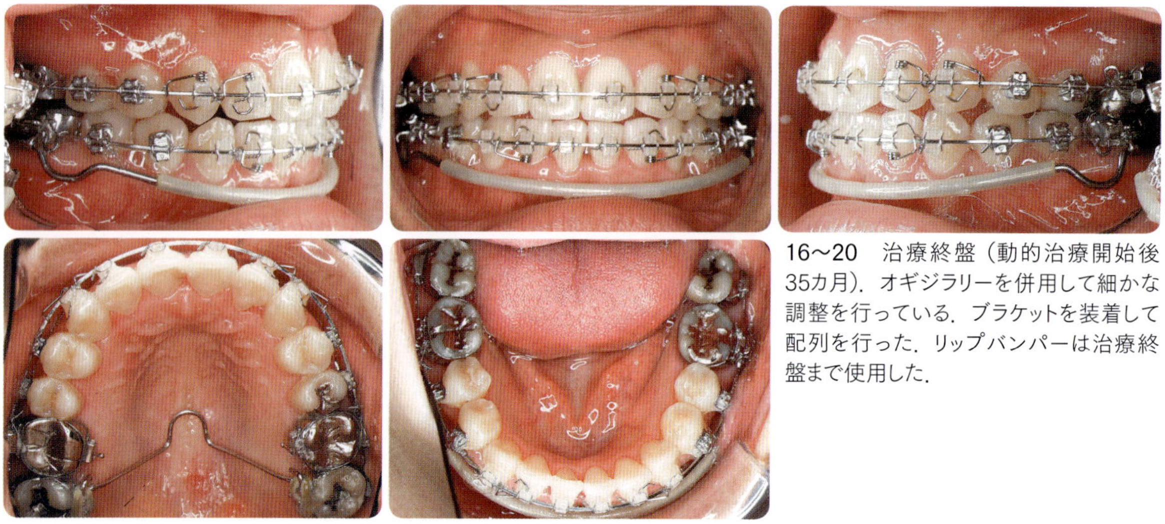

16〜20　治療終盤（動的治療開始後35カ月）．オギジラリーを併用して細かな調整を行っている．ブラケットを装着して配列を行った．リップバンパーは治療終盤まで使用した．

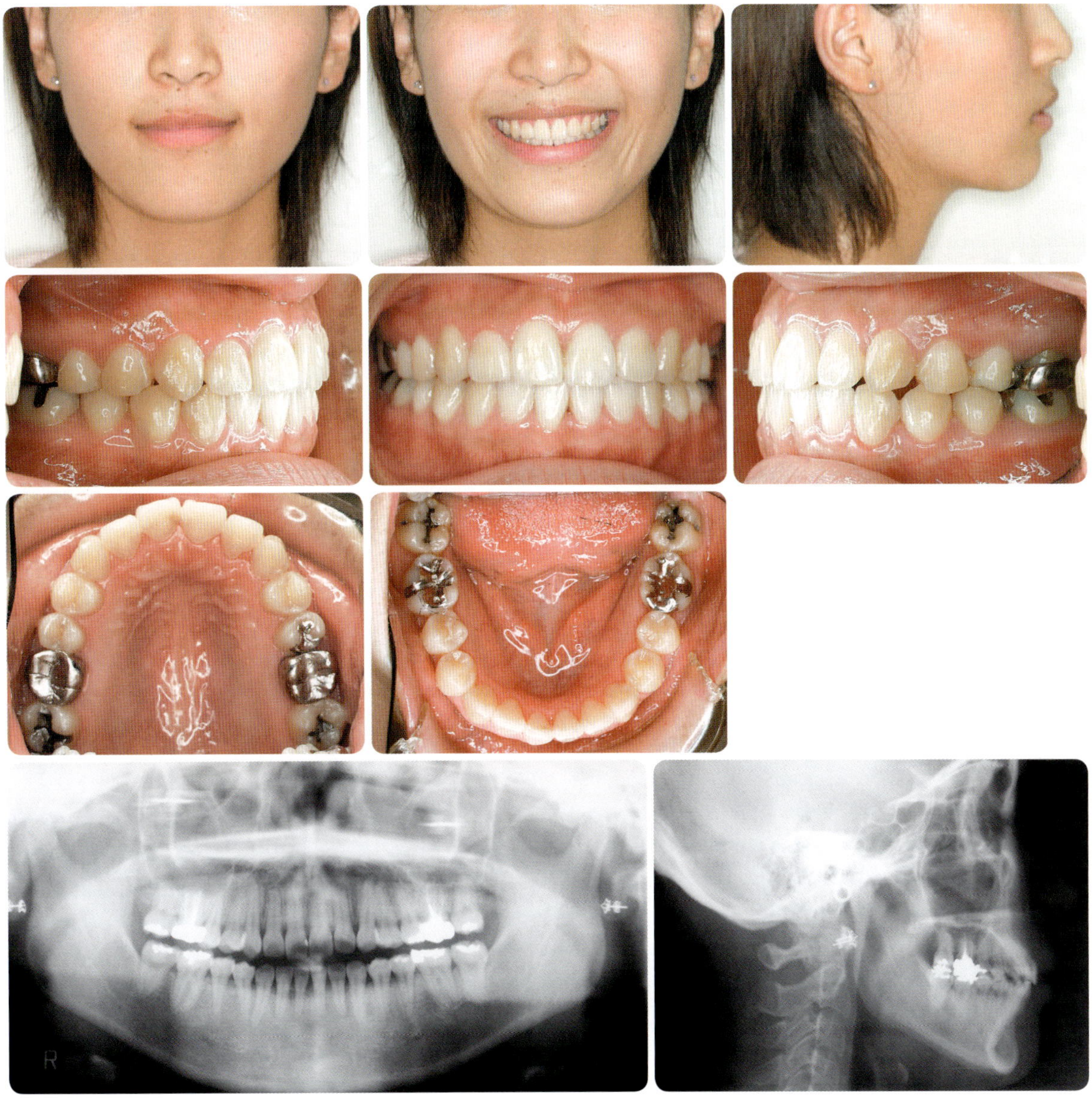

21〜30 動的治療終了時（21歳8カ月）．動的治療期間は36カ月．アーチフォームの変化はアーチワイヤーで機械的に得られたものではなく，リップバンパーの効果によるものである．

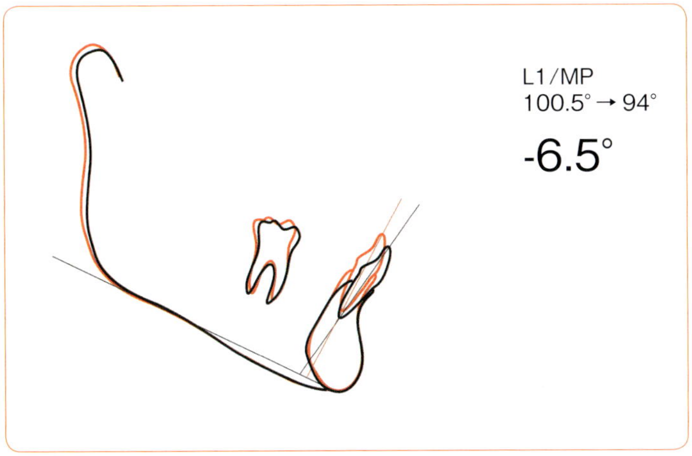

31 術前，術後の下顎切歯軸の比較．

32〜42 に動的治療終了後4年9カ月の資料を示す．患者は1年間のみ上下顎に可撤式のラップアラウンドタイプの保定装置を用いた後，3年9カ月の間，保定装置なしで良好に経過している．

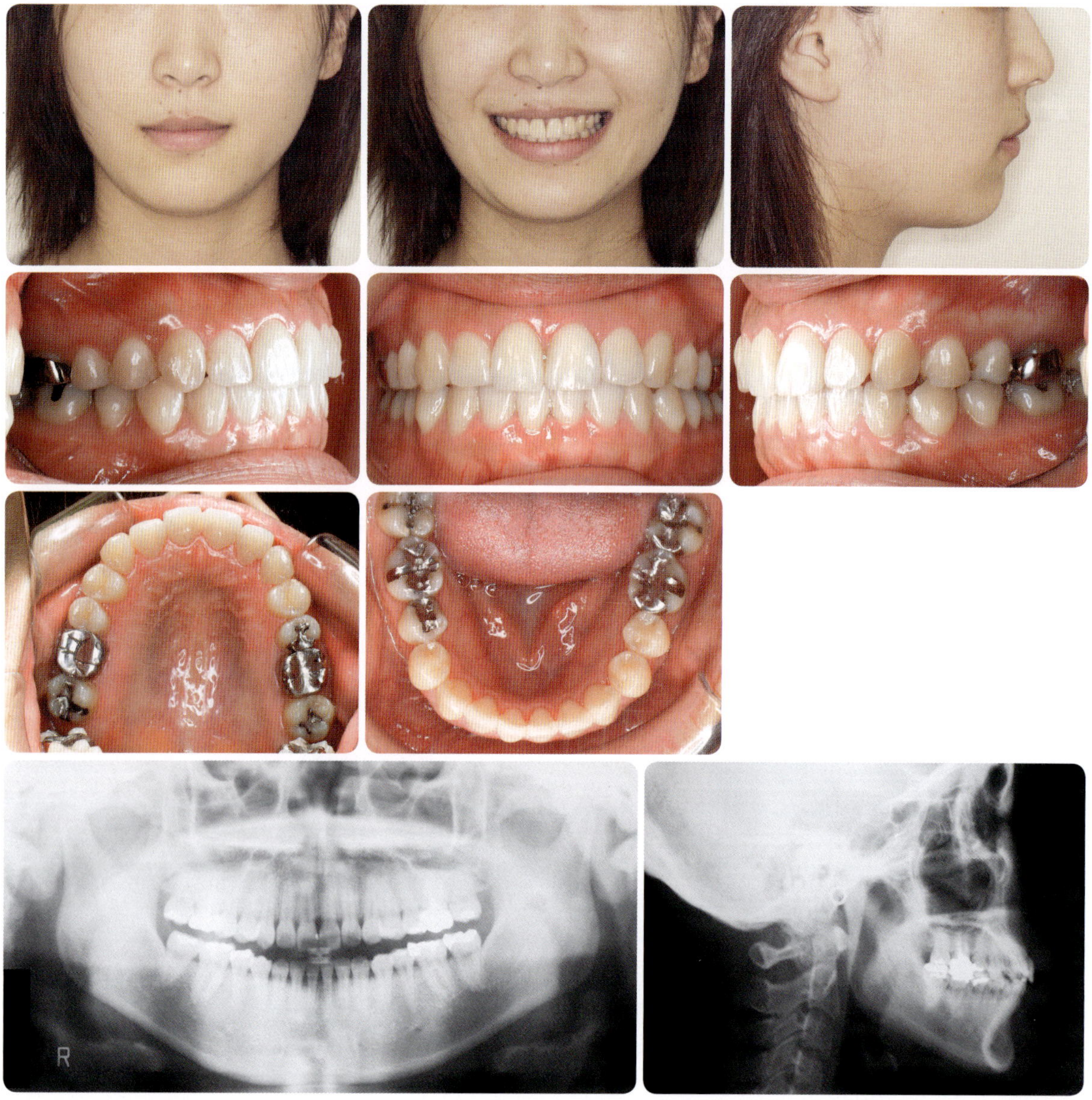

32〜41　動的治療終了後4年9カ月（26歳5カ月）．1年間のみ上下顎に保定装置を使用したが，その後4年間は保定装置を用いずに良好に経過している．

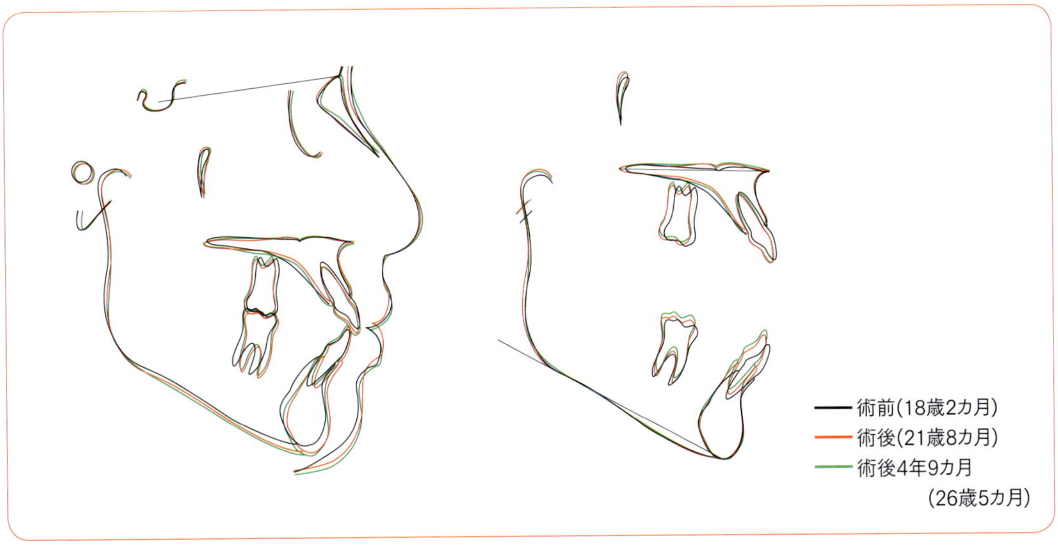

42 側面セファロのトレースの重ね合わせ.

Case 12 Crowding　　（術者：篠原）

短根歯を考慮してドリフト移動とディスキングにより治療した成人Ⅲ級叢生症例

◆初診時所見・治療方針

25歳10カ月の女性．前歯部の叢生を主訴として来院した（*1〜10*）．上下顎ともに前歯部に著しい叢生がみられ，上顎の正中は右に偏位している．臼歯関係は右側がⅠ級，左側がⅢ級を呈している．SNA76°，SNB78°，ANB-2°，SN/MP26°とロウアングルの骨格性下顎前突である．U1/L1は147°と大きく，L1/MP84.5°，U1/SN102°と上下

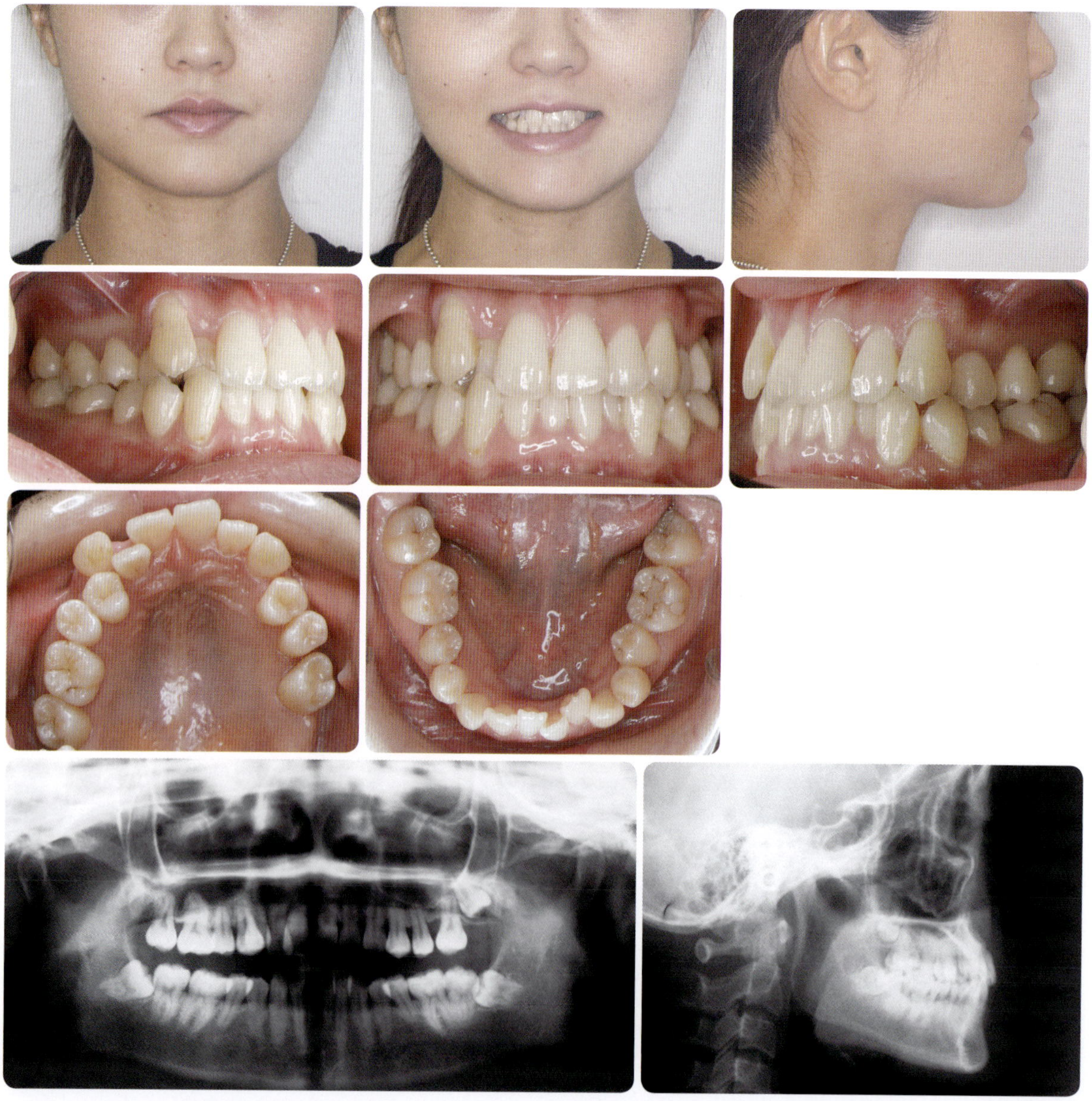

1〜10　初診時（25歳9カ月）．

顎前歯の舌側傾斜が認められる．パノラマX線写真にて全顎的に短根傾向を認めた．特に，上顎両側第一・第二小臼歯と両側中切歯・側切歯，下顎両側第二小臼歯と両側中切歯が顕著である．上顎左側の第一大臼歯の形態は第二大臼歯にみえる．患者の記憶は定かではないが，左側第一大臼歯は抜去された可能性がある．未萌出の左側大臼歯は智歯であるかもしれない．

歯根吸収を可及的に起こさないために，抜歯スペースを利用した歯の移動ではなく，上顎大臼歯遠心移動および下顎大臼歯の近遠心的アップライトを行い，生理的な歯のドリフト移動を組み込んだMOOフィロソフィーによる治療を選択することにした．また，歯の配列にスペースが足りない場合は，ディスキングの併用を考慮することにした．

◆治療の実際

上顎はGMDにて大臼歯の遠心移動を行った．犬歯が唇側に転位しているために，右側では第二小臼歯ー第一大臼歯間のピストンとした．小臼歯，前歯への負担を減らすために口蓋スクリューを併用している．ピストンは審美的な理由から口蓋側のみに片側2本ずつ設置した．下顎にはリップバンパーを装着した（***11〜15***）．

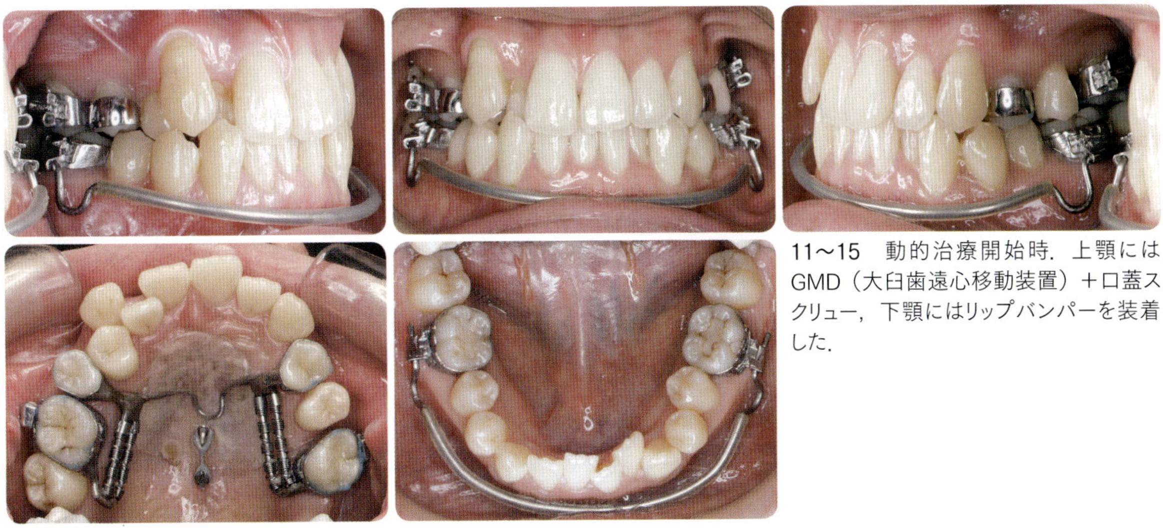

11〜15　動的治療開始時．上顎にはGMD（大臼歯遠心移動装置）＋口蓋スクリュー，下顎にはリップバンパーを装着した．

上顎大臼歯の遠心移動は9カ月で終了した．下顎大臼歯のアップライトも進み，前歯部叢生の減少とパッシブエクスパンジョンによるアーチフォームの変化が確認できる（*16〜20*）．

GMDをTPAに換え，前歯のみにブラケットを装着し，アンカーベンドを組み込んだ圧下アーチと口蓋スクリューにて大臼歯を固定しながら側方歯のドリフトを待った（*21〜25*）．下顎は引き続きリップバンパーを使用している．

ドリフト終了後，上下顎にブラケットを装着し，配列を行った（*26〜30*）．配列後，上下顎前歯部のディスキングを行い，歯軸を改善して治療を終了した（*31〜50*）．

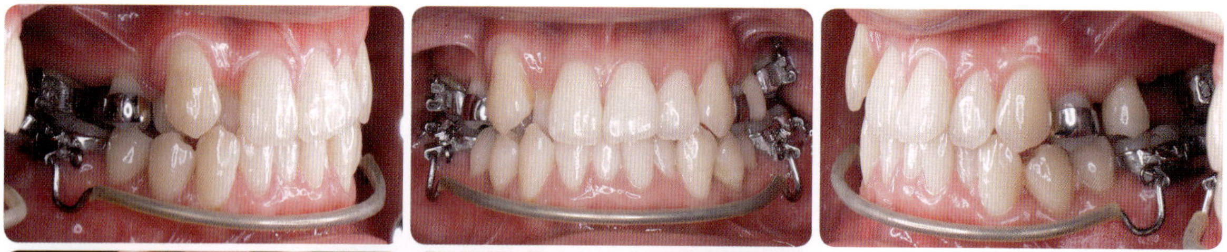
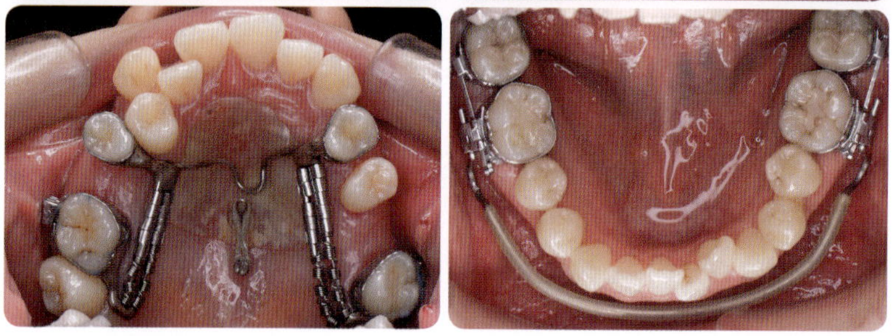

16〜20　動的治療開始後9カ月．上顎大臼歯遠心移動終了時．

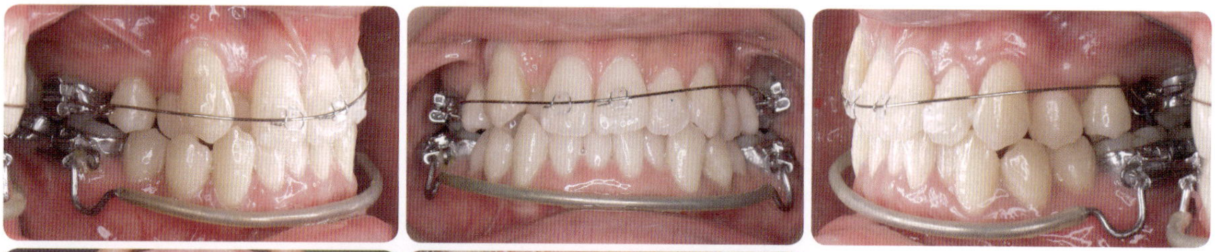
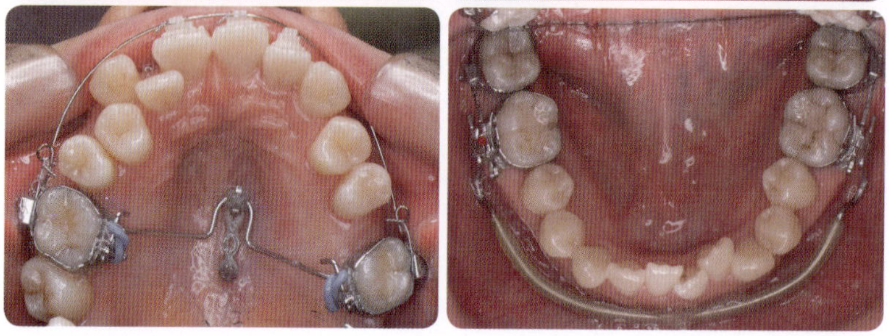

21〜25　動的治療開始後10カ月．GMDをTPAに変更した．上顎大臼歯はアンカーベンドを組み込んだ圧下アーチと口蓋スクリューにて固定．側方歯は歯槽頂間靭帯を利用したドリフト．下顎には引き続きリップバンパーを使用した．

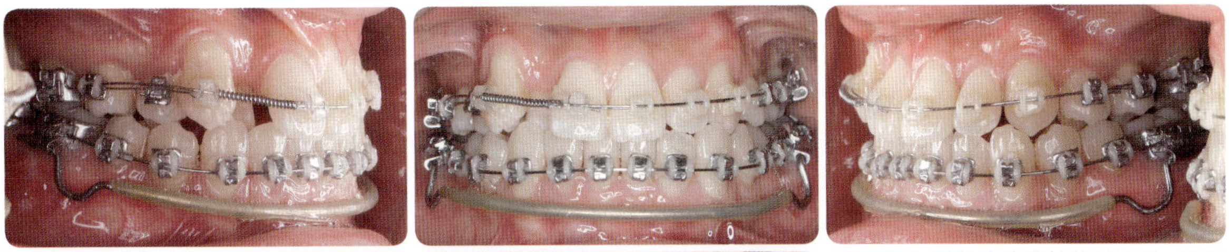
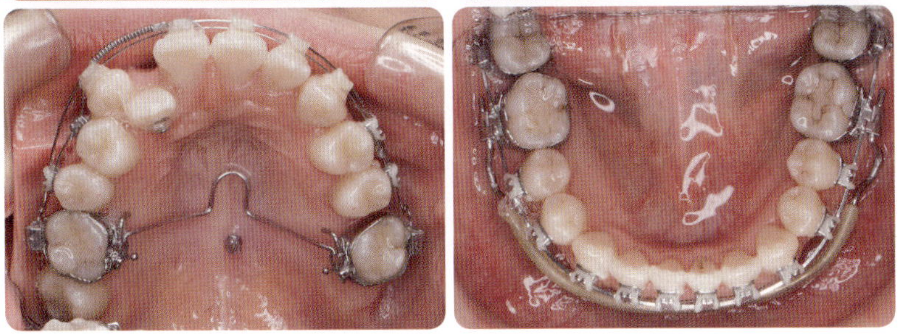

26〜30　動的治療開始後22カ月．ドリフト終了後，上下顎にブラケットを装着し，配列を行う．

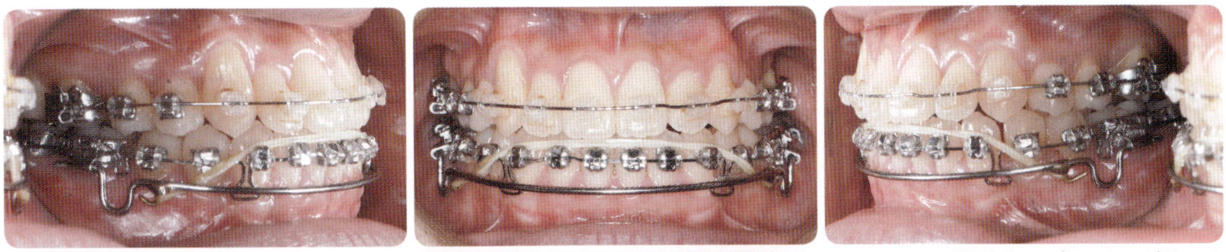
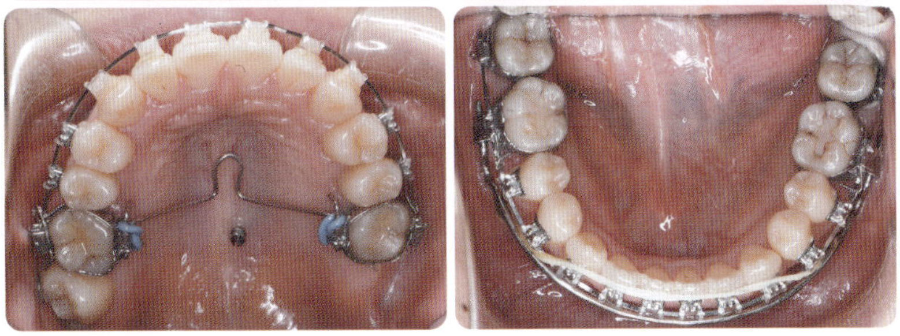

31〜35　下顎前歯のディスキング後，クロージングループとリップバンパーの前歯ゴムで下顎前歯の舌側へのアップライトを行った．

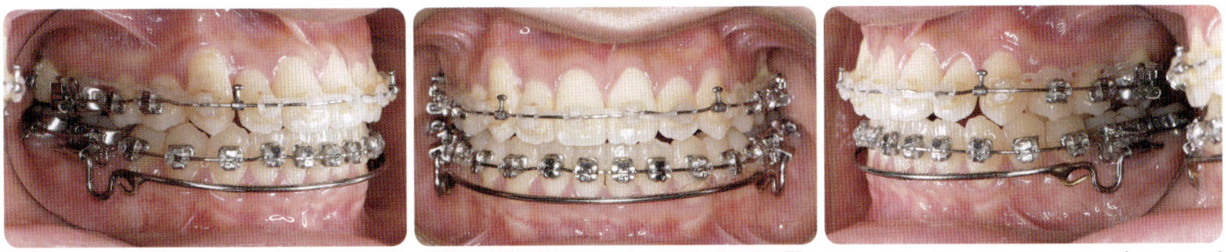
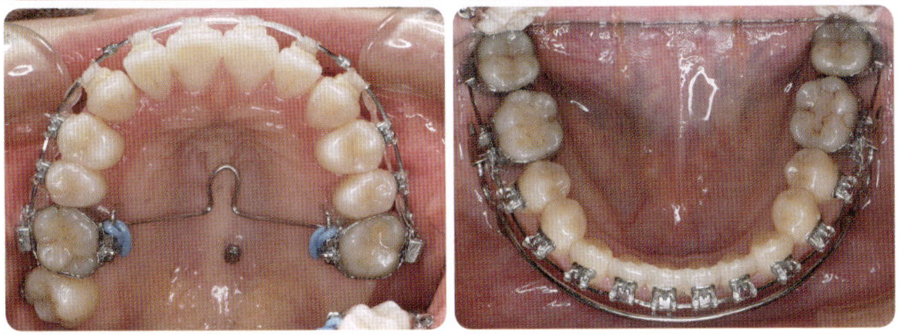

36〜40　続いて上顎前歯のディスキングとリトラクションを行い，上顎前歯の歯軸を改善した．

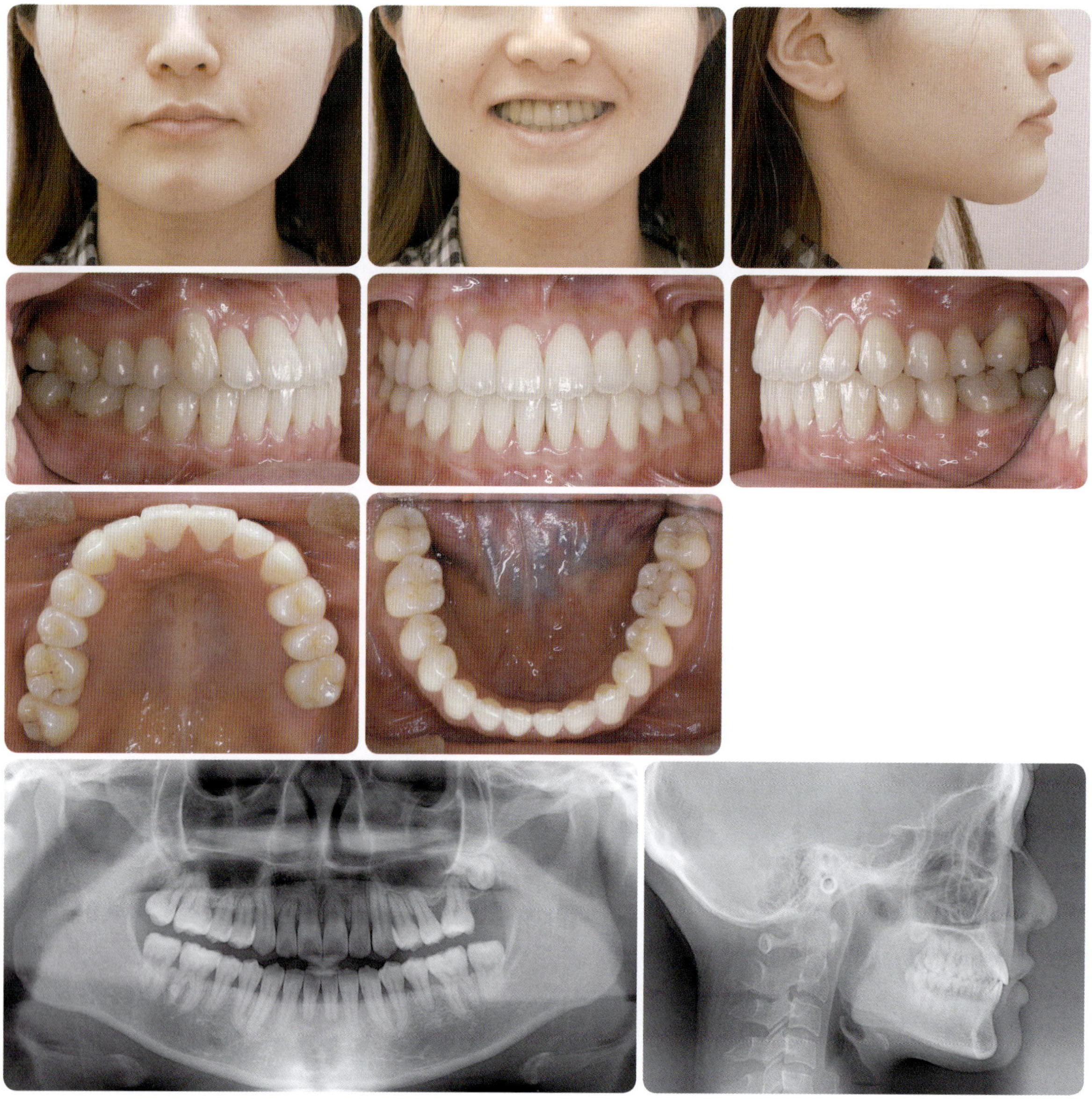

41〜50　動的治療終了時（30歳5カ月）.

◆考　察

叢生は解消され，緊密な咬合が得られた（***51***）．下顎の後方回転によりⅢ級顎態が改善され，良好なプロファイルと美しいスマイルが得られた．切歯歯軸も適正な角度へと変化した．全顎的に短根傾向であったが歯根吸収はみられなかった．

左側第二（第三？）大臼歯は未萌出のままである．開窓・牽引も考えられるが，現時点では患者が望んでいないため経過観察中である．

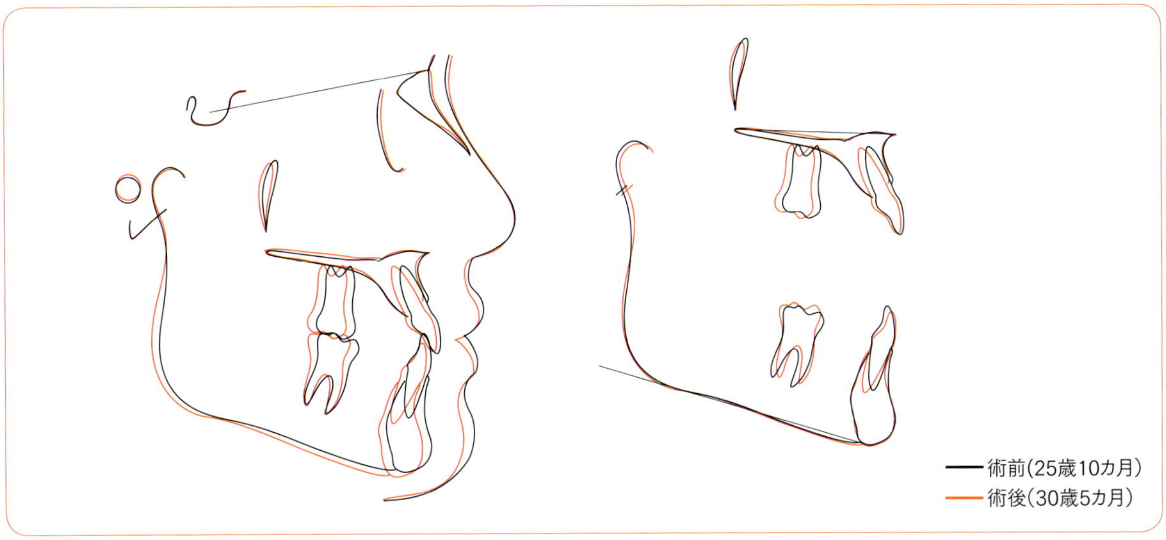

51　側面セファロのトレースの重ね合わせ．

Case 13 Crowding　（術者：賀久）

臼歯の位置が左右で著しく異なる重度の叢生症例

◆初診時所見，治療方針

13歳8カ月の女性．Ⅱ級の臼歯関係で，重度の叢生を呈する（*1〜10*）．通常のスペース分析によれば，その叢生の度合いから上顎歯列の抜歯が必要と考えられる症例である．しかし，臼歯の位置づけは，かなりシビアな近心回転を示しており，特に叢生量の多い右側は，左側に比べてよりシビアな臼歯の近心転位が認められる．

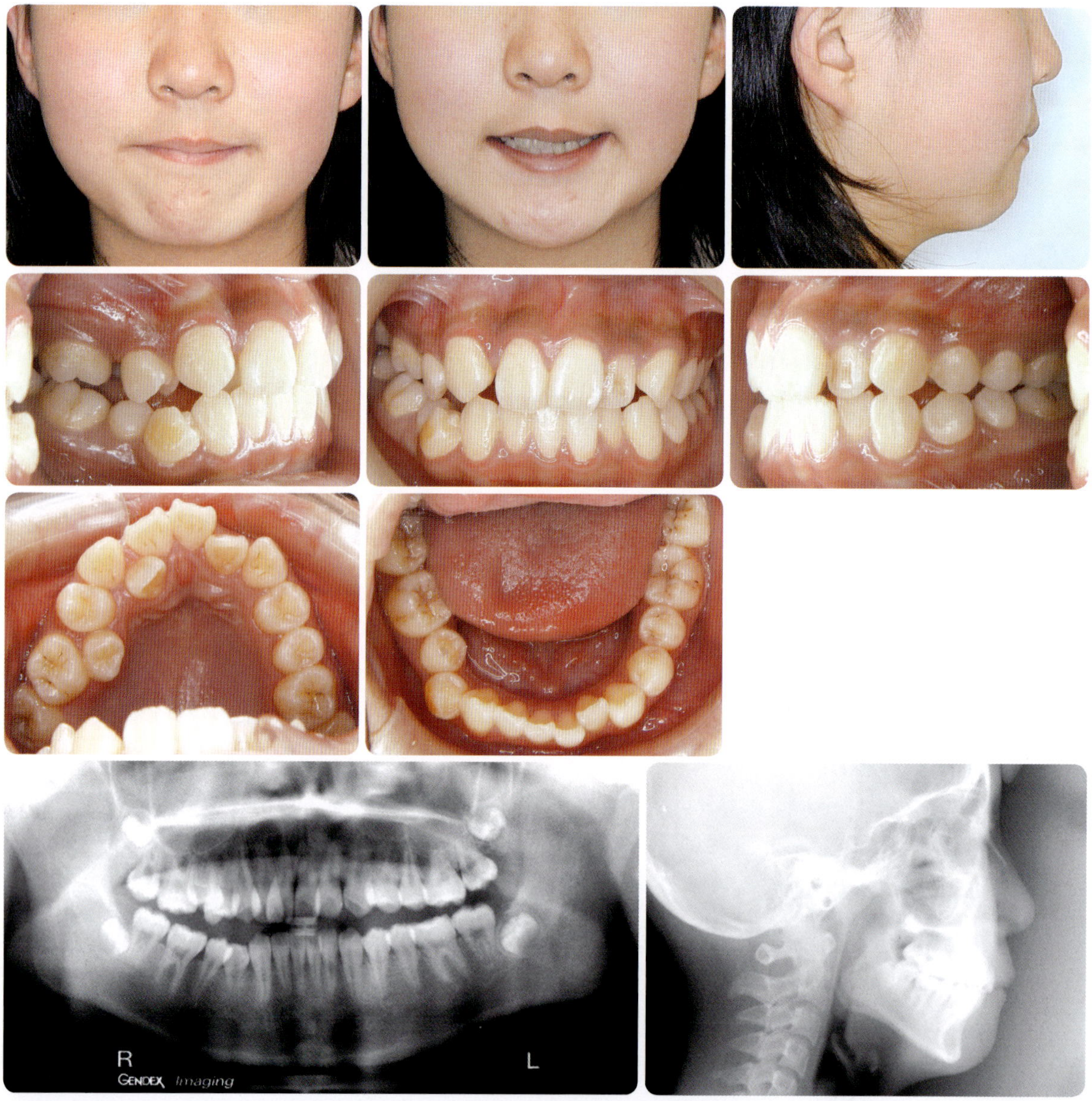

1〜10　初診時（13歳8カ月）．重度の叢生症例であるが，その原因は歯と顎骨の大きさの違いではなく，おもに臼歯の位置によるものと考えられる．上顎の咬合面観（7）をみると，右側第一大臼歯の近心面が，左側第一大臼歯の中央と同じ位置であることがわかる．

これらのことから，この症例における叢生の原因は，単に歯と顎骨の大きさの不調和というよりも，臼歯の位置づけの不良によるものであると推察できる（*7*）．したがって，臼歯の近心回転を改善し，さらに遠心移動と側方への拡大を同時に行うことによって必要なスペースを確保し，小臼歯非抜歯での治療を計画した．

◆治療の実際

改良型ナンスアプライアンスとコイルスプリングを用いて臼歯の回転を改善した（*11，12*）．その後，スクリュータイプの遠心移動装置で臼歯関係をⅠ級に改善し，スペースができた時点でⅠ級ゴムを使用して第二小臼歯を歯列に取り込んでいった（*13*）．次に，TPAで，最終的な回転コントロールとトルクを確立した（*14*）．このアーチディベロプメントを6カ月行った後，ティップエッジプラスブラケットを上下

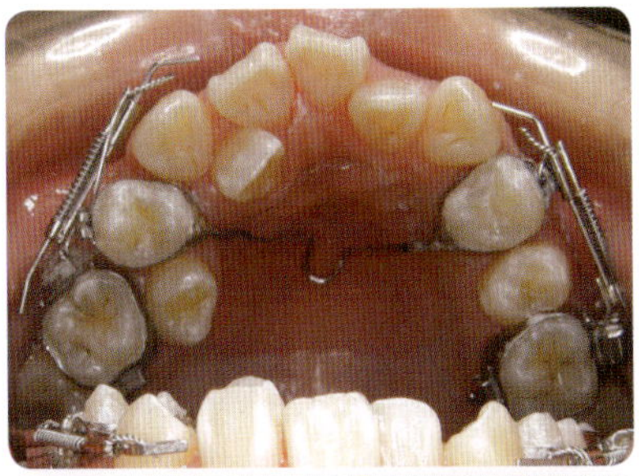

11：まず最初に臼歯の遠心回転をしながら右側第二小臼歯の萌出スペースを確保するための装置を選択した．

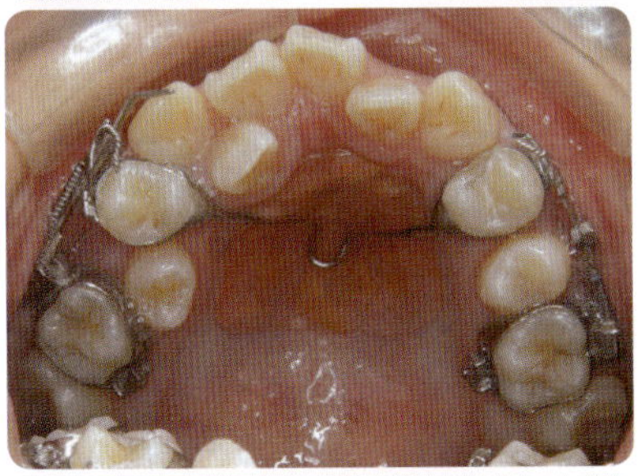

12：遠心回転をしながら後方に臼歯が移動していることがわかる．

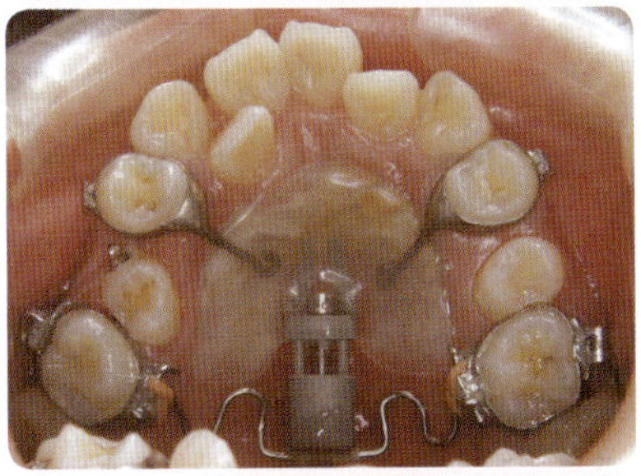

13：右側第二小臼歯は遠心回転をしながら並んできている．

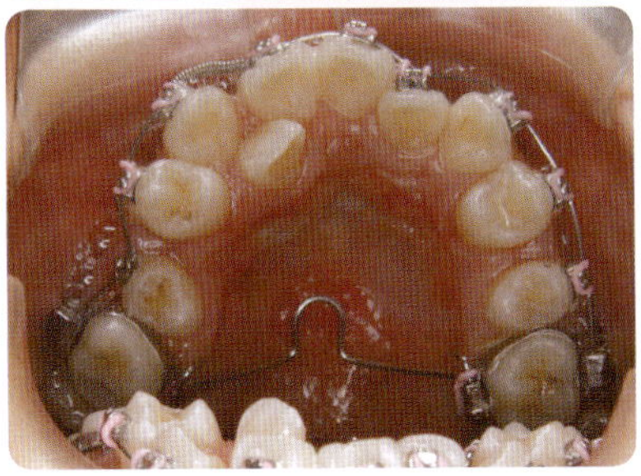

14：TPAを用いて，遠心移動後の固定と遠心回転の調整を行う．

顎にボンディングした．上顎右側の側切歯に必要なスペースが確保された時点で，オーバーレイメカニクスを適用し，側切歯を歯列に取り込むように治療を進めた（***15〜22***）．ブラケット装着2カ月目で016×022NiTiをメインのアーチワイヤースロットに挿入し，ホリゾンタルスロットには012NiTiをセットした．コンティニュアスによるメカニクスでは，この時点で一度弾性の高いワイヤーに変えて，単に側切歯を並べる作業が必要になるが，オーバーレイメカニクスでは，スペースオープニングと側切歯のレベリングを早い段階からできることが利点である．

その約1カ月後，メインアーチワイヤーには022×028のNiTiを装着した．さらに2カ月後，顎間ゴムとⅠ級ゴムを用いて余ったスペースの閉鎖をはかった．

マルチブラケットの治療は7カ月で終了し，固定式のリテーナーをセットした（***23〜33***）．

15，16：上下顎の正中線をみると，上顎が3mmほど右側に変位している．舌側転位した側切歯にオーバーレイメカニクスに入る前に，その他の歯のレベリングを行った．この時点では，右上側切歯にブラケットはついていない．

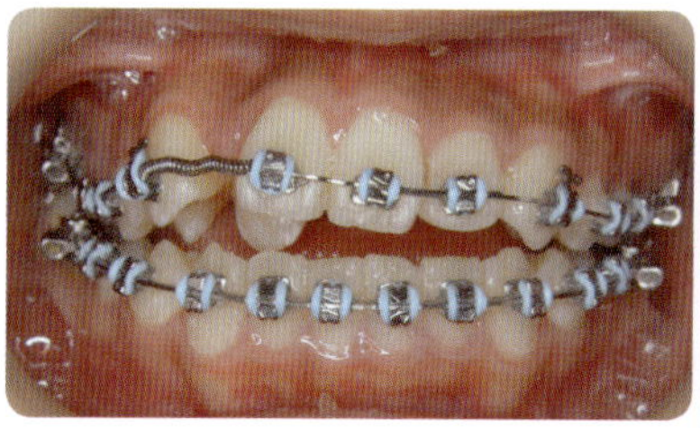

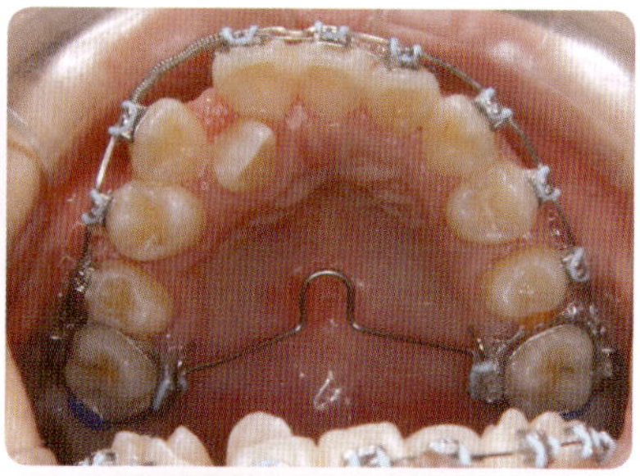

17，18：スペースオープニングとアラインメントを同時に行うために，オーバーレイメカニクスを開始する．メインアーチに016×022カッパーNiTi，PLUSスロットに012NiTiを第二小臼歯間に入れて，舌側転位した側切歯のアラインメントとスペースオープニングを同時に行う．

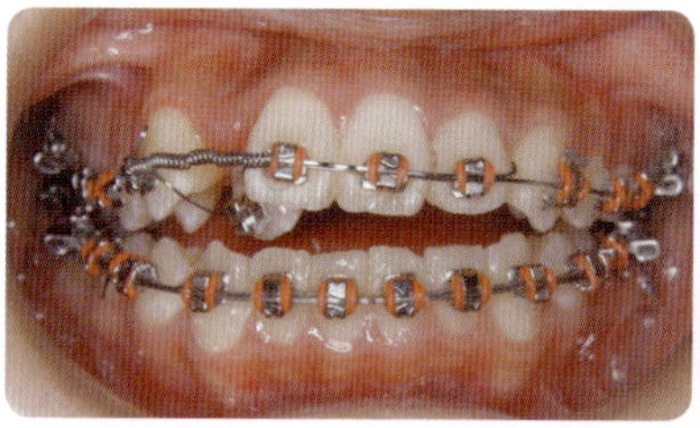

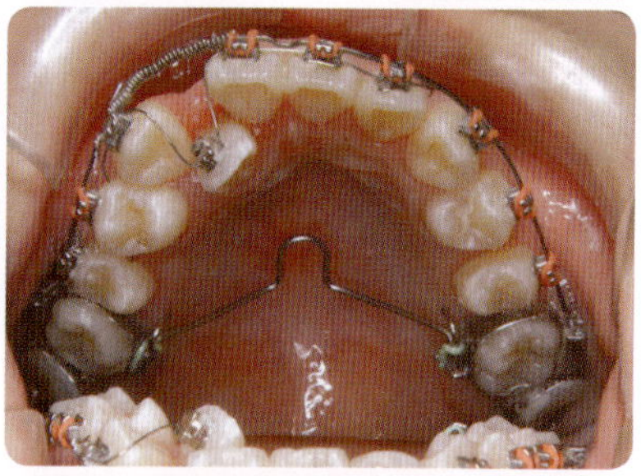

19，20：右上側切歯が反対咬合でない位置まで並んで，正中線の調和もみられる．この時点で，右上側切歯はならび，スペースが残っている．

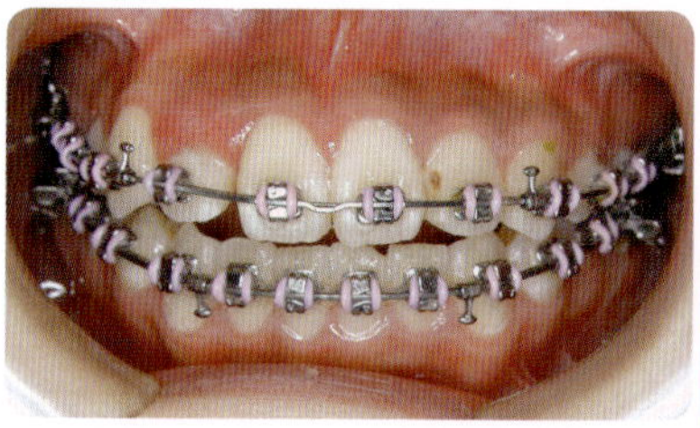

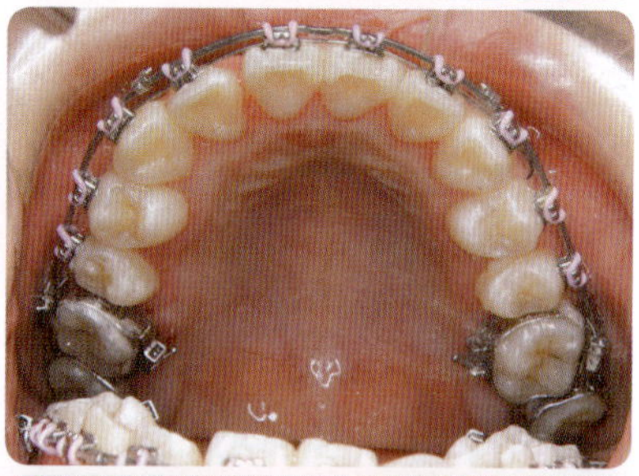

21，22：顎間ゴムについての患者協力もよく，短期間で良好な結果が得られた．

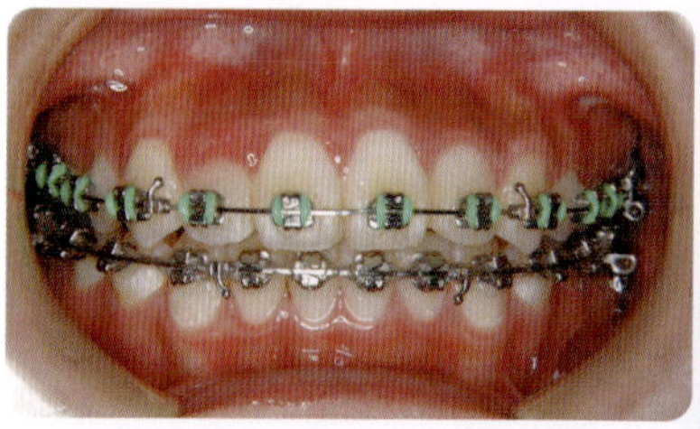

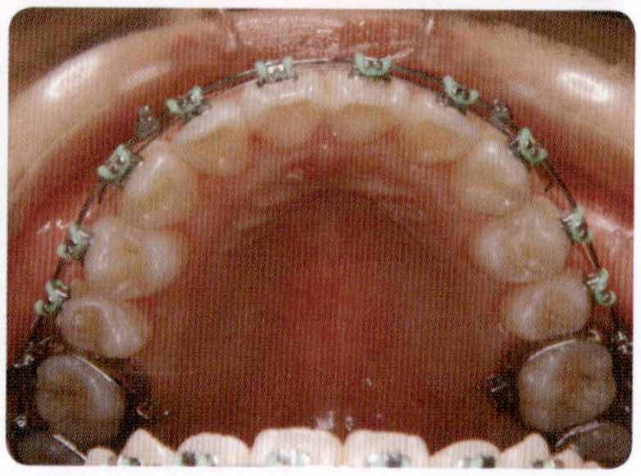

◆考　察

通常のエッジワイズ装置では，ブラケットの中心に力のモーメントが発揮されるため，一度，レベリングとアライニングが終了した場合，その後のスペースクローズは常に歯体移動で達成されなければならない．***34，35***からもわかるように，術前のパノラマX線写真を観察すると，歯根の位置は近遠心均等にあるのに対して，歯冠の位置は右側に傾いていおり，その結果，右側側切歯部分に著しい叢生をつくりだしている．このような叢生の厳しい症例で，通常のエッジワイズブラケットによるレベリングを行った場合，レベリング終了時の正中線はずれたままになりやすい（***36***）．一方，ティップエッジプラスブラケットを利用すると，歯根位置を基準に歯冠が遠心方向へ

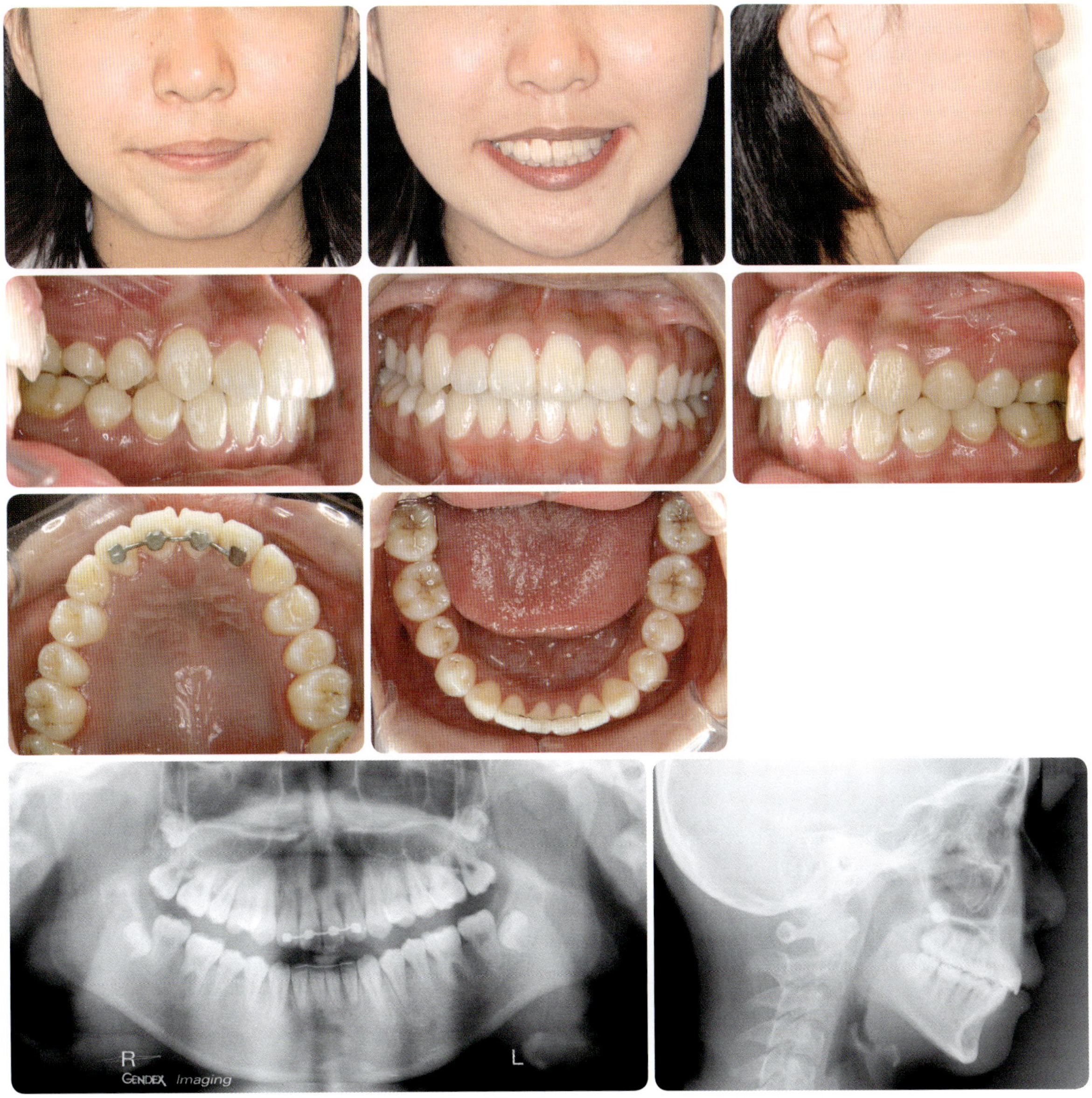

23〜32　動的治療終了時（14歳10カ月）．患者も協力的であったため，トータルの治療期間は14カ月で，ブラケットによる治療期間は7カ月であった．

アップライトしていくことで，歯根の位置を保ちながら正中線に向かって歯冠がシフトしていく（***37***）．その結果，通常のエッジワイズブラケットとの差の分，治療期間は短縮される．

このように，ティップエッジプラスブラケットを使うことで，ティップエッジプラスブラケット特有のデュアルスロット効果と，オーバーレイメカニクスの相乗作用によって，いわゆる"ラウンドトリップ"を避けることができている．これは，術者と患者双方にとって大きなアドバンテージとなる．

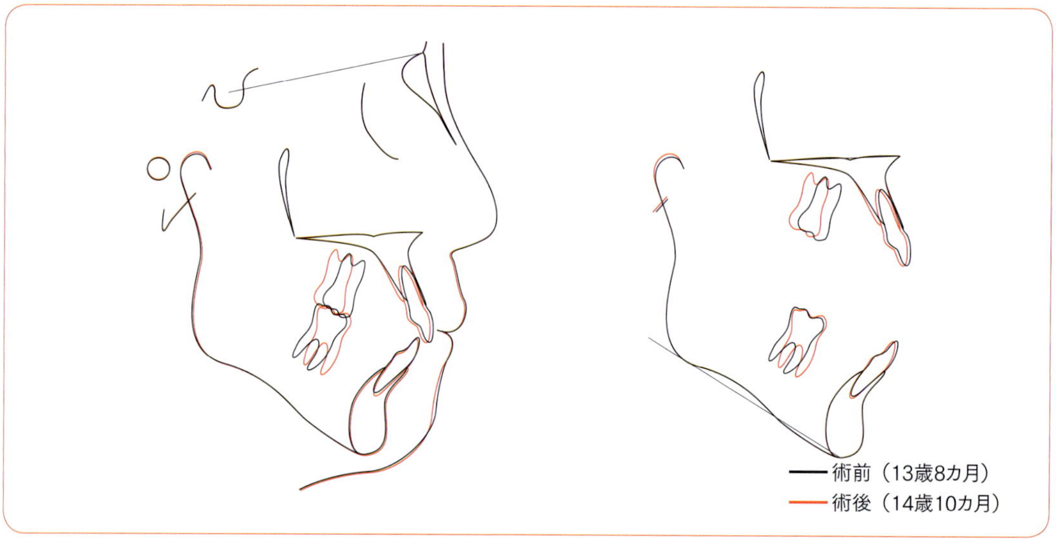

33　重度の叢生症例であったが，切歯を唇側へフレアさせることなく治療を終えることができた．

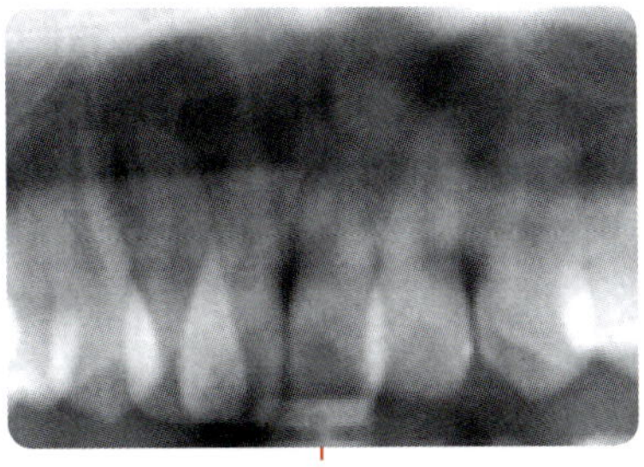

34 術前の前歯部X線写真

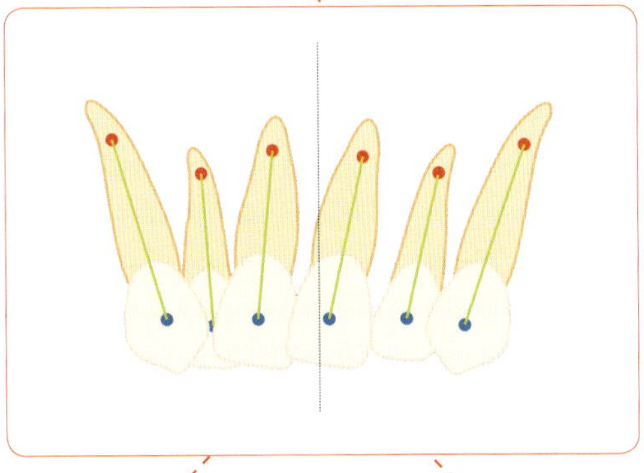

35 術前の前歯部X線写真の模式図（歯根と歯冠の位置関係）

歯冠部は右側に傾斜し，叢生状態になっているが，歯根は比較的左右対称である.

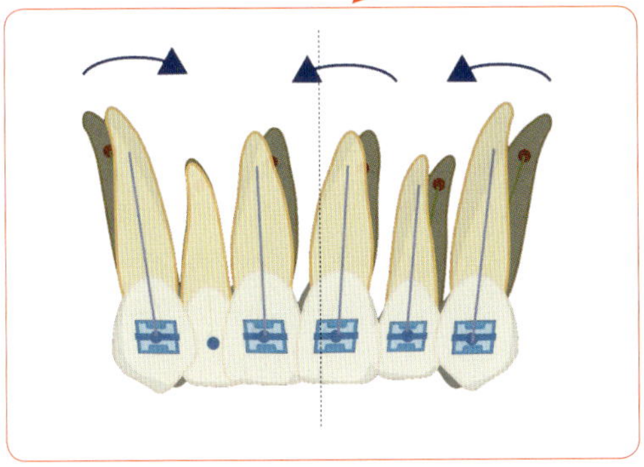

36 エッジワイズブラケットでレベリングした場合は，フリクションによって歯冠を中心に歯根を位置づけようとするので，正中のズレは改善されにくい.

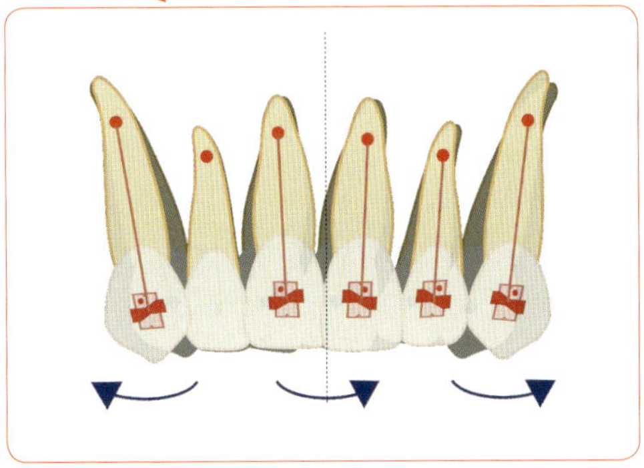

37 ティップエッジブラケットでレベリングした場合は，フリクションが非対称に働いて，歯根を中心に傾斜で歯が整直する．このためレベリングが終わった段階で正中が合ってきている.

Case **14** **Miscellaneous**　　（術者：賀久）

非抜歯で上下顎前突をどこまで改善できるのか?

◆初診時所見・治療方針

10歳0カ月の男児．口唇の突出感を主訴に来院．正面観から，前歯の唇側傾斜が著しいために口唇閉鎖できないことがわかる．U1/L1が100°で，セファロ上でも前突状態になっていることが確認できる（***1～10***）．下顎前歯はスペースがあるため，臼歯位置を維持すれば3mm程度の改善が可能である．また，臼歯関係は3mm程度のⅡ級であることから6mm程度の上顎臼歯の遠心移動が可能であれば非抜歯での治療がで

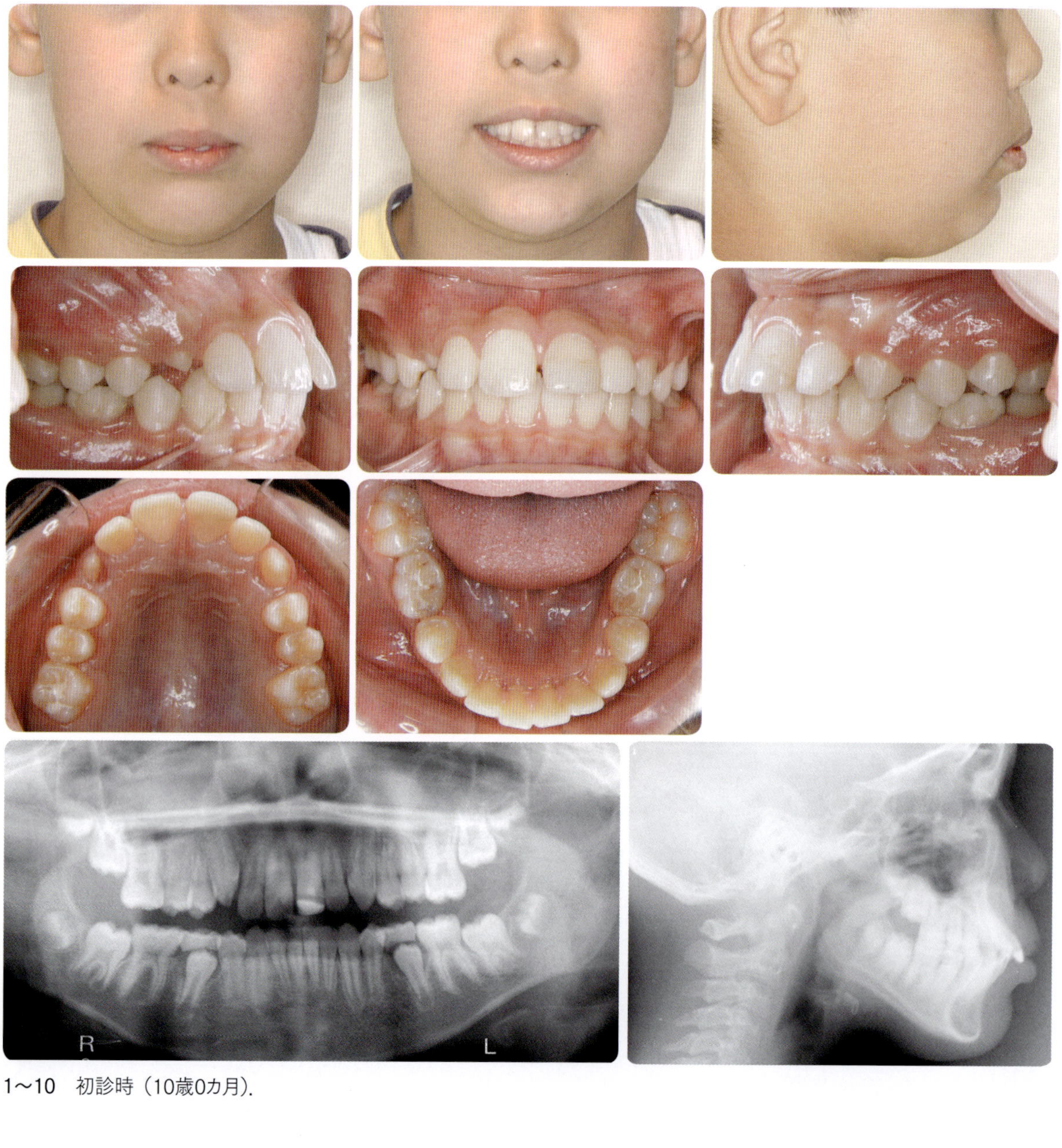

1～10　初診時（10歳0カ月）．

きると考えた．臼歯関係はⅡ級を示しているので，フェイシャルタイプはSN/MPが40°とハイアングルを示しており，装置の選択はGMDが考えられるが，口蓋が浅いためにナンスボタンのアンカーが弱いと予想された．

◆治療の実際

そこで，上顎の口蓋正中部にミニスクリューを入れ，ナンス部分との間にゴムをかけてナンスのプラスティック部が前方へずれないようにした．

6カ月の臼歯の遠心移動後に，移動前と比較してみると，切歯のアンカーロスはほとんどみられなかった（***11〜14***）．その後，切歯の後退を行う際，TPAで遠心方向へ回転の調整を行いながら，ミニスクリューをTPAとつないで歯根の遠心移動を行った（***15〜17***）．下顎では第二乳臼歯のEスペースを利用して歯軸の改善および後退を行った（***18〜21***）．

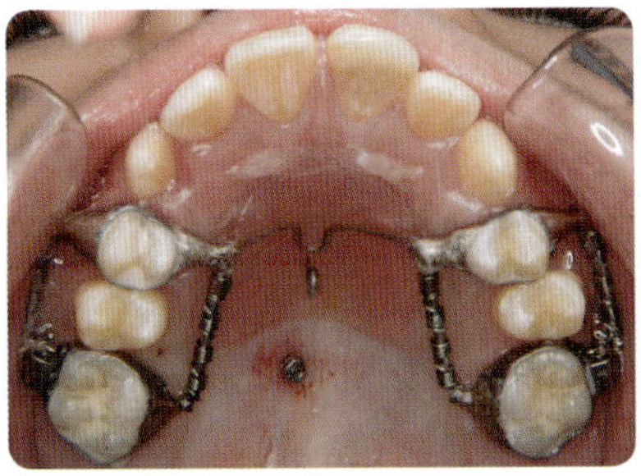

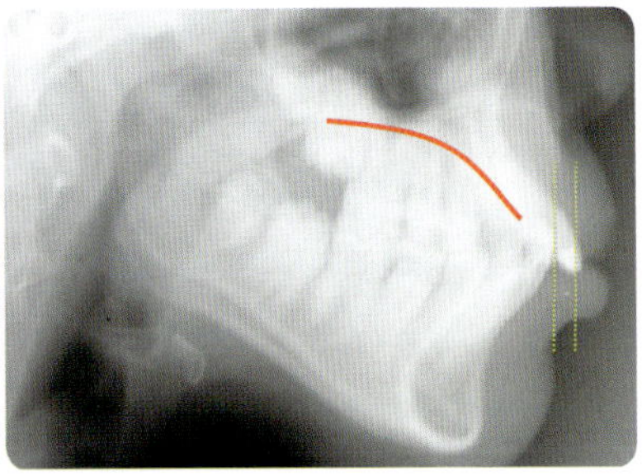

11，12　動的治療開始時．上顎の口蓋正中部にミニスクリューを入れ，ナンス部分との間にゴムをかけてナンスのプラスティック部が前方へずれないようにした．

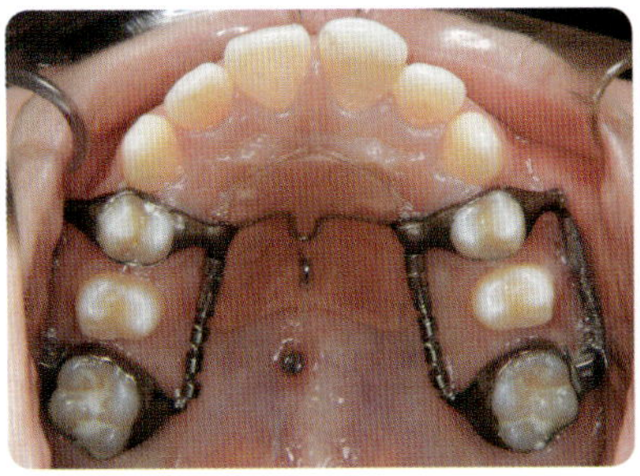

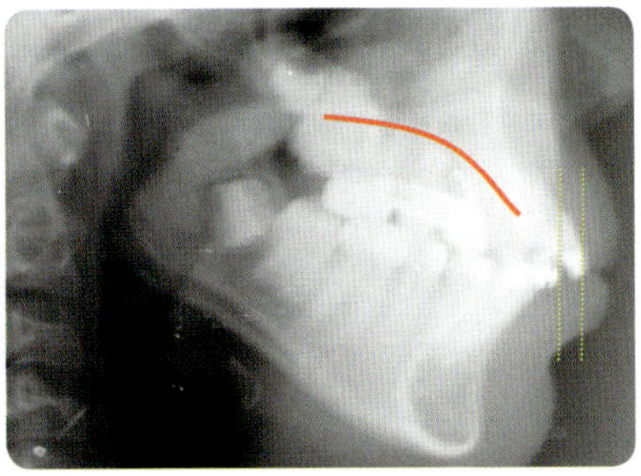

13，14　動的治療開始後6カ月．臼歯の遠心移動がみられた．移動前と比較してみると，切歯のアンカーロスはほとんどみられない．

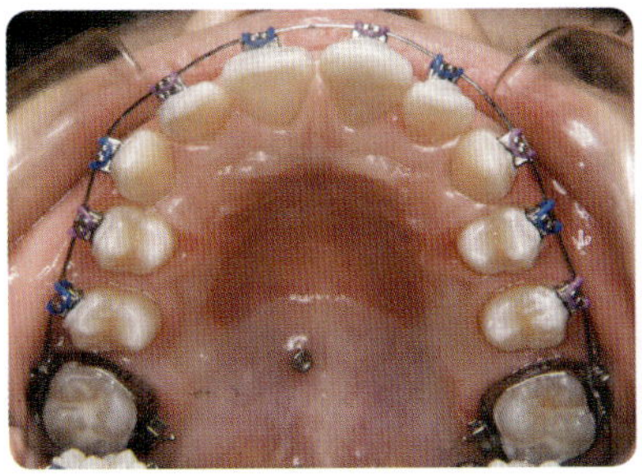

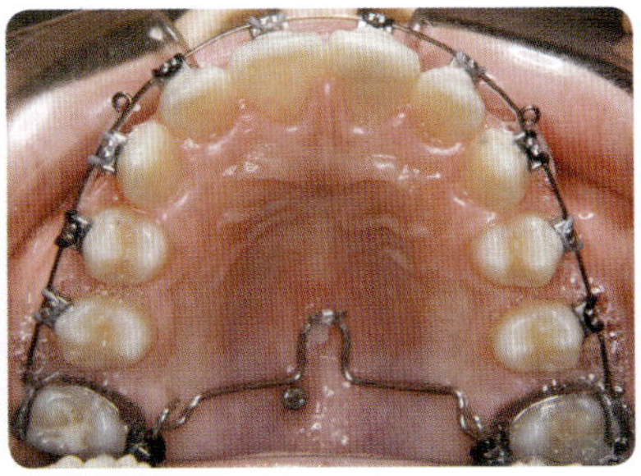

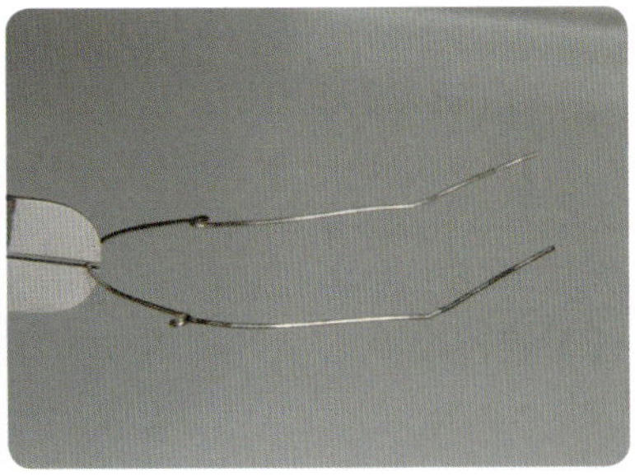

15〜17　切歯のポジショニング開始時．切歯の後退を行う際，TPAで遠心方向へ回転の調整を行いながら，ミニスクリューをTPAとつないで歯根の遠心移動を行った．アーチワイヤーにはアンカーベンドを付与し，歯冠の遠心傾斜をさせた．これにより臼歯は歯体で遠心移動するような力が生まれる．

◆考　察

治療後のセファロでは，U1/L1 100°→ 125°，U1–NA 10mm→6.5mm，U1/NA 40°→26°，L1–NB 11.5mm → 9.5mm，L1/NB 39.5°→28°になっていて，いずれも切歯が舌側に後退し歯軸の改善がなされたことを示している．口唇の突出感の改善は正面観と側方観からも確認できる（*22〜32*）．

短期間で治療を終了できたのは，１本のミニスクリューにより臼歯遠心移動時の前歯のアンカーロスを防げたことと，前歯の後方移動の際に臼歯位置のコントロールが適切に行えたことに加え，ティップエッジブラケットの使用により，早い段階で剛性の高いワイヤーを後退のメカニクスに組み込むことができたからではないかと考えている．

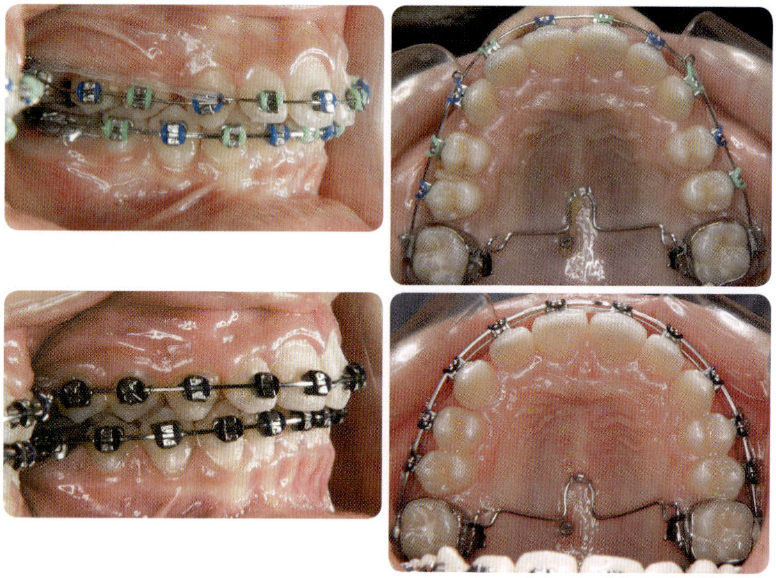

18〜21
上：切歯のポジショニング開始後1カ月．
下：切歯のポジショニング開始後6カ月．

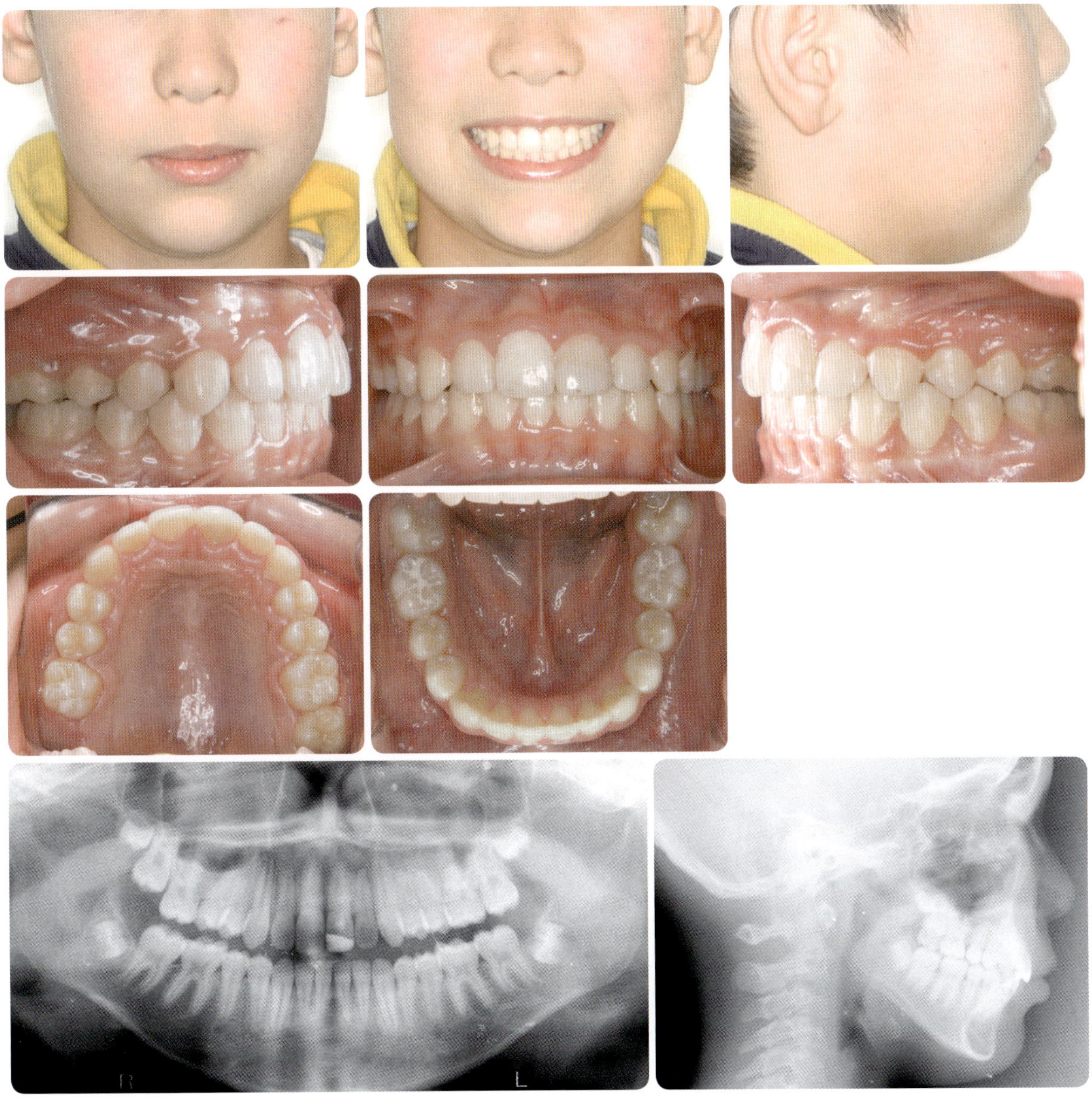

22～31 動的治療終了時（11歳5カ月）．切歯が舌側に後退し，歯軸の改善がなされている．

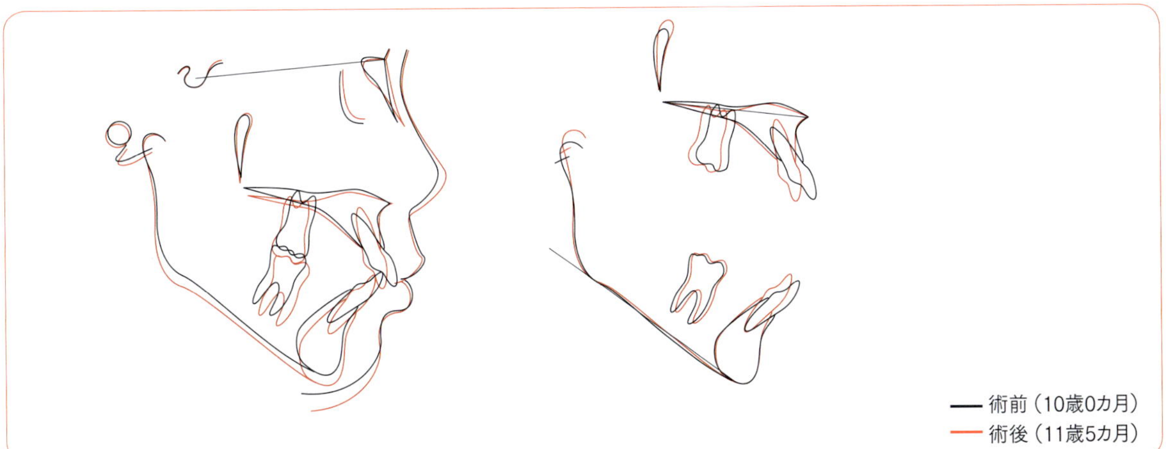

32 側面セファロのトレースの重ね合わせ．

Case 15 Miscellaneous　（術者：有本）

PAOOとTADを応用したインターディシプリナリー治療

◆初診時所見・治療方針

57歳7カ月の男性．患者は，山歩きと野宿が趣味という頑健な身体の持ち主で，不正咬合と歯周病に関して自覚はあったがそのまま放置していた．しかし，歯周病で後方臼歯が抜けるに至って，この際，歯並びから治したほうがよいと考えて来院した．上顎左側犬歯は抜歯されており，下顎左側第一小臼歯は埋伏していた．臼歯から側方歯にかけて近心傾斜があり，その結果，前歯部に叢生がみられた．全顎的に中等度の水平的歯槽骨吸収がある．上顎洞底は下がっており，臼歯部の歯槽骨の垂直的厚みが

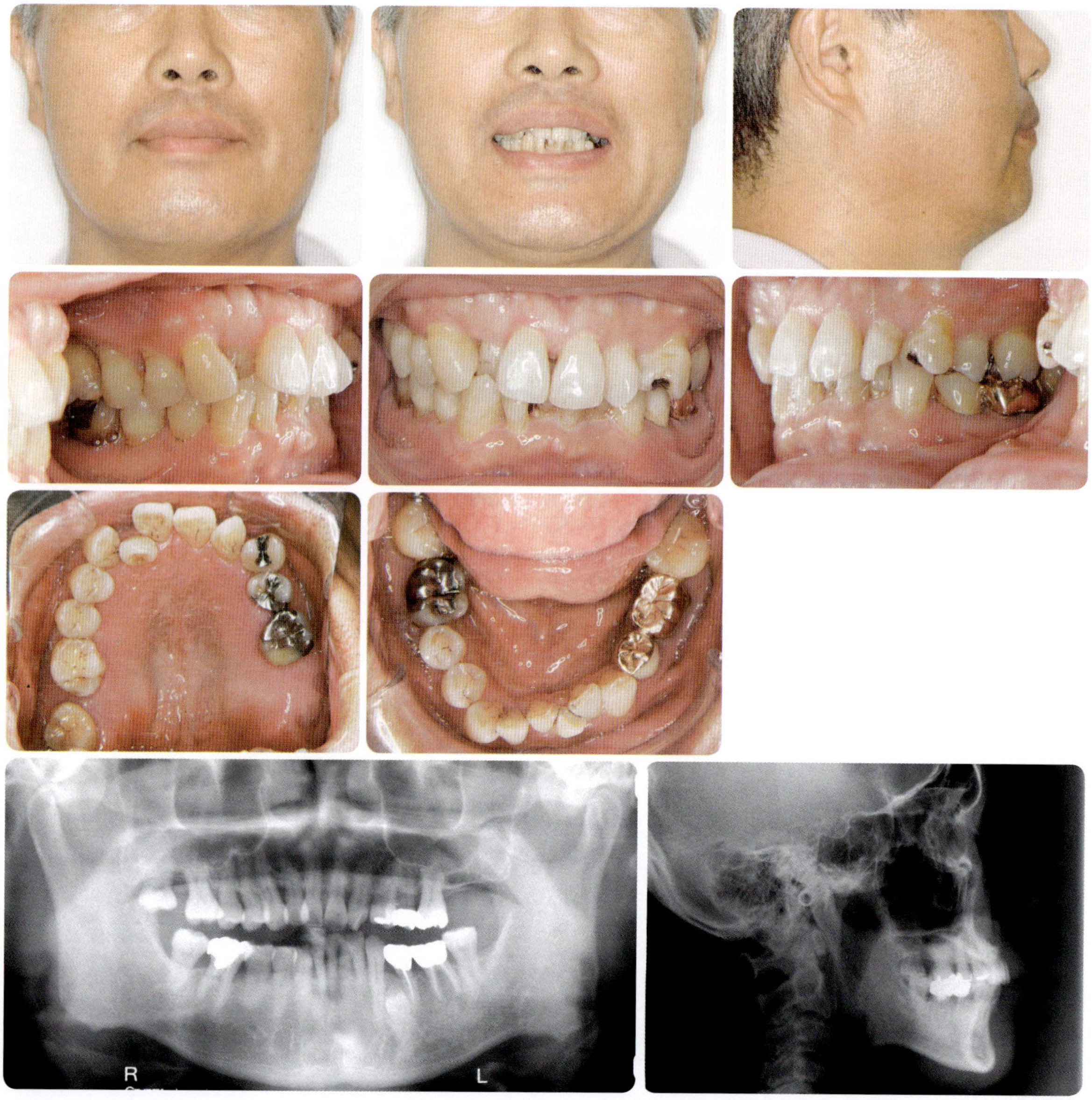

1〜10　初診時（57歳7カ月）．

薄くなっている．また，歯肉退縮や歯槽骨形態の不正もある．不正咬合に歯周病が加わった加速加齢型の症例である（***1〜10***）．

このような症例においては，小臼歯から前歯をアンカーにするGMDやACCOなどの遠心移動装置では，全体的な骨吸収の状態からみてもアンカーロスを起こすリスクが大きい．また，このようなタイプの遠心移動装置は小臼歯と大臼歯を引き離す方向で遠心移動が行われるため，臼歯部の歯槽骨高径が薄い状態だとさらに骨の菲薄化を招くおそれがある．また，この症例は下顎前歯の叢生が重篤で，リップバンパーなどの筋の再教育を中心としたパッシブエキスパンジョンによるスペースの確保は，年齢的なことを考えても現実的ではない．

これらの条件から，歯にアンカーを求めず，歯間距離を増大させず，なおかつ治療期間も短く臼歯全体を遠心にリポジションしていく必要がある．

下顎左側の埋伏小臼歯については，下歯槽管との位置関係や，長年そこで落ち着いていることなどを考慮し，抜歯も移動もしないこととした．さらに，上顎左側の犬歯欠損という状況も加わるため，最終的な咬合は臼歯の補綴処置と咬合面形態の修正で調整する必要があると考えた．したがって治療目標は，上顎正中を顔面正中と合わせることと，下顎埋伏小臼歯の位置を変えずに叢生を除去し，歯軸と咬合力のベクトルを一致させること，患者自身のメインテナンスが可能な歯列にすること，上顎臼歯にインプラントが打てる状態にすることとした．

◆治療の実際

全顎的な歯周初期治療とカリエス処置後，上下顎にブラケットを装着した．臼歯のリポジショニングの方法として，上下顎臼歯部にチタンプレートを埋入し，これをアンカーにして歯列全体を遠心に立て直した．また同時に，吸収した歯槽骨の再生とRAP（regionally accerelated phenomena）による歯の移動速度向上を期待して，全顎にわたってPAOOを施した（***11〜15***）．

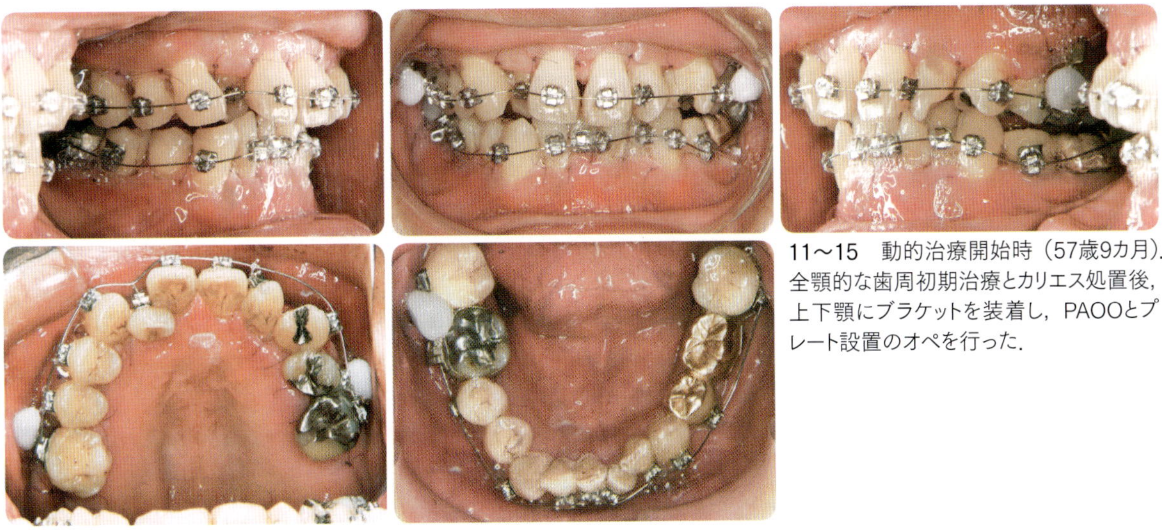

11〜15　動的治療開始時（57歳9カ月）．全顎的な歯周初期治療とカリエス処置後，上下顎にブラケットを装着し，PAOOとプレート設置のオペを行った．

オペ後2週目より，2〜3週間に1回のワイヤー調整を繰り返した．この間，上顎ではオーバーレイメカニクス，下顎ではループを組み込んだワイヤーでレベリングをし，最終的には角ワイヤーでトルク調整をして治療を終了した．動的治療にかかった期間は10カ月であった（***16〜35***）．

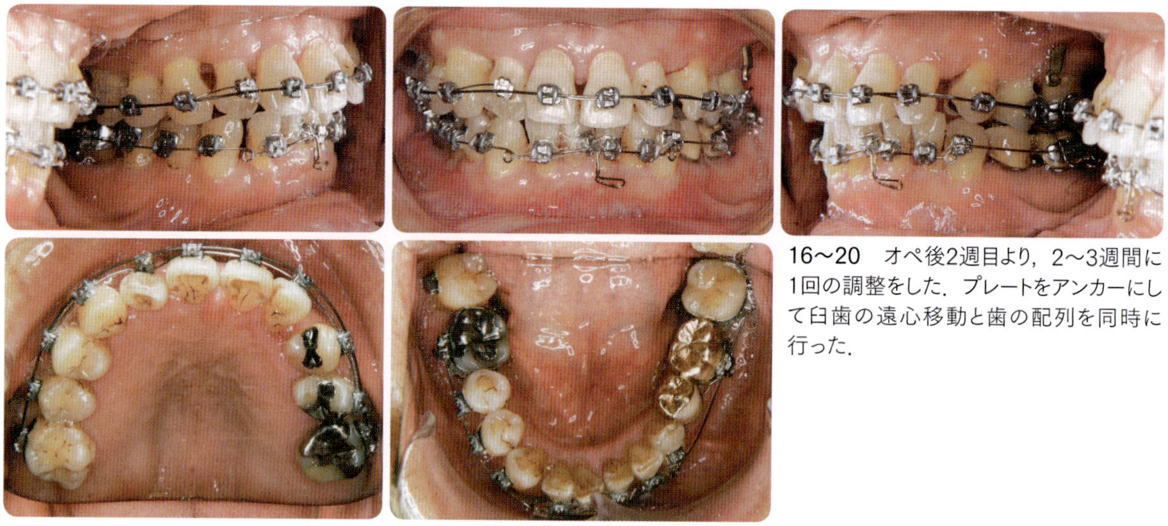

16〜20　オペ後2週目より，2〜3週間に1回の調整をした．プレートをアンカーにして臼歯の遠心移動と歯の配列を同時に行った．

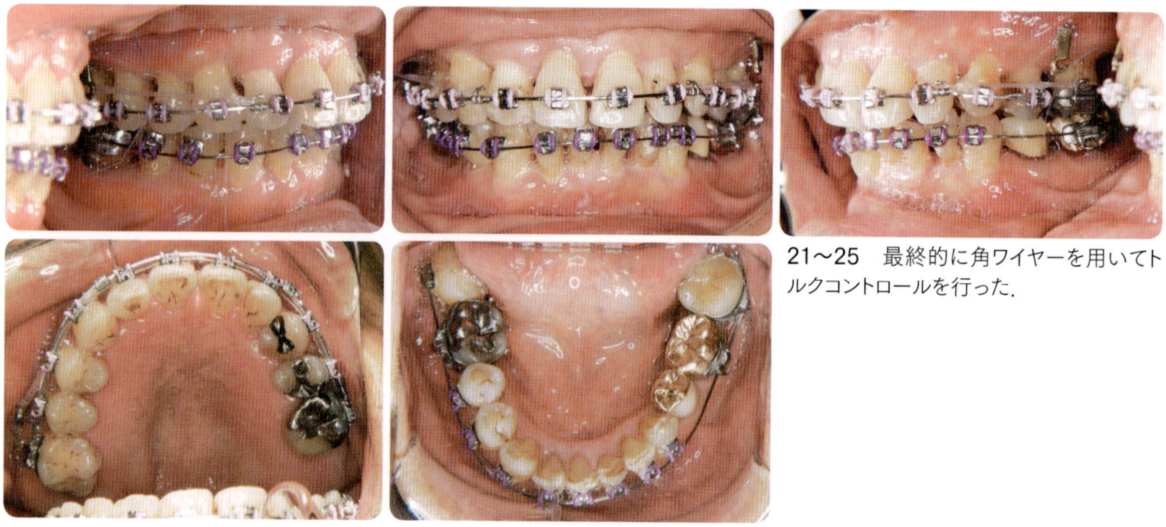

21〜25　最終的に角ワイヤーを用いてトルクコントロールを行った．

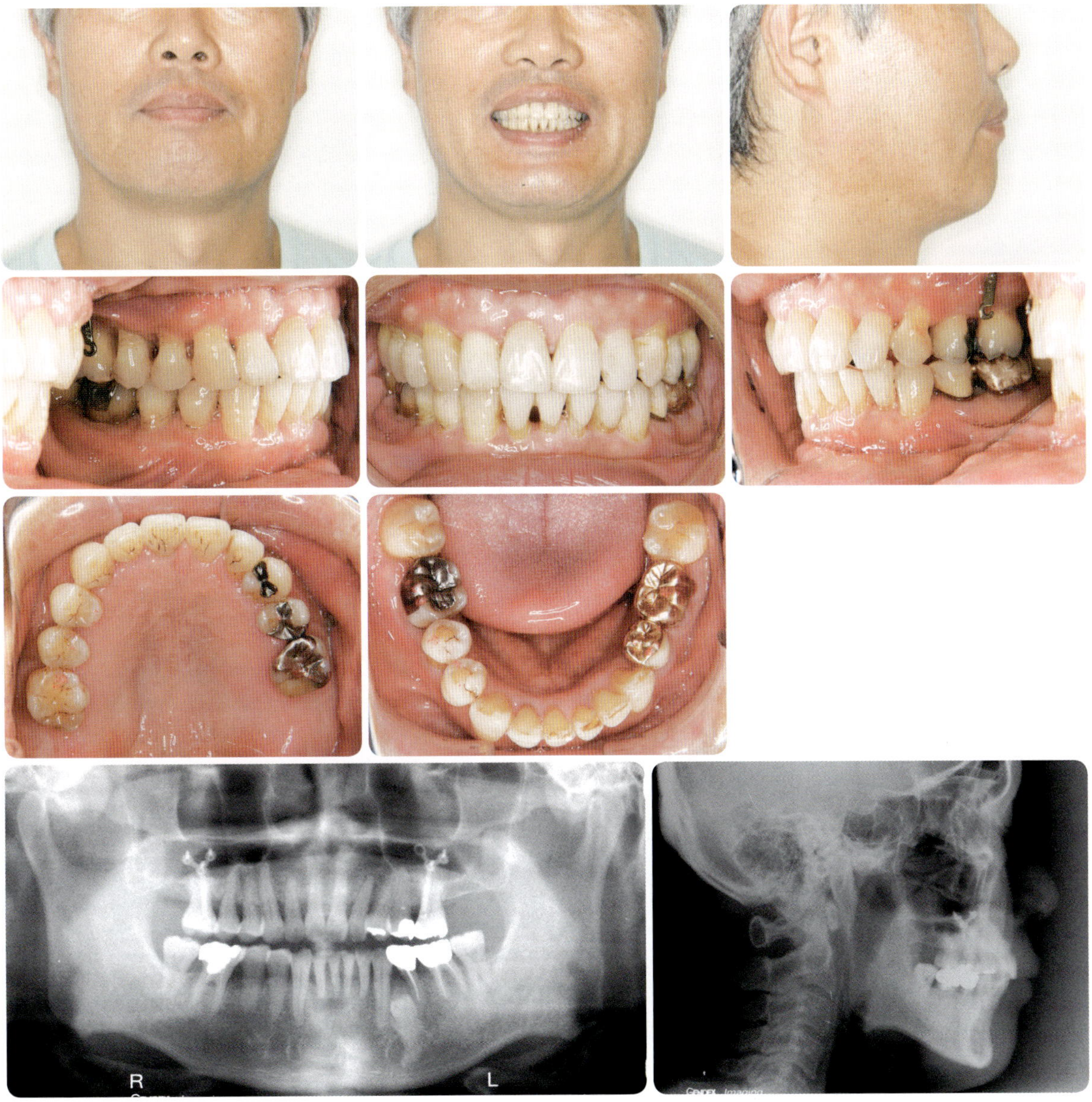

26〜35　動的治療期間は10カ月（58歳6カ月）．側方歯から臼歯にかけてアップライトし，前突させることなく叢生が解消されている．

◆考　察

上顎切歯の位置はほとんど変化させずに叢生が解除でき，A点がやや前方に出ている（***36***）．下顎切歯は圧下と唇側移動がみられる．PAOOによる歯槽骨改造がこのような歯の移動を可能にしている．唇側舌側ともに歯肉の状態は術前よりも平滑で厚みがある．矯正治療終了後に上顎両側第二大臼歯部にインプラントが設置された．保定2年で安定した咬合を示している（***37～46***）．

本症例のように，歯周病や欠損を伴う複雑な症例は，歯周組織に対する配慮をまず第1にした診断と，現実的な歯の移動を組み込んだ治療目標の設定が重要である．臼歯の位置づけを立て直すというMOOのコンセプトは，咬合高径の維持や歯列の連続性を絶たないこと，健康な歯を抜かないというオプションが増えることなど有利な点が多い．また，このような連携治療は歯周病専門医との十分なコミュニケーションが必須であり，歯周の知識と技術を取り入れることではじめて達成することができる．余談だが，本症例の患者は治療終了後60歳を越えたが，10km以上のランニングをしても息が上がらなくなり，はじめて1カ月にわたる海外の山行を敢行するなど全身的にもますます頑健となっている．

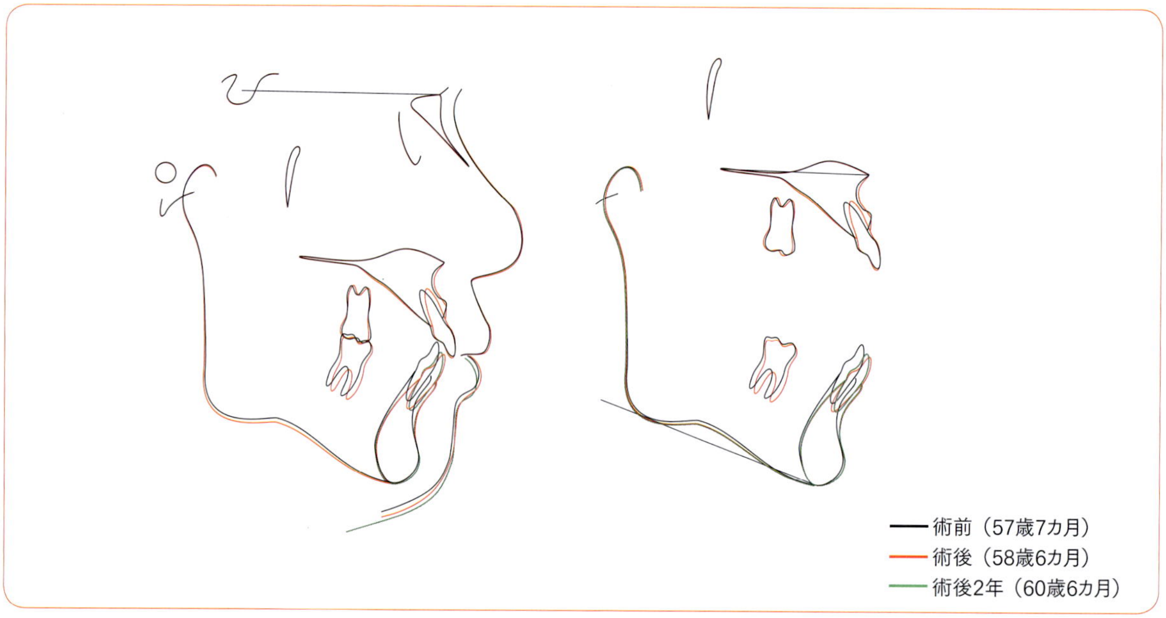

36　側面セファロのトレースの重ね合わせ．

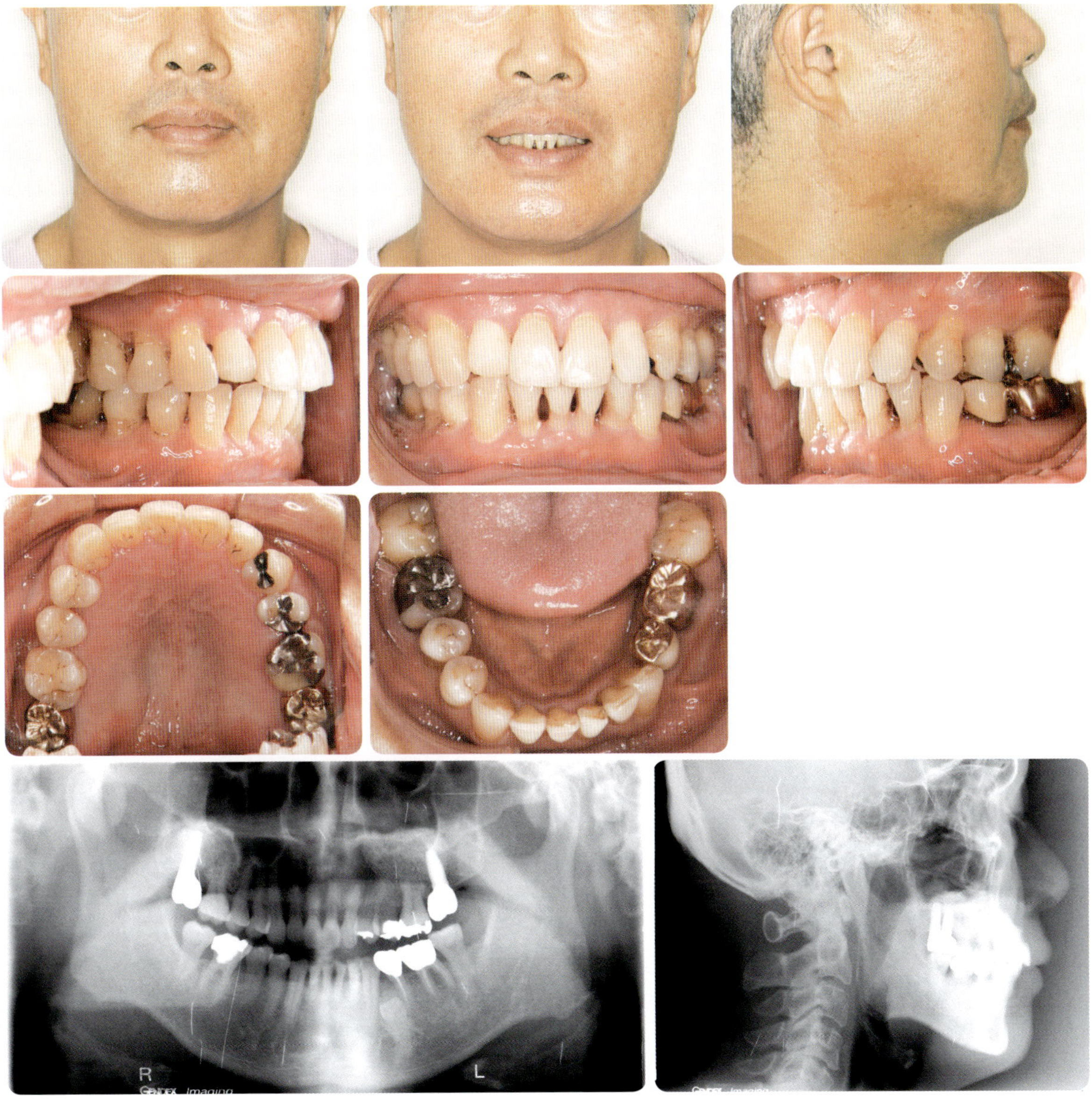

37～46　動的治療終了後2年（60歳6カ月）．上顎臼歯のインプラント処置が終了．

Case **16** **Miscellaneous** （術者：有本）

アンチエイジングコンセプトに従って治療した重篤なガミースマイル

◆初診時所見・治療方針

32歳6カ月の女性．幼少時から定期的に歯科医に通い続けていたが，矯正については考えたことがなかったとのこと．下顎前歯が口蓋歯肉を噛むようになってはじめて歯科医に矯正を勧められて矯正科を受診した（*1〜10*）．

中等度の慢性歯周病のために全顎的にやや水平的な歯槽骨吸収がある．臼歯の近心

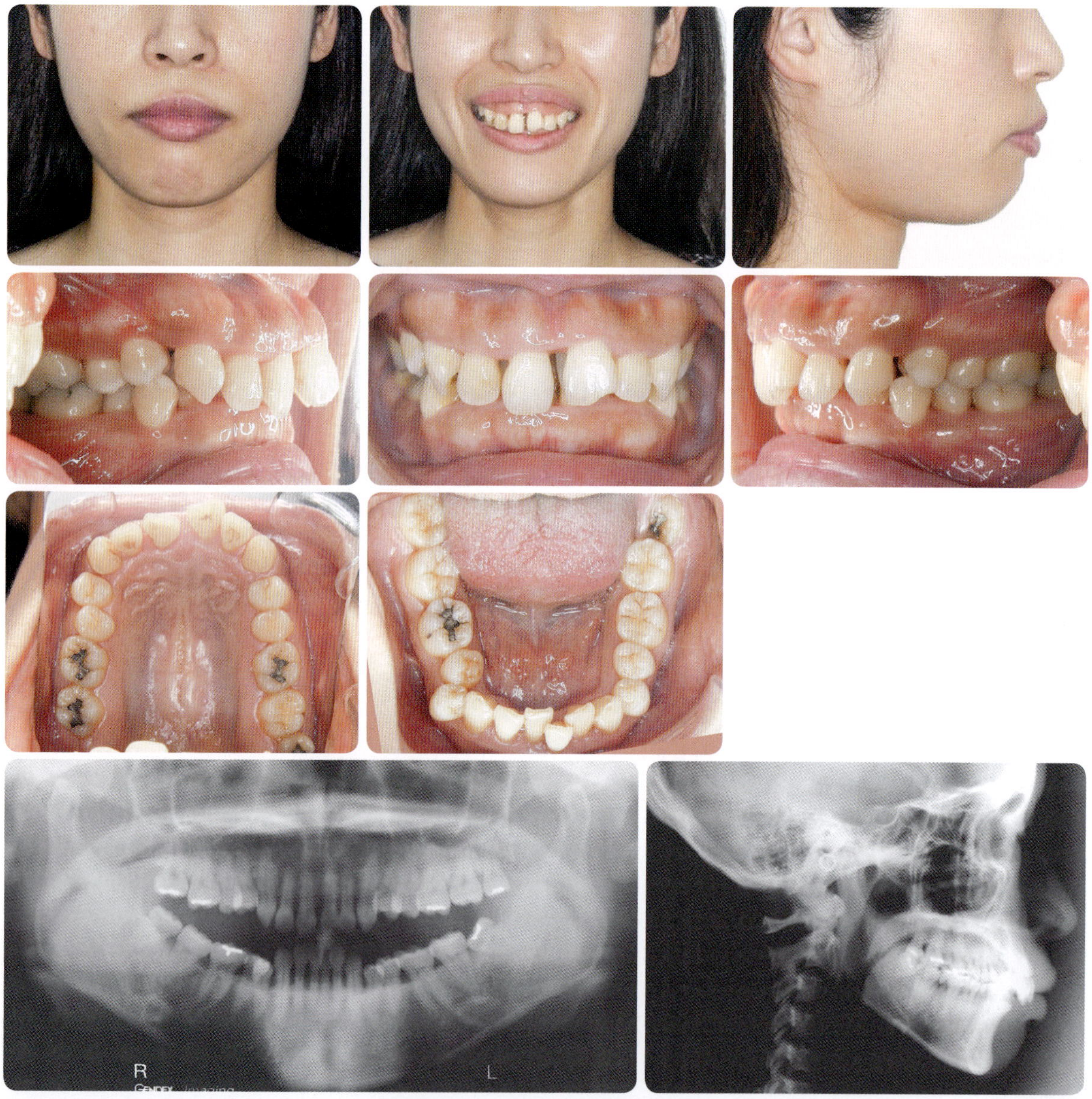

1〜10　初診時（32歳6カ月）．臼歯の近心舌側傾斜や過蓋咬合，下顎前歯の叢生，上顎前歯の前突とガミースマイルを認め，歯周病に起因した不正咬合と典型的なⅡ級1類の不正咬合の状態を示していた．

舌側傾斜，下顎前歯の挺出と叢生，上顎前歯の挺出とフレア，過蓋咬合，重篤なガミースマイルなど，典型的なⅡ級1類と歯周疾患起因の不正咬合形態を示す．上下顎前歯は挺出により，歯槽骨レベルは歯根の半分以下となっている．ただし，歯周疾患自体はよくコントロールされ，炎症もない状態であった．

歯周病医と連携しながら，まずは臼歯のリポジションを行い，前歯の圧下を目標とした典型的なアンチエイジング矯正治療のコンセプトに従った治療をすることとした．

◆治療の実際

治療に先立ち，すべての第三大臼歯を抜歯した．上顎には前歯部バイトプレートつきの拡大床を，下顎にはリップバンパーを入れて，咬合挙上しながら臼歯のリポジションを行った．拡大は下顎臼歯のアップライトのスピードに合わせて月1回程度のペースで行った（***11〜15***）．

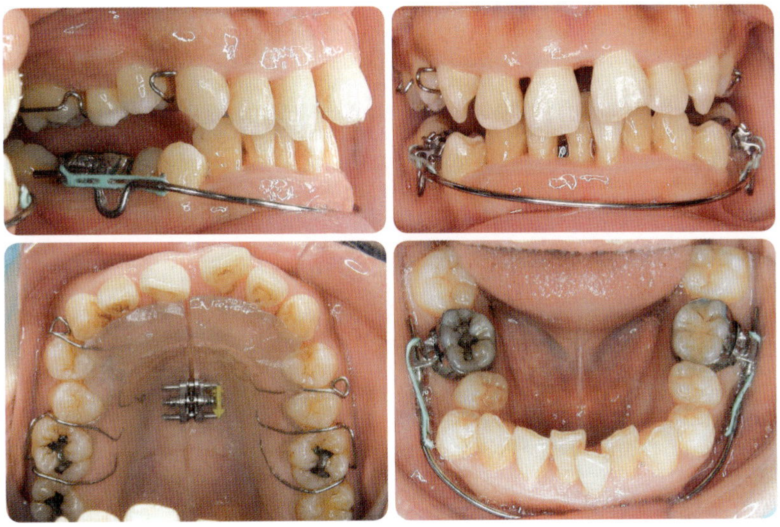

11〜15　プレートで咬合挙上しながら上顎歯列を拡大する．同時にリップバンパーで下顎臼歯をアップライトする．

この拡大床を使いながら，上顎犬歯より近心の前歯部をレベリングしつつ圧下を試みたが，犬歯の垂直的な位置づけはほとんど変わらなかった（***16〜20***）.

下顎臼歯が十分アップライトできた時点で下顎歯列を配列した．このとき，下顎前歯のフレアを防ぐためにリップバンパーは装着したままである（***21〜25***）.

上顎のレベリングは歯槽骨レベルに合わせて，小臼歯から遠心の臼歯部と，犬歯より近心の前歯部とに分けてステップをつけてレベリングした（***26〜30***）.

その後，上顎前歯部ユニットを圧下する必要があったが，特に上顎犬歯歯根周りに歯槽骨肥大がみられ，これに対する臼歯部のアンカーも十分とは思えなかったため，チタンプレートを両側頬骨弓基部と正中口蓋部に埋入し，これをアンカーにして前歯部ユニットの圧下を行った（***31〜35***）.

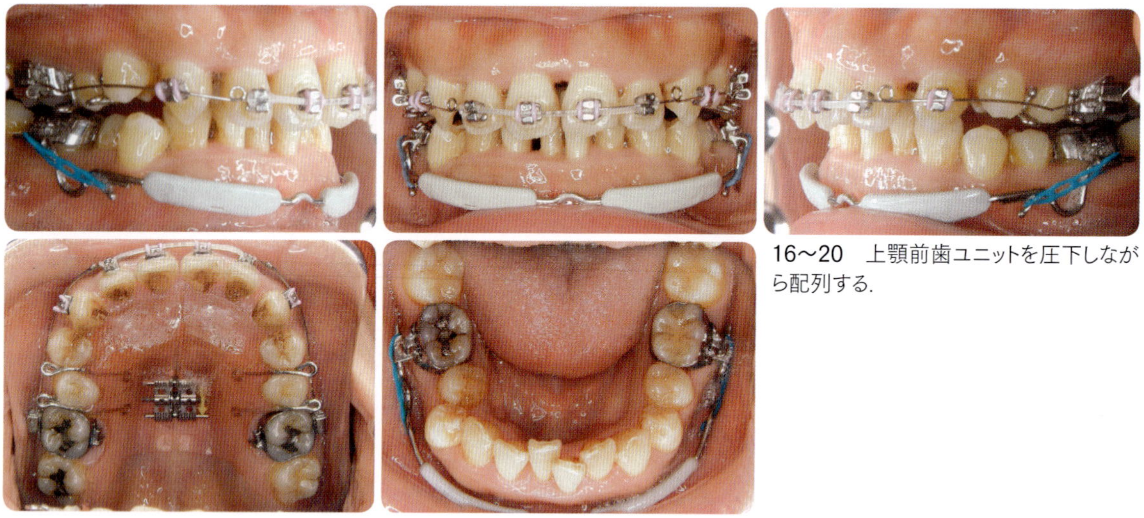

16〜20　上顎前歯ユニットを圧下しながら配列する.

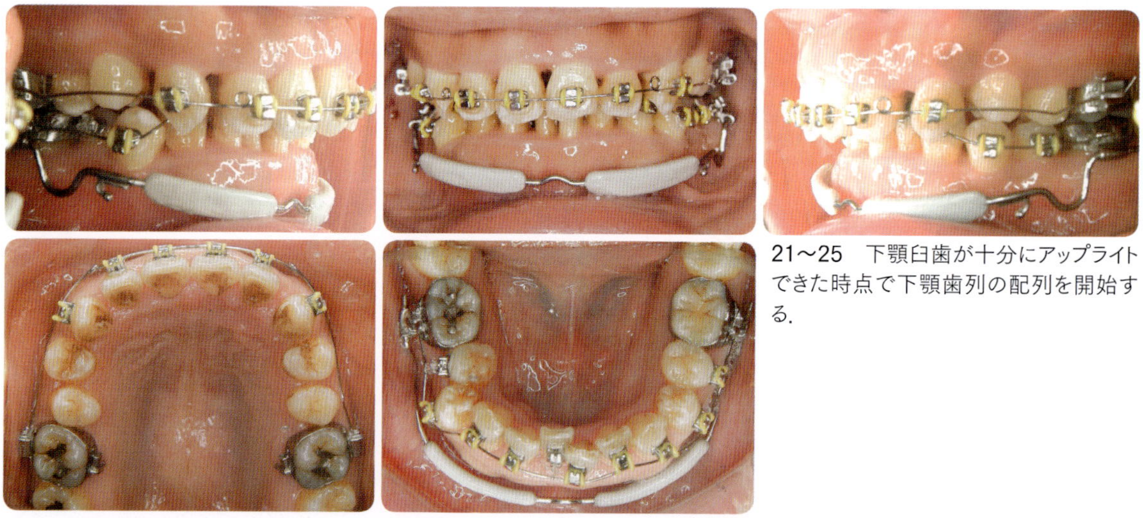

21〜25　下顎臼歯が十分にアップライトできた時点で下顎歯列の配列を開始する.

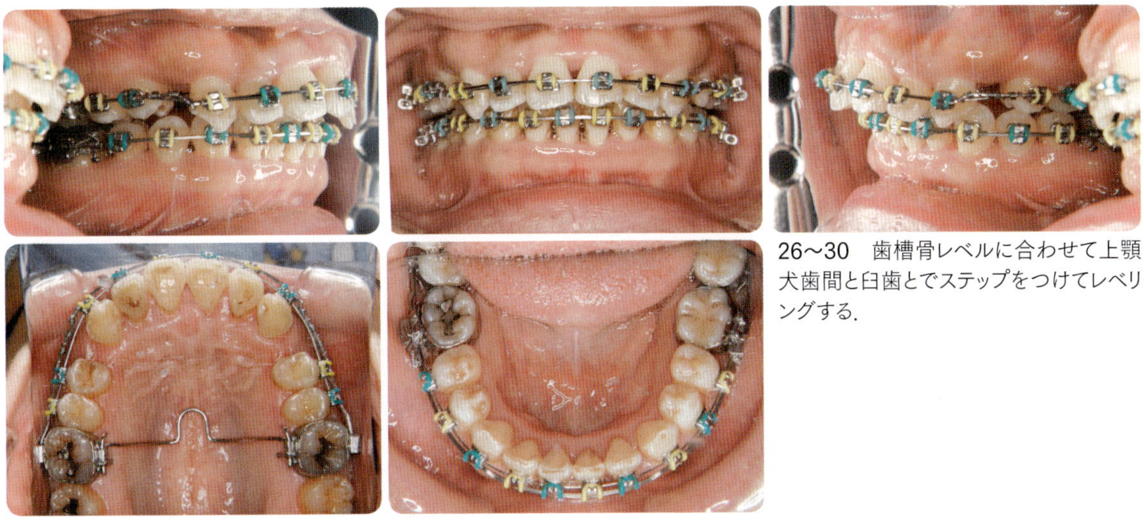

26～30　歯槽骨レベルに合わせて上顎犬歯間と臼歯とでステップをつけてレベリングする.

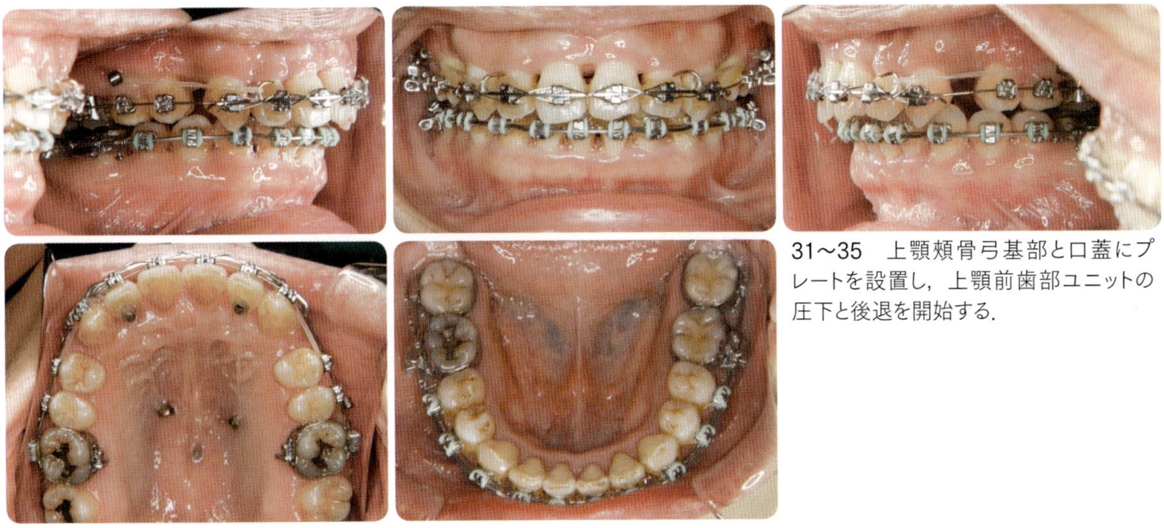

31～35　上顎頬骨弓基部と口蓋にプレートを設置し，上顎前歯部ユニットの圧下と後退を開始する.

治療の終盤で，犬歯歯根部の骨隆起がますます増大し，わずかなスペースクローズもなかなかできないくらい歯の移動が遅くなったため（***36〜40***），矯正治療終了後に行う予定であったチタンプレートの除去と同時に前歯部のフラップをあけて歯槽骨整形を依頼した（***41，42***）．これはRAP（regional accerelated phenomena）による歯の移動の加速を期待したものである．歯槽骨整形術後，1回の調整ですべてのスペースは閉鎖し（***43〜47***），治療を終了した（***48〜57***）．

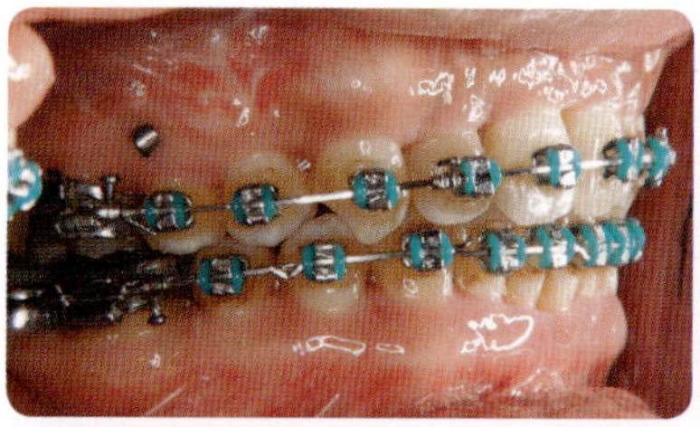
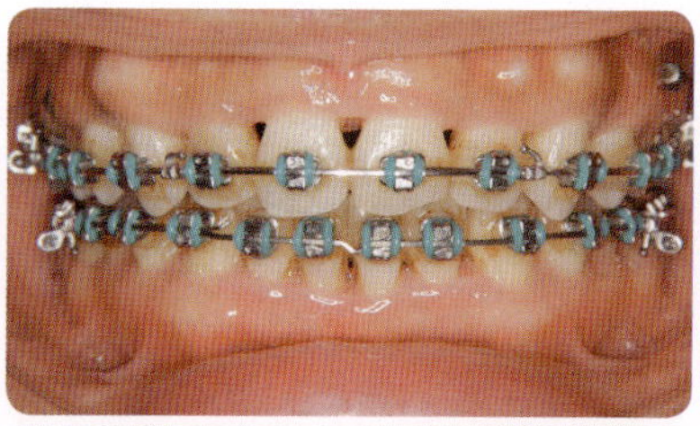
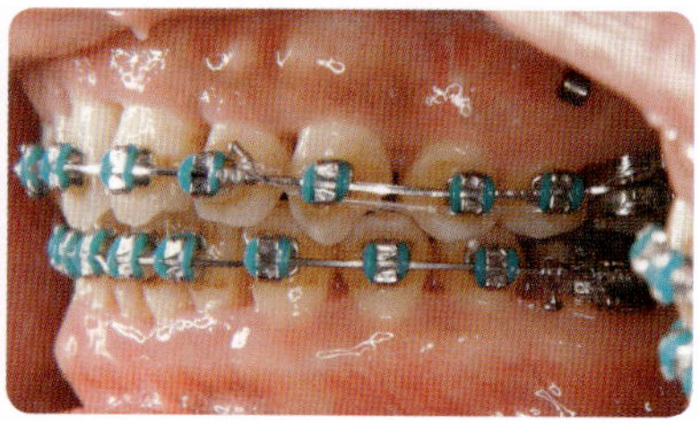
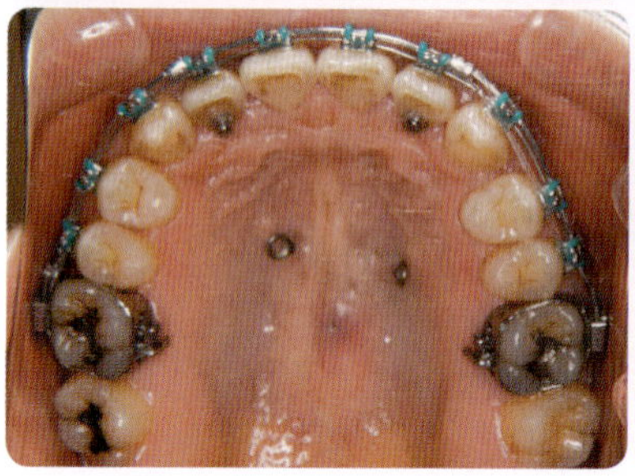
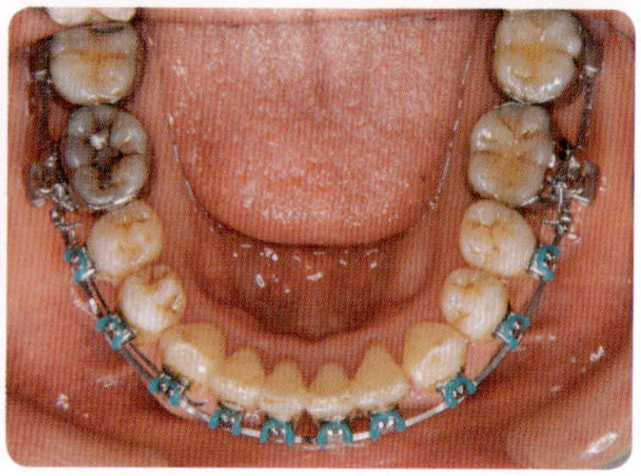

36〜40　上顎犬歯部に歯槽骨隆起があり，スペースもなかなか閉じない状態になった．

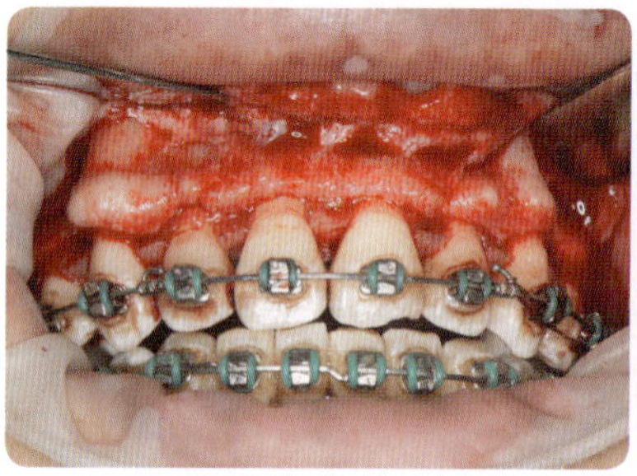
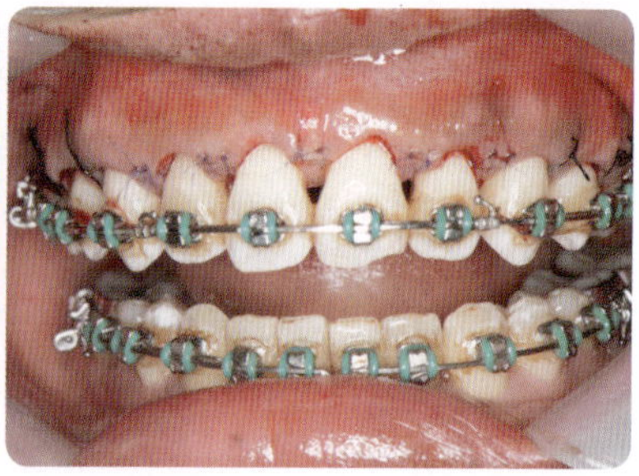

41，42　治療終盤で犬歯部骨隆起が大きくなり，歯の移動も遅くなったため，RAPを期待して歯槽骨整形を行った．

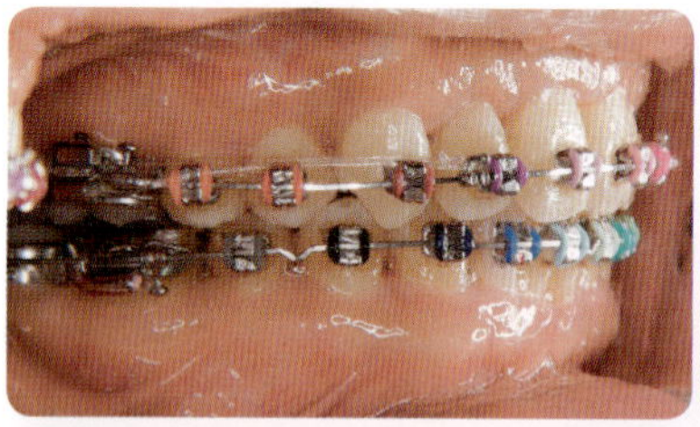
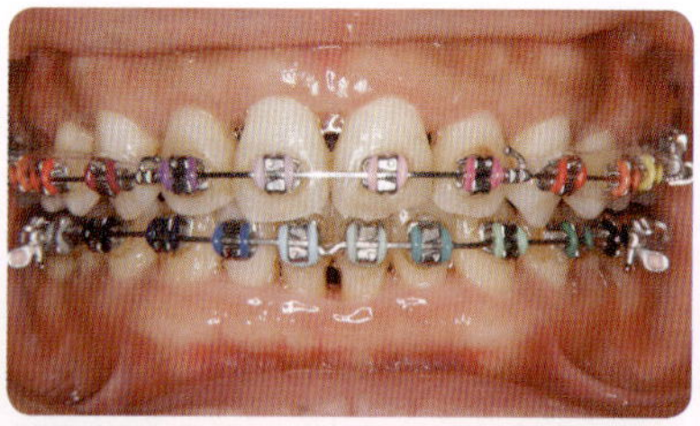
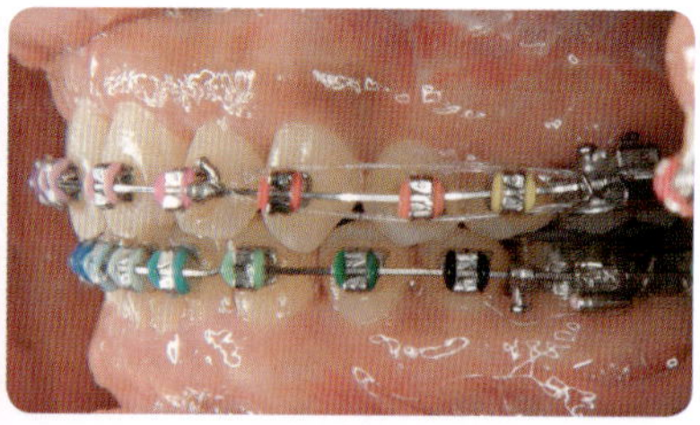
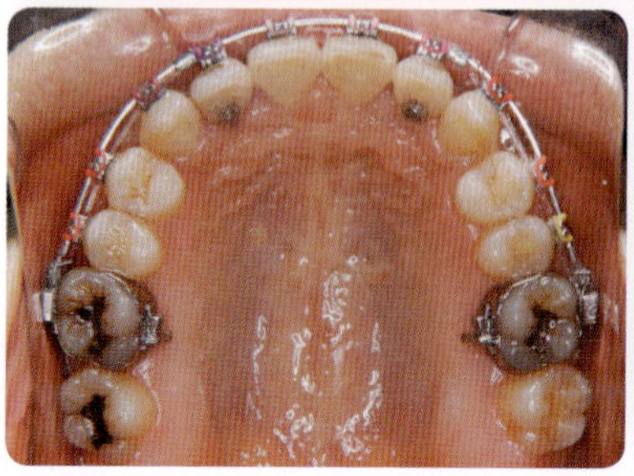
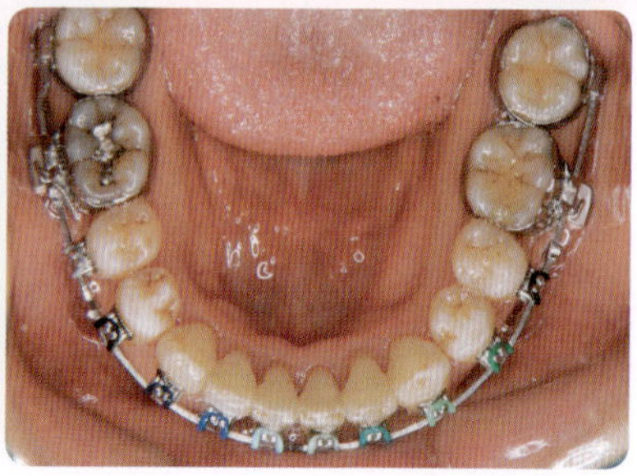

43〜47　歯槽骨形態修正後，スペースはすみやかに閉じた．

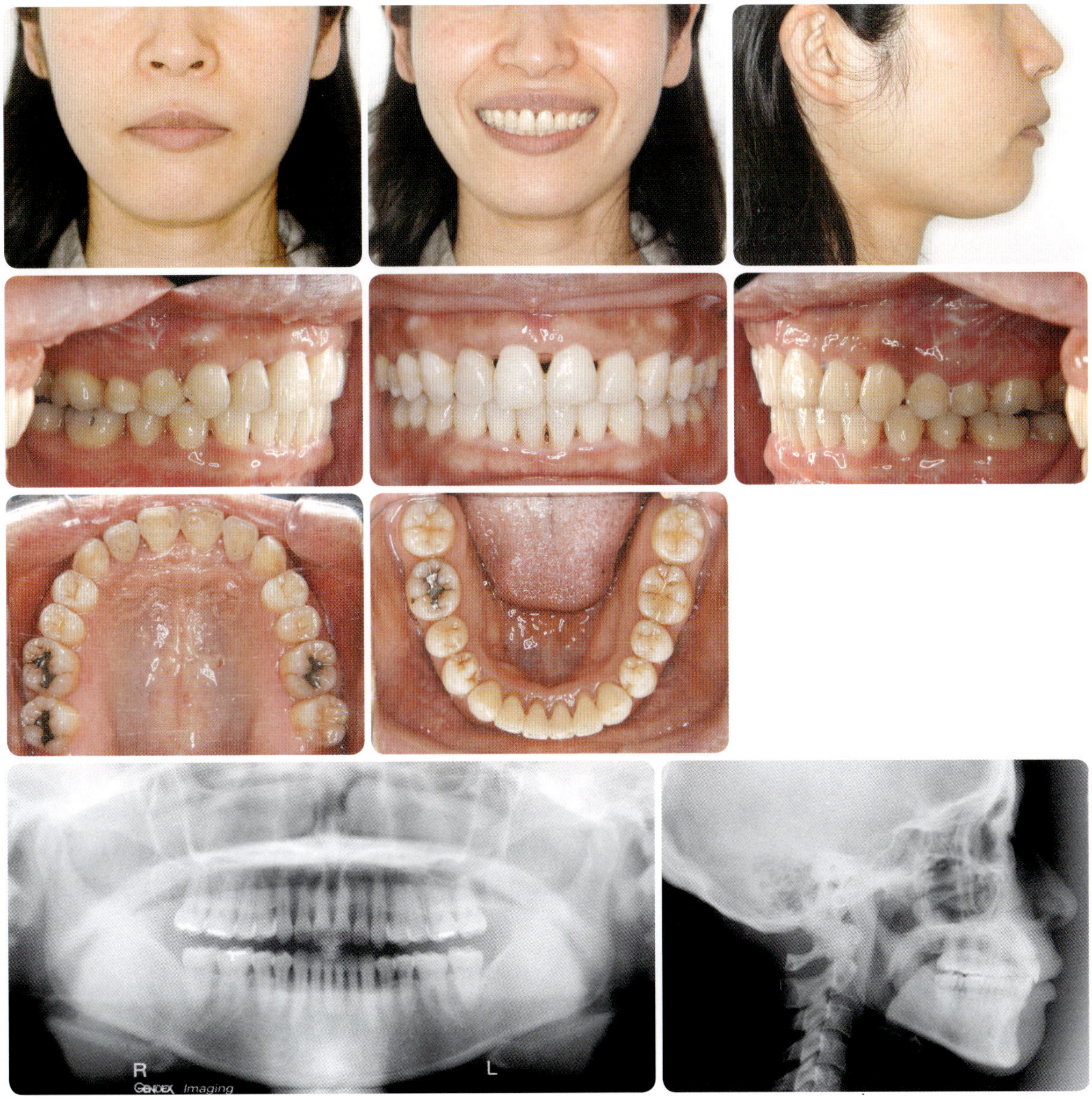

48〜57　治療終了時（36歳8カ月）．臼歯の整直と前歯の圧下が達成できた．前歯部歯槽骨は骨レベルごと圧下されている．

◆考　察

やや骨吸収している臼歯部に影響を与えずに，前歯部の圧下と後退をするうえで，チタンプレートのTADを使うことはきわめて効果的であった．しかしながら，歯の圧下とともに歯槽骨ラインも圧下されており，前歯部の歯槽骨・歯間乳頭ともに回復しなかった．とはいえ，前歯の動揺はほとんどなかったので，保定装置としてはフィックスせずにラップラウンドリテーナーを使用した．また歯の移動に対するRAPの効果は絶大で，このような骨代謝活性の低いと思われる患者に対しては，より戦略的に治療プロセスに組み込めばもっと効率よく治療を進めることができると思われる．患者の咬合とガミースマイルは劇的に改善し，術後4年でも安定している（***58〜65***）．

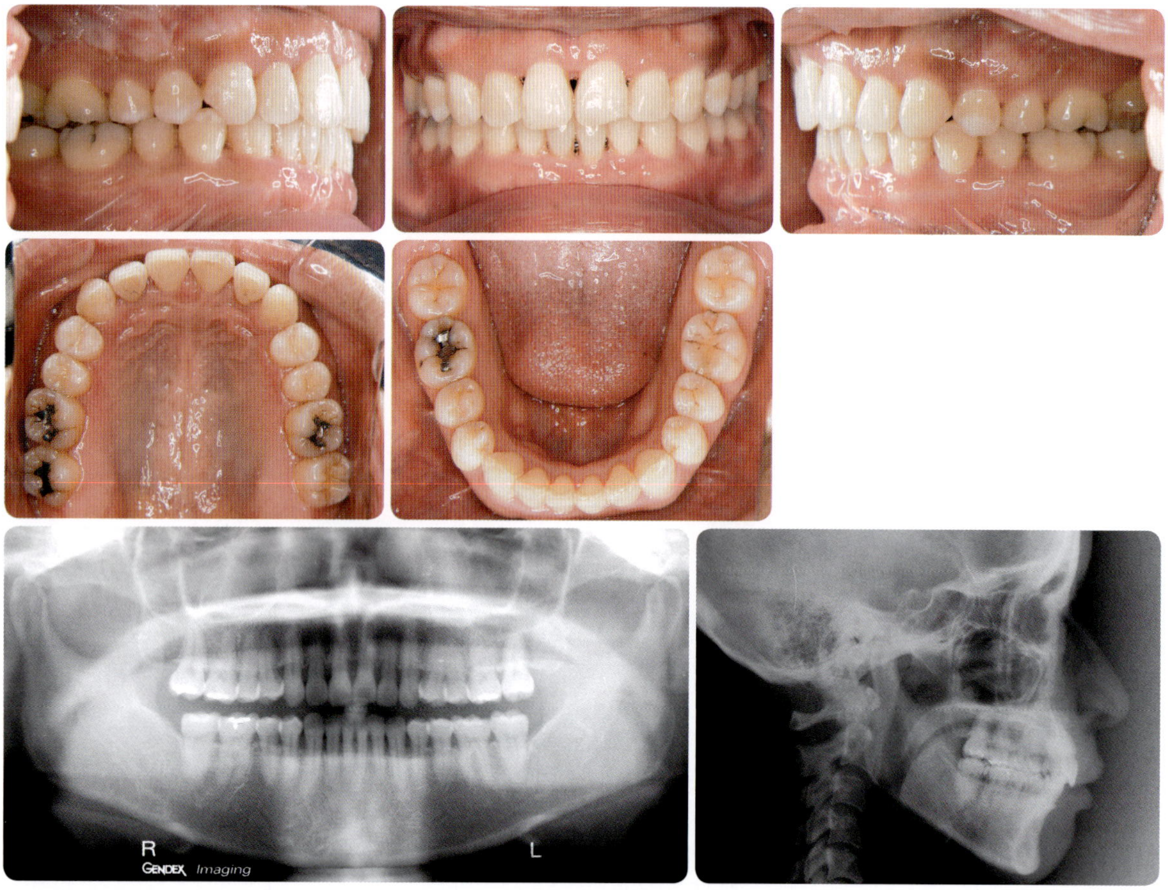

58〜64　術後4年（40歳8カ月）．咬合，歯周組織ともに，ほぼ安定している．

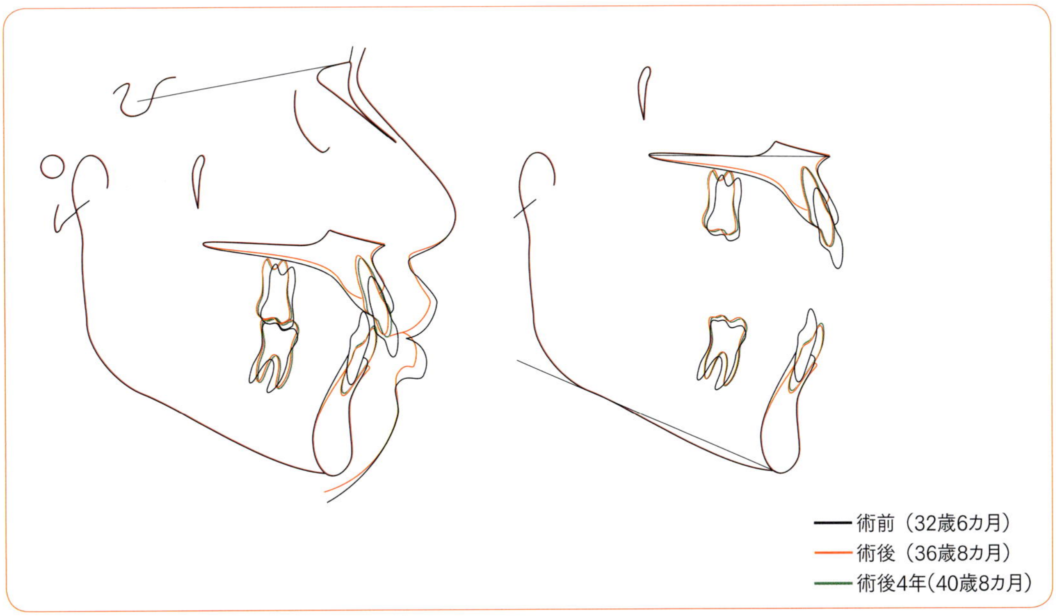

65 上顎切歯の大きな圧下が得られている.

Case1 Class Ⅱ div.1 ☞ p.154〜159

GMDを用いた下顎後退を伴う混合歯列期後期のⅡ級1類

Dr. ARIMOTO Hirohide〔有本博英〕

NAME MK　**SEX** Male　**AGE** 11Y10M

Appliance ▶ Hyrax ／ GMD ／ L.LB ／ CPHG

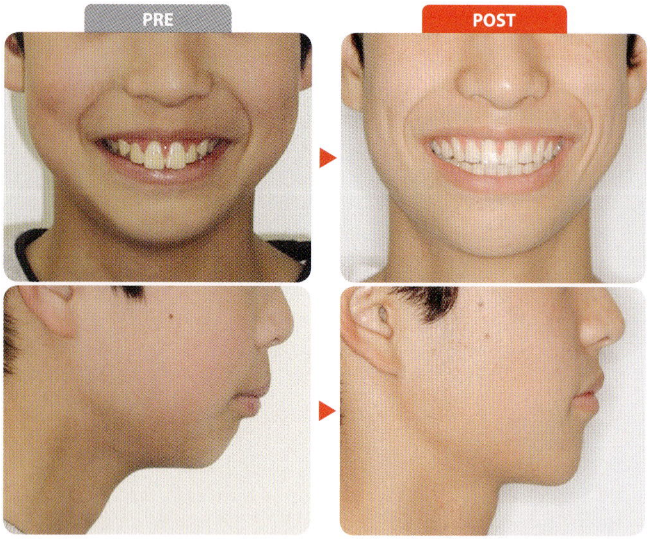

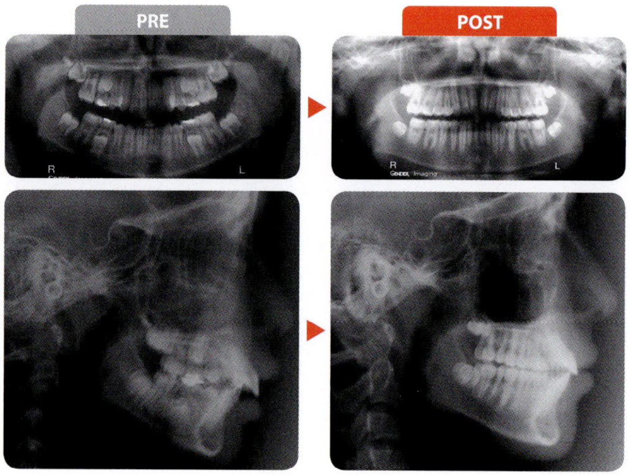

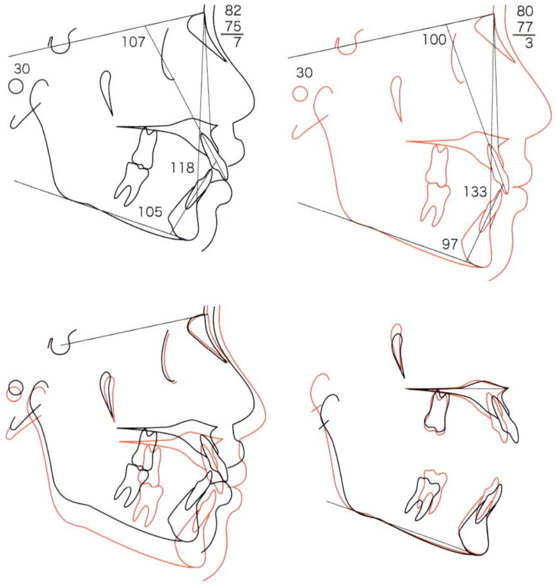

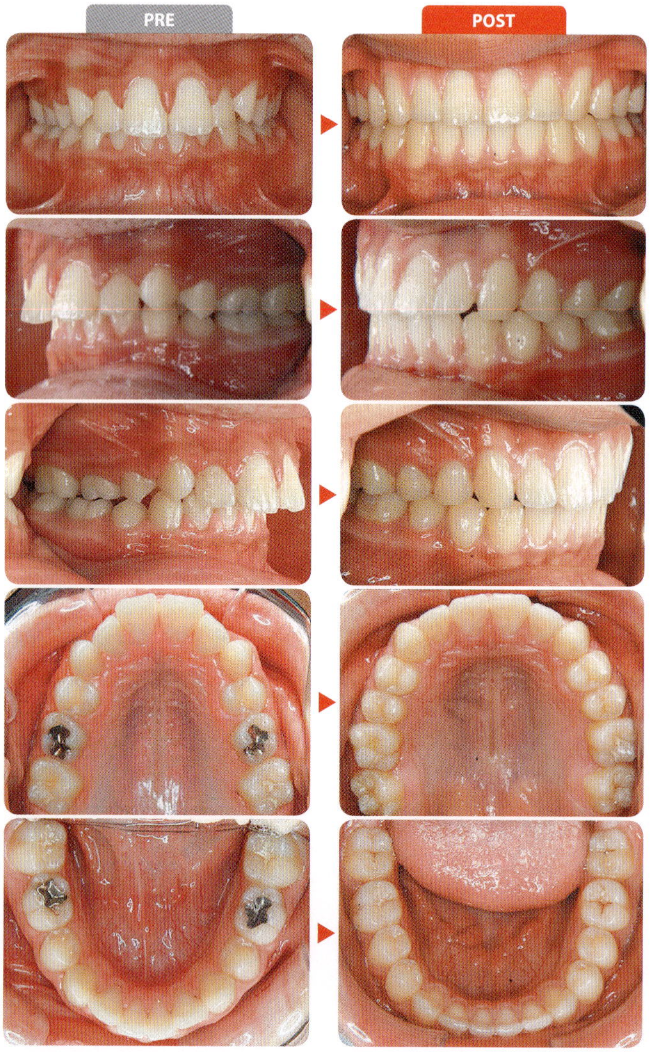

	PRE	POST
Age	11Y10M	15Y8M
SNA	82.0°	80.0°
SNB	75.0°	77.0°
ANB	7.0°	3.0°
U1/SN	107.0°	100.0°
U1/L1	118.0°	133.0°
L1/MP	105.0°	97.0°
SN/MP	30.0°	30.0°
U1-NA	8.0mm	5.0mm
U1/NA	31.0°	19.0°
L1-NB	8.0mm	5.5mm
L1/NB	31.0°	26.0°
SN/OP	18.5°	18.5°
Wits	3.0mm	-1.0mm

 ☞ p.160～165

ACCOを用いた下顎後退を伴う混合歯列期後期のⅡ級1類

Dr. SINOHARA Noriyuki〔篠原範行〕

NAME IT　SEX Male　AGE 11Y5M

Appliance ▶ ACCO　U.LB　L.LB　CPHG

PRE　POST

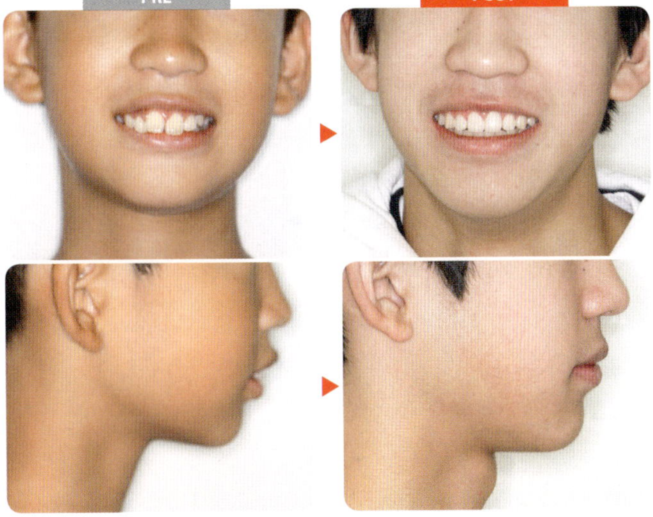

PRE　POST

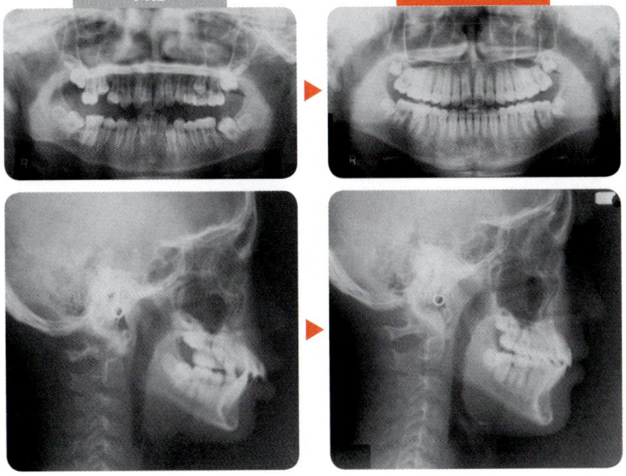

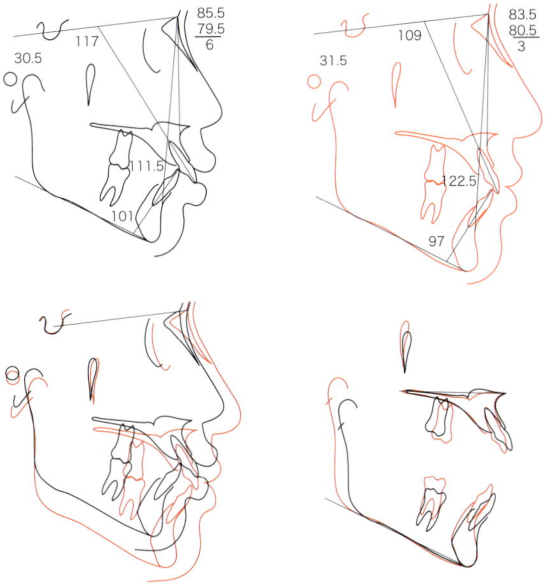

PRE　POST

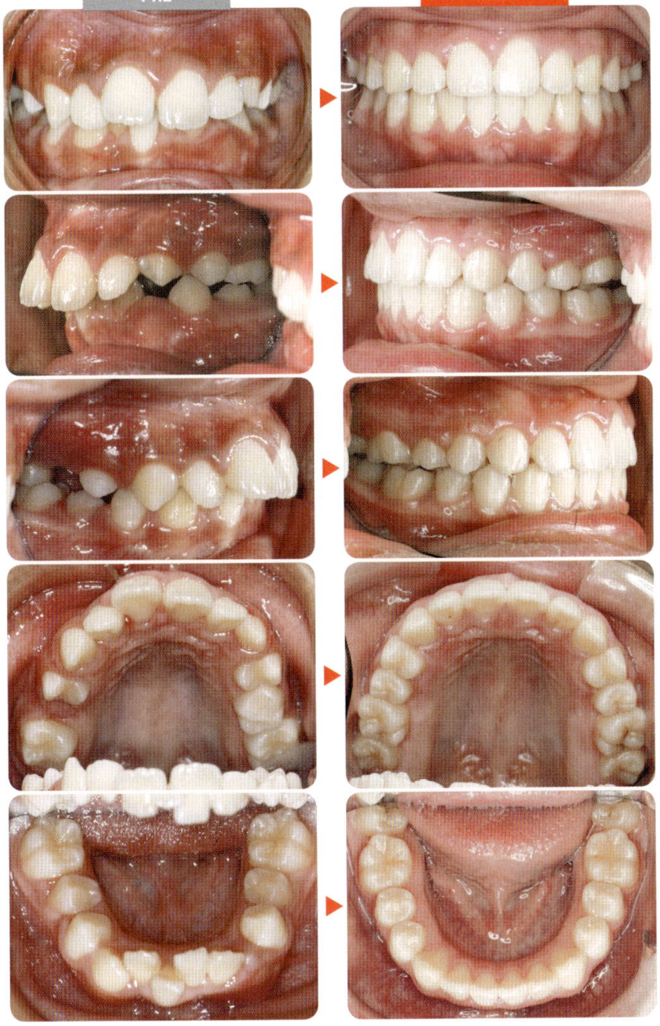

	PRE	POST
Age	11Y5M	14Y10M
SNA	85.5°	83.5°
SNB	79.5°	80.5°
ANB	6.0°	3.0°
U1/SN	117.0°	109.0°
U1/L1	111.5°	122.5°
L1/MP	101.0°	97.0°
SN/MP	30.5°	31.5°
U1-NA	8.5mm	7.0mm
U1/NA	32.0°	25.5°
L1-NB	7.5mm	9.0mm
L1/NB	30.5°	29.0°
SN/OP	14.0°	14.0°
Wits	4.5mm	0.5mm

 ☞ p.166～171

効果的に前歯の圧下を行った成人Ⅱ級2類

Dr. SINOHARA Noriyuki〔篠原範行〕

NAME BY　SEX Female　AGE 21Y11M

Appliance ▶ GMD　L.LB

PRE　POST

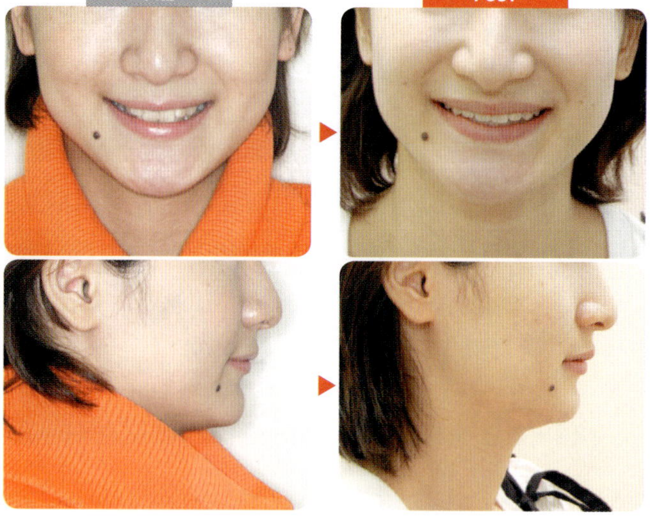

PRE　POST

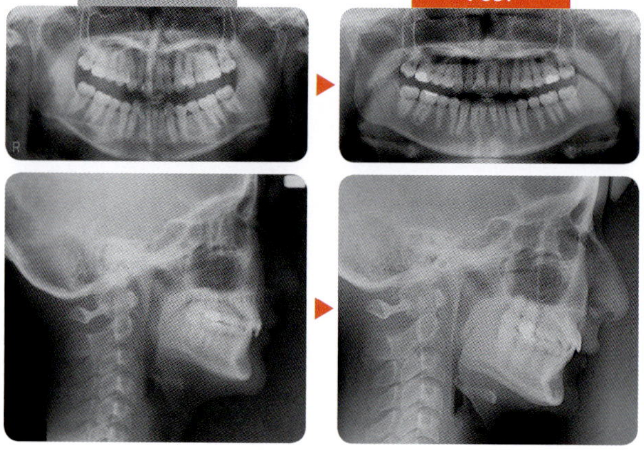

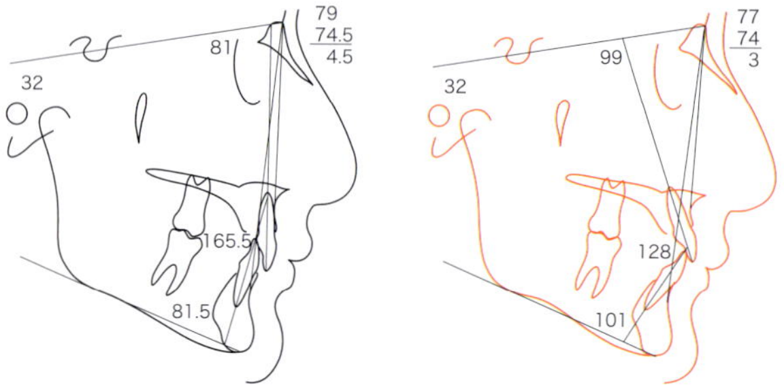

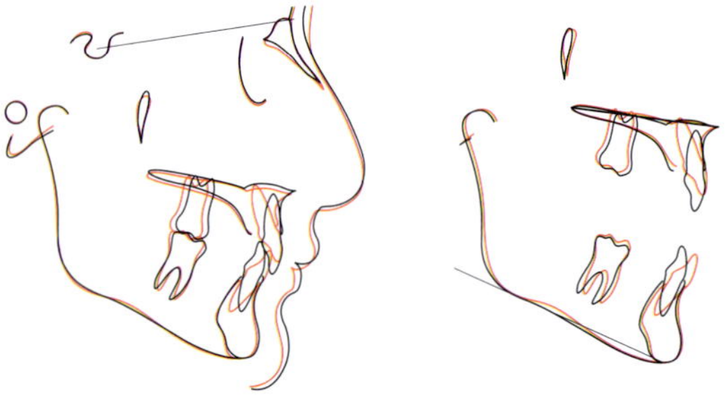

PRE　POST

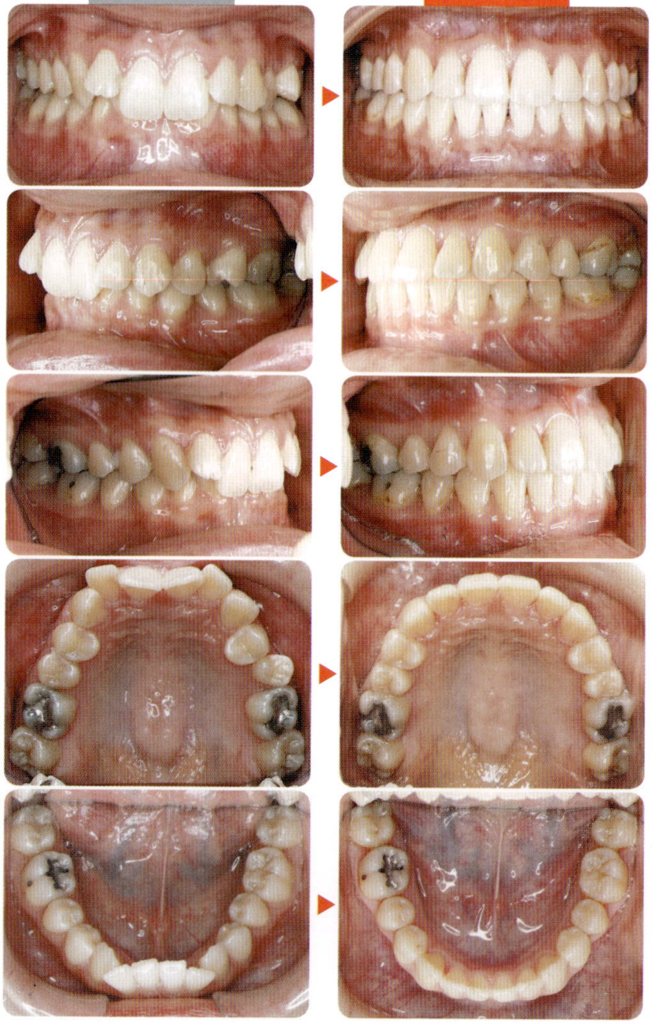

	PRE	POST
Age	21Y11M	25Y6M
SNA	79.0°	77.0°
SNB	74.5°	74.0°
ANB	4.5°	3.0°
U1/SN	81.0°	99.0°
U1/L1	165.5°	128.0°
L1/MP	81.5°	101.0°
SN/MP	32.0°	32.0°
U1-NA	1.0mm	2.0mm
U1/NA	2.0°	22.0°
L1-NB	1.5mm	3.5mm
L1/NB	8.0°	26.5°
SN/OP	25.0°	23.0°
Wits	-0.5mm	0.0mm

Case4　Class Ⅱ div.2　☞ p.172～175

顎関節内障による開口障害を伴うⅡ級2類

Dr. ARIMOTO Hirohide〔有本博英〕

NAME TT　SEX Female　AGE 19Y9M

Appliance ▶　Hyrax　GMD　U.LB　L.LB

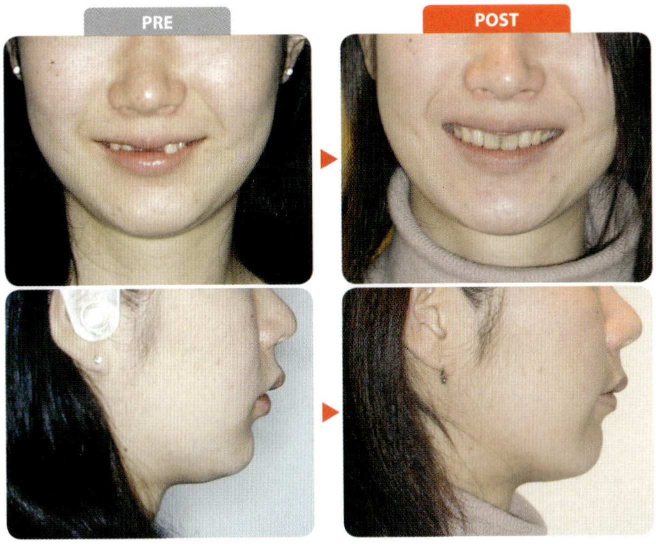

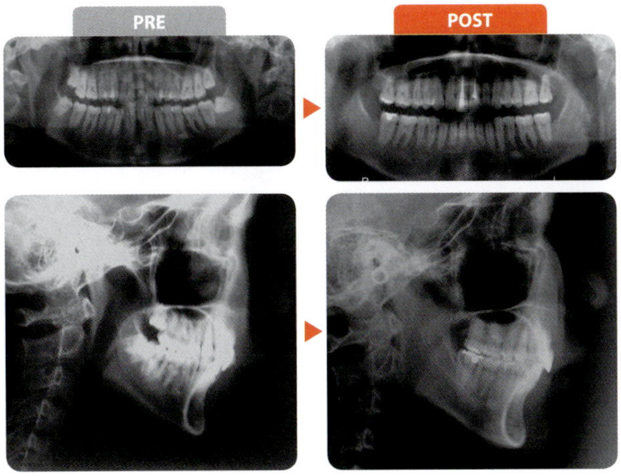

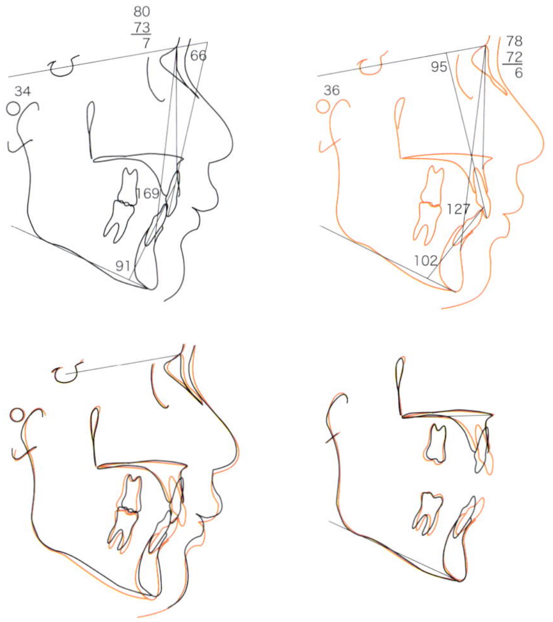

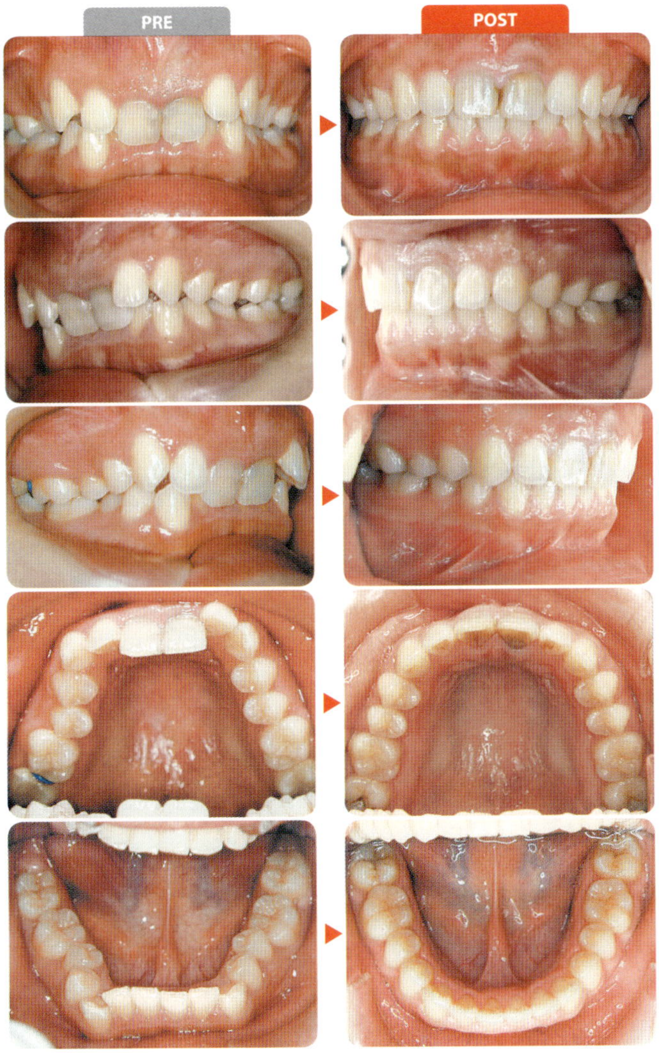

	PRE	POST
Age	19Y9M	24Y4M
SNA	80.0°	78.0°
SNB	73.0°	72.0°
ANB	7.0°	6.0°
U1/SN	66.0°	95.0°
U1/L1	169.0°	127.0°
L1/MP	91.0°	102.0°
SN/MP	34.0°	36.0°
U1-NA	-5.0mm	3.0mm
U1/NA	-19.0°	15.0°
L1-NB	5.0mm	8.0mm
L1/NB	20.0°	30.0°
SN/OP	19.0°	21.5°
Wits	6.5mm	4.0mm

☞ p.176〜181

ミニプレートを用いて遠心移動を行った成人症例

Dr. John K. KAKU〔賀久浩生〕

NAME IN　SEX Female　AGE 39Y6M

Appliance ▶　TAD　TAD

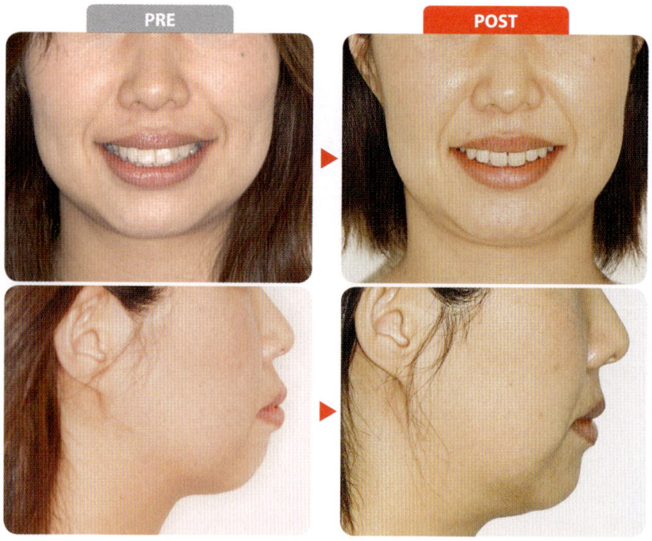

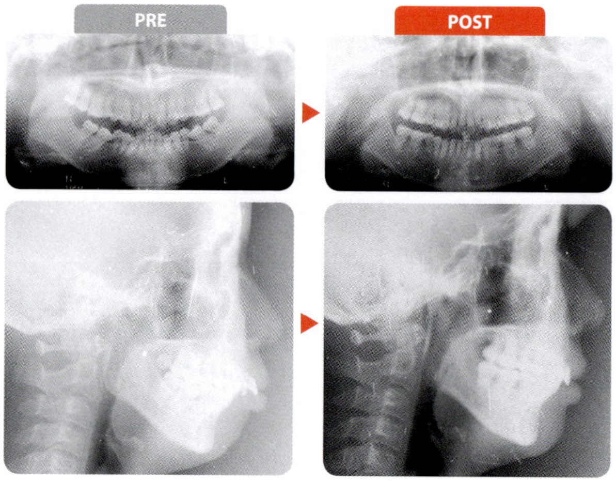

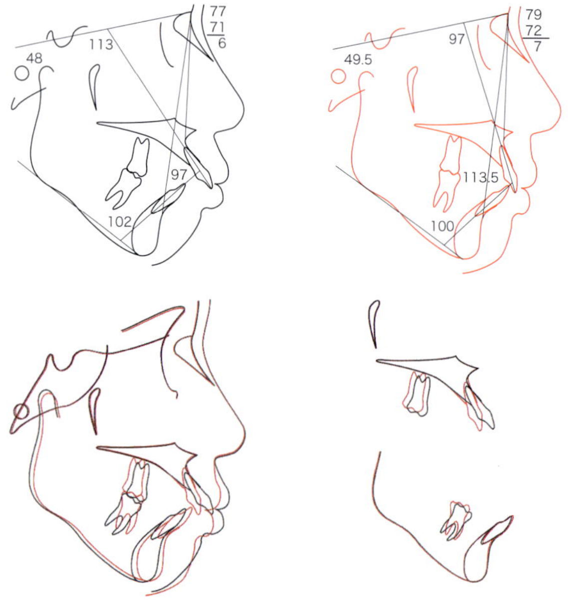

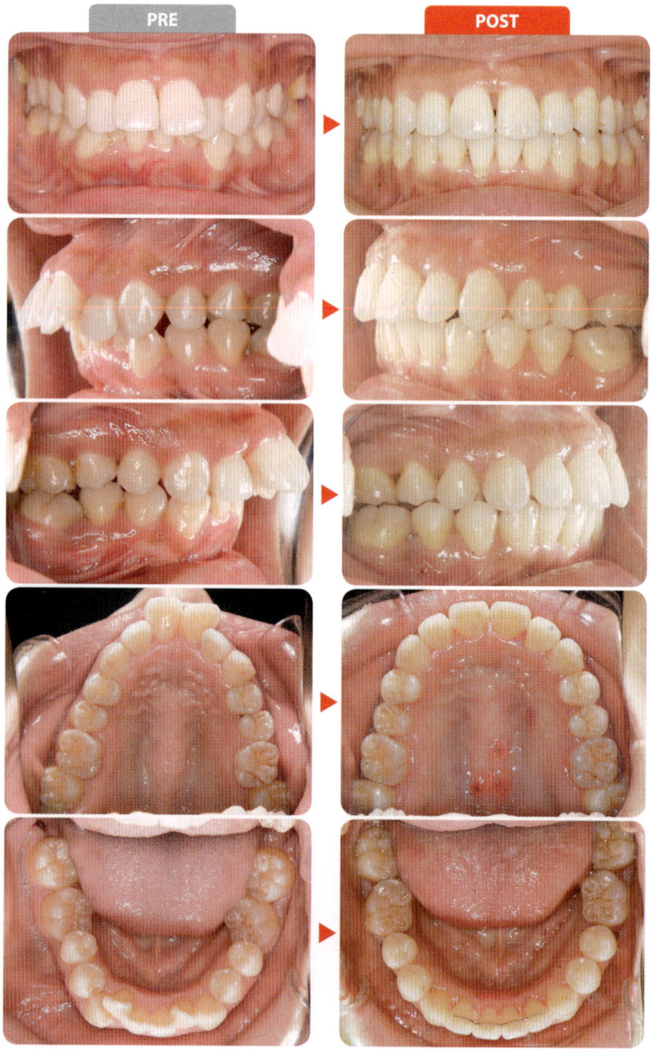

	PRE	POST
Age	39Y6M	41Y3M
SNA	77.0°	79.0°
SNB	71.0°	72.0°
ANB	6.0°	7.0°
U1/SN	113.0°	97.0°
U1/L1	97.0°	113.5°
L1/MP	102.0°	100.0°
SN/MP	48.0°	49.5°
U1-NA	7.5mm	4.0mm
U1/NA	42.0°	25.0°
L1-NB	14.0mm	13.0mm
L1/NB	40.0°	40.0°
SN/OP	23.0°	24.0°
Wits	11.0mm	6.0mm

 ☞ p.182～185

ハイプルヘッドギアとMEAを用いて治療した成長期のⅡ級開咬症例

Dr. SINOHARA Noriyuki〔篠原範行〕

NAME KR | SEX Female | AGE 11Y2M

Appliance ▶ Hyrax | L.LB | HPHG

PRE POST

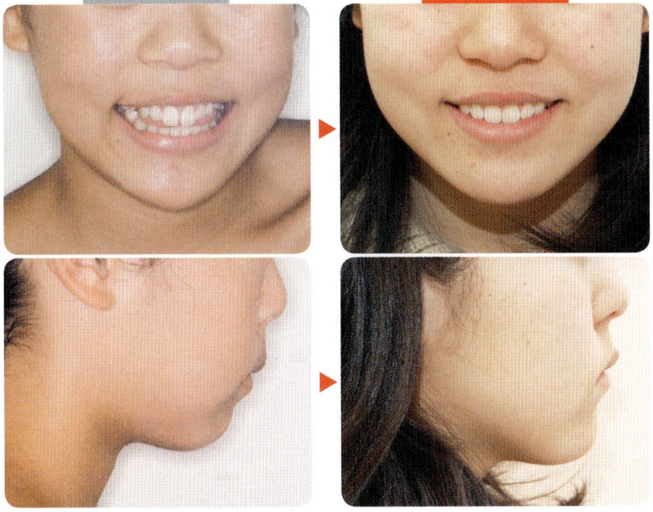

PRE POST

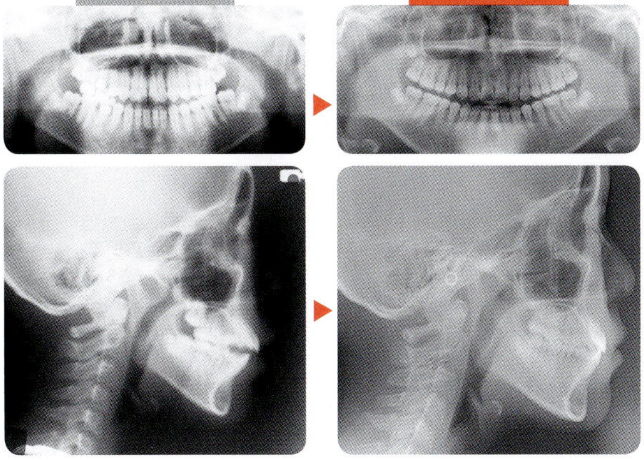

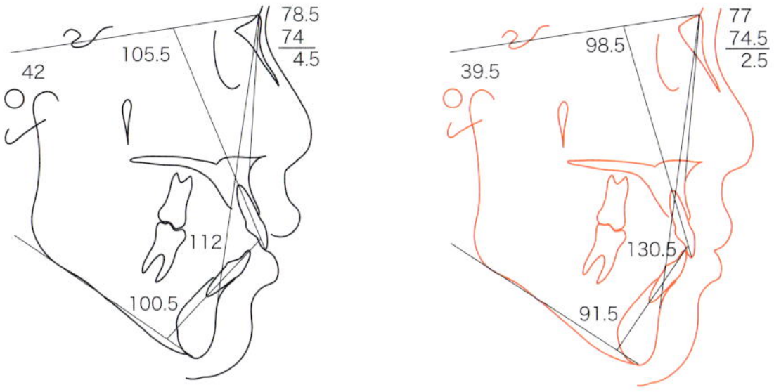

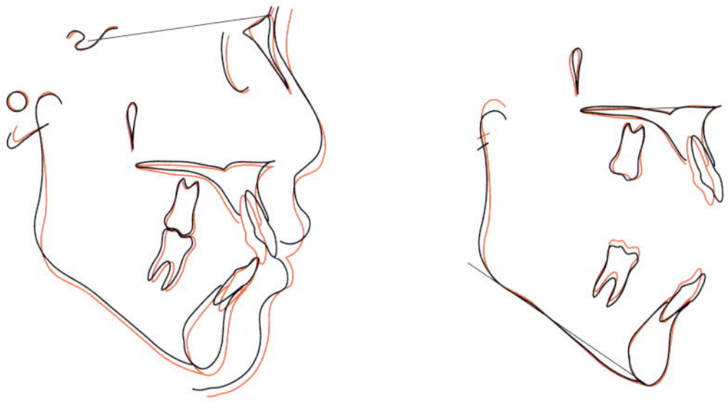

PRE POST

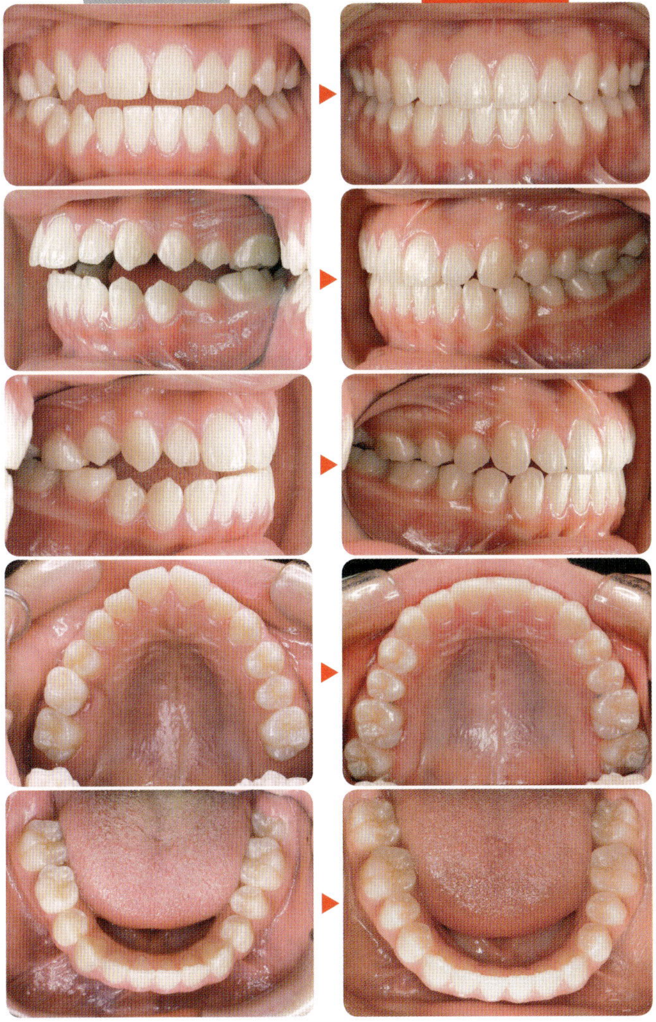

	PRE	POST
Age	11Y2M	13Y7M
SNA	78.5°	77.0°
SNB	74.0°	74.5°
ANB	4.5°	2.5°
U1/SN	105.5°	98.5°
U1/L1	112.0°	130.5°
L1/MP	100.5°	91.5°
SN/MP	42.0°	39.5°
U1-NA	9.0mm	6.0mm
U1/NA	27.0°	21.5°
L1-NB	10.0mm	7.5mm
L1/NB	35.5°	26.0°
SN/OP	24.0°	26.0°
Wits	-1.5mm	-5.5mm

 ☞ p.186〜191

交差咬合と下顎側方偏位を伴う成人Ⅲ級開咬症例

Dr. ARIMOTO Hirohide〔有本博英〕

NAME HT | SEX Female | AGE 31Y11M

Appliance ▶ Hyrax | L.LB | HPHG

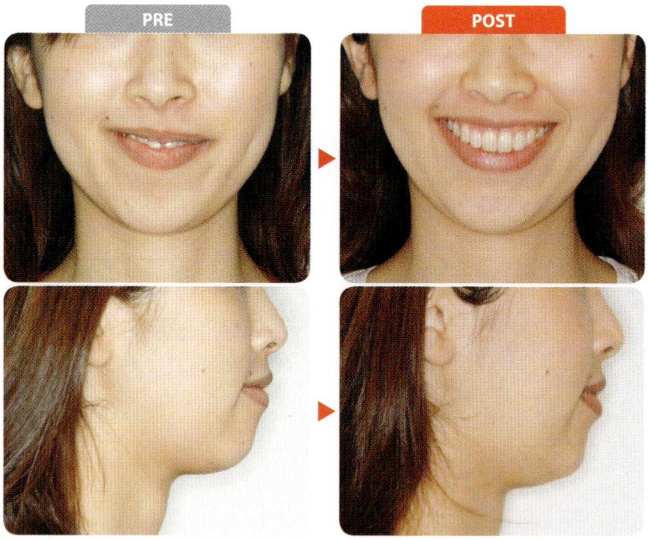

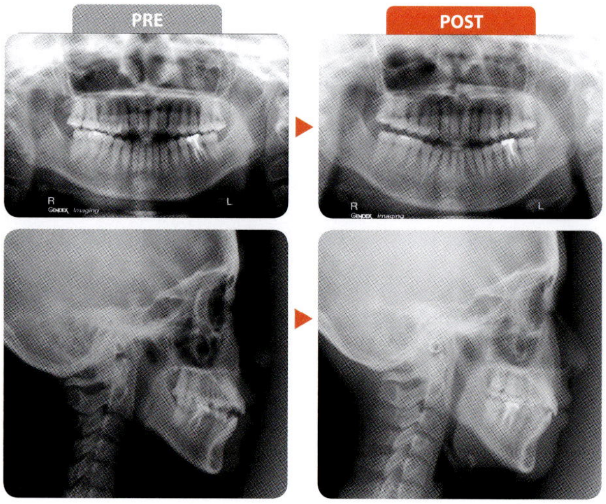

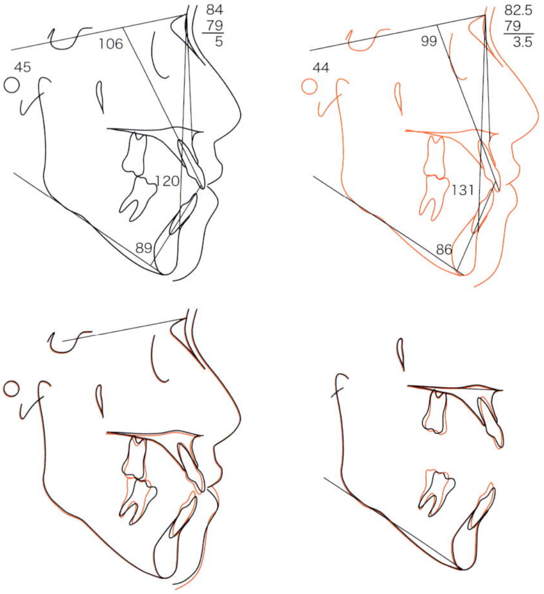

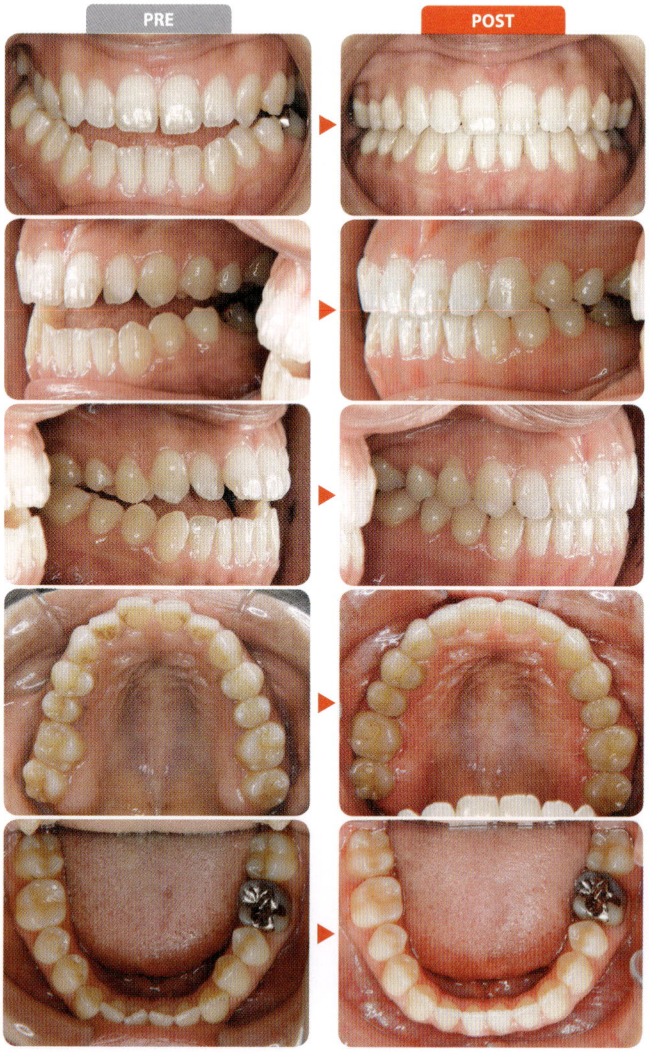

	PRE	POST
Age	31Y11M	33Y10M
SNA	84.0°	82.5°
SNB	79.0°	79.0°
ANB	5.0°	3.5°
U1/SN	106.0°	99.0°
U1/L1	120.0°	131.0°
L1/MP	89.0°	86.0°
SN/MP	45.0°	44.0°
U1-NA	5.0mm	5.0mm
U1/NA	23.0°	17.0°
L1-NB	7.0mm	7.0mm
L1/NB	32.0°	27.0°
SN/OP	23.5°	24.0°
Wits	-4.0mm	-4.0mm

Case8 Open bite

☞ p.192〜197

TPAとミニスクリューで垂直的コントロールを行った開咬症例

Dr. John K. KAKU〔賀久浩生〕

NAME AC　SEX Female　AGE 23Y1M

Appliance ▶ TAD　TAD

PRE ▶ POST

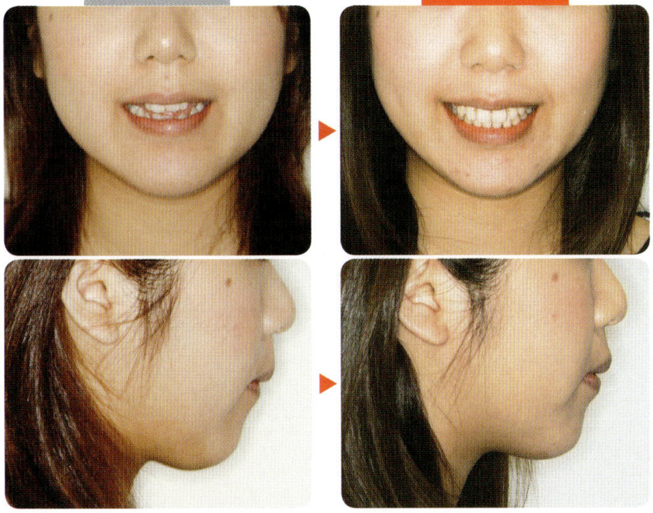

PRE ▶ POST

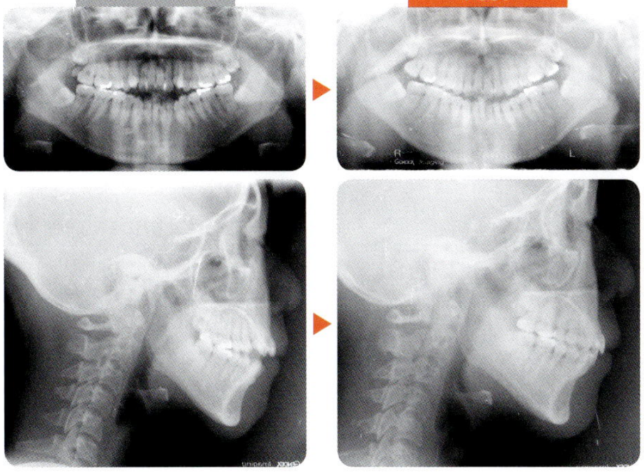

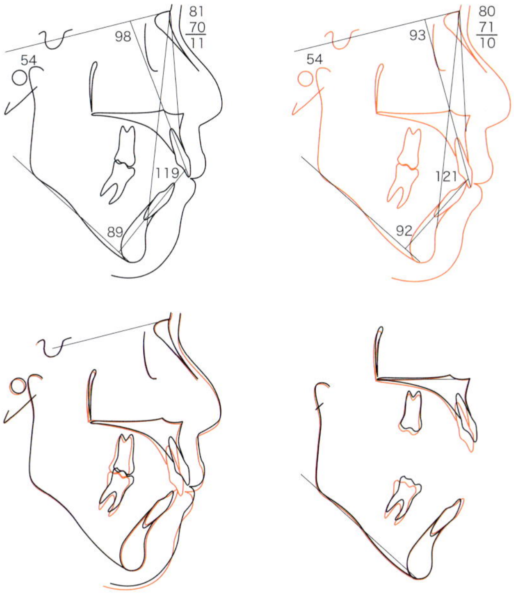

PRE ▶ POST

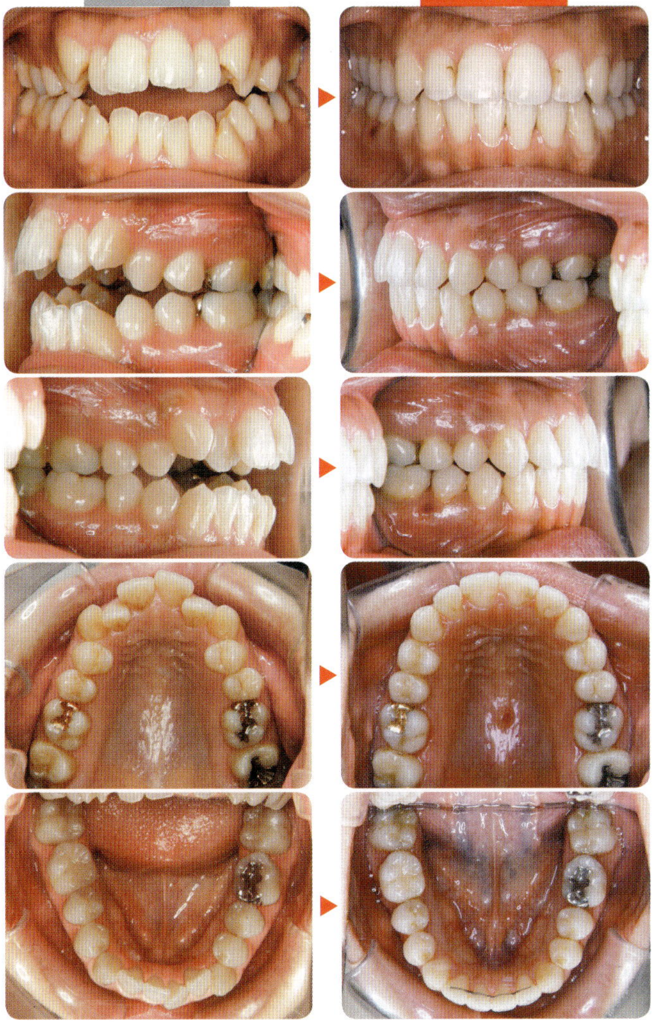

	PRE	POST
Age	23Y1M	24Y6M
SNA	81.0°	80.0°
SNB	70.0°	71.0°
ANB	11.0°	10.0°
U1/SN	98.0°	93.0°
U1/L1	119.0°	121.0°
L1/MP	89.0°	92.0°
SN/MP	54.0°	54.0°
U1-NA	12.0mm	14.0mm
U1/NA	28.0°	22.0°
L1-NB	16.0mm	14.0mm
L1/NB	36.0°	38.0°
SN/OP	26.0°	29.0°
Wits	-5.0mm	-4.0mm

☞ p.198～202

骨格的補正を行った後にMOOを適応したⅢ級症例

Dr. John K. KAKU〔賀久浩生〕

NAME IN　SEX Female　AGE 9Y1M

Appliance ▶　Hyrax　GMD　TAD　FM　SEC Ⅲ

PRE　POST

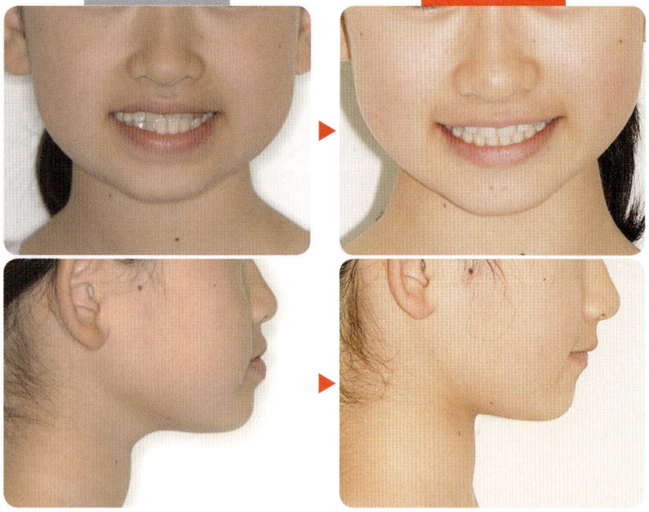

PRE　POST

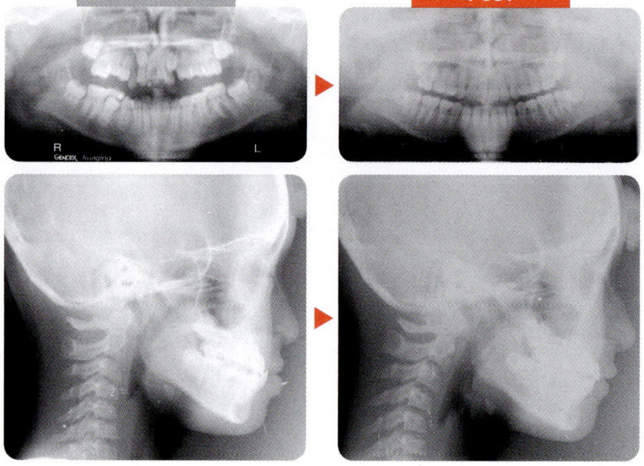

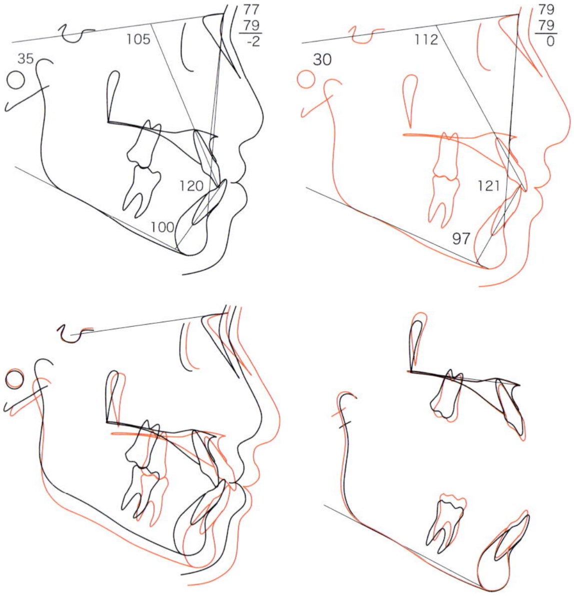

PRE　POST

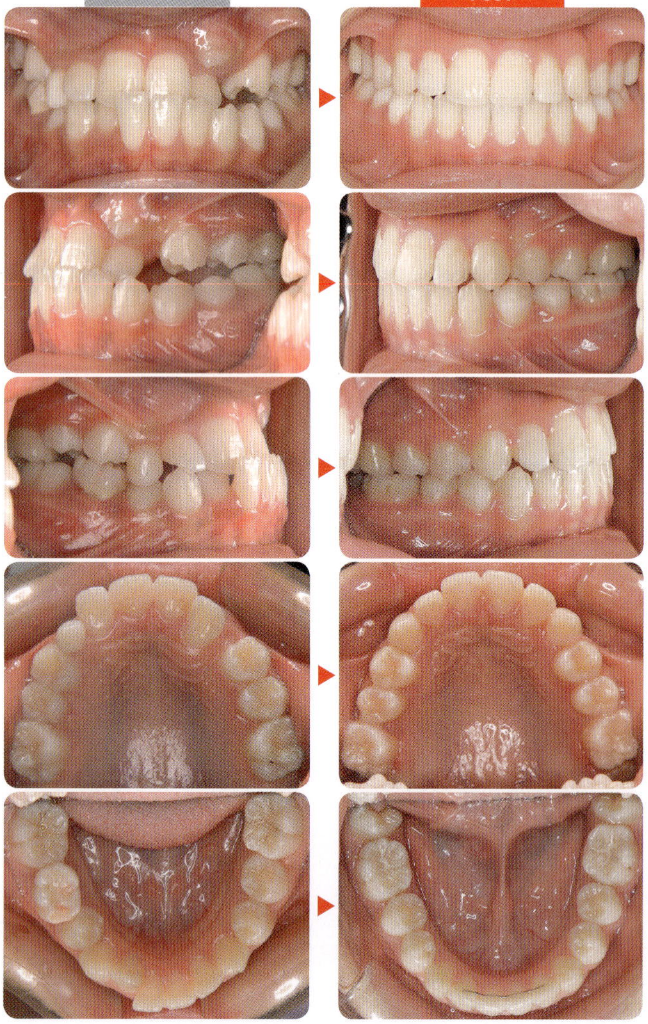

	PRE	POST
Age	9Y1M	11Y10M
SNA	77.0°	79.0°
SNB	79.0°	79.0°
ANB	-2.0°	0.0°
U1/SN	105.0°	112.0°
U1/L1	120.0°	121.0°
L1/MP	100.0°	97.0°
SN/MP	35.0°	30.0°
U1-NA	5.0mm	8.5mm
U1/NA	28.0°	33.0°
L1-NB	7.0mm	7.0mm
L1/NB	33.0°	28.0°
SN/OP	17.0°	19.0°
Wits	-8.0mm	-3.0mm

☞ p.204～209

Ⅲ級治療におけるインサイザーショーイングの重要性

Dr. John K. KAKU〔賀久浩生〕

NAME YC　SEX Female　AGE 14Y8M

Appliance ▶ Hyrax

PRE　POST

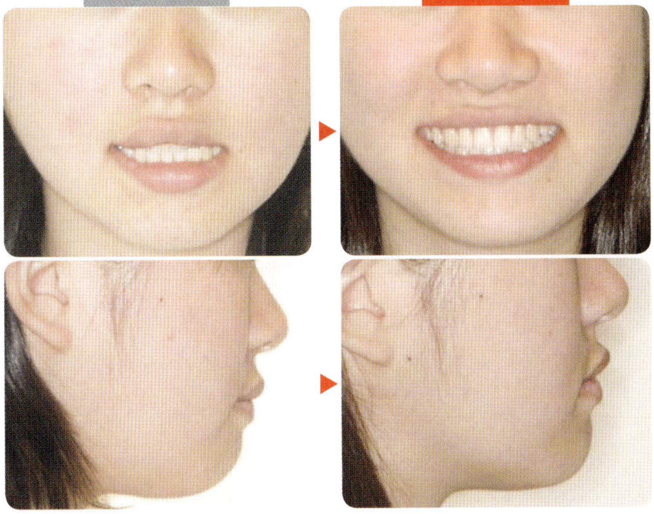

PRE　POST

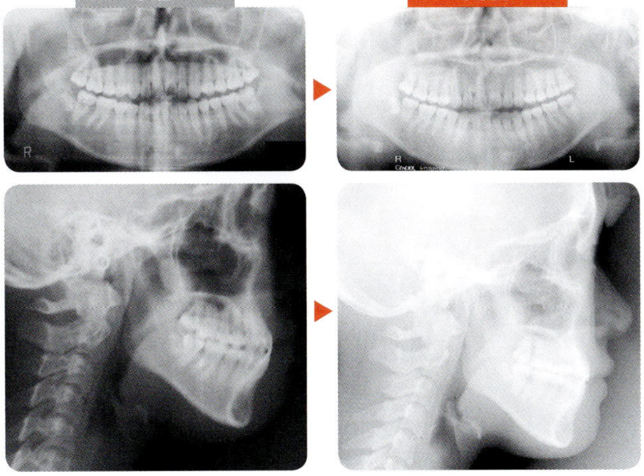

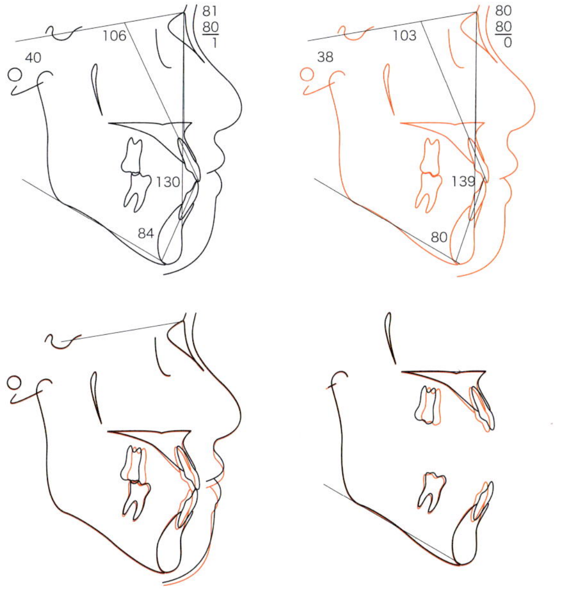

PRE　POST

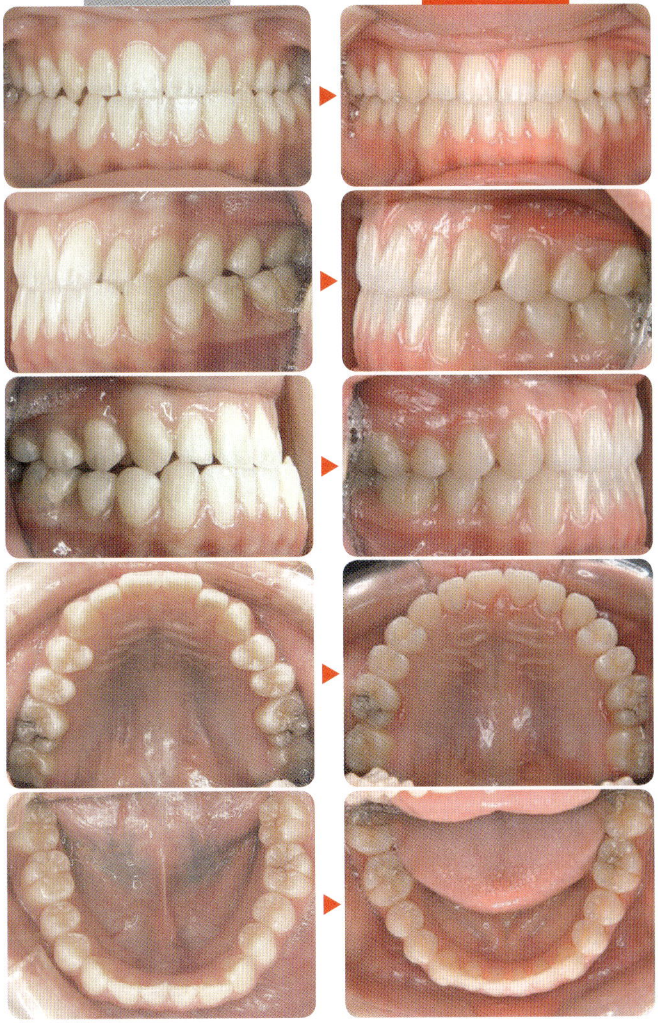

	PRE	POST
Age	14Y8M	17Y0M
SNA	81.0°	80.0°
SNB	80.0°	80.0°
ANB	1.0°	0.0°
U1/SN	106.0°	103.0°
U1/L1	130.0°	139.0°
L1/MP	84.0°	80.0°
SN/MP	40.0°	38.0°
U1-NA	8.0mm	6.0mm
U1/NA	26.0°	24.0°
L1-NB	8.0mm	5.0mm
L1/NB	24.0°	19.0°
SN/OP	17.0°	17.0°
Wits	-7.0mm	-4.5mm

 ☞ p.210～215

保定5年経過した成人の著しい叢生症例

Dr. SINOHARA Noriyuki〔篠原範行〕

NAME NM | SEX Female | AGE 18Y2M

Appliance ▶ GMD | LB

PRE / POST

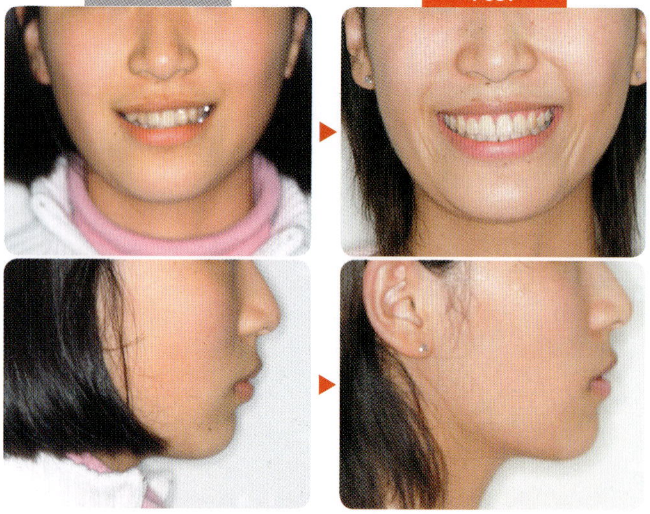

PRE / POST

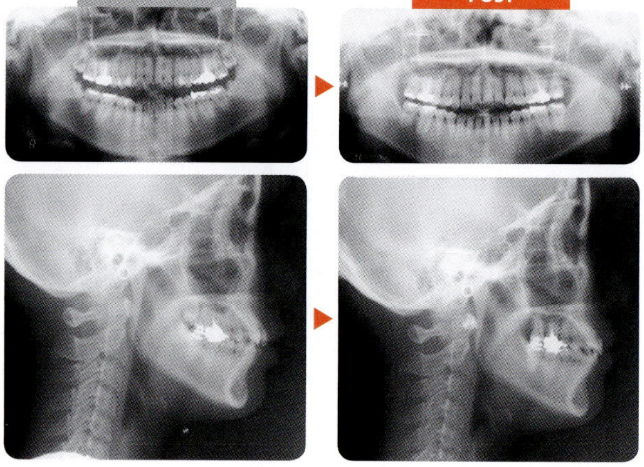

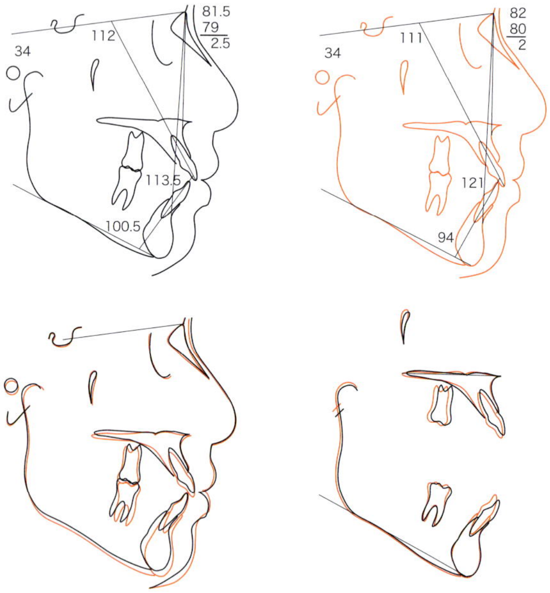

PRE / POST

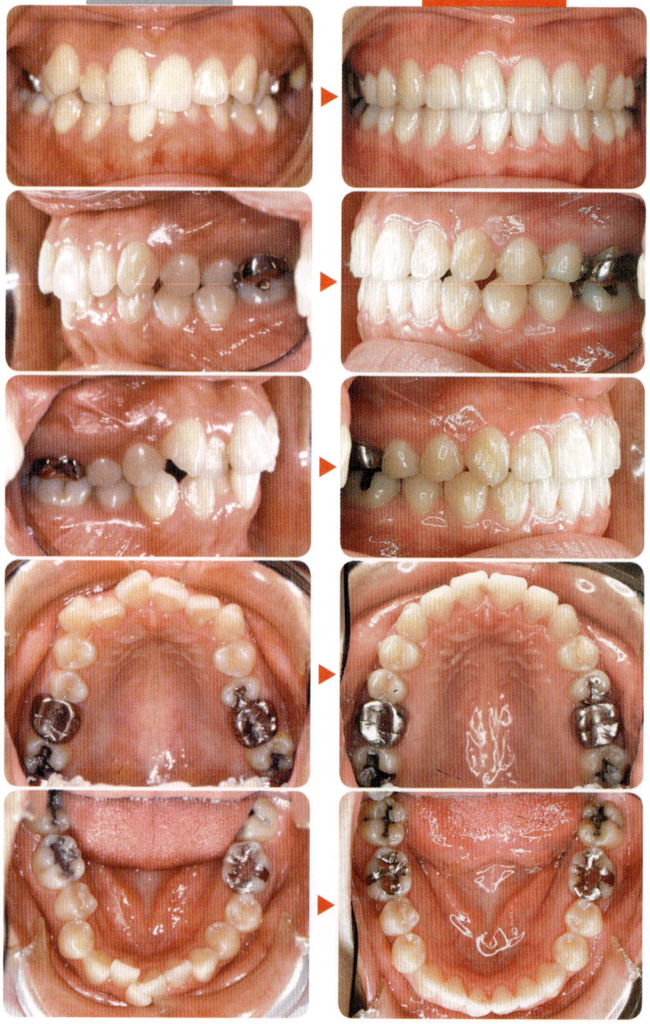

	PRE	POST
Age	18Y2M	21Y8M
SNA	81.5°	82.0°
SNB	79.0°	80.0°
ANB	2.5°	2.0°
U1/SN	112.0°	111.0°
U1/L1	113.5°	121.0°
L1/MP	100.5°	94.0°
SN/MP	34.0°	34.0°
U1-NA	10.0mm	9.0mm
U1/NA	30.5°	30.0°
L1-NB	10.0mm	9.0mm
L1/NB	33.5°	28.5°
SN/OP	36.0°	34.5°
Wits	-3.0mm	-4.5mm

☞ p.216～221

短根歯を考慮してドリフト移動とディスキングにより治療した成人Ⅲ級叢生症例

Dr. SINOHARA Noriyuki〔篠原範行〕

NAME SM　SEX Female　AGE 25Y10M

Appliance ▶　GMD　TAD　L.LB

PRE　POST

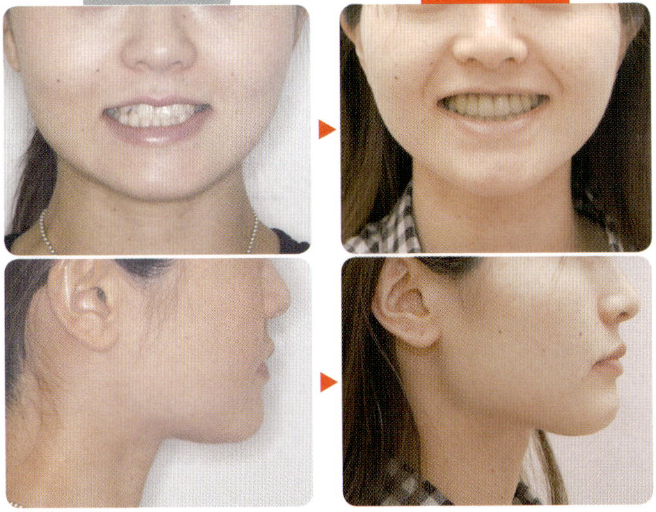

PRE　POST

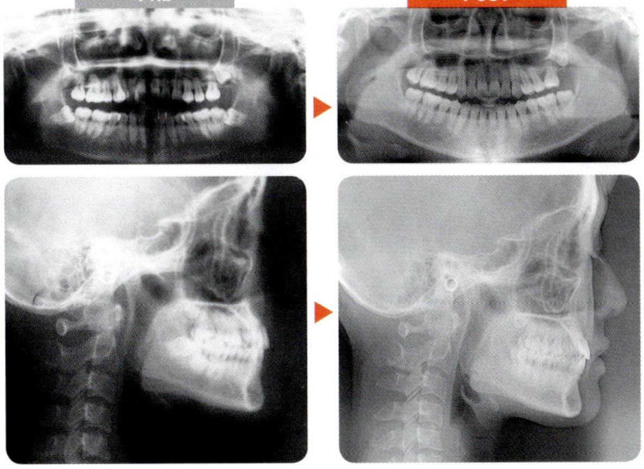

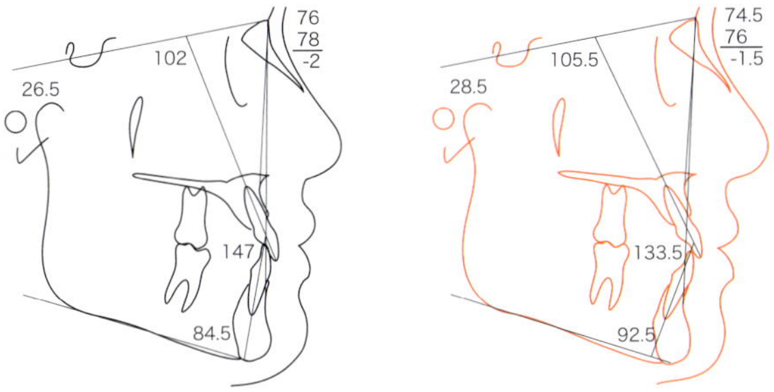

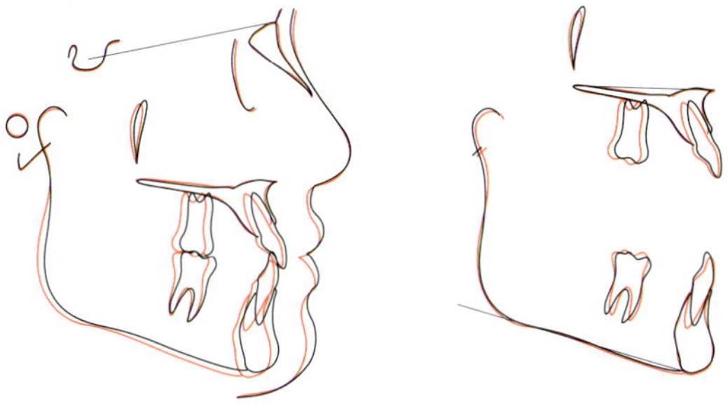

PRE　POST

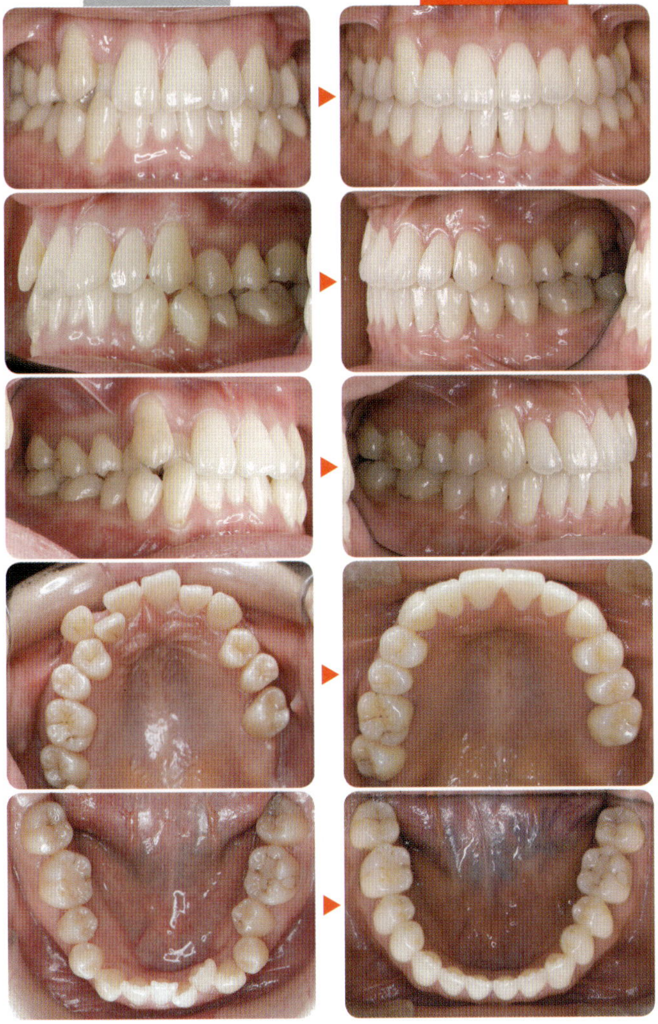

	PRE	POST
Age	25Y10Y	30Y5M
SNA	76.0°	74.5°
SNB	78.0°	76.0°
ANB	-2.0°	-1.5°
U1/SN	102.0°	105.5°
U1/L1	147.0°	133.5°
L1/MP	84.5°	92.5°
SN/MP	26.5°	28.5°
U1-NA	7.0mm	6.5mm
U1/NA	26.0°	30.5°
L1-NB	0.0mm	2.0mm
L1/NB	9.0°	18.0°
SN/OP	15.5°	18.0°
Wits	-5.5mm	-4.5mm

 ☞ p.222〜227

臼歯の位置が左右で著しく異なる重度の叢生症例

Dr. John K. KAKU〔賀久浩生〕

NAME FN　SEX Female　AGE 13Y8M

Appliance ▶

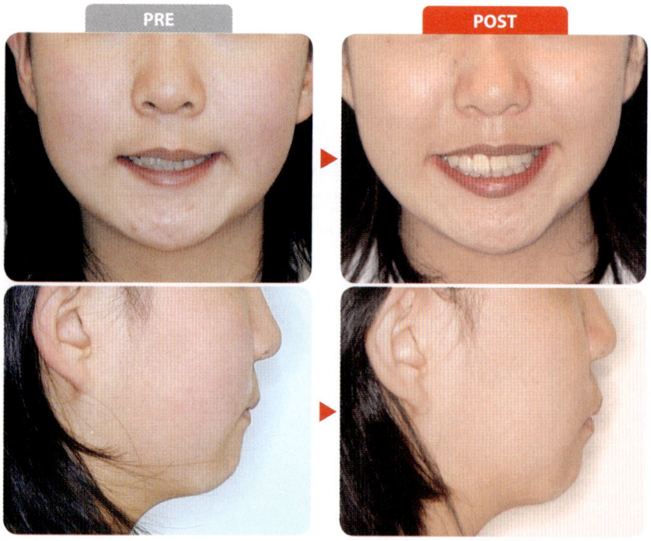

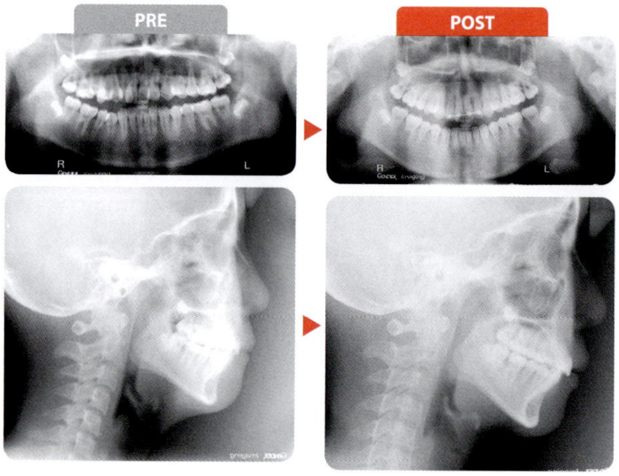

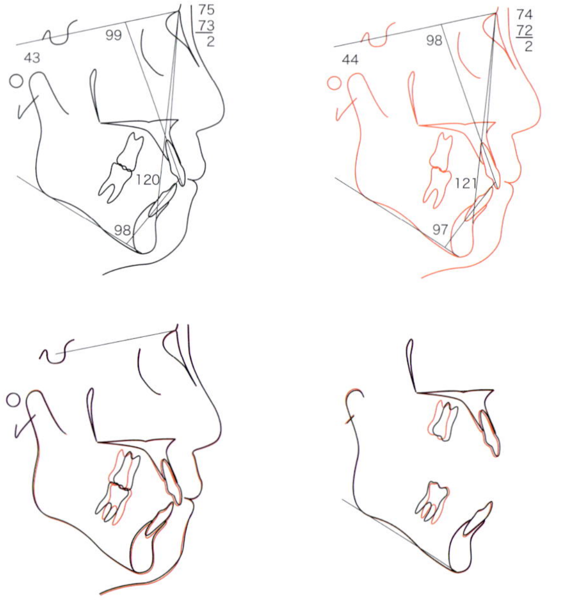

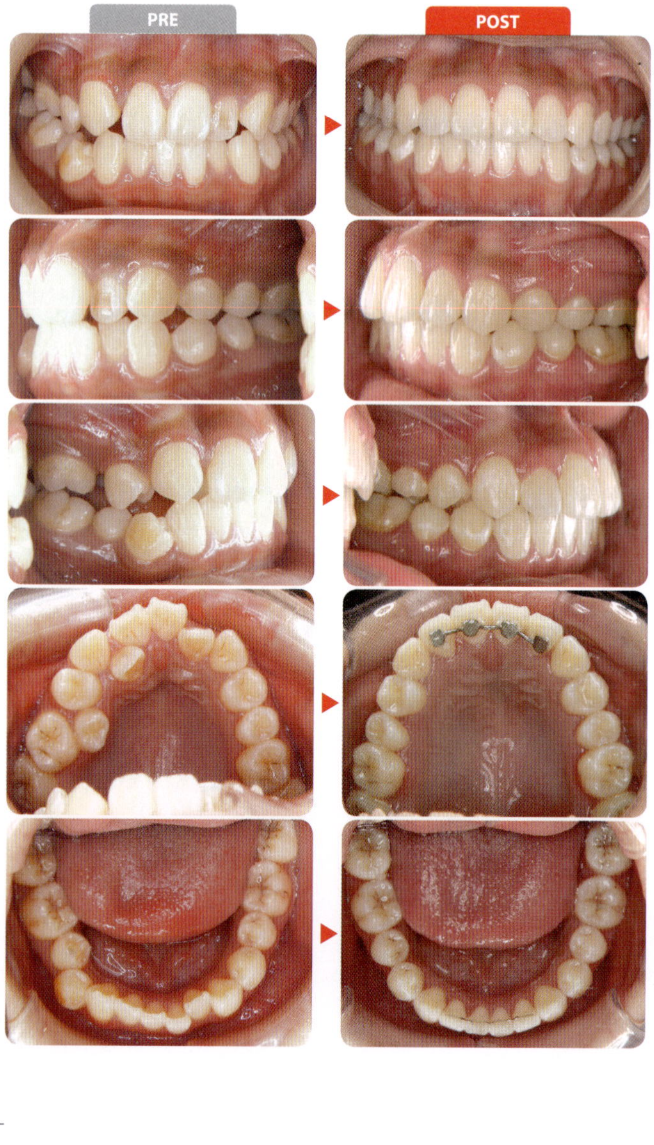

	PRE	POST
Age	13Y8M	14Y10M
SNA	75.0°	74.0°
SNB	73.0°	72.0°
ANB	2.0°	2.0°
U1/SN	99.0°	98.0°
U1/L1	120.0°	121.0°
L1/MP	98.0°	97.0°
SN/MP	43.0°	44.0°
U1-NA	4.5mm	9.0mm
U1/NA	21.0°	21.0°
L1-NB	8.0mm	10.0mm
L1/NB	34.0°	33.0°
SN/OP	32.0°	31.0°
Wits	-2.0mm	-3.0mm

 ☞ p.228～231

非抜歯で上下顎前突をどこまで改善できるのか？

Dr. John K. KAKU〔賀久浩生〕

NAME DJ | SEX Male | AGE 10Y0M

Appliance ▶ GMD TAD

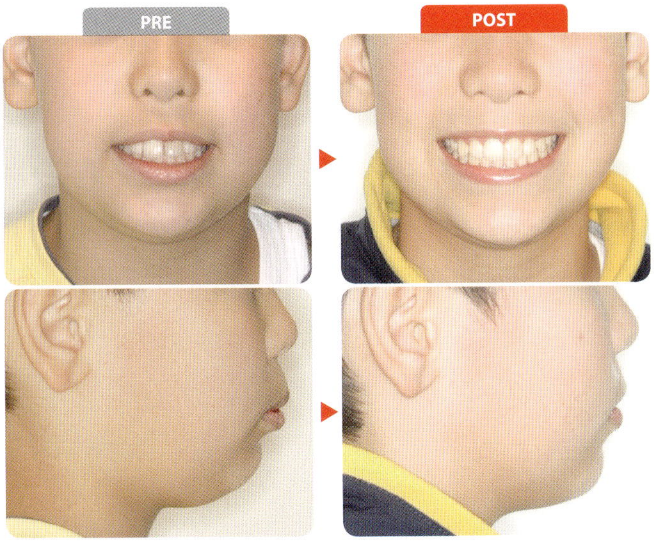

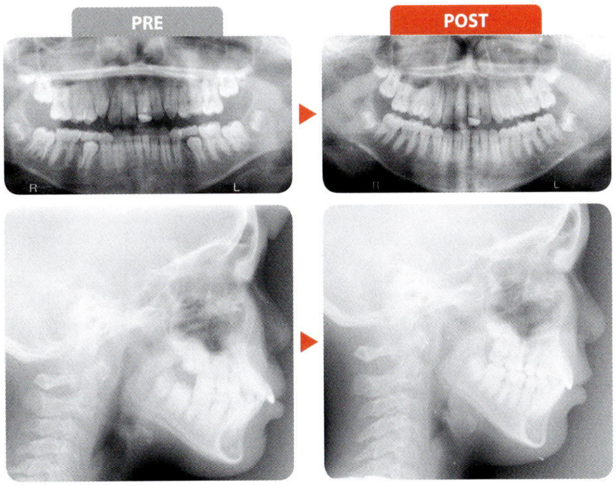

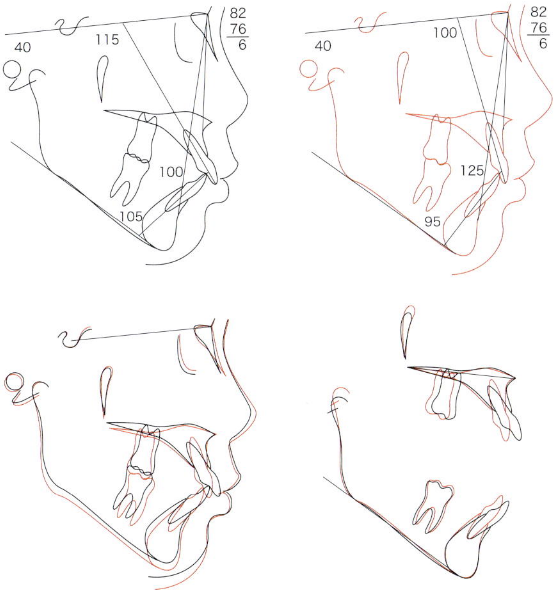

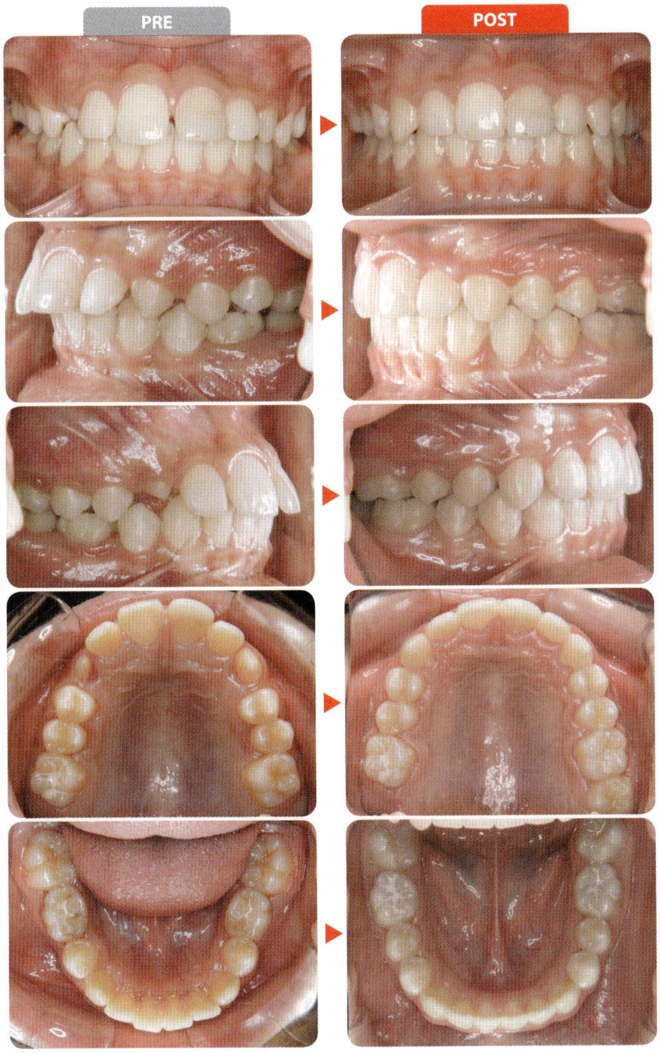

	PRE	POST
Age	10Y0M	11Y5M
SNA	82.0°	82.0°
SNB	76.0°	76.0°
ANB	6.0°	6.0°
U1/SN	115.0°	100.0°
U1/L1	100.0°	125.0°
L1/MP	105.0°	95.0°
SN/MP	40.0°	40.0°
U1-NA	10.0mm	6.5mm
U1/NA	40.0°	26.0°
L1-NB	11.0mm	6.0mm
L1/NB	42.0°	32.0°
SN/OP	21.0°	19.0°
Wits	-1.0mm	1.0mm

☞ p.232〜237

PAOOとTADを応用したインターディシプリナリー治療

Dr. ARIMOTO Hirohide〔有本博英〕

NAME MN　SEX Male　AGE 57Y7M

Appliance ▶　TAD　TAD

PRE　POST

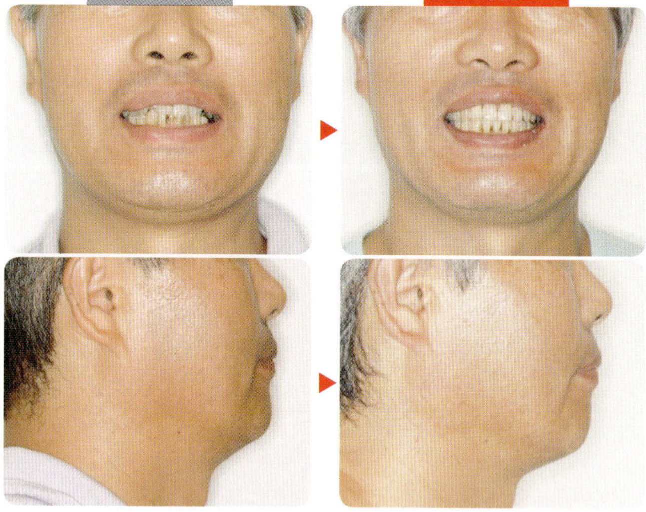

PRE　POST

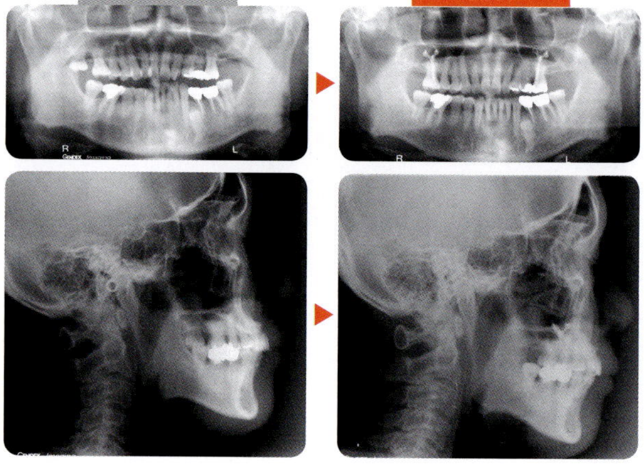

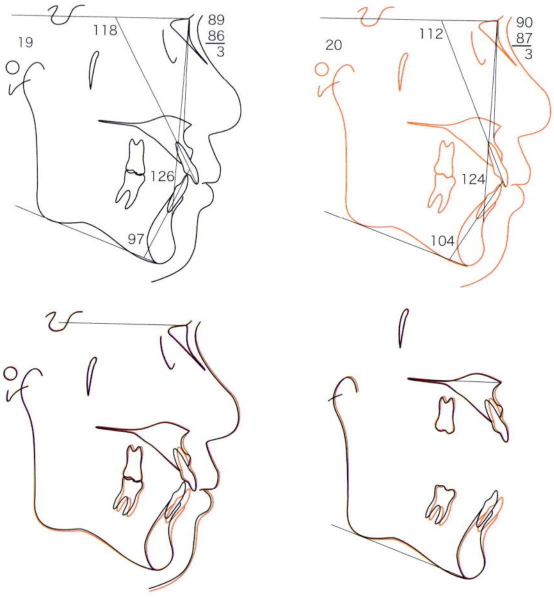

PRE　POST

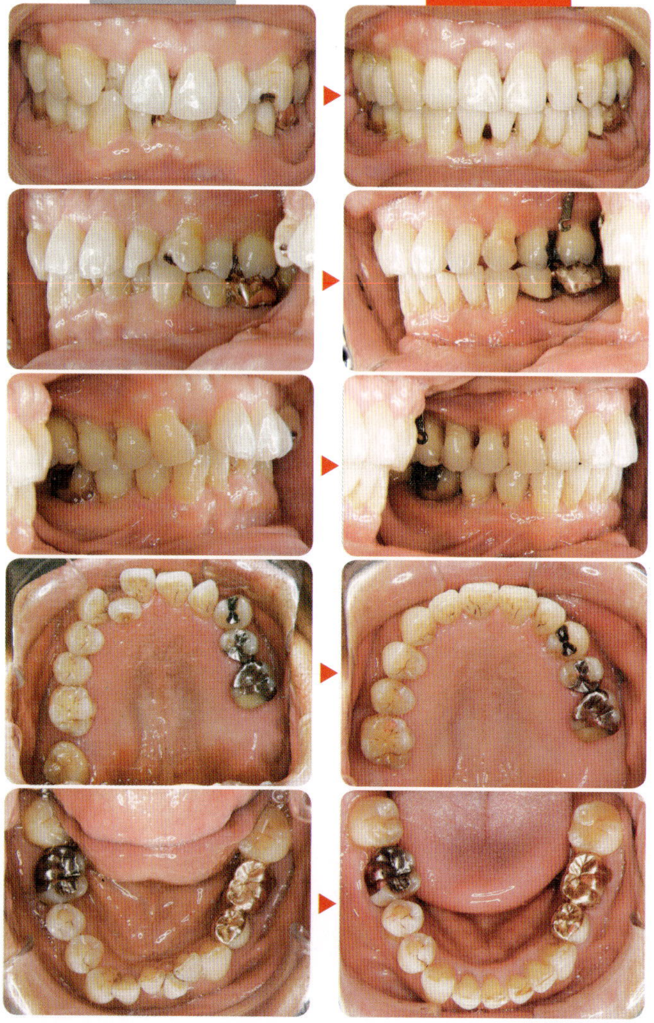

	PRE	POST
Age	57Y7M	58Y6M
SNA	89.0°	90.0°
SNB	86.0°	87.0°
ANB	3.0°	3.0°
U1/SN	118.0°	112.0°
U1/L1	126.0°	124.0°
L1/MP	97.0°	104.0°
SN/MP	19.0°	20.0°
U1-NA	10.0mm	8.0mm
U1/NA	29.0°	23.0°
L1-NB	7.0mm	9.0mm
L1/NB	22.0°	30.0°
SN/OP	6.5°	9.5°
Wits	0.0mm	-3.0mm

 ☞ p.238～245

アンチエイジングコンセプトに従って治療した重篤なガミースマイル

Dr. ARIMOTO Hirohide〔有本博英〕

NAME NT　SEX Female　AGE 32Y6M

Appliance ▶　TAD　L.LB

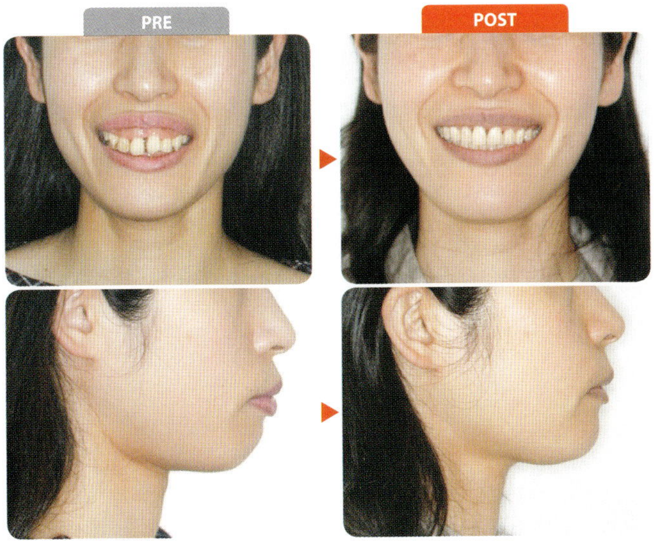

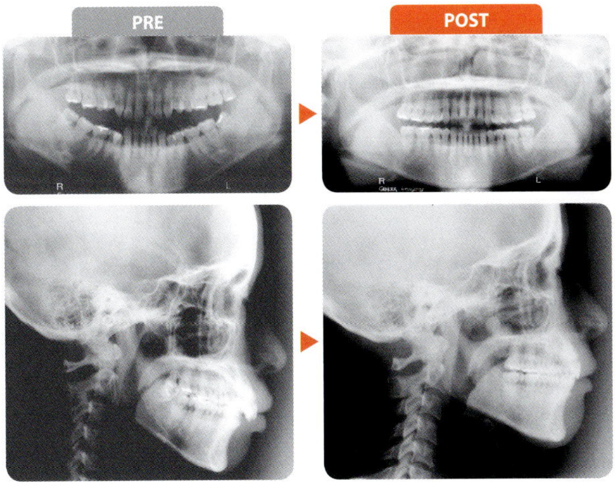

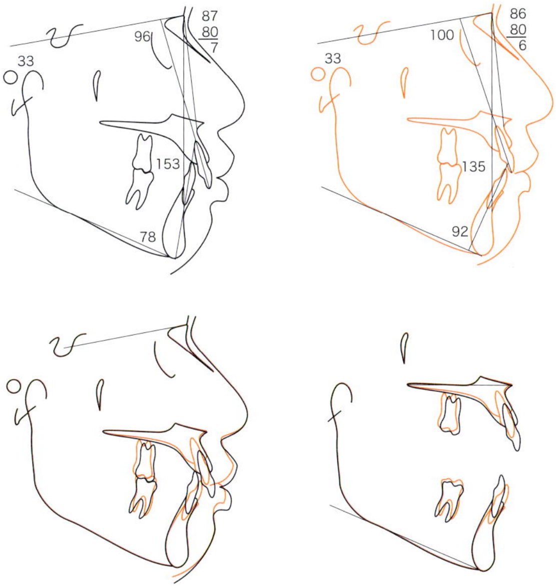

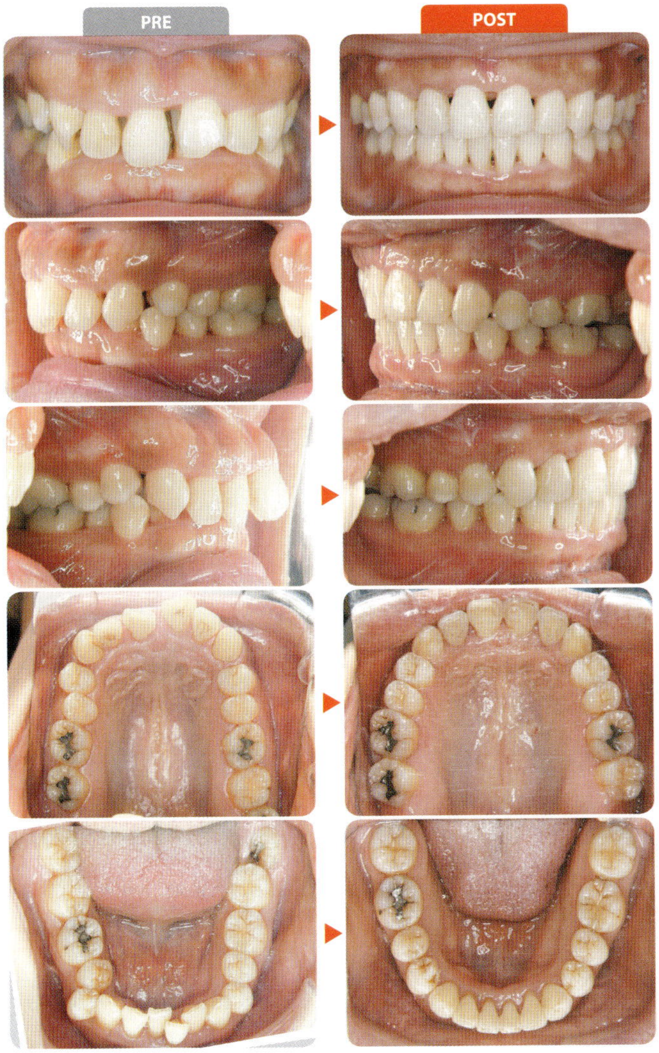

	PRE	POST
Age	32Y6M	36Y8M
SNA	87.0°	86.0°
SNB	80.0°	80.0°
ANB	7.0°	6.0°
U1/SN	96.0°	100.0°
U1/L1	153.0°	135.0°
L1/MP	78.0°	92.0°
SN/MP	33.0°	33.0°
U1-NA	6.0mm	3.0mm
U1/NA	10.0°	13.0°
L1-NB	6.0mm	8.0mm
L1/NB	10.0°	25.0°
SN/OP	15.0°	16.0°
Wits	4.0mm	2.0mm

文献

I．治療哲学–1．IOO と MOO

1）Angle EH：The latest and best in orthodontic mechanism. *Dent Cosmos*, **70**：1143 ～ 1158, 1928.
2）Angle EH：The latest and best in orthodontic mechanism. *Dent Cosmos*, **71**：164 ～ 174, 1929.
3）Angle EH：The latest and best in orthodontic mechanism. *Dent Cosmos*, **71**：260 ～ 270, 1929.
4）Angle EH：The latest and best in orthodontic mechanism. *Dent Cosmos*, **71**：409 ～ 421, 1929.
5）Tweed CH：Reports of Cases Treated with Edgewise Arch Mechanism. *Angle Orthod*, **2**（4）：236 ～ 243, 1932.
6）Tweed CH：The Frankfort-mandibular plane angle in orthodontic diagnosis, classification, treatment planning and prognosis. *Am J Orthod Oral Surg*, **32**：175 ～ 230, 1946.
7）Broadbent BH：A new X-ray technique and its application to orthodontia. *Angle Orthod*, **1**（2）：45 ～ 66, 1931.
8）Tweed CH：Was the development of the diagnostic facial triangle as an accurate analysis based on fact or fancy? *Am J Orthod*, **48**：823 ～ 840, 1962.
9）Peak JD：Cuspid stability. *Am J Orthod*, **42**（8）：608 ～ 614, 1956.
10）Gardner SD, Chaconas SJ：Posttreatment and postretention changes following orthodontic therapy. *Angle Orthod*, **46**（2）：151 ～ 161, 1976.
11）Little RM, Wallen TR, Riedel RA：Stability and relapse of mandibular anterior alignment：first premolar extraction case treated by traditional edgewise orthodontics. *Am J Orthod*, **80**：349 ～ 365, 1981.
12）Little RM, Riedel RA, Artun J：An evaluation of changes in mandibular anterior alignment from 10 to 20 years postretention. *Am J Orthod Dentofacial Orthop*, **93**：423 ～ 428, 1988.
13）Lundström A：Malocclusion of the teeth regarded as a problem in connection with the apical base. *Int J Orthod Oral Surg Radiorg*, **11**：591 ～ 602, 1925.
14）Ten Hoeve A, Cetlin NM：Nonextraction：long-term results. JV Mershon Memorial Lecture, Annual Session of the American Association of Orthodontists, Toronto, 1993.
15）Cetlin NM, Spena R, Vanarsdall RL Jr：Nonextraction treatment. In：Orthodontics：current principles and techniques. 3rd ed. Graber TM. Vanarsdall RL Jr. eds. Mosby, St Louis, 749 ～ 777, 2000.
16）De Paoli C：Stability of Cetlin nonextraction treatment, unpublished thesis. Department of Orthodontics, University of Pennsylvania, 1992.
17）Cetlin NM, Ten Hoeve A：Nonextraction treatment. *J Clin Orthod*, **17**（6）：396 ～ 413, 1983.
18）グリーンフィールド RL 著，賀久浩生，有本博英 訳：非抜歯矯正－非抜歯矯正治療の歴史と哲学，その臨床への応用．オーラルケア，東京，1999.

I．治療哲学–2．MOO とは

1）佐藤貞雄：顎顔面のダイナミックスを考慮した不正咬合治療へのアプローチ．東京臨床出版，東京，1991.
2）Atkinson SR：Balance：the magic word. *Am J Orthod*, **50**：189 ～ 202, 1964.
3）櫻井洋介ほか：不正咬合者の咬合力が頭蓋に及ぼす力学的影響について．日矯歯誌，**69**（1）：1 ～ 11, 2010.
4）From lecture slide of Greenfield RL. 1996.
5）Acar A, Alcan T, Erverdi N：Evaluation of the relationship between the anterior component of occlusal force and postretention crowding. *Am J Orthod Dentofacial Orthop*, **122**（4）：366 ～ 370, 2002.
6）Ten Hoeve A：Palatal bar and lip bumper in nonextraction treatment. *J Clin Orthod*, **19**：272 ～ 291, 1985.
7）キャロル＝デイヴィッドスン＝グラゴー著，鈴木宏子訳：建築物を読み解く鍵．ガイアブックス，東京，2009.
8）西田雅嗣，矢ヶ崎善太郎編：図説建築の歴史 - 西洋・日本・近代．学芸出版社，京都，2003.
9）熊倉洋介ほか：西洋建築様式史．美術出版社，東京，1995.
10）大泉　楯：橋はなぜ美しいのか―その構造と美的設計―．技報堂出版，東京，2002.

I．治療哲学–3．サステイナブルな治療

1）Miyazaki H, Motegi E, Yatabe K, Yamaguchi H, Maki Y：A study of occlusion in elderly Japanese over 80 years with at least 20 teeth. *Gerodontology*, **22**（4）：206 ～ 210, 2005.
2）Marshall S, Dawson D, Southard KA, Lee AN, Casko JS, Southard TE：Transverse molar movements during growth. *Am J Orthod Dentofacial Orthop*, **124**：615 ～ 624, 2003.
3）Hesby RM, Marshall SD, Dawson DV, Southard KA, Casko JS, Franciscus RG, Southard TE：Transverse skeletal and dentoalveolar changes during growth. *Am J Orthod Dentofacial Orthop*, **130**：721 ～ 731, 2006.
4）van der Linden FPGM：Development of the dentition. Quintessence Publishing, Chicago, 1983.
5）Bondevik O：Changes in occlusion between 23 and 34 years. *Angle Orthod*, **68**（1）：75 ～ 80, 1998.

6）Bishara SE, Treder JE, Jakobsen JR：Facial and dental changes in adulthood. *Am J Orthod Dentofacial Orthop*, **106**：175～186, 1994.

7）Carter GA, McNamara JA Jr：Longitudinal dental arch changes in adults. *Am J Orthod Dentofacial Orthop*, **114**：88～99, 1998.

8）Dager MM, McNamara JA, Baccetti T, Franchi L：Aging in the craniofacial complex. *Angle Orthod*, **78**：440～444, 2008.

9）Harris EF：A longitudinal study of arch size and form in untreated adults. *Am J Orthod Dentofacial Orthop*, **111**：419～427, 1997.

10）Henrikson J, Persson M, Thilander B：Long-term stability of dental arch form in normal occlusion from 13 to 31 years of age. *Eur J Orthod*, **23**：51～61, 2001.

11）Acar A, Alcan T, Erverdi N：Evaluation of the relationship between the anterior component of occlusal force and postretention crowding. *Am J Orthod Dentofacial Orthop*, **122**（4）：366～370, 2002.

12）Cetlin NM, Spena R, Vanarsdall RL Jr：Nonextraction treatment. In：Orthodontics current principles and techniques. 4th ed. Elsevier Inc, St. Louis, 2005, 855～878.

13）McNamara JA Jr, Bludon WL：The transverse dimension. In：Orthodontics and dentofacial orthopedics. Needham press Inc, Ann Arbor, 2001, 97～110.

14）Marshall SD, Southard KA, Southard TE：Early transverse treatment. *Semin Orthod*, **11**：130～139, 2005.

15）Vanarsdall RL Jr, Secci AG Jr：Periodontal-orthodontic interrelationships. In：Orthodontics current principles and techniques. 4th ed. Elsevier Inc, St. Louis, 2005, 901～936.

16）Rossi E, Andreasen JO：Maxillary bone growth and implant positioning in a young patient：a case report. *Int J Periodontics Restorative Dent*, **23**：113～119, 2003.

17）Thilander B, Odman J Grondhal K, Friberg B：Osseointegrated implants in adolescents. An alternative in replacing missing teeth? *Eur J Orthod*, **16**：84～95, 1994.

18）Cetlin NM, Ten Hoeve A：Nonextraction treatment. *J Clin Orthod*, **17**（6）：396～413, 1983.

19）Kim YH：Anterior openbite and its treatment with multiloop edgewize archwire. *Angle Orthod*, **57**：290～321, 1987.

20）Maynard JG Jr：The rationale for mucogingival therapy in the child and adolescent. *Int J Periodont Rest Dent*, **7**（1）：37～51, 1987.

21）Burt BA：Periodontitis and aging：reviewing recent evidence. *J Am Dent Assoc*, **125**（3）：273～279, 1994.

22）賀久浩生，有本博英，三浦洋一朗ほか：外科処置による意図的な骨の改造を応用した急速矯正治療（AOO）の新展開．歯界展望，**109**（1）：95～105, 2007.

23）Eirew HL：An orthodontic challenge. *Brit Dent J*, **140**（3）：96～99, 1976.

Ⅱ．治療戦略-1．One Stage, Two Phase Treatment

1）Enlow DH：Facial growth. 3rd ed. WB Saunders, Philadelphia, 1990.

2）van der Linden FPGM：Development of the dentition. Quintessence Pub, Chicago, 1983.

3）根津　浩，永田賢司：バイオプログレッシブの臨床．ロッキーマウンテンモリタ，東京，1988.

4）佐藤貞雄：顎顔面のダイナミックスを考慮した不正咬合治療へのアプローチ．東京臨床出版，東京，1991.

5）Baumrind S, Korn EL, West EE：Prediction of mandibular rotation：An empirical test of clinician performance. *Am J Orthod*, **86**（11）：371～386, 1984.

6）近藤悦子：Muscle Wins！の矯正歯科臨床－呼吸および舌・咀嚼筋の機能を生かした治療．医歯薬出版，東京，2007.

Ⅱ．治療戦略-2．治療のタイミング

1）Kusters ST, Kuijpers-Jagtman AM, Maltha JC：An experimental study in dogs of transseptal fiber arrangement between teeth which have emerged in rotated or non-rotated positions. *J Dent Res*, **70**：192～197, 1991.

2）Kinzinger GS, Fritz UB, Sander FG, Diedrich PR：Efficiency of a pendulum appliance for molar distalization related to second and third molar eruption stage. *Am J Orthod Dentofacial Orthop*, **125**（1）：8～23, 2004.

3）McNamara JA Jr：Functional determinants of craniofacial size and shape. *Eur J Orthod*, **2**：131～159, 1980.

4）Woodside DG, Metaxas A, Altuna G：The influence of functional appliance therapy on glenoid fossa remodeling. *Am J Orthod Dentofacial Orthop*, **92**：181～198, 1987.

5）Webster T, Harkness M, Herbison P：Associations between changes in selected facial dimensions and the outcome of orthodontic treatment. *Am J Orthod Dentofacial Orthop*, **110**：46～53, 1996.

6）O'Neill K, Harkness M, Knight R：Ratings of profile

attractiveness after functional appliance treatment. *Am J Orthod Dentofacial Orthop*, **118**：371 ～ 376, 2000.
7) Gianelly AA, Arena SA, Bernstein L：A comparison of Class Ⅱ treatment changes noted with the light wire, edgewise and Frankel appliances. *Am J Orthod*, **86**：269 ～ 276, 1984.
8) DeVincenzo JP：Changes in mandibular length before, during, and after successful orthopedic correction of Class Ⅱ malocclusions, using a functional appliance. *Am J Orthod Dentofacial Orthop*, **99**：241 ～ 257, 1991.
9) Burkhardt DR, McNamara JA Jr, Baccetti T：Maxillary molar distalization or mandibular enhancement：a cephalometric comparison of comprehensive orthodontic treatment including the pendulum and the Herbst appliances. *Am J Orthod Dentofacial Orthop*, **123**：108 ～ 116, 2003.
10) Björk A, Skieller V：Facial development and tooth eruption. An implant study at the age of puberty. *Am J Orthod*, **62**：339 ～ 383, 1972.

Ⅲ．治療戦術-1．臼歯のリポジショニング

1) Moffett B：Remodelling of the craniofacial articulations by various orthodontic appliances in rhesus monkeys. Transactions of the European Orthodontic Society. 1971, 207 ～ 216.
2) Graber TM：Orthodontics Principles and Practice. WB Saunders, Philadelphia, 1966, 249 ～ 325.
3) Ingervall B, Thüer U：No effect of lip bumper therapy on the pressure from the lower lip on the lower incisors. *Eur J Orthod*, **20**：525 ～ 534, 1998.
4) O'Donnell S, Nanda RS, Ghosh J：Perioral forces and dental changes resulting from mandibular lip bumper treatment. *Am J Orthod Dentofacial Orthop*, **113**：247 ～ 255, 1998.
5) Magness WB：Passive mandibular expansion：Individualizing archform. *J Clin Orthod*, **34** (8)：461 ～ 468, 2000.
6) Maynard JG：The rationale for mucogingival therapy in the child and adolescent. *Int J Periodont Rest Dent*, **7** (1)：36 ～ 51, 1987.
7) Adkins MD, Nanda RS, Currier GF：Arch perimeter changes on rapid palatal expansion. *Am J Orthod Dentofacial Orthop*, **97** (3)：194 ～ 199, 1990.
8) McNamara JA Jr, Bludon WL：The transverse dimension. In：Orthodontics and dentofacial orthopedics. Needham press Inc, Ann Arbor, 2001, 97 ～ 110.
9) Armstrong MM：Controlling the magnitude, direction, and duration of extraoral force. *Am J Orthod*, **59** (3)：217 ～ 243, 1971.
10) Sinclair PM：Reader's corner. *J Clin Orthod*, **28** (6)：1994.
11) Gianelly AA, Bednar J, Dietz VS：Japanese NiTi coils used to move molars distally. *Am J Orthod Dentofacial Orthop*, **99** (6)：564 ～ 566, 1991.
12) Greenfield RL：Fixed piston appliance for rapid Class Ⅱ correction. *J Clin Orthod*, **29** (3)：174 ～ 183, 1995.
13) Runge ME, Martin JT, Bukai F：Analysis of rapid maxillary molar distal movement without patient cooperation. *Am J Orthod Dentofacial Orthop*, **115** (2)：153 ～ 157, 1999.
14) Itoh T, Tokuda T, Kiyosue S, Hirose T, Matsumoto M, Chaconas SJ：Molar distalization with repelling magnets. *J Clin Orthod*, **25** (10)：611 ～ 617, 1991.
15) Muse DS, Fillman MJ, Emmerson WJ, Mitchell RD：Molar and incisor changes with Wilson rapid molar distalization. *Am J Orthod Dentofacial Orthop*, **104** (6)：556 ～ 565, 1993.
16) Byloff FK, Darendeliler MA：Distal molar movement using the pendulum appliance. Part 1：Clinical and radiological evaluation. *Angle Orthod*, **67** (4)：249 ～ 260, 1997.
17) Ferguson DJ, Carano A, Bowman SJ, Davis EC, Gutierrez Vega ME, Lee SH：A comparison of two maxillary molar distalizing appliances with the distal jet. *World J Orthod*, **6** (4)：382 ～ 390, 2005.
18) Arimoto H, Sinohara N, Sugino M, Kawamoto T：The effect of lip bumper treatment in the co-ordinated arch development technique. 75th Congress of the European Orthodontic Society in Strasbourg France, 1999.
19) Carrière L：A new Class Ⅱ distalizer. *J Clin Orthod*, **38** (4)：224 ～ 231, 2004.
20) Henry RG：Relationship of the maxillary first permanent molar in normal occlusion and malocclusion. *Am J Orthod Dentofac Orthop*, **42** (4)：288 ～ 306, 1956.
21) Ricketts RM：Bioprogressive therapy. Rocky Mountain Orthodontics, 1979.
22) McNamara JA, Brudon WL：Orthodontic and orthopedic treatment in the mixed dentition. Needham Press, 1993.
23) Carrete L：The first annual Carriere® philosophy in-depth perspective symposium & instructor certification program. September 24-26, Barcelona, Spain, 2015.
24) Gianelly AA：Distal movement of the maxillary molars. *Am J Orthod Dentofac Orthop*, **114**：66 ～ 72, 1998.

25) Kinzinger GS, Fritz UB, Sander FG, Diedrich PR : Efficiency of a pendulum appliance for molar distalization related to second and third molar eruption stage. *Am J Orthod Dentofacial Orthop*, **125** (1) : 8 ～ 23, 2004.
26) Davidovitch M, McInnis D, Lindauer J : The effects of lip bumper therapy in the mixed dentition. *Am J Orthod Dentfac Orthop*, **111** : 52 ～ 58, 1997.
27) Vanarsdall RL Jr, Secchi AG, Chung CH, Katz SH : Mandibular basal structure response to lip bumper treatment in the transverse dimension. *Angle Orthod*, **74** : 473 ～ 479, 2004.
28) Lundström A : Malocclusion of the teeth regarded as a problem in connection with the apical base. *Int J Orthod Oral Surg Radiorg*, **11** : 591 ～ 602, 1925.
29) Har-Zion G, Abed Y, Redlich M : Initial leveling and alignment achieved by the Damon system, The Annual Meeting of the Israeli Division of the IADR, May 11 ～ 12, 2006 Jerusalem.
30) Ten Hoeve A : Palatal bar and lip bumper in nonextraction treatment. *J Clin Orthod*, **19** : 272 ～ 291, 1985.
31) Mulligan TF : Common sense mechanics, CSM, Phoenix, 1982.
32) Marcotte MR : Biomechanics in orthodontics, BC Decker, Toronto, 1990.

Ⅲ. 治療戦術-2. 切歯のポジショニング

1) Greenfield RL : Simultaneous torquing and intrusion auxiliary. *J Clin Orthod*, **27** (6) : 305 ～ 318, 1993.
2) Kesling PC : Tip-Edge PLUS guide and the differential straight-arch technique. 2nd ed, TEC-4. TP Orthodontics, 1991.
3) Kalha AS, Kachiwala VA, Govardhan SN, McLaughlin RP, Khurshaid SZ : Redefining orthodontic space closure : sequential repetitive loading of the periodontal ligament—a clinical study, *World J Orthod*, **11** (3) : 221 ～ 229, 2010.

Ⅲ. 治療戦術-3. Finishing のティップス

1) Bennett JC, McLaughlin RP : Consideraciones sobre la forma de la corona de los incisivos en el tratamiento ortodoncico. *Rev Esp Ortod*, **27** : 359 ～ 369, 1997.
2) Florman M, Lobiondo PE, Partovi M : Mastering interproximal reduction— with innovations in slenderization. A Peer-Reviewed Publication, ineedCE com, 2009.
3) Bolton WA : Disharmony in tooth size and its relation to the analysis and treatment of malocclusion. *Angle Orthod*, **28** : 113 ～ 130, 1958.
4) Alexander RG : The Alexander discipline contemporary concepts and philosophies. Engel GA ed, Elsevier, 1986.
5) Sheridan JJ, Ledoux PM : Air-rotor stripping and proximal sealants : An SEM evaluation. *J Clin Orthod*, **23** : 790 ～ 794, 1989.
6) Fillion D : Apport de la sculpture amélaire interproximale à l'ortodontie de l'adulte (troisième partie). *Rev Orthop Dento Faciale*, **21** : 353 ～ 367, 1993.
7) Peck H, Peck S : An index for assessing tooth shape deviations as applied to the mandibular incisors. *Am J Orthod*, **61** : 384 ～ 401, 1972.

欧文索引

和文索引

あ

い

え

お

か

き

け

こ

さ

し

す

せ

そ

た

ち・つ

て

と・に

は

ひ

ふ

へ・ほ

み・も

り

れ・ろ

【著者略歴】

有本　博英（ありもと　ひろひで）

1966年和歌山生まれ．大阪歯科大学大学院修了．歯学博士．
近畿で最初の矯正歯科専門医院を開設した父のもとで小臼歯4本抜歯による矯正治療を受ける．1995年，フロリダのグリーンフィールドのオフィスを見学し，リップバンパー1本でまるで別人のような歯列に変化していることに衝撃を受ける．1996年日本非抜歯矯正研究会を設立，以降グリーンフィールドコースインストラクター．2002年アメリカ矯正歯科医会フィラデルフィア大会招待講演．2007年第1回イタリア非抜歯矯正学会招待講演．2013年第8回九州矯正歯科学会学術大会特別講演．2015年第41回アングルソサエティ2年次総会講演．2014年よりインビザラインによるMOOの治療を開始．インビザライン治療において，アメリカ・日本・ドイツ・フランス・台湾・香港・シンガポールなどで講演多数．EZアタッチメント，EZマウント，パワーボタン発明者．日本非抜歯矯正研究会マスターメンバー．米国アングルソサエティレギュラーメンバー．米国アラインテクノロジー社ファカルティ．カナダ バイオラックスリサーチ社KOL．フランス デンタルモニタリング社KOL．医療法人イースマイル国際矯正歯科理事長．

賀久　浩生（かく　こうせい）

1964年東京生まれ．東京歯科大学卒．アメリカ歯学修士．カリフォルニア大学サンフランシスコ校にて研修医プログラム修了．ボストン大学大学院修了（矯正歯科学専攻）．
ボストン大学にてバイディメンジョナルエッジワイズやティップエッジテクニックなどさまざまな臨床を経験する中で，セトリンから直々に非抜歯矯正治療について学ぶ．ボストン大学の後輩の縁で1994年の初来日よりグリーンフィールドコースの通訳・インストラクターを務める．2002年アメリカ矯正歯科医会フィラデルフィア大会招待講演．2006年よりインビザラインによる治療を開始．2011年世界インプラント矯正歯科学会イタリア大会招待講演．2014年，2018年インビザラインアジアパシフィックサミット シンガポール大会招待講演．2019年日本成人矯正歯科学会招待講演．2019年インド矯正歯科学会招待講演．そのほかアメリカ・イギリス・スペイン・台湾・香港など世界各国で講演多数．日本非抜歯矯正研究会マスターメンバー．米国ヘンリーシャインオルソドンティクス社クリニカルスピーカー．米国アラインテクノロジー社ファカルティ・アドバイザリーボードメンバー．ミズーリ大学カンザスシティ校客員教授．医療法人社団恵明会理事長．

篠原　範行（しのはら　のりゆき）

1958年大阪生まれ．大阪歯科大学卒．
大阪歯科大学矯正学講座を経て伊丹市にて開業．開業直前にグリーンフィールドのセミナーを受講し，「臼歯を立て直さない」理由を見出せなくなり，購入していた材料を総入れ替えする．1997年よりグリーンフィールドコースインストラクター．2003年アメリカ矯正歯科医会ハワイ大会招待講演．2007年第1回イタリア非抜歯矯正学会招待講演．日本非抜歯矯正研究会マスターメンバー．日本矯正歯科学会専門医．医療法人社団スマイルオン矯正歯科理事長．

非抜歯矯正治療
Molar Oriented Orthodontics の実際　　ISBN978-4-263-44348-4

2011年10月5日　第1版第1刷発行
2022年11月10日　第1版第4刷発行

著者　有本博英
　　　賀久浩生
　　　篠原範行
発行者　白石泰夫

発行所　医歯薬出版株式会社

〒113-8612　東京都文京区本駒込1-7-10
TEL. (03) 5395-7638（編集）・7630（販売）
FAX. (03) 5395-7639（編集）・7633（販売）
https://www.ishiyaku.co.jp/
郵便振替番号 00190-5-13816

乱丁，落丁の際はお取り替えいたします　　印刷・木元省美堂／製本・皆川製本所